# Vallendarer Schriften
# der Pflegewissenschaft

**Reihe herausgegeben von**
H. Brandenburg, Vallendar, Deutschland
S. Nover, Vallendar, Deutschland

Fragen der Pflege sind immer auch Fragen danach, wie eine Gesellschaft mit Leben, Krankheit, Alter und Tod umgeht, wie aktuelle gesellschaftliche und politische Debatten zeigen. Die Pflegewissenschaft hat zum einen zur Aufgabe, die aus ihrer Perspektive bedeutsamen Themen in diese Diskurse einzubringen und auf der anderen Seite deren wissenschaftliche Bearbeitung durch Theorie- und Methodenentwicklung voranzutreiben. Die von ihr generierten wissenschaftlichen Ergebnisse sollen somit auch die (fach)politischen und gesellschaftlichen Diskussionen fördern. Dazu will die Reihe „Vallendarer Schriften der Pflegewissenschaft" beitragen.

Weitere Bände in der Reihe http://www.springer.com/series/15988

Michael Krisch

# Die Verräumlichung des Evangeliums im Geist des Kapitalismus

**Mit einem Geleitwort
von Univ.-Prof. Dr. Frank Schulz-Nieswandt**

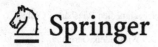

Michael Krisch
Holzminden, Deutschland

Dissertation Philosophisch-Theologische Hochschule Vallendar (PTHV),
Pflegewissenschaftliche Fakultät, 2018

Vallendarer Schriften der Pflegewissenschaft
ISBN 978-3-658-23342-6          ISBN 978-3-658-23343-3    (eBook)
https://doi.org/10.1007/978-3-658-23343-3

Die Deutsche Nationalbibliothek verzeichnet diese Publikation in der Deutschen National-
bibliografie; detaillierte bibliografische Daten sind im Internet über http://dnb.d-nb.de abrufbar.

Springer ist ein Imprint der eingetragenen Gesellschaft Springer Fachmedien Wiesbaden GmbH
und ist ein Teil von Springer Nature
Die Anschrift der Gesellschaft ist: Abraham-Lincoln-Str. 46, 65189 Wiesbaden, Germany

# Institutsprofil

Institutionell an die Pflegewissenschaftliche Fakultät der Philosophisch-Theologischen Hochschule Vallendar (PTHV) angebunden, spiegelt die vorliegende Reihe deren Profil von Lehre, Forschung und Diskurs wider. Ihr Spektrum umfasst die gesellschaftsrelevante Reflexion von Gesundheit, Krankheit und Pflege, etwa bezogen auf Aspekte der Gerontologischen und der Gemeindenahen Pflege. Ebenfalls steht die Weiterentwicklung pflegewissenschaftlicher Theorien und Konzepte, zum Beispiel in der Prävention oder der Akutpflege, auf der Agenda. Auch die Themen Anthropologie und Ethik in der Pflege spielen als Querschnittsthemen (u.a. in Verbindung zur Theologie) eine zentrale Rolle. Die Fakultät hat zur Bearbeitung dieser Themen einen Schwerpunkt auf die (Weiter-)Entwicklung pflegewissenschaftlich relevanter Forschungsmethoden gelegt. Sie setzt sich ferner mit Grundlagen und Anforderungen der Professionalisierung in der Pflege auseinander, mit der akademischen Weiterbildung von Pflegenden, sowie mit pflegedidaktischen Themen.

Die Pflegewissenschaft in Vallendar weist neben der Grundlagenforschung auch einen bedeutenden Anwendungsbezug aus; in allen Themenfeldern geht es daher immer auch um Fragen von Implementierung innovativer Konzepte, Dissemination neuer Erkenntnisse und nicht zuletzt auch kritischer Folgeabschätzung von Entwicklungen.

# Geleitwort

Die vorliegende Arbeit lag mit dem Titel „Die dispositive Verräumlichung des Evangeliums im Geist des Kapitalismus" als Dissertationsleistung vor und wurde mit Auszeichnung, also mit der Note summa cum laude von der Pflegewissenschaftlichen Fakultät der Philosophisch-Theologischen Hochschule Vallendar anerkannt. Als Betreuungsperson war ich erstgutachterlich wirksam. Univ.-Prof. Dr. Hermann Brandenburg, der das Fachgebiet der Gerontologischen Pflege dort vertritt, war als Zweitgutachter involviert. Die Titeländerung wurde von der Fakultät genehmigt. Der vorliegende Text stellt ohne Änderungen – sicherlich von kleineren Korrekturleistungen abgesehen - die eingereichte Dissertation dar.

Die Disputation erfolgte am 12. Juli 2018 in Vallendar. Die Arbeit hat die Fakultät als Forschungsleistung überzeugt, wird aber sicherlich auch produktive Irritationen im Diskurs der Diakonie aufwerfen. Eine analoge, komparative Care-Studie zur Caritas wäre spannend. Die post-strukturale Analyse der Dispositive in habitushermeneutischer Perspektive wird von mir auch in der eigenen Forschung vertreten. Im dem von Vielfalt geprägten Methodenspektrum der Vallendarer Fakultät haben derartige Diskursanalysen und Analysen diskursiver Praktiken ihren Platz, wie auch die Ambivalenzdiskussionen in der Care-Ethik-Debatte. So freuen wir uns über die Publikation der Dissertation in der Vallendarer Schriftenreihe bei Springer.

Ich wünsche der Arbeit eine gute Verbreitung. Dass sie sicherlich kontrovers rezipiert wird, ist sodann eine Signatur ihrer Qualität.

Köln/Vallendar, Juli 2018

Univ.-Prof. Dr. Frank Schulz-Nieswandt
Honorarprofessur für Sozialökonomie der Pflege
Philosophisch-Theologischen Hochschule Vallendar

# Vorwort

Eine Dissertation ist selten das Werk einer einzelnen Person, deshalb möchte ich mich bei den Menschen bedanken, die mich bei der Erstellung unterstützt haben. Obwohl ich die vorliegende Arbeit allein hätte verfassen müssen, sind an ihrem Gelingen neben mir sieben weitere Personen beteiligt, ohne deren Mithilfe die Anfertigung dieser Dissertationsschrift niemals geglückt wäre.

Mein besonderer Dank gilt in erster Linie meinem Doktorvater Herrn Prof. Dr. Schulz-Nieswandt und meinem Zweitbetreuer Herrn Prof. Dr. Hermann Brandenburg, denen ich für entscheidende Impulse und ein großes Maß an wissenschaftlicher Freiheit danke. Sie sorgten gezielt für Erkenntnisdrang, Motivation und Ansporn zugleich.

Der allergrößte Dank gilt meiner Familie; die vorliegende Arbeit wäre nicht ohne die Unterstützung meiner Lebensgefährtin sowie meiner beiden Söhne zustande gekommen. Bei euch möchte ich mich für fünf Jahre Geduld, Verständnis und Entbehrungen bedanken. Ihr habt mir die ganze Zeit den notwendigen Rückhalt gegeben und mir Vertrauen geschenkt. Danke, dass ihr für mich da seid.

Schlussendlich möchte ich mich bei Kirstin de Boer und Jasmin Krafft für ihr Lektorat bedanken.

# Inhaltsverzeichnis

# Abbildungsverzeichnis

# Tabellenverzeichnis

# Abstract

Der Neoliberalismus hat unsere Gesellschaft durch sein exzessives Nützlichkeitsdenken in eine schwerwiegende Krise gestürzt, deren dramatische Folgen neben Individualisierung und Säkularisierung ein massiver Sozialabbau, die Auflösung des sozialen Zusammenhalts, Privatisierungen, das Anwachsen von Ungleichheit, Armut, Hunger und Krieg sind, die auf ein militärisch protegiertes ungerechtes Wirtschaftssystem zurückgeführt werden können. Zudem haben viele Menschen den Glauben an den christlichen Gott verloren, dennoch vertrauen sie darauf, dass die Art und Weise, wie im Kapitalismus gewirtschaftet wird, Heilsgewissheit verspricht. Vor dem Hintergrund der angedeuteten gesellschaftlichen Entwicklungen, die mit schwindender Sorgefähigkeit der Gesellschaft einhergehen, problematisiert die vorliegende Dissertationsschrift das Narrativ *Caring Community* – die Vorstellung einer metaphysisch aufgeladenen Gemeinschaft bestehend aus Markt, Staat, Zivilgesellschaft, evangelischer Kirche und ihrer Diakonie.

In einem geschützten Raum sollen sich Menschen einander gegenseitig annehmen und sich umeinander sorgen. Dem Konzept kann eine neue Dimension sozialpolitischer Evangelisation zugesprochen werden, da es als ein Instrument missionarischer Erneuerung der evangelischen Kirche genutzt wird. Evangelisation bedeutet, das Reich Gottes gegenwärtig machen. Am Beispiel diakonischer Gemeindepflege wird dargelegt, in welcher strukturellen Ausgestaltung sich die Diskurse des Evangeliums und des Neoliberalismus miteinander verbinden und in ihrer Verschränktheit eine Diskurspartnerschaft begründen, die einer protestantischen Begriffsherrschaft in der Gemeinde Vorschub leistet. Die poststrukturale Analyse des *Caring-Community*-Denkens als Dispositivordnung beleuchtet den diskursiven Zusammenhang zwischen Protestantismus und Kapitalismus, indem auf das foucaultsche Dispositiv und den Heterotopiebegriff rekurriert wird. Es wird erläutert, wie diskursive Praktiken und deren Sichtbarkeiten wirkmächtig im Feld diakonischer Gemeindepflege einen heterotopen Raum konstituieren, der ausschließlich Personen vorbehalten ist, die sich den Wahrheiten des Evangeliums und denen des Neoliberalismus unterwerfen. Als geistige Konstruktion verbreiten sich auf diese Weise evangelische und neoliberale Imperative, um Verhalten zu diktieren.

*Caring Community* zielt auf eine Verräumlichung des Evangeliums des Reich Gottes – einerseits als strategischer Plan zum Machterhalt der evangelischen Kirche in Deutschland, andererseits als ein politisches Programm und als unsichtbare Regierung. Hinter der Maske von Sorge und Gemeinschaft verbergen sich in einer Art orwellschen Missbrauchs von Begriffen drei Dinge: die protestantische Ethik, der Geist des Kapitalismus und der Wille zur Macht, der immer auf seine Vermehrung zielt. Durch eine poststrukturalistische Herangehensweise wird das Wissens- bzw. Aussagefeld *Caring Community* auf seine innere Architektur hin, auf seine Aussageformationen und Subjektivierungspraktiken überprüft, um unbewusste Motive und deterministische Grundstrukturen zu ergründen, aus denen Subjektkonzepte hervorgehen. Im Verlauf der Untersuchung werden diesbezüglich folgende Hypothesen plausibilisiert:

a.  *Caring Community* ist ein narratives Raumkonzept zur Durchsetzung einer protestantischen Ethik in der Gemeinde, an dem sich Zusammenhänge zwischen protestantischer Anpassungsfähigkeit und kapitalistischen Momenten zeigen.

b.  Es entsteht ein Sprachraum, in dem sich verschiedene kulturelle Codes überlappen, die sich in ihrer dichotomen Ordnungslogik habitushermeneutisch in die Subjekte einschreiben und *Caring Community* als einen Sozialkapital generierenden *Anderen Raum,* als eine Heterotopie des $\alpha/\beta$-Typs wirken lässt.

c.  In der Geschichte über *Caring Community* dominieren unbewusste, binäre Codes der sozialräumlichen, religiösen und politischen Ordnungssphären, in denen soziale Konstruktion tertiärer Ausgrenzung verankert ist. Letzteres liegt darin begründet, dass *Caring Community* ausschließlich Personen vorbehalten bleibt, die sich dem Evangelium und dem Neoliberalismus unterwerfen.

d.  Es existiert ein Wahrheit produzierendes Regierungsdispositiv, an das im Gegensatz zur Zeit der Gemeindeschwester, in der Macht vornehmlich über Gehorsam und Disziplin präsent war, entsprechend gouvernementale Sicherheitstechnologien der Fremd- und Selbstführung anschließen, die wiederum der Unterwerfung der Subjekte dienen und es erlauben, eine evangelisch-neoliberale Ordnung in der Gemeinde zu sichern.

e.  Es kann davon ausgegangen werden, dass die Säkularisierung und Individualisierung sowie die fehlende Sorgefähigkeit der Gesellschaft notwendige Voraussetzungen für die Entstehung des *evangelisch-neoliberalen Community-Dispositivs* sind. Im Hinblick auf *Caring Community* sind die sich zunehmend auflösenden Bindungen der Menschen an die Evangelische Kirche und die Hinwendung zu einem an die Vernunft geknüpften Lebenswandel als Aspekte der Notlage anzusehen, die als zwingende Notwendigkeit an das Dispositiv gebunden sind und seine Existenz überhaupt erst ermöglichen.

f.    Aus den dispositiven Machtkonstellationen entstehen zwei Wahrheitsdiskurse, die tief in den Subjekten wirken und sich ineinander verschränken, nämlich die Diskurse des Evangeliums und des Neoliberalismus. In dieser Verflochtenheit formt sich ein diskursives Gewimmel, das ein Wahrheitsfeld aus Evangelium und Markt entstehen lässt, welches die Subjekte mental, habituell und institutionell durchdringt, lenkt, steuert und manipuliert. Das gestaltlose Individuum erhält eine evangelisch-neoliberale Prägung und wird zum Subjekt.

g.    Die Pastoren nehmen in diesem Zusammenhang die zentrale Rolle in einer Diskursgemeinschaft ein, die die Menschen geschickt lenkt. Sie sind Kommunikationsmanager zwischen dem christlichen Gott sowie dem Markt auf der einen und den unterworfenen Subjekten auf der anderen Seite.

h.    *Caring Community* ist eine unsichtbare Regierung, die mit den Mitteln machtvoller Produktion von Wahrheiten einen Menschen hervorbringt, der die Imperative des Evangeliums und des Neoliberalismus widerspruchsfrei akzeptiert. Als geistige Konstruktion verbreiten sich diese Imperative mitten unter den Menschen; sie diktieren ihr Verhalten und individualisieren. *Caring Community* ist folglich ein politisches Programm, eine grenzziehende Propaganda für den christlichen Gott und den Markt mit dem Ziel, das Evangelium des Reiches Gottes zu verräumlichen.

Den roten Faden durch die Untersuchung bildet die Suche nach den Mechanismen der Hervorbringung eines neoliberal-evangelischen Subjekts im Kontext von Wissen, Macht und Raum, die ich als Ordnung und Konfiguration von Aussagemustern beschreibe. In diesem Raum spielen sich in einem Spannungsverhältnis aus Selbst- und Fremdführung die Diskurse des Neoliberalismus und des Evangeliums gemeinsam ab. Unter dem Blickwinkel der Menschenführung wird ein machtvolles Regierungssystem von unbewussten Zwängen und Abhängigkeiten etabliert, das auf die Kontrolle und Leitung menschlichen Verhaltens und Denkens zielt. Auf dieses institutionelle Ausschließungssystem stützt sich der Wille zur Macht, der danach strebt, den wahren Diskurs zu sagen. Er wird durch ein Geflecht aus Praktiken verstärkt, das dazu tendiert, Druck und Zwang auf andere Diskurse auszuüben. Unter dem Deckmantel *Caring Com-*

*munity*, einer Form institutionalisierten Sprechens, wird durch ein komplexes Dispositiv ein Anreiz geschaffen, über das Evangelium zu reden, Geschichten zu hören und sie mit alltagspraktischen Handlungen zu verknüpfen. Letztendlich geht es in dieser Untersuchung um Modalitäten von Wahrheitsproduktion im Feld diakonischer Gemeindepflege.

*„Darum geht zu allen Völkern und macht alle Men-*
*schen zu meinen Jüngern (...) und lehrt sie, alles zu be-*
*folgen, was ich euch geboten habe."*[1]

# 1 Die neoliberale Krise und deren Auswirkungen auf die Gesellschaft

Eine aquarellierte Zeichnung mit dem Titel *Angelus Novus*[2] aus dem Jahr 1920 gehört zu jenen zahlreichen Engelsdarstellungen Paul Klees, die den Künstler insbesondere in den letzten Lebensjahren beschäftigt haben. Klees *Angelus Novus* hat in zahlreichen Werken[3], auf die ich in den letzten Jahren gestoßen bin, seine Spuren hinterlassen, so bei Stéphane Hessel, der zu Beginn seiner Streitschrift *Empört euch*[4] auf den *Angelus Novus* verweist, bei Hans-Christian Dany, Klaus Dörner, dem Unsichtbaren Komitee und bei Walter Benjamin. Letzterer hatte Klees Zeichnung nicht nur im Jahre 1921 erworben, er ging auch in einigen seiner Schriften auf das Motiv des *Angelus Novus* ein. In seinem postum erschienenen Aufsatz *Über den Begriff der Geschichte* konzipiert Benjamin achtzehn geschichtsphilosophische Thesen als erkenntnistheoretische Vorrede zum Passagenwerk[5]. In der neunten These beschreibt er Klees Zeichnung mit den Worten: „Ein Engel ist darauf dargestellt, der aussieht, als wäre er im Begriff, sich von etwas zu entfernen, worauf er starrt. Seine Augen sind aufgerissen, sein Mund steht offen und seine Flügel sind ausgespannt. Der Engel der Geschichte muß so aussehen. Er hat das Antlitz der Vergangenheit zugewendet. Wo eine Kette von Begebenheiten vor uns erscheint, da sieht er eine einzige Katastrophe, die unablässig Trümmer auf Trümmer häuft und sie ihm vor die Füße schleudert. Er möchte wohl verweilen, die Toten wecken und das Zer-

---

1    Mt. 28, 19-18.
2    *Angelus Novus*, lat. Neuer Engel.
3    Vgl. Dany, H. 2015a, S. 32 f.; Benjamin, W. 1992, S. 146; Hessel, S. 2011b, S. 5; Dörner, K. 2012, S. 8; Unsichtbares Komitee 2015, S. 26; Virilio, P. 1998, S. 12.
4    Vgl. Hessel, S. 2011b, S. 5.
5    Vgl. Taubes, J. 2006, S. 68.

© Springer Fachmedien Wiesbaden GmbH, ein Teil von Springer Nature 2018
M. Krisch, *Die Verräumlichung des Evangeliums im Geist des Kapitalismus*, Vallendarer Schriften der Pflegewissenschaft, https://doi.org/10.1007/978-3-658-23343-3_1

schlagene zusammenfügen. Aber ein Sturm weht vom Paradiese her, der sich in seinen Flügeln verfangen hat und so stark ist, daß der Engel sie nicht mehr schließen kann. Dieser Sturm treibt ihn so unaufhaltsam in die Zukunft, der er den Rücken kehrt, während der Trümmerhaufen vor ihm zum Himmel wächst. Das, was wir Fortschritt nennen, ist dieser Sturm."[6]

Blicke ich in die Augen des *Angelus Novus*, der an mir vorbeizuschauen scheint, erkenne ich in absoluter Verlorenheit traurige Gedanken an das Vergangene. Die Gestikulation des Engels, die erhobenen zurückhaltenden Arme und Hände, kann als ein mahnender Appell interpretiert werden, der den jeweiligen Betrachter auffordert, innezuhalten und wachsam zu sein. Gleichzeitig warnt das dargestellte fiktive Geschöpf vor der Zukunft, die durch Fortschritt geprägt ist, der vielen als Entwicklung von Ordnungen autoritärer Marktwirtschaft mit einer Zielvorstellung in den Begriffen Wettbewerb, Markt und Individualismus gedacht wird. Auf dem Gebiet der Gemeindepflege geht der Fortschritt mit Entmenschlichung, Kommerzialisierung sozialer Daseinsvorsorge und einer Kostenverlagerung ins Private einher.

Seit dem Ende des Zweiten Weltkriegs haben sich nicht mehr so viele Menschen über soziale und politische Folgen, die mit dem Kapitalismus einhergehen[7], empört wie heute. Zugespitzt kann man mit Tiqqun feststellen: Wir befinden uns in einer asozial gewordenen Gesellschaft, in der sich kein Mitglied in irgendeiner Weise mit dem anderen verbunden fühlt[8]. Die neoliberale Krise ist ein doppelter Diskurs: „Einerseits ist die Krise das belebende Moment schöpferischer Zerstörung, sie schafft Möglichkeiten, Innovationen, Unternehmer, von denen nur die besten, motiviertesten, wettbewerbsfähigsten überleben werden. (...) Andererseits interveniert der Krisendiskurs als politische Methode der Verwaltung der Bevölkerung. Nur durch die permanente Umstrukturierung von allem – ob Organigramme oder Sozialhilfe, Unternehmen oder Stadtteile – lässt sich durch ständige Umwälzung der Existenzbedingungen die Inexistenz der gegnerischen Seite organisieren."[9]

Hessel spricht sich in seiner Streitschrift *Empört Euch*[10] für die Werte der *Résistance* aus und appelliert an die Jugend, sich zu erheben, um Widerstand zu leisten. Welche Aktualität die Beweggründe der französisch-belgischen Widerstandsbewegung im Zweiten Weltkrieg auch heute noch besitzen, macht Hessel in einem Interview mit dem Titel *Das Volk setzt die Regierenden unter Druck*

---

6       Benjamin, W. 1992, S. 146.
7       Vgl. Honneth, A. 2015, S. 15.
8       Vgl. Tiqqun 2003, S. 53.
9       Tiqqun 2015, S. 1 f.
10      Vgl. Hessel, S. 2011b.

unverkennbar deutlich. Auf die Frage, wie er die Werte der *Résistance* charakterisieren würde, antwortet er: „Sie [i. e. die Widerstandskämpfer der *Résistance*] wollten die Werte der Republik und die liberale, laizistische, also a-religiöse Tradition verteidigen. Sie waren – das ist sehr aktuell – gegen einen wilden, feudalen Finanzkapitalismus, der sich zum neuen Herren aufschwingt und unser Leben bestimmt. Sie waren für eine freie – auch von kapitalistischen Erwägungen freie – Presse. (...) Die Résistance wollte einen funktionierenden Sozialstaat[11]. Soziale Grundsicherheiten auch für die Armen."[12]

Ebenso, sich des *Angelus Novus* bedienend, erinnert Dörner an die Schattenseiten des Fortschritts, dessen menschheitsgeschichtliche Perversionen sich z. B. als systematische Ausgrenzung von Menschen in Institutionen vollzieht[13]. Schulz-Nieswandt und Brandenburg erklären solche Phänomene folgendermaßen: „Das als das Andersartige (...) sozial konstituierte Fremdartige wird vom kulturellen Zentrum in eine Peripherie abgedrängt. Dies geschieht durchaus wohlwollend, wohltätig, heute im gewährleistungsstaatlichen Rahmen öffentlich regulierter und öffentlich (mit-)finanzierter Einrichtungen, die vorwiegend von freien oder privaten Trägern im Wettbewerb in Quasi-Märkten vorgehalten werden. Behördliches Aufsichtswesen und verschiedene Mechanismen des externen wie internen Qualitätsmanagements dieses »Wohlfahrtspluralismus« haben sich deutlich ausgeprägt, damit alles »in Ordnung ist«."[14] Hilfe und Beistand aus einer öffentlichen Struktur heraus werden unter dem neoliberalen Primat der Eigenverantwortung zusehends in die Privatsphäre abgedrängt. Gemeinwesenbildung vollzieht sich nicht mehr öffentlich abgesichert durch den Staat, sondern durch unterschiedlichste Interessengruppen, wie die evangelische Kirche. Letztendlich sind es dort Theologen und Ökonomen, die die Pa-

---

11  Der normativ aufgeladene Begriff des Sozialstaates stellt nicht nur bundesdeutsch-verfassungsrechtlich, sondern auch auf internationaler Ebene mit der Allgemeinen Erklärung der Menschenrechte im § 22 eine zentrale Grundlage für Freiheit, Gerechtigkeit und Frieden in der Welt dar: „Jeder hat als Mitglied der Gesellschaft das Recht auf soziale Sicherheit und Anspruch darauf, durch innerstaatliche Maßnahmen und internationale Zusammenarbeit sowie unter Berücksichtigung der Organisation und der Mittel jedes Staates in den Genuß der wirtschaftlichen, sozialen und kulturellen Rechte zu gelangen, die für seine Würde und die freie Entwicklung seiner Persönlichkeit unentbehrlich sind." (Vereinte Nationen 1948) Auf nationaler Ebene wurde das Recht auf soziale Sicherheit in der bundesdeutschen Verfassung gemeinsam mit dem Sozialstaatsprinzip und der Verpflichtung des Staates, in seinem Handeln sozialer Sicherheit und Gerechtigkeit nachzugehen, verankert. Seine Ausgestaltung erfährt das Sozialstaatsprinzip in der Sozialpolitik, insbesondere in den Regelungen bezüglich des Sozial- bzw. Wohlfahrtsstaates.
12  Hessel, S. 2011a, S. 2.
13  Vgl. Dörner, K. 2012, S. 8.
14  Schulz-Nieswandt, F./Brandenburg, H. 2015, S. 104.

rameter von Hilfe festlegen. Dabei geht institutionell abgesicherte Solidarität verloren.

## Neoliberalismus und Ökonomisierung

Es scheint, als lebten wir heute in einer vom Effizienzgedanken, von einer Ökonomisierung der Subjekte und von Leistungsdruck und Technikglauben bestimmten Zeit, als stünden wir vor einem Scherbenhaufen, den uns seit Beginn des 20. Jahrhunderts der Mythos einer vermeintlich für Gemeinwohl sowie allgemeine Wohlfahrt sorgenden und alle Lebensbereiche durchdringenden unsichtbaren Hand des Marktes beschert. Badiou formuliert prägnant: „Seit dreißig Jahren wohnen wir dem Triumphzug des globalisierten Kapitalismus bei."[15] Die durch die Hegemonie einer neoliberal-konservativen Ideologie[16] verursachten Subjektivierungsprozesse[17] des modernen[18] Menschen stellen die Weichen

---

15    Badiou, A. 2016, S. 17.

16    Foucault sieht die Verwendung des Begriffs der Ideologie aufgrund dreier Aspekte problematisch: Ideologie steht erstens immer im Gegensatz zu etwas Wahrem, sie bezieht sich zweitens stets auf Subjekte und befindet sich drittens fortwährend in einer untergeordneten Position in Bezug auf etwas, das ihr gegenüber als ökonomische, materielle Struktur oder Determinante wirksam ist (vgl. Foucault, M. 1978, S. 34). In Marx' bürgerlicher Ideologiekritik lässt sich das Ideologische auf einer herrschaftssoziologischen und erkenntniskritischen Grundlage sozialtheoretisch verorten (vgl. Hirseland, A./Schneider, W. 2011, S. 412). Der von Marx geprägte Ideologiebegriff sieht Ideologie als Gebäude, das zur Verschleierung und damit der Rechtfertigung der eigentlichen Machtverhältnisse dient; genau genommen handelt es sich um eine Lüge, die den Machthabern dazu dient, den Einzelnen für ihre Interessen zu instrumentalisieren. Kapitalistische Verhältnisse, so Marx, produzieren ein falsches Bewusstsein; sie beruhen auf der Differenz zur Wahrheit, die als Gegenkonzept fungiert. In seinem herrschaftskritisch-normativen Ideologiekonzept geht es Marx um ein durch Ideologien hervorgerufenes falsches Bewusstsein. Hirseland und Schneider kommen zu dem Schluss: „Die Frage nach wahrem oder falschem Bewußtsein ist für Karl Marx keinesfalls eine theoretische, sondern immer die Frage nach einem bestimmten Bewußtsein, bezogen auf eine bestimmte historische Situation, in der es sich praktisch bewähren muß." (Hirseland, A./Schneider, W. 2011, S. 401) Ich verwende den Begriff *Ideologie*, der ganz allgemein für die Lehre von Ideen steht, in Anlehnung an Hirseland und Schneider als „(...) individuelle und kollektive Selbsttäuschungen bzw. gezielte Wirklichkeitsverschleierungen aufgrund von Herrschaftsverhältnissen, die das Erkennen tatsächlicher Verhältnisse verstellen." (Hirseland, A./Schneider, W. 2011, S. 401) Ideologien berufen sich immer auf ihre objektive oder ewig gültige Wahrheit (vgl. Jäger, M./Jäger, S. 2007, S. 37) und richten sich hierbei in erster Linie auf die Reproduktion bestehender Herrschaftszusammenhänge durch die Erzeugung und Sicherung eines ideologischen *Common Sense* (vgl. Hirseland, A./Schneider, W. 2011, S. 414).

17    Das Wort Subjekt verwende ich im Sinne Foucaults. Während sich das Subjekt beim frühen Foucault über Machtstrukturen konstituiert, beherrschen antike Selbsttechniken im Kontext der *epimeleia heautou* die Selbstkonstitution des Subjekts in den späteren Schriften Foucaults. Subjekt sein heißt, „(...) vermittels Kontrolle und Abhängigkeit jemandem unterworfen sein und durch Bewusstsein und Selbsterkenntnis in seiner eigenen Identität verhaftet

für ein durch und durch individualisiertes Leben, das sich am Konsum, am Primat der Naturbeherrschung, am blinden Glauben in die Technik, an der Eindimensionalität des Fortschrittsgedankens und an einer in totaler Erschöpfung endenden Selbstoptimierung orientiert. Hinzu kommt, dass sich die als säkularkonsumistisch zu bezeichnende Gesellschaft im Endstadium des Kapitalismus in vielen Bereichen deutlich entsolidarisiert hat. Familienstrukturen ändern sich; es wird immer schwerer, die erodierenden Gemeinschaften am Leben zu erhalten. Žižek stellt in Bezug auf die Verweltlichung unserer Gesellschaft treffend fest: „Im Hinblick auf Religion glauben wir nicht länger»wirklich«, wir folgen einfach (einigen) religiösen Ritualen und Sitten als Teil unseres Respekts vor dem»Lebensstil« der Gemeinschaft, zu der wir gehören (...)."[19] Klie merkt an, dass die soziale Sorgefähigkeit der Gesellschaft abnimmt[20]. Insgesamt leben die Menschen für die Wirtschaft – und nicht für sich selbst oder ihre Mitmenschen. Es dominiert ein Prinzip des Habens, nicht des Gebens – schon gar nicht des unvermittelten Seins.

---

sein. Beide Bedeutungen unterstellen eine Form von Macht, die einen unterwirft und zu jemandes Subjekt macht." (Foucault, M. 1994d, S. 246 f.).

18 Im Frühmittelalter fungierte der Begriff *modernus* als Epochen abgrenzende, wertneutrale Bezeichnung der Gegenwart (vgl. Kasper, W. et al. 1998, S. 362). Landläufig wird mit Moderne etwas Neues wie moderne Kunst, moderne Literatur oder modernes Wissen verbunden, im Sinne von etwas neu Geschaffenem, zuvor noch nicht Dagewesenem. Als modern können Dinge bezeichnet werden, die im Hier und Jetzt ihre Aktualität besitzen. Die Frage, was unter modern zu verstehen ist, äußerst sich demnach im Verhältnis, in welchem sich der einzelne Mensch zu seiner Gegenwart stellt. Foucault deutet die Frage nach der Moderne im Sinn einer Polarität zwischen Antike und Moderne als Zeitabschnitte (vgl. Foucault, M. 2012d, S. 29). Individuen sind also als modern zu bezeichnen, wenn sie die Gegenwart als geschichtlichen Zeitabschnitt historisch analysieren, bewerten und einordnen. Eine detaillierte Ausarbeitung erfährt dieses Thema bei Foucault in einer Reflexion aktueller Handlungszusammenhänge in Bezug auf eine Epoche, die von etwa 800 v. Chr. bis ca. 600 n. Chr. reicht. Handlungsleitend können beispielsweise Fragen der Moderne im Hinblick auf eine zu akzeptierende oder abzulehnende Autorität bzw. eine Überlegenheit der Vergangenheit über die Moderne sein (vgl. Foucault, M. 2012d, S. 13). Die Moderne ist einerseits eine geschichtliche Zeitspanne, die als geisteswissenschaftliche, naturwissenschaftliche oder technische Epoche kategorisiert werden kann, und andererseits ist sie als Verhältnis, als eine Beziehung zu verstehen. Der Begriff modern wird im Rahmen dieser Untersuchung im Sinne Foucaults verwendet, der den Modernitätsbezug als Gegenwartszugehörigkeit des einzelnen Menschen definiert: „Das bedeutet, daß sich für ihn nicht mehr bloß oder überhaupt nicht mehr die Frage nach seiner Zugehörigkeit zu einer Lehre oder Tradition stellt, auch nicht mehr die Frage nach seiner Zugehörigkeit zur menschlichen Gemeinschaft im allgemeinen, sondern die Frage nach seiner Zugehörigkeit zu einer Gegenwart, wenn sie so wollen, seine Zugehörigkeit zu einem bestimmten»Wir«. Zu einem»Wir«, das sich in einem mehr oder weniger weitem Sinne auf ein charakteristisches kulturelles Ganzes seiner eigenen Gegenwart bezieht (Foucault, M. 2012d, S. 29).

19 Žižek, S. 2016, S. 52.

20 Vgl. Klie, T. 2014c, S. 121 f.

Die Wirtschaft hat eine Gesellschaft hervorgebracht, in der alle Menschen ihren Gemeinschaften entrissen sind. Der Kapitalismus, so Foucault weiter, hat die Menschen der direkten und unmittelbaren Kommunikation untereinander beraubt[21]. Angefeuert wird der Kapitalismus von der individualistischen Sucht des einzelnen Menschen, sich Gemeinschaftliches anzueignen. Denker führt den Individualismus auf neoliberale Denkstrukturen zurück. Er merkt an: „Der moderne Mensch ist der alltäglichen Lebenswelt mit ihren vielfältigen Reizen verfallen und verliert sich in der Anonymität des Man. Er führt ein farbloses und unpersönliches Leben, schickt sich in die vermeintlichen Notwendigkeiten des Alltags. Lust und Zerstreuung stellen für ihn die höchsten Werte der Konsumgesellschaft dar. Doch der zunehmende Individualismus führt nicht zu einem eigentlichen Dasein, sondern zu einer allgemeinen Nivellierung der Ansprüche, an deren Ende die Diktatur des Mittelmaßes steht. Die sozialen Beziehungen werden zunehmend brüchiger und der gesellschaftliche Kitt bröckelt immer weiter ab."[22]

In dieser seltsamen Epoche, in der jeder davon überzeugt zu sein scheint, dass der Kapitalismus zum Scheitern verurteilt ist, hat sich ein Ascheschleier über den Geist der Menschen gelegt[23]. Der aus Wissenschaft und Materialismus entstandene Individualismus steigert das Bewusstsein über den Tod, was zur Folge hat, dass im einzelnen Menschen ein Freiheits- sowie Selbstgefühl entsteht, aber auch das Bedürfnis wächst, sich von anderen zu unterscheiden und abzugrenzen[24]. Nicht zuletzt ist es Bourdieu am Beispiel der Wohnungsbaupolitik gelungen, die forcierte Individualisierung im Namen des Neoliberalismus[25] nachzuweisen. Strategisches Ziel ist es, das Kleinbürgertum dem kollektiven Lebenszusammenhang zu entreißen und es an den privaten Besitz von individuellen Häusern oder Wohnungen zu binden. Diese Wiederkehr des Individualismus, so Bourdieu weiter, ist eine Art selbsterfüllender Prophezeiung mit der Tendenz, die philosophischen Grundlagen des Wohlfahrtsstaates und den Gedanken der kollektiven Verantwortung zu zerstören[26]. Die Folge ist ein langsames Sterben des Wohlfahrtsstaates.

---

21    Vgl. Foucault, M. 2006a, S. 163 f. Foucault zitiert hier aus einem Buch von 1934, das den Titel *Der deutsche Sozialismus* trägt.
22    Denker, A. 2011, S. 87.
23    Vgl. Houellebecq, M. 2012, S. 384.
24    Vgl. Houellebecq, M. 1999, S. 181.
25    Der Begriff *Neoliberalismus* wird meist nur im Zusammenhang mit Fremdbeschreibungen verwendet. Seltsamerweise existiert keine Person, keine Partei oder Vereinigung, die von sich selbst behauptet, neoliberal zu sein.
26    Vgl. Bourdieu, P. 2005, S. 155.

Neben diesen krisenhaften Entwicklungen hat sich – dem offiziellen Gebot der Trennung von Staat und Kirche[27] zum Trotz – das ohnehin schon enge Band zwischen Staat und evangelischer[28] Kirche solide verfestigt. Obwohl wichtige Errungenschaften wie z. B. das Betriebsverfassungsgesetz in Einrichtungen der Diakonie, die einer der größten Arbeitgeber in Europa ist, keine Gültigkeit besitzen, kann von einer Omnipräsenz der evangelischen Kirche in Politik und Gesellschaft gesprochen werden. Protestantische Eliten besetzen die demokratische Öffentlichkeit, was sich u. a. in zentralen politischen Personen wie der aktuellen Bundeskanzlerin Angela Merkel und dem Gesundheitsminister Hermann Gröhe[29] sowie dem ehemaligen Bundespräsidenten Joachim Gauck zeigt. Obwohl in der Bundesrepublik immer mehr konfessionslose Menschen leben, ist es der evangelischen Kirche gelungen, ihren Einfluss aufrechtzuerhalten. Die Lobby des Protestantismus ist über alle (sozial-)politischen Felder hin aktiv.

Trotz säkularer Staatsverfassung kann nicht von einer intentionellen Trennung von Staat und Kirche gesprochen werden, denkt man z. B. an das staatliche Inkasso der Kirchensteuer[30], an Staatsleistungen[31], die der Erfüllung kirchlicher Aufgaben dienen, an Zuschüsse für Pastorenstellen und Bischofsbesoldung, an den Religionsunterricht an staatlichen Schulen, für den die jeweiligen Bundesländer zahlen, an das gesetzliche Tanzverbot an kirchlichen Feiertagen wie Karfreitag – oder an die Finanzierung evangelischer Kindertageseinrichtungen aus Steuergeldern. Wie nah dabei der Protestantismus, von dem Nietzsche behauptet, er könne alles weit billiger leisten, was die Kirche vor ihm leistete, und zwar ohne kostspielige Seelenmessen, Wallfahrten, Priester Prunk etc.[32], heutzutage an der neoliberalen Ideologie als einem Auswuchs des Kapitalismus agi(ti)ert, zeigt sich mit medialem Nachdruck in der *Grundsatzrede zur Ökonomie*, die der damalige Bundespräsident Gauck anlässlich der Festver-

---

27 „Es besteht keine Staatskirche." (Grundgesetz Art. 140/Weimarer Verfassung Art. 137).
28 Als evangelisch bezeichne ich, in Abgrenzung zu anderen Religionsgemeinschaften wie Methodisten, die Pietisten, Evangelikalen, Pfingstler, Mennoniten, Baptisten usw., die Anhängerschaft der Reformation innerhalb des Christentums im Sinne einer Bezeichnung für Kirchen in lutherischer Tradition.
29 Gröhe bekleidet derzeit das Amt des Bundesministers für Gesundheit. Seit 1997 ist er Mitglied der Synode der Evangelischen Kirche in Deutschland. Er war 1997 bis 2000 Mitglied des Rates der EKD.
30 Die evangelische Kirche muss keine eigenen Kirchensteuerämter betreiben.
31 Als Staatsleistungen werden steuerfinanzierte Entschädigungen aus dem 19. Jahrhundert bezeichnet, die heute zu der Kuriosität führen, dass Atheisten die evangelische Kirche mitfinanzieren.
32 Vgl. Nietzsche, F. 2016b, S. 2016.

anstaltungen zum 60. Jubiläum des Walter Eucken[33] Instituts hielt[34]. Eucken, *Spiritus Rector* des deutschen Ordoliberalismus, einer frühen Schule des Neoliberalismus, zählt neben Ludwig von Mises[35], Wilhelm Röpke[36], Alexander Rüstow[37] und auch Friedrich August von Hayek[38] zu den Vordenkern des Neoliberalismus.

Als ökonomisches und politisches Steuerungsinstrument einer kapitalistisch organisierten Gesellschaft sieht der Neoliberalismus die Selbstorganisation des Bürgers vor, der zum sozialen Ichunternehmer avanciert und sich eigenständig vermarktet. Im Kern besteht die auf Ökonomisierung[39] des Selbst zielende Ideologie darin, die Prinzipien der Marktwirtschaft auf die allgemeine Regierungskunst zu beziehen und dort abzubilden. Der neoliberale Staat macht die Ökonomie zum inhärenten Organisationsprinzip ihrer selbst und folgt daher nicht dem Primat des *Laissez-faire*, wie es beim klassischen Liberalismus der Fall ist, sondern schafft künstliche und arrangierte Freiheiten[40], die u. a. verheerende Auswirkungen auf den pflegerischen Arbeitsmarkt nach sich ziehen. Derartige Effekte zeigen sich zuweilen, indem mit einer pflegerischen Reservearmee aus Osteuropa gedroht wird oder in der Tatsache, dass trotz technischem Fortschritt Arbeitsverdichtung und Arbeitszeitausdehnung auf der Tagesordnung stehen. Die leitenden Pflegefachkräfte beschäftigt oft nicht mehr das originär Pflegerische, vielmehr geht es fast ausschließlich darum, Pflege immer effizienter zu gestalten.

**Kapitalismus und Protestantismus**

Den Neoliberalismus und das Evangelium[41] begreife ich als dem Kapitalismus und dem Protestantismus nachgelagerte Diskurse[42] – als zwei geregelte Aussa-

---

33    Eucken(1991-1950) war ein Vordenker der sozialen Marktwirtschaft und Gründer der Freiburger Schule des Ordoliberalismus. Zum Ordoliberalismus siehe auch Kapitel *2.2 Der Machtbegriff bei Michael Foucault.*

34    Vgl. Gauck, J. 2014.

35    Von Mises (1881-1973), Wirtschaftswissenschaftler.

36    Röpke (1899-1966), Ökonom und Sozialphilosoph.

37    Rüstow (1885-1963), Soziologe und Wirtschaftswissenschaftler.

38    Von Hayek (1899-1992), Ökonom und Sozialphilosoph.

39    Ökonomisierung ist vom griechischen Wort *oikonomia* abgeleitet und bezeichnet den Haushalt bzw. die Haushaltsführung. Als ökonomisch wird im Allgemeinen ein günstiges Verhältnis zwischen Aufwand und Nutzen bezeichnet.

40    Vgl. Kuhlmann, C. 2012, S. 46.

41    Der Begriff Evangelium stammt aus dem Altgriechischen und wird mit Frohe Botschaft oder Heilsgeschichte Jesu Christi übersetzt. Die vier zum biblischen Kanon gehörigen Evangelien bezeichnen die Texte der als Evangelisten bezeichneten Autoren Matthäus, Markus, Lukas und Johannes.

gesysteme, die Wahrheiten produzieren. Sowohl der Neoliberalismus als auch das Evangelium sind totalitäre Diskurse mit unverhandelbaren Wahrheiten. Beide Systeme weisen tief greifende Wissensordnungen auf und versprechen dem Einzelnen Erlösung und Heil. Der Neoliberalismus[43], in der Form, wie er sich als Teil einer protestantischen (Arbeits-)Ethik im Feld der diakonischen Gemeindepflege offenbart, lässt sich genauso wenig ohne Kapitalismus denken, wie der Protestantismus ohne Martin Luther möglich ist.

Unter dem Leitgedanken, dass Arbeit Gotteslohn sei, hat Luther der aufkommenden Arbeitsgesellschaft im Frühkapitalismus entscheidende Schubkraft verliehen. Heiligenfesten oder auch Wallfahrten, die von der Arbeit abhalten, stand er ablehnend gegenüber. Herrmann bietet ein profanes Erklärungsmuster, nach dem Luthers Fixierung auf die Arbeit als Gottesdienst in seiner Kindheit begründet liegt. In der zweiten Hälfte des 15. Jahrhunderts, also in Luthers Kindheitstagen, musste jeder in der Gesellschaft arbeiten; Müßiggang stellte eine Sünde dar, die dem Streben des einzelnen Menschen nach dem Paradies entgegenwirkte[44]. Luther war von jeher in ein gesellschaftliches Umfeld eingebunden, dessen Individuen durch eine gewisse Arbeitsmoral Zugang zum Heil zu finden hofften. Die Vergottung von Arbeit, deren Wurzeln in der Reformation zu finden ist, führte zur allmählichen Auslöschung des Müßiggangs[45]. Sein

---

42   Foucault unterscheidet zwischen Diskurs und Episteme. Bevor sich Foucault dem Begriff Diskurs und dessen Analyse widmete, verwendete er den Terminus Episteme, dessen etymologischer Ursprung im Griechischen liegt, wonach er so viel wie Erkenntnis, Wissen oder Wissenschaft bedeutet. Die Epistemen rangieren unterhalb von Diskursen. Sie sind die unhinterfragbaren Grundlagen und Möglichkeiten von Wissen innerhalb einer bestimmten Epoche. Sie sind tief in einer Kultur verankerte Grundwahrheiten, denen keiner widerspricht und die daher Denkunmöglichkeiten produzieren. Aus Epistemen als Grundpfeilern einer Kultur gehen Diskurse hervor. Foucault versteht unter Epistemen folglich etwas, aus dem Wissen und Diskurse entstehen. Auf den Diskursbegriff gehe ich in Kapitel *2.4 Das Dispositiv und die Dispositivanalyse* ein.

43   Wenn in der Bundesrepublik Deutschland vom Neoliberalismus die Rede ist, meint dies genau genommen den Ordoliberalismus. Seine Ideen, die sukzessive in alle Lebensbereiche übertragen werden, stammen aus der Ökonomie sowie den Wirtschaftswissenschaften. Grundmotiv ist in diesem Zusammenhang die Machtbeschränkung von Kollektiven. Um die Durchsetzung der gesamten Gesellschaft mit einer Art Marktlogik zu gewährleisten, werden Machtkonzentrationen von Kollektiven zugunsten der scheinbaren Freiheit des Einzelnen unterbunden. Die ordoliberale Schule wendet sich dabei auch von der Annahme ab, dass Märkte natürliche Phänomene sind, die vollkommen autonom funktionieren. Diese müssen konstituiert und reguliert werden und sind als Tauschplätze anzusehen. Der Markt ist als regulierter Schauplatz von Kämpfen zu begreifen, bei denen immer Gewinner und Verlierer, Effizienz und Wachstum im Wettstreit miteinander stehen. Auf den Neoliberalismus gehe ich detaillierter im Rahmen der Erläuterungen zur *Gouvernementalität* in Kapitel *2.2 Der Machtbegriff bei Michel Foucault* ein.

44   Vgl. Herrmann, H. 2003, S. 23.

45   Vgl. Gronemeyer, R. 1995, S. 85.

Leben war bestimmt von strenger Disziplin und Gehorsam, wie es von ihm später als Augustinermönch verlangt wurde. Herrmann schildert eindrücklich Novizenbräuche, wie sie auch Luther gekannt haben müsste: „Hauptbestandteil der Pädagogik im Noviziat war ein in sich hermetisch geschlossener (...) Pflichtenkreis, eine Disziplin, gestrenger noch als jene, die Luther aus der studentischen Bursen-Zeit kannte. Eine endlos scheinende Kette von Geboten und Verboten regelte, als Norm gleichsam für alle Eventualitäten, diese Art von Leben, die Körperhaltung ebenso wie sie die Zwiesprache mit Gott regelte."[46] Die Frage, ob die ambivalente historische Figur Luther ein Arbeitsfetischist, ein Aufklärer[47], ein deutschtümelnder Nationalheld, ein Linker, ein Kapitalist, ein Antisemit, ein Entzauberer, ein Hassprediger, ein Kritiker, ein Ketzer oder ein Häretiker war, kann im Rahmen dieser Arbeit nicht diskutiert werden. Unbestritten bleibt allerdings ein wie auch immer gearteter Einfluss auf die Arbeitsmoral. Der Lutheranismus, zu dem Ergebnis kommt auch Herrmann, setzte jedenfalls eine neue Arbeitskultur von säkularer Bedeutung in die Welt, welche die Ausbreitung des Kapitalismus begünstigte[48].

Webers Protestantismusthese stellt einen historischen Kausalzusammenhang zwischen der Reformation und dem modernen Kapitalismus her. Sie kann angeführt werden, um das von jeher enge Band zwischen Protestantismus und Kapitalismus zu etikettieren[49]. Weber folgend ist der Protestantismus bzw. die Reformation in ihrer historischen Konstellation ein wichtiger Faktor bei der Entstehung des Kapitalismus. Er fördert den Wert einer Wirtschaftsethik zutage, die für die Lebensführung der handelnden Menschen relevant ist, und legt das Bewusstsein der wirtschaftlichen Akteure, den kapitalistischen Geist frei, der eine institutionelle Ordnung, den Kapitalismus, hervorruft[50]. Die religiösen Wurzeln des kapitalistischen Geistes bringen Kruse und Barrelmeyer in Anlehnung an Weber auf zwei allgemeine Formeln:

---

46   Herrmann, H. 2003, S. 70.
47   Herrmann bescheinigt dem jungen Luther eine aufklärerische Tätigkeit (vgl. Herrmann, H. 2003, S. 172). Er führt aus: „Ein Mensch, der Luther las und verstand, fühlte sich aufgeklärt, mündig, emanzipiert und entfesselt. (...) Ein Kampf aller um Freiheit und Recht hebt an, ausgelöst von einem ehemaligen Mönch, dessen Stimme gehört worden ist." (Herrmann, H. 2003, S. 294) Luther habe in seinen frühen Kampfschriften versucht, die Christen zu befreien und mündig zu machen, erst wenn der Mensch von innen her reformiert sei, wenn er nach dem Wort zu leben trachte, dann bilde seine Mündigkeit ein tragfähiges Fundament der Zukunft (vgl. Herrmann, H. 2003, S. 370 ff.).
48   Vgl. Kruse, V./Barrelmeyer, U. 2012, S. 66.
49   Vgl. Weber, M. 2015.
50   Vgl. Kruse, V./Barrelmeyer, W. 2012, S. 60 f.

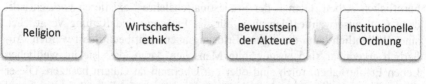

*Abbildung 1:*  Zusammenhang zwischen Religion und Wirtschaftsethik (vgl. Kruse, V./Barrelmeyer, U. 2012, S. 61)

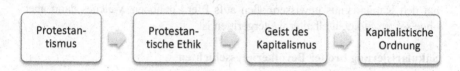

*Abbildung 2:*  Zusammenhang zwischen Protestantismus und Kapitalismus (vgl. Kruse, V./Barrelmeyer, U. 2012, S. 61)

Wert und Würde der menschlichen Arbeit stellen in allen christlichen Traditionen wichtige Elemente ihrer Sozialethik dar. Im Protestantismus hat Arbeit überdies noch eine besondere Bedeutung als Gottesdienst im Alltag der Welt; hier realisiert sich die Berufung des Einzelnen durch Gott als Dienst am Nächsten[51]. Der hohe Stellenwert von Arbeit im Protestantismus gleicht demjenigen im Kapitalismus, wobei allerdings Arbeit im Ersteren ursprünglich nicht der Logik der Warenmärkte unterworfen ist. Luthers Überhöhung des Produktivfaktors Arbeit stellt auch heute, fast 500 Jahre nach der Reformation, die in Frankreich sogar zu einem Verbot des Protestantismus geführt hat, einen festen Bestandteil in der evangelischen Tugendethik dar. Die sittliche Qualifizierung des weltlichen Berufslebens ist eine der folgenschwersten Leistungen der Reformation[52]. Der einzige Weg, Gott wohlgefällig zu leben, ist nicht eine Überbietung der innerweltlichen Sittlichkeit durch mönchische Askese, sondern ausschließlich die Erfüllung innerweltlicher Pflichten, wie sie sich aus der Lebensstellung des Einzelnen ergeben. Diese werden infolgedessen zu seinem Beruf[53]. An diesem Punkt begann die Verknüpfung religiöser Prinzipien mit denen der

---

51   Vgl. Jäger, M./Jäger, S. 2007, S. 8.
52   Vgl. Weber, M. 2015, S. 45.
53   Vgl. Weber, M. 2015, S. 44.

beruflichen Arbeit. Gemäß der Prädestinationslehre[54] existieren vom christlichen Gott auserwählte Menschen, für die Erlösung und Rettung vorgesehen sind. Willentlich kann die eigene Erlösung aber nicht beeinflusst werden. Äußerlich erkennbar sind ausgewählte Menschen daran, dass sie im weltlichen Leben Erfolg haben, reich sind oder ein Übermaß an Gütern besitzen. Dieser Dynamik geschuldet versuchen die Menschen, durch weltliche Reichtümer und Arbeit zu beweisen, dass auch sie zu dem erwählten Personenkreis gehören – hieraus entwickelt sich (ursprünglich aus calvinistischer[55] Perspektive) die kapitalistische Wachstumsideologie. Man kann behaupten, der Protestantismus hat den Kapitalismus gewissermaßen aufs Pferd gehoben, welches dann aber ohne seinen Steigbügelhalter weitergeritten ist.

**Säkularisierung breiter Bevölkerungsschichten**

Mit dem Aufkommen des Individualismus vollzieht sich eine Säkularisierung breiter Gesellschaftsschichten. Das christliche Versprechen auf ein Weiterleben im Jenseits ist heute nicht mehr zu vermitteln. Diesen Befund bestätigend, führt Hollinger drei ursächliche Aspekte an: erstens die unterschiedlichen Bedürfnisse nach Religiosität als Mittel zur Daseinsbewältigung in Abhängigkeit von den materiellen und sozialen Lebensbedingungen in der Gesellschaft, zweitens den Grad der Entzauberung, Entritualisierung sowie Entsinnlichung der Religion und die damit verbundenen Prozesse der Selbstauflösung und drittens das Verhältnis von religiösen Institutionen und Bevölkerung, was alles zusammengenommen dazu führt, dass Menschen eine distanzierte Haltung zu Kirche und Religion entwickeln[56]. Es ist aus meiner Sicht kaum zu übersehen, dass ein

---

54    Zur Prädestinationslehre siehe auch Kapitel *4.3 Caring Community, ein heterotoper (Sprach-)Raum des Außen.*

55    Der Ablauf der französischen Reformation ist eng an die ketzerischen Zusammenschlüsse um Petrus Valdes und Johannes Calvin geknüpft. Von beiden Männern gehen im 16. Jahrhundert Bewegungen aus, die sich in den Gruppierungen formieren, die später als Calvinisten und Waldenser bezeichnet werden. Im Jahr 1521 werden Luthers Schriften an der Pariser Universität Sorbonne als ketzerisch verurteilt, woraufhin Calvin aufgrund der Verfolgung reformierter Christen in Frankreich nach Basel flüchtet. Französische reformierte Christen werden als Hugenotten bezeichnet. Sie wurden während der Reformation in ganz Europa und ab 1538 in Frankreich aufgrund von Edikten verfolgt. In den folgenden Jahren bilden sich reformierte Gemeinden nach dem Vorbild der Lutherkirche in Genf heraus; im Jahr 1559 schließen sich reformierte Gemeinden auf der ersten Nationalsynode in Paris zu einer reformierten Kirche in Frankreich zusammen. Die calvinistische Lehre besagt, dass Gott und nicht dem Menschen Ruhm und Ehre gebühre. Im Sinn der Prädestinationslehre sind Letzterem Heil und Verdammnis vorbestimmt. In einer strengen Kirchenzucht mit Sittengeboten, die dem Ruhm und der Ehre Gottes sowie dem Aufbau der Gemeinde verpflichtet seien, müsse der Mensch dienen.

56    Vgl. Hollinger, F. 2005, S. 445.

Großteil der Menschen keinen echten Bezug mehr zum christlichen Glauben und zur evangelischen Kirche hat. Die Marktwirtschaft duldet eben keine Götter neben sich. Folglich erodieren volkskirchliche Strukturen und das Parochialprinzip kann in der Fläche nicht mehr aufrechterhalten werden. Ganze Gemeinden drohen, der kirchlichen Kontrolle zu entwachsen. Religionssoziologisch lässt sich dieser Erosionsprozess als Niedergang von Religion und der evangelischen Kirche infolge von Modernisierung deuten. Säkularisation, so Kläden, ist ein technisch-rechtlicher Vorgang, bei dem Kirchliches in Weltliches übergeht. Damit einher geht eine Entchristlichung als Distanzierungsbewegung von christlichen Traditions- und Sinngehalten. Säkularisierung meint das Schwinden der sozialen Bedeutung von Religion und Religiosität überhaupt. Der Begriff bezeichnet einen Prozess sozialen Bedeutungsverlusts von Religionen in modernen Gesellschaften. Entkirchlichung wird in diesem Zusammenhang auch als Rückgang normativer Verbindlichkeiten kirchlicher Einflusserwartungen verstanden. Kirchlich geäußerte Verhaltenserwartungen werden nicht mehr erfüllt; die ausdifferenzierte moderne Gesellschaft räumt der Religion heute keinen übergeordneten Platz mehr ein[57], was sich augenscheinlich[58] in einer im Zerfall befindlichen religiösen Ordnung in der Gemeinde offenbart.

An die Stelle der Verkündigung ist eine Helferattitüde getreten; Seelsorge, Beratung und Diakonie sind als kirchliche Dienstleistungen eher gefragt als der Gottesdienst im Allgemeinen oder Predigten im Besonderen[59]. In Anbetracht dessen ist unverkennbar, wie die Diakonie der besonderen Wahrheit des biblischen und apostolischen Evangeliums durch Zeugnis und Übereinstimmung mit der wahrhaften Lehre der evangelischen Kirche verpflichtet ist. Huber benennt in einem Vortrag Strategien, um der religiösen Entzauberung der Welt entgegenzuwirken. Ein solcher Widerstand ist als wichtiger Kampf gegen Ungläubige zu werten. Dem Umgang mit Kirchenräumen wird dabei eine entscheidende Bedeutung beigemessen, denn in diesen Räumen sieht Huber eines der zentralen Schlachtfelder der Auseinandersetzung[60]. Kirchenräume seien kein Selbst-

---

57  Vgl. Kläden, T. 2014, S. 48 ff.
58  Huber geht davon aus, dass die Ressourcen und Finanzkräfte zum Erhalt der Kirchen deutlich eingeschränkt sind. Derzeit existieren in Deutschland noch 21.088 evangelische Kirchen, 2.536 evangelische Friedhofskapellen und 3.148 evangelische Gemeindezentren mit Gottesdiensträumen, für die in Fachkreisen ein Instandsetzungsbedarf von etwa sechs Milliarden Euro beziffert wird. Wenn man sich mit der demografischen Entwicklung sowie derjenigen der kirchlichen Finanzkraft beschäftigt, muss eine Abschmelzung des Immobilienbestandes der Kirchen als unerlässlich erkannt werden (vgl. Huber, W. 2005b, S. 8).
59  Vgl. Steinkamp, H. 1999, S. 10 f.
60  Vgl. Huber, W. 2005b, S. 3.

zweck, sie hätten Verweisungscharakter zum Himmel. Sie seien Zeichen der Gegenwart des christlichen Gottes und verpflichteten auf die Tugend der Barmherzigkeit[61]. Worum es der evangelischen Kirche präzise geht, legt der ehemalige Ratspräsident der Evangelischen Kirche in Deutschland[62] unzweideutig offen: „Es gehört (...) zu den Grundforderungen unserer Zeit, dass wir unsere Kirchenräume geistlich zurückgewinnen und sie zu „Kompetenzzentren evangelischer Frömmigkeit" weiterentwickeln."[63]

## Auswirkungen auf das Feld der Gemeindepflege

In der heutigen Zeit individueller Existenz ist die Frage nach Gemeinschaft für Menschen mit Hilfebedarf aktueller denn je zuvor. Schulz-Nieswandt verweist diesbezüglich auf die Ohnmacht des *homo patiens,* der sich mit komplexen Bedarfslagen, chronischen Krankheiten, Polymorbidität, funktionellen Einbußen oder auch Behinderungen konfrontiert sieht und sich infolgedessen in fragmentierten Lebensräumen bewegt[64]. Notwendig erscheint in dieser Situation die Bildung von Netzwerken, die einen Sozialkapitalertrag[65] in Gestalt von sozialer Unterstützung, kultureller Integration und Personalisierung mit sich bringt[66]. Organisatorische Vernetzung von Versorgungsinstitutionen sowie die Integration bürgerschaftlichen Engagements stellen folgerichtig eine häufig proklamierte Forderung dar. An die Integration von Bürgerengagement, Ehrenamt oder

---

61  Vgl. Huber, W. 2005b, S. 5.
62  Die Evangelische Kirche in Deutschland wird im Folgenden mit EKD abgekürzt.
63  Huber, W. 2005b, S. 7.
64  Die Exklusion leidender Menschen ist hierbei nur als Symptom zu werten. Dahinter liegt ein tiefes Unbehagen der Menschen, eine Angst vor dem Fremden, die als Angst vor der Entfremdung von der eigenen Humanität zu verstehen ist. Der *homo patiens* ist in seinen verschiedenen Erscheinungsformen, seiner Andersartigkeit, die sich als Krankheit, Pflegebedürftigkeit oder als Behinderung seiner Umwelt gegenüber zeigt, als angstinduzierte, narzisstische Kränkung der etablierten *normalen Insider* der Gemeinde zu verstehen (vgl. Schulz-Nieswandt, F./Brandenburg, H. 2015, S. 105). Ihm gegenüber existiert eine Hygieneangst, die sich als Antizipation der eigenen Todesfurcht erweist und sich über implizite epidemiologische Annahmen dämonischer Kräfte transportiert (vgl. Schulz-Nieswandt, F. 2013a, S. 16 f.). Dabei verweist das Fremde schlechthin auf das Dämonische in seiner anthropologisch fundamentalen Weise. Gerontophobie versteht sich als Teil der Xenophobie (Fremdenfeindlichkeit) im anthropologischen Sinn. Hinter Fremdenangst verbirgt sich, so Schulz-Nieswandt weiter, bei genauerer Betrachtung eine grundsätzliche Menschenangst (vgl. Schulz-Nieswandt, F. 2013a, S. 15).
65  Kapital verstehe ich in Anlehnung an Bourdieu als akkumulierte soziale Energie, die als ökonomisches, kulturelles oder soziales Kapital objektiviert wird. Zum Sozialkapitalbegriff siehe Kapitel *3.3 Praxisbeispiel Netzwerkorganisation: Betreuungsleistungen und Sozialkapitalbildung.*
66  Vgl. Schulz-Nieswand, F. 2013a.

auch Selbsthilfe in sozialen Einrichtungen, Diensten und Veranstaltungen sind nicht nur die Ausbildung einer neuen Fachlichkeit, eines neuen Selbstverständnisses und eines neuen Arbeitseinsatzes geknüpft, vielmehr ist es notwendig, auch neue Organisationsformen zu entwickeln[67]. Der Vernetzungsgedanke, der unter dem Aspekt der Versorgungsintegration hervorgehoben wird, trägt als zentrale Dimension in diesem Wandlungsprozess zu neuen Betriebsformen bei, die ausgefüllt werden müssen[68]. Vor dem Hintergrund der Individualisierung, der Singularisierung[69], der zunehmenden Zahl von pflegebedürftigen Menschen[70] und dem abnehmendem Pflegepotenzial[71] erleben in den letzten Jahren gemeinschaftliche Versorgungsmodelle für pflege- und hilfebedürftige Menschen – insbesondere für Menschen mit Demenz – eine Renaissance. In Zeiten von Krisen, Unsicherheit, Säkularisierung, neoliberaler Steuerungspolitik, Individualisierung und des Rückzugs des Staates aus den sozialen Sicherungssystemen stellt sich immer dringlicher die Frage, welche zukünftigen Versorgungssysteme unsere Gegenwartsgesellschaft mit Blick auf hilfebedürftige Menschen benötigt. Innovative Konzepte wie das der Demenzdörfer[72], der demenzfreundlichen Kommune, der Wohngemeinschaften für Senioren oder auch genossenschaftliche Modelle[73] gegenseitiger Hilfe im Alter prägen derzeit die Debatten um die Versorgung hilfebedürftiger alter Menschen jenseits stationärer Versorgungspfade.

Obgleich im Bereich pflegerischer Versorgungsstrukturen Schwierigkeiten bei der Vernetzung von Dienstleistungsangeboten anzutreffen sind[74], erfreut sich der Netzwerkgedanke im sozialen Sektor generell einer steigenden Popularität. Vernetzung und vernetztes Arbeiten sind über die Grenzen unterschiedlicher Bereiche sozialer Dienstleistungen hinaus ein an Bedeutung gewinnendes Thema. Netzwerktheoretische Konzepte werden in verschiedenen Feldern des

---

67  Vgl. Bassarak, H./Genosko, W. 2002, S. 7.
68  Vgl. Schulz-Nieswandt, F. 2014, S. 310.
69  Singularisierung meint in diesem Zusammenhang die Tatsache, dass immer mehr Menschen im Alter allein leben (vgl. Blinkert, B./Klie, T. 2004, S. 321).
70  Blinkert und Klie gehen davon aus, dass sich die Zahl der Pflegebedürftigen bis 2050 verdoppeln wird und auf rund vier Millionen ansteigt (vgl. Blinker, B./Klie, T. 2004, S. 319).
71  Vgl. Blinkert, B./Klie, T. 2004, S. 320 ff.
72  Ursprünglich kommt das durchaus umstrittene Konzept der Demenzdörfer aus den Niederlanden (siehe hierzu Kapitel *4 Kritische Diskussion von Caring Community*). Erstmalig in *de Hogeweyk* etabliert, hat das Konzept zum heutigen Zeitpunkt in der Bundesrepublik Deutschland in der *Julius Tönebön Stiftung* in Hameln seinen ersten bereitwilligen Rezipienten gefunden.
73  Zu Genossenschaften siehe Kapitel *4.4 Widerstandpunkte im evangelisch-neoliberalen Machtnetz*.
74  Vgl. Engels, D./Pfeuffer, F. 2004, S. 51.

sozialversicherungsrechtlich reglementierten Hilfesystems einbezogen und erfreuen sich von jeher einer programmatischen Akteursorientierung[75]. Ambulante und stationäre Versorgungssettings in der Pflege verändern sich zudem dahin gehend, dass scharfe Abgrenzungen zwischen beiden Formen überwunden werden[76] und professionelle Dienstleister, staatliche Wohlfahrt und zivilgesellschaftliches Engagement Hand in Hand operieren, um den Bedarf hilfebedürftiger Menschen in der Kommune zu decken. Döbler zeigt in Bezug auf Menschen mit Demenz in seinem Aufsatz *Demenzkranke in häuslicher Versorgung – eine gesellschaftliche und sozialpolitische Herausforderung* folgerichtig auf, dass sich die abzeichnende Versorgungslücke durch professionelle Kräfte allein nicht schließen lässt und eine zentrale Zukunftsaufgabe darin besteht, die häusliche Infrastruktur der Selbsthilfe bzw. des bürgerschaftlichen Engagements zu integrieren[77]. Ein stabiles Netz aus Bedingungsfaktoren ist notwendig, um es hilfebedürftigen Menschen zu ermöglichen, ihren Lebensabend in häuslicher Umgebung zu verbringen. Letzteres, also das Festhalten an der eigenen Häuslichkeit, wird heute nach wie vor als die entscheidende Rahmenbedingung dafür betrachtet, das eigene Leben individuell und selbstbestimmt zu führen. Ein Wechsel in eine stationäre Pflegeeinrichtung hingegen wird von den Betroffenen häufig als Autonomieverlust oder Manifestation von Gebrechlichkeit und fehlender Lebensqualität gedeutet[78]. Die Ausgangslage der Untersuchung stellt sich bis jetzt wie folgt dar: Mit Bezug auf die bisher getätigten Aussagen hat die neoliberale Krise einerseits gesellschaftliche Auswirkungen, die mit den Begriffen Individualisierung und Säkularisierung sowie dem des Machtverlusts der evangelischen Kirche in der Fläche gefasst werden können. Andererseits werden aufgrund der vorgenannten Aspekte sowie einer der Gesellschaft generell zu attestierenden fehlenden Sorgefähigkeit Menschen in marginalisierten Lebenssituationen in fragmentierten Lebensräumen exkludiert.

---

75    Vgl. Bassarak, H./Genosko, W. 2002, S. 7.
76    Vgl. Blinkert, B/Klie, T. 2004, S. 324.
77    Vgl. Döbler, J. 2006, S. 193 ff.
78    Vgl. Schneekloth, U./Wahl, H. 2001.

Zudem versprechen neue Versorgungskonzepte Abhilfe. Die bisher scherenschnittartig erläuterten Sachverhalte bilden das Fundament, auf dem im Verlauf des nächsten Kapitels erste Annäherungen an den Untersuchungsgegenstand – das Leitbild *Caring Community* bzw. *Sorgende Gemeinschaft*[79] – aufgebaut werden soll. Dieses sozialpolitische Puzzleteil fügt sich als eine von vielen Reaktionen auf die neoliberale Krise in die grundlegenden Korrekturbemühungen sozialpolitischer und sozialrechtlicher Steuerung ein und eröffnet eine Perspektive für Sorgestrukturen in der Gemeinde. Nachfolgend führe ich das Konzept *Caring Community* in die Untersuchung ein und befasse mich mit dessen Rezeption durch das Sozialwissenschaftliche Institut der Evangelischen Kirche in Deutschland[80].

## 1.1 Sorgende Gemeinschaften als Reaktion auf den Notstand

Der Trend zur Singularisierung ist derzeit, insbesondere mit Blick auf die Versorgung pflege- und betreuungsbedürftiger Menschen, ein ernst zu nehmendes Problem, das nicht allein durch Fortschritt behoben werden kann. Robotik und Digitalisierung schreiten unaufhaltsam voran – auch im Bereich der Pflege. Intelligente Technologien übernehmen immer anspruchsvollere Aufgaben, Menschen mit eher einfachen Tätigkeiten können bereits heute entsprechend mühelos ersetzt werden. Voll automatisierte Zukunftsszenarien mit vorstrukturierten Versorgungspfaden, technisierten Pflegesettings, hybriden Pflegeautomaten und kybernetisierten[81] Arbeitsprozessen, in denen eigenwilliges oder intuitives Denken und Handeln ohne Gebote und Vorgaben nicht mehr existieren, sind auch für den Bereich der Pflege mit etwas Fantasie mühelos vorstellbar. Sie lösen gleichwohl nicht die zugrunde liegende Problematik der fehlenden Sorgefähigkeit. Uns erwartet eine Zeit, in der echte Menschlichkeit in der Pflege nur noch von denjenigen erfahren wird, die es sich leisten können. Hinzukommt, dass die soziale Pflegeversicherung eine Grundversorgung darstellt – Pflege kann aufgrund ihres „Teilkaskocharakters" immer nur als Mangelversorgung

---

79  Die Begriffe *Sorgende Gemeinschaft* und *Caring Community* werden meist ohne erkennbaren Grund synonym verwendet (siehe hierzu auch Kapitel *3.2 Die Debatte um Sorgende Gemeinschaften*). Im folgenden Text werde ich, insofern es mir aufgrund wissenschaftlicher Standards möglich ist, den Begriff *Sorgende Gemeinschaft* immer als übergeordnetes Leitbild und den Terminus *Caring Community* als dessen Anwendung auf das Feld der diakonischen Gemeindepflege verwenden. Hiermit schließe ich mich Wegner an, der diesen Anglizismus durchgehend in diesem Zusammenhang verwendet (vgl. Wegner, G. 2008).

80  Das Sozialwissenschaftliche Institut der Evangelischen Kirche in Deutschland wird im weiteren Verlauf mit SI EKD abgekürzt.

81  Zur Kybernetik siehe Kapitel *4.2 Diskursive Praktiken und ihre Sichtbarkeiten*.

verstanden werden. In unserer kapitalistisch-säkularisierten Gesellschaft wird Sorge zunehmend dem freien Spiel des Marktes überlassen. Als Indikator spät-kapitalistischer Gesellschaftsformen hat die zunehmende Individualisierung Auswirkungen auf das gesamtgesellschaftliche Bedingungsgefüge sowie auf das Verhältnis der Menschen zur Pflege. Wurden beispielsweise früher Menschen, die im Alter allein lebten, noch belächelt und als einsame Junggesellen oder alte Jungfern abgetan, stellen uns die gleichen Tatsachen heute vor scheinbar kaum zu lösende sozialpolitische Aufgaben. Die Idee *Sorgender Gemeinschaften*[82] als Kombination aus Markt, Staat und Zivilgesellschaft scheint im Hinblick auf die umschriebenen sozialpolitischen Problematiken ein vielversprechender Gedanke zu sein, mit dem auf gesellschaftliche Entwicklungen reagiert und ge- meinschaftliche Sorge für hilfebedürftige Menschen wieder in den Vordergrund gestellt wird. In vielen Feldern sozialer Arbeit wird das Konzept als Wundermittel gehandelt. Die Diskussionen um das Leitbild verlaufen quer durch alle Dienstleistungsbereiche, die von der deutschen Sozialgesetzgebung reglementiert werden. Es wird angenommen, dass das Konzept ein sektoren-, zielgruppen- und themenübergreifender Entwurf zur Bewältigung sozialer Aufgaben darstellt und obendrein für eine Stärkung der individuellen Mitverantwortung im öffentlichen Raum sorgt[83]. Im Vordergrund steht die Vernetzung der Bürger mit dem Staat, dem Markt sowie die Organisation der Zivilgesellschaft und der professionellen Dienstleister in einem Hilfemix. Die Bürger tragen hierbei verantwortungsvoll Sorge für ihre Mitmenschen in der kommunalen Gemeinde und fungieren somit als Coproduzenten sozialer Dienstleistungen, die durch den Staat gerahmt sowie durch dessen Institutionen kontrolliert werden.

Auch von Seiten der evangelischen Kirche, ihren Sozialeinrichtungen und sonstigen Institutionen wird das Leitbild genutzt. Für das Feld der diakonischen Gemeindepflege ist in diesem Kontext das SI EKD hervorzuheben, insbesondere in einem von Wegner verfassten programmatischen Beitrag, auf den ich im Laufe der Arbeit noch zu sprechen komme[84]. Als wissenschaftlicher Dienst der EKD widmet sich das SI EKD mit Sitz im Friedrich-Karrenberg-Haus[85] in Hannover dem Thema der *Sorgenden Gemeinschaften*. Das Institut ist aus dem bisherigen Institut der EKD in Bochum sowie aus dem Pastoralsoziologischen Institut der Evangelischen Fachhochschule in Hannover hervorgegangen. Das

---

82    Auf das Konzept Sorgende Gemeinschaften bzw. *Caring Community* gehe ich ausführlich in
      Kapitel *3 Sorgende Gemeinschaften aus Sicht der diakonischen Gemeindepflege* ein.
83    Vgl. ISS 2014b, S. 3.
84    Vgl. Wegner, G. 2008.
85    Friedrich Karrenberg (1904-1966), evangelisch-reformierter Sozialethiker, Hochschullehrer
      und in der Leitung der Evangelischen Kirche im Rheinland tätig.

SI EKD publiziert u. a. Schriftenreihen wie die *Protestantischen Impulse für Gesellschaft und Kirche* (Edition)[86] sowie verschiedene Studien und Fachbeiträge. Eine inhaltliche und strukturelle Vernetzung[87] erfährt das SI EKD über Projekt- und Kooperationspartner hinaus durch Partnerinstitute wie die Ökumenische Arbeitsgemeinschaft sozialethischer Institute[88] (ÖASI) bzw. andere mit ihnen verbundene Partner im Ausland. Überdies unterhält das SI EKD Beziehungen zu *Globethics.net*, einem globalen Netzwerk für den Bereich Ethik mit Sitz in Genf. Auch dem *Research Institute for the Evangelical Lutheran Church of Finland* sowie dem Institut für Theologie und Ethik des Schweizerischen Evangelischen Kirchenbunds (SEK) ist das SI EKD verbunden. Organisiert ist das SI EKD über einen Vorstand[89], einen Direktor und einen Beirat[90];

---

86  Grundlegend für die Transformationen ganzer Wirtschafts- und Sozialkulturen ist die Frage, welche Leitbilder dem Umbau von Staat und Gesellschaft zugrunde liegen. Dieser Debatte folgend, möchte die Buchreihe Beiträge aus den Bereichen protestantische Wirtschafts- und Sozialethik sowie Pastoral- und Kirchensoziologie liefern. Sie umfasst dabei Publikationen des SI EKD, aber auch ausgewählte Fremdveröffentlichungen. Die Publikationsreihe *Protestantische Impulse für Gesellschaft und Kirche* wurde von Wegner herausgegeben (vgl. LIT Verlag 2015).

87  Das Institut führt zum einen praxisorientierte Forschungsprojekte durch und bearbeitet zum anderen aktuelle Themen aus den Bereichen Wirtschaft und Soziales, Arbeitswelt oder auch Kirchen- und Religionssoziologie. Zu seinen Forschungsschwerpunkten, die es mit Projekt- und Kooperationspartnern wie z. B. dem Deutschen Evangelischen Kirchentag, den Evangelischen Akademien in Deutschland, der Hanns-Lilje-Stiftung, der Hans-Böckler-Stiftung, der Industriegewerkschaft Bergbau, Chemie, Energie (IG BCE) oder dem Kirchlichen Dienst in der Arbeitswelt (KDA) realisiert, gehören u. a. die Themen Kirche, Alter/Altersbilder, Pflege, Ehrenamt, Gemeinwesendiakonie, Armut/soziale Ungleichheit/Teilhabe, Zivilgesellschaft, Finanzmarkt- und Schuldenkrise, Ethik, Arbeitsmarkt sowie Sozialpolitik (vgl. SI EKD 2014, S. 1).

88  Zu den Partnerinstituten gehören das *Institut für Christliche Sozialwissenschaften* in Münster (ICS), das *Institut für Ethik und angrenzende Sozialwissenschaften* in Münster (IfES), das *Nell-Breuning-Institut* für Wirtschafts- und Gesellschaftsethik der Philosophisch-Theologischen Hochschule St. Georgen in Frankfurt am Main, das *Forschungsinstitut für Philosophie in Hannover*, das *Institut für Wirtschafts- und Sozialethik* in Marburg (IWS) und das *Institut für Theologie und Sozialethik* der TU Darmstadt (iths) (vgl. EKD 2014c).

89  Den Vorstandsvorsitz übernahm in den Jahren 2004 bis 2010 Hermann Barth. 2011 folgte ihm Arendt de Fries als Vorsitzender des Vorstandes des SI EKD nach (vgl. EKD 2014a).

90  Der Beirat besteht im Jahr 2014 aus sieben Personen: Prof. Dr. Dr. Alexander Brink (Professor für Wirtschafts- und Unternehmensethik an der Universität Bayreuth und ständiger Gastprofessor für Corporate Governance & Philosophy am Reinhard-Mohn-Institut für Unternehmensführung und für Corporate Governance an der Universität Witten/Herdecke), Prof. Dr. Johannes Eurich (Professor für Praktische Theologie/ Diakoniewissenschaft, Direktor des Diakoniewissenschaftlichen Instituts der Theologischen Fakultät der Universität Heidelberg), Prof. Dr. Eberhardt Hauschildt (Professor für Praktische Theologie mit den Schwerpunkten Diakonie, Seelsorge und Kirchentheorie an der Evangelisch-Theologischen Fakultät in Bonn und geschäftsführender Herausgeber der „Pastoraltheologie"), Dr. Konrad Merzyn (Theologe und Pfarrer im Kirchenamt der EKD, zuständig für das Referat Studien- und Planungsfragen und Kirchenmitgliedschaftsuntersuchungen, Leitung des Projektbüros Reformprozess sowie

das Amt des Direktors bekleidet seit Gründung des Instituts im Jahr 2004 Gerhard Wegner. Neben dem Institutsleiter beschäftigt das SI EKD ständig wissenschaftliche Mitarbeiter[91], es besitzt eine Stelle für Presse- und Öffentlichkeitsarbeit[92] und unterhält ein Sekretariat für allgemeine Sachbearbeitung[93].

Wegner vom SI EKD greift die Idee der *Sorgenden Gemeinschaften* für den Bereich der diakonischen Gemeindepflege als eine Art neue Gemeindeordnung auf[94]. In seinem Beitrag *Ent-täuschte Begeisterung. Diakonie-/Sozialstationen im Spannungsfeld christlicher Nächstenliebe und sozialpolitischer Entwicklungen*[95] entwirft er eine Vision, auf deren konzeptioneller Grundlage sich wohnort- und gemeindenahe Konzepte ambulant pflegerischer Versorgung aufbauen sollen. Eine Nähe zu den evangelischen Kirchengemeinden lässt sich durch die Vernetzung mit ehrenamtlich engagierten Gemeindemitgliedern, ihren Pastoren sowie den örtlichen Diakonie-/Sozialstationen in Grundzügen erklären. Hintergrund der forcierten Vernetzung von Diakonie-/Sozialstationen mit den lokalen Kirchengemeinden ist u. a. die Tatsache, dass sich diakonische Gemeindepflege[96] seit den 1950er und 1960er Jahren zunehmend ökonomisiert hat, was zu einer organisatorischen sowie räumlichen Distanzierung von ihren lokalen Kirchengemeinden geführt hat[97]. Die damit einhergehende Abnahme kirchlicher Autorität bzw. deren schwindender Einfluss vor Ort sowie die allgemein bekannten demografischen und gesamtgesellschaftlichen Herausforde-

---

des Bereichs Freizeit, Erholung und Tourismus), Prof. Dr. Frank Nullmeier (Professor für Politikwissenschaft an der Universität Bremen und Leiter der Abteilung „Theorie und Verfassung des Wohlfahrtsstaates" des Zentrums für Sozialpolitik), Dr. Dorothea Voss (Arbeitsmarkforschung, Referatsleiterin „Zukunft des Sozialstaates/Sozialpolitik" der Hans-Böckler-Stiftung) und Prof. Dr. Monika Wohlrab-Sahr (Professorin im Bereich Kultursoziologie am Institut für Kulturwissenschaft der Universität Leipzig, Mitherausgeberin der Reihe *Religion in der Gesellschaft*) (vgl. EKD 2014b).

91   Im Jahr 2015 sind dies: Petra-Angela Ahrens (Sozialwissenschaftlerin), Antje Bednarek-Gilland (Sozialwissenschaftlerin), Friedhelm Feldkamp (Pastor), Anne Elise Liskowsky (Theologin, Soziologin), Jan Rebenstorf (Diplomsoziologe), Dr. Gunther Schendel, Andreas Mayert (Volkswirt) sowie Tabea Spieß (Politikwissenschaftlerin) (vgl. EKD 2014d).

92   Für die Presse- und Öffentlichkeitsarbeit ist Renate Giesler (Diplomsozialwirtin) als Referentin zuständig (vgl. EKD 2014d).

93   Viola Sibbern und Wiebke von Nathusius arbeiten im Sekretariat für das SI EKD (vgl. EKD 2014a; EKD 2014b; EKD 2014c; EKD 2014c; EKD 2014d).

94   Wegner, G. 2008.

95   Vgl. Wegner, G. 2008.

96   Ich verwende das Wort Gemeindepflege ganz bewusst statt Gemeindekrankenpflege, da es meiner Ansicht nach bei der diakonischen Gemeindepflege eben nicht in erster Linie darum geht, kranke, hilfe- oder betreuungsbedürftige Menschen zu versorgen, sondern im Wortsinn darum, die (Kirchen-)Gemeinde zu pflegen (siehe auch Kapitel *3.1 Von der Gemeindeschwester zum Sozialkonzern*).

97   Siehe Kapitel *3.1 Von der Gemeindeschwester zum Sozialkonzern*.

rungen führen zu einem Machtvakuum der evangelischen Kirche in den Gemeinden. Die Fliehkräfte nehmen stetig zu; ganze Kirchengemeinden drohen auseinanderzubrechen. Diesen Tatsachen geschuldet handelt es sich bei Wegners *Caring-Community*-Konzept um ein religiös-sozialpolitisches Projekt, das sich in Reaktion auf die durch den krisenhaften Zustand der Gesellschaft entstandene Unfähigkeit der Gesellschaft, für andere Menschen Sorge zu tragen, gebildet hat. *Caring Community* folgt als Teil eines größeren Ganzen neoliberaler und evangelischer Verkündigungspraktiken einem genauen religiösen und politischen Programm.

Im ambulanten Pflegesektor setzen sich Pflegesettings für gewöhnlich aus den pflegebedürftigen Personen, ihren pflegenden Angehörigen bzw. bei Nichtvorhandensein dieser oder fehlender Bereitschaft zur Übernahme der Pflege aus selbst beschafften Pflegekräften sowie professionellen Pflegepersonen zusammen. Zu dieser klassischen Konstellation aus Rollenmustern im Rahmen ambulanter Pflege kommen durch die Zusammenarbeit mit professionellen Anbietern pflegerischer Dienstleistungen, z. B. mit der Diakonie-/Sozialstation und den evangelischen Kirchengemeinden, zusätzliche Akteure wie Pastoren oder ehrenamtliche Mitarbeiter der Gemeinde hinzu, die gemeinschaftlich an der Betreuung und Pflege hilfebedürftiger alter Menschen in einer *Caring Community* mitwirken sollen. Es entsteht ein Modell eines sowohl staatlich reglementierten als auch durch die Pflegeversicherung[98] geregelten, umlagefinanzierten ambulanten Fürsorgedienstes, der unter Federführung evangelisch geprägter Dienstleitungsunternehmen und Kirchengemeinden respektive ihrer Pastoren Sorge für hilfebedürftige Menschen in der Gemeinde realisiert. Das so entstandene Dienstleistungsnetzwerk, das an der gemeinsamen Verwirklichung von Pflege- und Betreuungsleistungen nach dem Pflegeversicherungsgesetz beteiligt ist, vereinigt dementsprechend Markt, Staat und Zivilgesellschaft mit der lokalen evangelischen Kirchengemeinde. Über das so erstandene Dienstleistungsnetzwerk soll der lokalen Gemeinde eine protestantische Ordnung der Dinge eingeprägt werden.

---

98  Neben der gesetzlichen Rentenversicherung, der gesetzlichen Krankenversicherung, der Arbeitslosenversicherung und der gesetzlichen Unfallversicherung ist die soziale Pflegeversicherung als zusätzliche Säule des bundesdeutschen Sozialversicherungssystems im Jahr 1995 in Kraft getreten. Als Pflichtversicherung hat sie die Aufgabe, das Risiko der Pflegebedürftigkeit finanziell aufzufangen. Hilfen werden je nach Grad der Pflegebedürftigkeit als Geld-, Sach- oder Dienstleistungen gewährt.

## 1.2  Thesen, Leitfragen und Ziele der Untersuchung

Im vorangegangenen Kapitel wurden der Untersuchungsgegenstand eingeführt sowie die für dessen Entstehung zwingend notwendigen krisenhaften gesellschaftlichen Entwicklungen nachgezeichnet. Für die Wahl des Untersuchungsgegenstands waren zwei Aspekte ausschlaggebend: Der gedankliche Anstoß zu dieser Arbeit liegt erstens in meiner zwischen 2003 und 2014 ausgeübten Tätigkeit als Pflegedienstleiter eines in evangelisch-lutherischer Trägerschaft befindlichen ambulanten Pflegedienstes sowie in meiner Funktion als Sprecher der ambulanten Dienste im *Netzwerk Zukunftsfähige diakonische Einrichtungen*[99] begründet. Das Diakonische Werk Hannovers, welches als Dachverband dieser Einrichtung fungiert, initiierte zu dieser Zeit in Kooperation mit der evangelisch-lutherischen Landeskirche Hannovers und dem SI EKD ein Projekt mit dem Titel *Diakonisch auf gutem Grund*. Ein Ziel dieses Projektes war es, die Zusammenarbeit zwischen Kirchengemeinden sowie Kirchenkreisen und Diakonie-/Sozialstationen wieder zu intensivieren. In diesem Rahmen verfasste Wegner das bereits angesprochene Thesenpapier[100], das mich damals erstmalig mit *Caring Community* konfrontierte. Hier finden sich genau die Themenfelder der diakonischen Gemeindepflege beschrieben, die meinen Erfahrungen als leitender Pflegefachkraft einer Diakonie-/Sozialstation entsprachen. Ein wesentliches Merkmal der Vision Wegners zeigt sich im Zusammenwirken von Diakonie-/Sozialstationen und örtlichen Kirchengemeinden[101], die ich, vorsichtig formuliert, äußerst spannungsgeladen, instrumentalisierend und manipulativ erlebt habe. Ein Grund für das Verfassen dieser Dissertationsschrift sind konkrete Erfahrungen mit Begriffsgespenstern sowie persönliche Betroffenheit und Enttäuschung darüber, dass Pflege zum Einsatz in einem machtvollen evangelisch-neoliberalen Wahrheitsspiel geworden ist. Insofern kann diese Untersuchung, Schulz-Nieswandts Vorstellung von Forschung folgend, als Arbeit am eigenen biografischen Selbst gesehen werden[102]. Meine Erkenntnis ist dabei perspektivisch und durch Erfahrung und Wissen begrenzt. Die Untersuchung ist eine transparent gemachte Wirklichkeit, aus der heraus man die räumlichen Grenzen eines definierten Sagbarkeitsraum beobachten kann.

Darüber hinaus ist die vorliegende Studie durch den französischen Philosophen Michel Foucault beeinflusst, auf dessen Schriften ich zu Beginn meiner

---

99   Zum Netzwerk Zukunftsfähige Diakonische Einrichtungen siehe Kapitel *4.2 Diskursive Praktiken und ihre Sichtbarkeiten*.
100  Vgl. Wegner, G. 2008.
101  Vgl. Wegner, G. 2008.
102  Vgl. Schulz-Nieswandt, F. 2016, S. 25.

Zeit als Promovend an der Pflegewissenschaftlichen Fakultät der Philosophisch-Theologischen Hochschule in Vallendar[103] gestoßen bin. Dort besuchte ich ein Seminar zur kritischen Wissenschaftstheorie[104], in dessen Rahmen ein Raumkonzept mit dem Titel *Andere Räume* thematisiert wurde. Foucaults *Andere Räume* meinen Heterotopien, die in allen Kulturen und Gesellschaften als wundersame, nicht erklärbare Räume existieren. In der Annahme, dass mein Untersuchungsgegenstand auch eine Art anderer, besonderer, von Sorge und Gemeinschaft durchdrungener Raum ist, beschäftigte ich mich gleich zu Beginn meines Dissertationsprojektes mit dem von Foucault vorgelegten Fragment über die Heterotopien. Erkenntnisleitend war von vornherein die Frage, ob es sich bei der *Caring Community* – so, wie es Wegner in seiner Vision einer neuen Gemeindeordnung beschrieben hatte – um einen heterotopen Raum im Sinne Foucaults handelt.

Mit Foucault gehe ich humangeografisch davon aus, dass wir in einer Gesellschaft des Raumes[105] leben, der erstens als ein Resultat von Aktivitäten verstanden werden kann, der zweitens aus einem Geflecht unterschiedlicher Elemente besteht und der drittens durch das Erzählen von Geschichten im Alltag Abgrenzung erfährt. Wir führen unser gesamtes Leben von der Geburt bis zum Tod in unterschiedlichen ineinander verschachtelten Räumen. Grenzziehende Erzählungen im Raum sind auch immer durch einen Widerspruch gekennzeichnet. An dieser Grenze, die zugleich Brücke ist, treffen zwei normative Programme aufeinander[106]. *Caring Community*, verstanden als eine als Hilfe daherkommende Unterwerfung, zieht eine solche Linie, indem der Kapitalismus und der Protestantismus einen begrenzten Sagbarkeitsraum begründen. Man kann sagen, dass in diesem Raum versucht wird, religiöse und neoliberale Ideen miteinander zu vereinen, was mit Foucault als ideologischer Konflikt[107] oder auch als schicksalshafte Kreuzung des Raumes[108] bezeichnet werden kann. An dieser Stelle ist festzuhalten, dass *Caring Community* eine Art Heterotopie, eine visionäre Vorstellung eines reorganisierten neoliberal-religiösen Raumes darstellt, dessen raumbezogene Identitäten den Blick auf Subjektivierungsprozesse freilegen.

---

103 Die Philosophisch-Theologische Hochschule Vallendar wird im Folgenden mit PTHV abgekürzt.
104 Das Seminar zur kritischen Wissenschaftstheorie wurde von Herrn Dr. Heiner Friesacher gehalten.
105 Vgl. Foucault, M. 1992a, S. 34.
106 Vgl. Schulz-Nieswandt, F. 2013a, S. 40.
107 Vgl. Foucault, M. 1992a, S. 34.
108 Vgl. Foucault, M. 1992a, S. 34.

*Caring Community* trägt gleichzeitig Merkmale von Krisen-, Abweichungs-, Illusions- und Kompensationsheterotopien in sich. Als wirklicher Ort, an dem sich Menschen umeinander kümmern, ist *Caring Community* Krisenheterotopie, insofern sie als Ort der Pflegebedürftigkeit, der Krankheit oder des Sterbens verstanden werden kann. Es handelt sich also um einen Ort, der von Personen aufgesucht wird, die im sozialen Miteinander besondere Ausfälligkeiten aufweisen. Diese Orte, die Foucault als heilig bezeichnet, sind Menschen vorbehalten, die sich in einer biologischen Krisensituation befinden[109] – man kann hier sicherlich an Pflegebedürftigkeit oder eingeschränkte Alltagskompetenz denken. Als heilig präsentiert sich *Caring Community* in zweifacher Hinsicht: In ihr wirken der (heilige) Geist diakonischen Handelns und die Ideen des Kapitalismus, der im herrschenden Diskurs religionsähnliche Formen annimmt, da dessen Inhalte wie die des Evangeliums zu unerschütterlichen Glaubenssätzen erklärt werden; jeglicher Rest verkommt zum Antiraum. Durch *Caring Community* vereinen sich der Heilige Geist des christlichen Gottes und der Geist des Kapitalismus. Mithin ist *Caring Community* dem *homo oeconomicus*[110] und dem *homo religiosus* vorbehalten, also denjenigen Individuen, die sich neoliberalen und evangelischen Wahrheiten unterwerfen, um zum Subjekt zu werden. Weitere Interpretationsperspektiven eröffnen sich im Hinblick auf Abweichungsheterotopien. In diesen werden beispielsweise Individuen verortet, deren Verhalten abweichend von der Norm ist. Foucault führt als Beispiel

---

109  Vgl. Foucault, M. 2005a, S. 12.
110  Obwohl es kein Produkt evolutionärer Entwicklung ist, wird das Menschenbild des *homo oeconomicus*, dem Wirtschaftsmenschen, durch den Kapitalismus als die dominierende Gesellschaftsform im 20. und 21. Jahrhundert erschaffen. Mit Adam Smith, dem Urvater des Kapitalismus, dessen Buch *Wohlstand der Nationen* den Startschuss im Rennen um hohe Renditen gab, wurde der *homo oeconomicus* gesellschaftsfähig. Seitdem kann Kapitalismus als historischer Prozess betrachtet werden, der alle Menschen mit dem Stempel *homo oeconomicus* versehen möchte. Smiths Schlüsselwerk erfährt auch heute noch eine breite Zustimmung, was zur Folge hat, dass ganze soziale Felder nach diesem Modellmenschen entworfen werden. Wirtschaftlicher Erfolg, so eine Annahme Smiths, hängt unmittelbar mit dem Grad der Arbeitsteilung zusammen. Je höher diese ausfällt, desto größer ist auch die zu erwartende Rendite (vgl. Winter, H/Rommel, T. 2006). Die für den Kapitalismus typische tayloristische Arbeitsteilung lässt sich ebenfalls im Bereich der Gemeindepflege beobachten. Wirft man einen Blick zurück in die Zeit der Gemeindeschwesterstationen, so zeigt sich, dass seinerzeit alle anfallenden Arbeiten im häuslichen Umfeld allein durch die Gemeindeschwestern wahrgenommen wurden. Eine differenzierte Ausbildung verschiedener Berufsbilder mit unterschiedlichen Aufgabenschwerpunkten hat es in der Vergangenheit nicht gegeben. War zu Zeiten des Gemeindeschwestermodells ein auf die ganzheitliche Versorgung ausgerichtetes Spektrum charakteristisch, herrschen heute nach Qualifikationen differenziert geordnete Zuweisungen vor. So sind Pflegehelfer, Altenpfleger, Krankenpfleger, Wundexperten, Palliativexperten, Familienpfleger, Hauswirtschafter etc. anzutreffen (siehe hierzu auch Kapitel *3.1 Von der Gemeindeschwester zum Sozialkonzern*).

das Erholungsheim, die psychiatrische Klinik, das Gefängnis, aber auch das Altersheim an[111].

In Zeiten des Übergangs und der Krisen, so Wegner in seinem programmatischen Beitrag zur Zukunft diakonischer Gemeindepflege, ist es notwendig, sich zu reorganisieren[112]. Er beschreibt einen inneren Raum, der sich vom Raum des Außen abgrenzt, und versteht diesen als „(...) diakonisch-kirchliches Versorgungsmilieu (...)"[113] bzw. „(...) Dienstleistungsmilieu (...)".[114] In fürsorgenden Gemeinschaften kümmern sich Menschen in einem umfassenden Sinn umeinander[115]. Nutzer von ambulanten Pflegeleistungen werden dort vor die Wahl gestellt, ob sie Leistungen entweder bei einem gewinnorientierten Anbieter oder bei einem Sozialunternehmen wie den Diakonie-/Sozialstationen einkaufen, das seine Gewinne nicht den Finanzmärkten zuführt, sondern reinvestiert[116]. In dieser warmen Gegenwelt, so Wegner weiter, finden Menschen in Zeiten eines immer turbulenter werdenden globalen Kapitalismus eine Heimat[117]. Der so entworfene, scheinbar andersartige Raum prägt den Menschen in seiner Entwicklung, in seinem Fühlen und Denken. Er lässt sich durch binäre Codes[118] sozialer, räumlicher und politisch-ideologischer Ordnungsschemata beschreiben, die das Subjekt habitushermeneutisch[119] beeinflussen und sich als ein Konstrukt sozialer Ordnung in leiblich gelebten Interaktionen begründen[120]. In Wegners Vision spiegeln sich gleichsam ideologische, politische, aber auch sozialräumliche Aspekte, sodass binäre Codierungen räumlich zusammenfallen

---

111  Foucault, M. 1992a S. 40 f. Auf den heterotopen Charakter von *Caring Community* gehe ich detailliert in Kapitel *4.3 Caring Community, ein heterotoper (Sprach-)Raum des Außen* ein.
112  Vgl. Wegner, G. 2008, S. 6.
113  Wegner, G 2008, S. 19.
114  Wegner, G. 2008, S. 2.
115  Vgl. Wegner, G. 2008, S. 22.
116  Vgl. Wegner, G. 2008, S. 21. Dieses als typisch protestantisch zu bezeichnende Verhalten hat Weber analysiert: „Die Idylle brach unter dem beginnenden erbitterten Konkurrenzkampf zusammen, ansehnliche Vermögen wurden gewonnen und nicht auf Zinsen gelegt, sondern immer wieder im Geschäft investiert, die alte behäbige und behagliche Lebenshaltung wich harter Nüchternheit, bei denen, die mitmachten und hochkamen, weil sie nicht verbrachen, sondern erwerben wollten, bei denen, die bei der alten Art blieben, weil sie sich einschränken mussten." (Weber, M. 2015, S. 34) Mit diesem Verhalten, so Weber weiter, sei der Geist des modernen Kapitalismus eingezogen (vgl. Weber, M. 2015, S. 34).
117  Vgl. Wegner, G. 2008, S. 23.
118  Ein Beispiel für eine solche binäre Opposition ist etwa *roh* vs. *gekocht* oder *verfault* vs. *roh*, *verfault* vs. *gekocht*, wobei jedes dieser drei Elemente für sich selbst steht (vgl. Dreyfus, H./Rabinow, P. 1994, S. 17).
119  Hermeneutik verstehe ich als philosophische Haltung, die aussagt, dass unterschiedliche Wege existieren, Phänomene zu verstehen. Zur Hermeneutik siehe Kapitel *2.1 Michel Foucault zwischen Strukturalismus und Hermeneutik*.
120  Vgl. Schulz-Nieswandt, F. 2013c, S. 10 f.

und sich habitushermeneutisch in die Subjekte einschreiben. Im Rahmen dieser institutionellen Ordnung bringen binäre Codierungen eine soziale Praxis hervor, die haltungsabhängig ist und einen Raum symbolischer Ordnungen konstruiert, der im Hinblick auf gouvernementale Regierungsformen kritisch zu hinterfragen ist[121].

Wegners Konzeption von *Caring Community* liest sich wie ein neoliberaler Erfolgsratgeber. Obgleich Wegners Überlegungen bei mir tatsächliche Assoziationen zu durchaus positiv besetzten Begriffen wie Nächstenliebe, Solidarität, Reziprozität, Heimat, Freundschaft, Solidarität, gabenorientierter Kooperation oder auch sozialem Vertrauen wecken, leuchtet bei näherer Betrachtung ein, dass beispielsweise die Ideale von Sorge und Gemeinschaft, wie ursprünglich von mir angenommen, kein mystisches Proprium diakonischer Gemeindepflege sind, sondern sich als sprachlich-romantische Krücken gouvernementaler Regierungspraxis entpuppen. Betrachtet man die Wortwahl seines Fachbeitrages genauer, fallen selbst dem entpolitisierten Leser sofort neoliberal konnotierte Begriffe wie Wertschöpfungsbeitrag[122], Produktstolz[123], soziales Unternehmertum[124] oder Selbstorganisation[125] ins Auge. Es gilt, „(...) freie Märkte in ganz Europa zu etablieren, wie dies nach liberaler Weltsicht mit den größten Effizienzgewinnen einherginge. Sofern sich der Sozialbereich entsprechend marktlich – und nicht mehr staatlich-hoheitlich organisiert (...).‟[126] Wegner zufolge „(...) wäre es nicht falsch, im Sozialbereich (...) einen wirklichen fairen – auch dann harten – Wettbewerb zu fahren.‟[127] Nicht zuletzt ist es diese neoliberale Durchdringung des *Caring-Community*-Denkens, die mich im Rahmen dieser heterotopologischen[128] und dispositivanalytischen Dekonstruktion dazu veranlasst, Machtpraktiken und -beziehungen bzw. deren Formen der Wissensproduktion zu analysieren. Hierzu hält Foucaults Werkzeugkasten ein breites In-

---

121   Vgl. Schulz-Nieswandt, F. 2010, S. 286.
122   Vgl. Wegner, G. 2008, S. 2. In der Geldwirtschaft wird unter Wertschöpfung das Ziel einer produktiven Tätigkeit verstanden, die vorhandene Güter in Güter mit einem höheren Geldwert transformiert. In diesem Sinn übersteigt der Output den Input, was sich in der allgemeinen Formel *Gesamtleistung – Vorleistungen = Wertschöpfung* ausdrücken lässt.
123   Vgl. Wegner, G. 2008, S. 2.
124   Vgl. Wegner, G. 2008, S. 2.
125   Vgl. Wegner, G. 2008, S. 2.
126   Wegner, G. 2008, S. 10.
127   Wegner, G. 2008, S. 10.
128   Unter Heterotopologie verstehe ich mit Foucault „(...) eine systematische Beschreibung, deren Aufgabe in einer bestimmten Gesellschaft das Studium, die Analyse die Beschreibung, die »Lektüre« (...) dieser verschiedenen Räume, dieser anderen Orte (...).‟ liegt (Foucault, M. 1992a, S. 40) Zur Heterotopie siehe Kapitel *2.5 Foucaults Konzept der heterotopen Räume*.

strumentarium bereit, sodass auf theoretischem Wege die Funktionsweise dieses machtvollen Raumes sowie dessen strukturellen wie auch ideologischen Voraussetzungen der Wissensproduktion untersucht werden können. Der religiös-politische Diskurs im Feld diakonischer Gemeindepflege wird diesbezüglich in Anlehnung an Bührmann und Schneider als themenbezogener, disziplinspezifischer Spezialdiskurs bestimmt, der eigene Wissensbestände mit individuellen Produktionsregeln aufweist[129].

Jedes ideologische Gebäude, so Žižek, ist das Ergebnis eines hegemonialen Kampfes, der eine Kette von Äquivalenten zu etablieren oder aufzuzwingen versucht[130]. Die Analyse der *Caring Community* soll diesbezüglich aufzeigen, wie durch die Produktion von ideologischer Vorherrschaft die Konstruktion gesellschaftlicher Identitäten betrieben wird. Indem für *Caring Community* zentrale Mechanismen der Wissensproduktionen ihrem Selbstverständnis enthoben werden, wird, auf Žižeks These stützend, einerseits dem Gedanken nachgegangen, dass interessengeleitete Religionen eine grundlegende Quelle von Macht darstellen, und andererseits der Annahme Rechnung getragen, dass sowohl die Kirchen des Protestantismus als auch der Kapitalismus als Religionen ihre Ideologien an Machttechniken koppeln, um Herrschaft zu stabilisieren. *Caring* und *Community* sind folglich nur zwei Begriffe, mit denen die evangelische Kirche ihre Macht aufrechterhält. Zusammen bilden sie ein sozialpolitisch-priesterliches Herrschaftskonstrukt.

Im Zuge der Analyse offenbart sich eine Verschachtelung dichotomer Ordnungssphären, die dazu anregen, eine kritische Perspektive einzunehmen, Machtverhältnisse zu fokussieren und aus organisationstheoretischer Sicht auf die habitushermeneutisch[131] machtvolle Inskription zu blicken. Das Wissens-

---

129 Vgl. Bührmann, A./Schneider, W. 2008, S. 66.
130 Vgl. Žižek, S. 2016, S. 52.
131 Der vom französischen Soziologen Bourdieu geprägte Habitusbegriff kann als eine personelle Kategorie verstanden werden, die im Zuge der Sozialisation als skriptartig verinnerlichte, leiblich inkorporierte, verhaltensgenerierende Grammatik, als ein Stickmuster, als ein System von Dispositiven, die in der Regel vorbewusst bleiben, erworben wird (vgl. Schulz-Nieswandt, F. 2012, S. 596). Man kann sagen, der Habitus prägt das Erscheinungsbild einer Person. Er fungiert als Vermittlungsglied zwischen der Position eines Menschen innerhalb des sozialen Raumes und individuellen Praktiken sowie Verhaltensweisen. Der Habitus wirkt wie eine Art allgemeine Grundhaltung oder auch Disposition gegenüber der Welt. „Wer den Habitus einer Person kennt, der spürt oder weiß intuitiv, welches Verhalten dieser Person verwehrt ist. Mit anderen Worten: Der Habitus ist ein System von Grenzen." (Bourdieu, P. 2005, S. 33) Er ist eine sozialisierte Subjektivität, historisch Transzendentales, dessen Wahrnehmungs- und Wertungskategorien Produkt der Kollektiv- und Individualgeschichte sind (vgl. Bourdieu, P. et al. 2002, S. 215). Bourdieus Hauptthese ist, dass zwischen der sozialen Position, dem Geschmack und Lebensstil einer Person ein Zusammenhang besteht, der im Habitus seinen Ausdruck findet. Der Habitus stellt demzufolge eine Art sozialen Rahmen dar,

feld *Caring Community*, begriffen als spezifisches Macht-Wissen-Gefüge, bringt sowohl unter Zuhilfenahme diskursiver Praktiken als auch ihrer Objektivationen wahres Wissen über den Protestantismus und den Kapitalismus bzw. über das Evangelium und den Neoliberalismus hervor, was wiederum Einfluss auf das Subjekt nimmt und es kulturell wie auch habituell codiert[132]. Durch die derart produzierten Subjektpositionen werden die Handlungsmöglichkeiten der Akteure habituell vorstrukturiert. *Caring Community* verstehe ich folglich als Arena, in der eine machtvolle Aufführung der Vereinigung des *homo religiosus* mit dem *homo oeconomicus* vollzogen wird. Diesem eingeschriebenen Spannungsverhältnis geschuldet sowie durch die dem Konzept *Caring Community* innewohnenden eigenen Regeln werden unterschiedliche neoliberale, aber auch evangelisch gefärbte Subjektangebote offeriert. Im Wesentlichen greift Macht dabei durch die Produktion von Wahrheit ein, die durch einen normativ geführten religiösen und politischen Diskurs Einfluss auf die handelnden Personen im Feld diakonischer Gemeindepflege nimmt und sie in einem machtvollen Entstehungsprozess zu Subjekten formt. Über habitualisierte Handlungsmuster ver-

---

innerhalb dessen der Mensch frei entscheiden und handeln kann. Demzufolge beschreibt der Habitus die Tendenz, in ähnlichen Situationen auch ähnlich zu handeln. Handlungsmuster werden erlernt, prägen sich ein und sorgen anschließend dafür, dass der Mensch ein relativ stabiles Arsenal dieser Muster vorhält, auf die er bei Bedarf zurückgreifen kann. Der Habitus prägt das Leben jedes einzelnen Menschen, indem er zwischen den Lebensweisen und sozialen Positionen Zusammenhänge aufzeigt. Gewissermaßen versinnbildlicht er somit einen Filter, der zwischen Reiz und Reaktion existiert (vgl. Bourdieu, P. et al. 2002, S. 216). Als eine relativ dauerhafte, aber nicht unveränderliche Eigenschaft eines Individuums ist der Habitus durch die geschichtlich aus individuellen und kollektiven Erfahrungen erwachsene Verinnerlichung von Werten zustande gekommen (vgl. Han, B. 2013, S. 56). „Er ermöglicht eine gleichsam vorreflexive, auch somatisch wirksame Anpassung an die bestehende Herrschaftsordnung, erzeugt Automatik der Gewohnheit, in der etwa die sozial Benachteiligten nach den Verhaltensmustern handeln, die gerade jene Herrschaftsordnung stabilisieren, die zu ihrer Benachteiligung geführt haben." (Han, B. 2013, S. 56) Bourdieu zeigt in einer seiner frühen Arbeiten an einem Bergvolk in Algerien auf, wie kapitalistische Wirtschaftsnormen und ein System eines traditionell geprägten Habitus aufeinanderstoßen. Seine Forschungen zu diesem Thema finden Einzug in das Buch *Die feinen Unterschiede – Kritik der gesellschaftlichen Urteilskraft* (Bourdieu, P. 1982), aber auch Anwendung im Feld des Journalismus (Bourdieu, P. 1998a; Bourdieu, P. 1998b), des Häusermarkts (Bourdieu, P. et al. 2002), auf die Intellektuellen und deren Macht (Bourdieu, P. 1991), auf das Fernsehen (Bourdieu, P. 1998b), auf das Schulsystem (Bourdieu, P. 2005) und auf die Wissenschaft (Bourdieu, P. 1998a). Bourdieu analysiert dezidiert den Habitus des sozialen Agenten und die Wirkung individueller und kollektiver Einflüsse auf deren Präferenzsystem.

132 Unter kulturell wird der Ablaufcode des sozialen Geschehens verstanden, die Grammatik des Prozesses, in dem die Ablaufsteuerung sowohl kognitive als auch normative Dimensionen aufweist. Die Codierung nimmt Bezug auf die kulturelle Festlegung eines Strickmusters von Prozessen, das festschreibt, nach welcher Logik Dinge ablaufen bzw. welche vorgängigen Bilder präsent sind und die Akteure kognitiv beeinflussen (vgl. Schulz-Nieswandt, F. 2004, S. 310).

festigen und materialisieren sich Wahrnehmungs- und Deutungsmuster; sie erzeugen bei den handelnden Akteuren im Rahmen dieses Raumkonzepts religiös-politischen Sinn und Bedeutung.

## Thesen der Untersuchung

Aus dem bisher Gesagten ergeben sich folgende Feststellungen, die in Anlehnung an den kritischen Rationalismus Poppers[133] im Laufe der Untersuchung auf deduktivem Wege methodengeleitet belegt, überprüft und mit übergeordneten Theorien in Zusammenhang gebracht werden. Unter Anwendung methodengeleiteter Argumentation sowie anhand wissenschaftlicher Prämissen kann auf diesem Weg eine von unendlich vielen Wahrheiten produziert werden. Die nachstehenden Hypothesen bilden die Ausgangsbasis der weiteren Erläuterungen, die es im Fortgang der Untersuchung zu plausibilisieren gilt:

---

133  Popper hat gezeigt, dass jenseits einer Diskussion um Dialektik und Wissenschaft kein empirischer Wahrheitsbegriff existieren kann. Eine endgültige Wahrheit gibt es nicht; Dinge sind nur solange wahr, bis jemand das Gegenteil bewiesen hat. Diese spekulative These Poppers soll zunächst mehr über die Wahrheit verraten, nur um sie im Anschluss zu widerlegen, indem sie an der Realität gemessen wird. Kein Wissenschaftler kann seine Ergebnisse beweisen, lediglich widerlegen. Poppers Weg zur Wahrheit führt demzufolge über das Widerlegen, die Hypothesen müssen also, um einem wissenschaftlichen Anspruch zu genügen, die Eigenschaft besitzen, überhaupt widerlegbar sein. Er steht der Auffassung empirischer Wissenschaften, dass Erfahrung und Beobachtung dem Forscher als Abgrenzungskriterium von Wahrheit oder Metaphysik dienlich sind und so über induktives Vorgehen Erkenntnisse generiert werden können, kritisch gegenüber. Als Metaphysik wird in diesem Zusammenhang all das bezeichnet, was jenseits der sinnlich erfahrbaren Welt liegt, so z. B. der Glaube an Gott oder den Markt, der jede mögliche Erfahrung überschreitet. Erkenntnis, so Popper, ist immer theorieimprägniert und kann nicht über Schlüsse aus Beobachtungen oder Experimenten von besonderen auf allgemeine Sätze generiert werden. Induktive Schlüsse besitzen nur einen bestimmten Grad von Sicherheit oder Wahrscheinlichkeit (vgl. Popper, K. 2005, S. 5). Infolgedessen plädiert er für den entgegengesetzten Weg des Erkenntnisgewinns, der als Lehre von der deduktiven Methodik der Nachprüfung bezeichnet wird. Es gilt, Sätze oder Systeme von Sätzen aufzustellen und systematisch zu überprüfen (vgl. Popper, K. 2005, S. 3). Die Falsifikation ist also das Mittel, um Theorien auf ihren Wahrheitsgehalt hin zu überprüfen und so sukzessiv näher an eine Wahrheit zu gelangen. Popper geht davon aus, dass nur die Idee, eine unbegründete Antizipation oder der kühne Gedanke es sein kann, mit dem man die Wirklichkeit einfangen kann. Durch beständiges Prüfen von Thesen will der kritische Rationalismus Poppers wissenschaftlichen Fortschritt ermöglichen und so der unerreichbaren Wahrheit immer einen Schritt näherkommen. „Niemals setzt sich die Wissenschaft das Phantom zum Ziel, endgültige Antworten zu geben oder auch nur wahrscheinlich zu machen; sondern ihr Weg wird bestimmt durch ihre unendliche, aber keineswegs unlösbare Aufgabe, immer wieder neue, vertiefte und verallgemeinerte Fragen aufzufinden und die immer nur vorläufigen Antworten immer von Neuem und immer strenger zu prüfen." (Popper, K. 2005, S. 269) Wissenschaftlicher Fortschritt erzielt nur durch die logisch-deduktive Methode der kritischen Nachprüfung Erfolge.

a. *Caring Community* ist ein narratives Raumkonzept zur Durchsetzung einer protestantischen Ethik in der Gemeinde, an dem sich Zusammenhänge protestantischer Anpassungsfähigkeit und kapitalistischer Momente zeigen.

b. Es entsteht ein Sprachraum, in dem sich verschiedene kulturelle Codes überlappen, die sich in ihrer dichotomen Ordnungslogik habitushermeneutisch in die Subjekte einschreiben und *Caring Community* als einen Sozialkapital generierenden *Anderen Raum,* als eine Heterotopie des Alpha-Beta-Typs wirken lässt.

c. In der Geschichte über *Caring Community* dominieren unbewusste binäre Codes der sozialräumlichen, religiösen und politischen Ordnungssphären, in denen soziale Konstruktion tertiärer Ausgrenzung verankert ist. Letzteres liegt darin begründet, dass *Caring Community* ausschließlich Personen vorbehalten bleibt, die sich dem Evangelium und dem Neoliberalismus unterwerfen.

d. Es existiert ein Wahrheit produzierendes Regierungsdispositiv, an das im Gegensatz zur Zeit der Gemeindeschwester, in der Macht vornehmlich über Gehorsam und Disziplin präsent war, entsprechend gouvernementale Sicherheitstechnologien der Fremd- und Selbstführung anschließen, die wiederum der Unterwerfung der Subjekte dienen und es erlauben, eine evangelisch-neoliberale Ordnung in der Gemeinde zu verankern.

e. Es kann davon ausgegangen werden, dass die Säkularisierung und Individualisierung sowie die fehlende Sorgefähigkeit der Gesellschaft notwendige Voraussetzungen für die Entstehung des *evangelisch-neoliberalen Community-Dispositivs* sind. Im Hinblick auf *Caring Community* sind die sich zunehmend auflösenden Bindungen der Menschen an die Evangelische Kirche und die Hinwendung zu einem an die Vernunft geknüpften Lebenswandel als Aspekte der Notlage anzusehen, die als zwingende Notwendigkeit an das Dispositiv gebunden sind und dessen Existenz überhaupt erst ermöglichen.

f. Aus den dispositiven Machtkonstellationen entstehen zwei Wahrheitsdiskurse, die tief in den Subjekten wirken. Hierbei verschränken sich die Diskurse des Evangeliums und des Neoliberalismus ineinander. In dieser Verflochtenheit formt sich ein diskursives Gewimmel, das ein Wahrheitsfeld aus Evangelium und Markt entstehen lässt, welches die Subjekte mental, habituell und institutionell durchdringt, lenkt, steuert und manipuliert. Das gestaltlose Individuum erhält eine evangelisch-neoliberale Prägung und wird zum Subjekt.

g. Die Pastoren sind in diesem Zusammenhang die zentrale Rolle in einer Diskursgemeinschaft, die die Menschen geschickt lenken. Sie sind Kommunikationsmanager zwischen dem christlichen Gott sowie dem Markt auf der einen und den unterworfenen Subjekten auf der anderen Seite.

h. *Caring Community* ist eine unsichtbare Regierung, die mit den Mitteln machtvoller Produktion von Wahrheiten einen Menschen hervorbringt, der die Imperative des Evangeliums und des Neoliberalismus widerspruchsfrei akzeptiert. Als geistige Konstruktion verbreiten sich diese Imperative mitten unter den Menschen; sie diktieren ihr Verhalten und individualisieren. *Caring Community* ist folglich ein politisches Programm, eine grenzziehende Propaganda für den christlichen Gott und den Markt mit dem Ziel, das Evangelium des Reiches Gottes zu verräumlichen.

Analytisch lässt sich das komplexe Zusammenspiel politischer und religiöser Wahrheiten für eine poststrukturalistisch fundierte Dispositivanalyse nutzbar machen, sodass nach seinem machtvollen Verhältnis und dessen Bedeutung für die Akteure gefragt werden kann. Diskutiert wird, in welcher Form Aus- und Einschluss praktiziert wird. In diesem Zusammenhang offenbart das Strukturmuster der Redeform über *Caring Community* seine diskursiven Praktiken und Materialisierungen. Aus diesem Grund bietet eine poststrukturale Perspektive die Möglichkeit, aufzuzeigen, inwieweit sich erstens evangelische und neoliberale Semantiken in individuelle Handlungsmuster einbringen, zweitens inwiefern sie Wissen produzieren und drittens wie Subjekte machtvoll unterworfen werden. Durch die Dispositivanalyse werden lokale Wahrheiten in einem begrenzten Sagbarkeitsraum untersucht und im Hinblick auf ihr Verhältnis zu Wissen und Macht und darüber hinaus hinsichtlich ihrer Wirkungen, Folgen und Effekte auf Subjektivierungsprozesse hin analysiert. Hierbei stehen Macht, Wissen und Raum in einem sich bedingenden Verhältnis zueinander.

Ziel der vorliegenden Untersuchung ist es, unter Zuhilfenahme dispositiv- und machtanalytischer Theorien Foucaults sowie unter der Annahme, dass sich soziale Wirklichkeit sprachvermittelt begreifen lässt, Aufschlüsse über Wissen, seine Strukturen und die dahinter stehenden Bedeutungszusammenhänge und Implikationen im Zusammenhang mit *Caring Community* zu erlangen. Es handelt sich also um die Analyse von institutionalisierten sozialen Beziehungen in Machtformationen. In Anlehnung an Bührmanns und Schneiders Konzeption einer Dispositivanalyse gilt es herauszufinden, welche Autorisierungsinstanzen sowie Machttechniken und diskursiven Praktiken[134] existieren und welchen machtstrategischen Zielen sie andererseits dienen[135]. Außen vor bleiben aufgrund forschungspragmatischer Gesichtspunkte die ebenso zum Dispositiv gehörigen nicht diskursiven Praktiken, obwohl auch sie an der Weiterentwicklung der Diskurse des Evangeliums und des Neoliberalismus beteiligt sind[136]. Bührmann und Schneider weisen explizit darauf hin, dass es im Rahmen einer Dispositivanalyse keineswegs zwangsläufig immer notwendig sei, die Leitfragen nach den diskursiven und nicht diskursiven Praktiken, nach den Subjektivierungen, den Objektivationen und dem sozialen Wandel vollständig zu bearbeiten[137].

Ein übergeordnetes Ziel ist es, Widersprüche und Grenzen des durch die besprochenen Diskurse abgesteckten Sag- und Machbarkeitsfeldes aufzuzeigen, um vermeintliche Wahrheiten und deren Auswirkungen, die als rational-vernünftig oder als über alle Zweifel erhaben dargestellt werden, einer Kritik zu unterziehen[138].

### 1.3 Methodologie, Aufbau der Arbeit und Gütekriterien

Wissen, Raum und Macht, vermittelt durch Sprache, sind die Grundlage jeglichen Handelns. Sie dienen der Gestaltung individueller und kollektiver Wirklichkeiten. Dieser Grundsatz gilt selbstverständlich auch für *Caring Community*. Deshalb untersuche ich, wie bereits angedeutet, diskursive Praktiken sowie deren Sichtbarkeiten bzw. deren Verhältnis zueinander. Zunächst erläutere ich einführend das methodologische Vorgehen zur Analyse des *evangelisch-neoliberalen Community-Dispositivs*, die damit einhergehenden theoretischen Implikationen sowie die Frage, wie die prinzipielle Struktur des Dispositivs of-

---

134　Mit diskursiven Praktiken sind aneinandergehängte Handlungen gemeint, die sich sinnhaft und unmittelbar mit dem Evangelium oder dem Kapitalismus verbinden. Im Gegensatz dazu werden als nicht diskursive Praktiken Handlungen bezeichnet, die für den Fortbestand des Diskurs nicht relevant sind.

135　Vgl. Bührmann, A./Schneider, W. 2008, S. 60 f.

136　Alltagspraktiken in der diakonischen Gemeindepflege sind z. B. Seelsorge, Zeit für Gespräche, das Erbringen von nicht finanzierten Leistungen, menschliche Zuwendung oder die Vermittlung diakonischen Wissens. In Bezug auf die nicht diskursiven Praktiken und deren praktische Wirksamkeiten spielen beispielsweise die Selbstkonstitution leitender Pflegefachkräfte in den Diakonie-/Sozialstationen und deren Relevanz für die Arbeitsverhältnisse, die Trennung von Freizeit und Erwerbsarbeit, das Ehrenamt oder deren Einfluss auf Familie und soziales Umfeld eine Rolle.

137　Vgl. Bührmann, A./Schneider, W. 2013, S. 28.

138　Vgl. Jäger, S. 2011, S. 93.

fengelegt wird. Im Detail gehe ich in *Kapitel 2.4* auf das Dispositiv und dessen Analyse ein. Zudem gebe ich eine Übersicht über den Aufbau der Arbeit.

Durch die Lektüre einiger Schriften Foucaults entwickelte ich bereits zu Beginn des Dissertationsprojektes eine diskursanalytische Haltung[139]. Diese Tendenz verfestigte und konkretisierte sich weiter. Diskursanalyse begreife ich als Gesellschaftsanalyse und somit auch immer als Kritik am Zustand der Gesellschaft sowie an den in ihr herrschenden Machtverhältnissen[140]. Mit der Dispositivanalyse habe ich eine Herangehensweise gewählt, die es ermöglicht, sich mit dem Untersuchungsgegenstand und den durch ihn hervorgerufenen gesellschaftlichen Verhältnissen im Feld diakonischer Gemeindepflege in Bezug auf Machtphänomene auseinanderzusetzen. Methodologisch orientiere ich mich an der interpretativen Analytik[141] als einer Form der poststrukturalistischen Hermeneutik der Praxis, die den Grundstein des Verstehens kollektiver Wissensproduktion und -formationen durch die Analyse diskursiver Praktiken legt.

In dieser Untersuchung geht es darum, aus einem persönlichen Erfahrungsraum heraus soziale Phänomene als diskursive Sagbarkeitsfelder darzustellen, sie zu interpretieren, einer Kritik zu unterziehen und Muster, Ordnungen sowie Zusammenhänge zu erkennen. Es handelt sich dabei immer nur um in Worten und Begriffen vorgenommene Deutungen aufgrund von Wissen[142]. Da gesellschaftliche Wirklichkeit vor diesem Hintergrund gedeutet wird, kann nicht von einem neutralen oder objektiven Standpunkt gesprochen werden. Diese Argumentation befürwortend, erhebt diese Studie auch generell keinen objektiven allgemeinen Wahrheitsanspruch. Vielleicht tritt auch schlicht die Enttäuschung über die Instrumentalisierung von Pflege hilfebedürftiger Menschen für religiöse Zwecke zutage. Wie auch immer – es bleibt letztendlich eine Geschichte über *Caring Community*, deren Bedeutung und Wirkung allein der Leser bestimmen kann.

Aus einer transdisziplinären Perspektive heraus wird informiert, um nachvollziehbar gegen die als selbstverständlich präsentierte evangelisch-neolibe-

---

139 Wird diskursanalytisches Terrain beschritten, so begibt sich der Wissenschaftler auch immer in einen Diskurs hinein. Er kann sich somit auch stets nur als Teilnehmer auf diesen beziehen und sich nicht auf eine allgemeine objektive Wahrheit stützen (vgl. Jäger, M./Jäger, S. 2007, S. 37). Aus einer wissenssoziologisch-konstruktivistisch inspirierten Perspektive (siehe Kapitel *2.1 Michel Foucault zwischen Strukturalismus und Hermeneutik*) sowie diskursanalytischen Haltung heraus erhebt die Untersuchung nicht den Anspruch, die letzte oder eine allgemeine Wahrheit zu finden. Der Untersuchungsgegenstand bleibt konstruiert und lückenhaft dargestellt.

140 Vgl. Jäger, S. 2006, S. 15.

141 Zur interpretativen Analytik siehe Kapitel *2.1 Michel Foucault zwischen Strukturalismus und Hermeneutik*.

142 Vgl. Jäger, M./Jäger, S. 2007, S. 16.

rale Orthodoxie zu argumentieren. Transdisziplinarität definiere ich dabei in Anlehnung an Remmers als konsequente Weiterentwicklung von Interdisziplinarität als Forschungs- und Wissenschaftsprinzip[143]. Gegenstandsbezogene Grenzen werden überschritten, um mit Bezugsdisziplinen[144] der Pflegewissenschaft in einen nutzbringenden Dialog zu treten[145], sodass ein kritischer Blick auf das Raumkonzept *Caring Community* geworfen werden kann. Transdisziplinarität eröffnet neue Wege des Erkenntnisgewinns, Wege zwischen den Disziplinen, die es nicht zulassen, in die Falle des Eklektizismus zu geraten und sich ausschließlich theoretischer Denkgebäude bzw. abgeschlossener Systeme zu bedienen oder deren Elemente nur neu zu einem fragmentarischen Gerüst zu vereinen. Wengler et al. gehen davon aus, dass Arbeiten, die das foucaultsche Dispositivkonzept in Form einer Dispositivanalyse verwenden, als Beispiel der Transdisziplinarität par excellence angesehen werden. Einerseits entfaltet die Dispositivanalyse eine gemeinsam anwendbare Sprache für unterschiedlichste Wissenschaften, die allesamt Foucaults Machtanalyse fruchtbar machen; andererseits dient sie einer gegenstandsbezogenen Annäherung aus unterschiedlichen Perspektiven[146].

**Das Dispositiv, eine kritische Perspektive auf Organisationen**

Netzwerkorganisationen wie eine *Caring Community,* sind spezifische Erscheinungsformen sozialen Handelns in der Gesellschaft. Mit dem Ziel der Rekonstruktion diskursiver Praktiken und ihrer Materialisierungen können aus dispositivanalytischer Perspektive *Caring Communities* in Anlehnung an Hartz als Regierungsdispositiv und Modi der (An-)Ordnung des Denk-, Sag- und Mach-

---

143  Vgl. Remmers, H. 2011, S. 24.
144  Ich greife auf den Wissenskorpus der Pflegewissenschaft sowie angrenzender Disziplinen wie der Soziologie, Betriebswirtschaft, Philosophie und Wirtschaftswissenschaft und anderer zurück.
145  Schulz-Nieswandt verweist darauf, dass sich Pflege(wissenschaft) trotz ihrer disziplinären Emanzipation zugleich von Anbeginn an interdisziplinär öffnen muss, um nicht in blickverengende Fachlichkeit zu verfallen (vgl. Schulz-Nieswandt, F. 2015, S. 307). Es kann grundsätzlich zwischen Multi-, Inter- und Transdisziplinarität unterschieden werden. Unter Multidisziplinarität wird das lockere, systematische, kaum gesteuerte, relativ unverbindliche Nebeneinander disziplinärer Aktivitäten verstanden. Remmers geht davon aus, dass interdisziplinäre Zusammenarbeit ihre jeweiligen wissenschaftlichen Problemstellungen im Hinblick auf Komplexität ihrer fachlich und methodisch spezialisierten Einzeldisziplinen nicht mehr gewachsen ist. Institutionalisierte Grenzen werden auch im interdisziplinären Dialog nicht infrage gestellt, wohingegen transdisziplinäres Denken sie ineinander verschwimmen lässt. Transdisziplinarität bedeutet, mit disziplinär geprägtem Blick Grenzen zu anderen Fachrichtungen zu überschreiten (vgl. Remmers, H. 2011, S. 20 ff.).
146  Vgl. Wengler, J. et al. 2013, S. 11.

baren[147] verstanden werden. Eine foucaultsche Perspektive auf Organisationen impliziert, dass *Caring Community* als ein Komplex aus Macht und Wissen angesehen wird, welcher wiederum drei Aspekte in sich birgt: „[E]rstens wird betont, dass Organisationen in der Gestalt und Existenz stets auch von gesellschaftlichen Macht- und Kräfteverhältnissen hervorgebracht und durch diese strukturiert sind. Zweitens bedeutet dies, dass Organisationen als ein wesentliches Moment innerhalb der Umsetzung und Modellierung von Machtpraktiken begriffen werden müssen und dergestalt auch zentrale Instanzen von Subjektivierungsprozessen sind. Und drittens folgt aus beiden Aspekten schließlich, dass Organisationen ganz wesentlich an der Bearbeitung und Konstruktion von Wirklichkeiten beteiligt sind, insofern sie als Praktiken der Problematisierung begriffen werden können und damit je spezifische Probleme konstruieren und bearbeiten, die nicht einfach als real unterstellt werden können."[148] Wenn sich also die Rekonstruktion sozialer Wirklichkeiten im Hinblick auf ihre Formen der Objektivationen und Subjektivierung auf den Zusammenhang von Wissen, Wahrheit und Macht richtet, so werden aus dispositivanalytischer Perspektive heraus Wissensformen in Organisationen angesprochen.

Foucault, dessen philosophische Fragestellung sich als Analyse der Konstitution des modernen Individuums innerhalb der Macht- und Wissensgeschichte charakterisieren lässt, gehört zu den wesentlichen Wegbereitern kritischer Organisationsforschung[149]. Hartz spricht in diesem Zusammenhang von einem veränderten Blick, der durch die Rekonstruktion diskursiver Praktiken eine andere Leseart unserer Existenz ermöglicht[150]. Das Ziel der Untersuchung ist es also, eine „Geschichte der Gegenwart"[151] zu schreiben. Vogel und Hansen konstatieren, dass die Foucault-Rezeption in der Organisationsforschung längst ein beachtliches Ausmaß erreicht hat; sie zeigen die Wirkung des Begründers der Diskursanalyse auf die Organisationsforschung anhand von sieben Clustern auf, die jeweils Foucaults archäologischer, genealogischer und ethischer Phase zugeordnet werden können[152]. Neben der vorliegenden Untersuchung, die ge-

---

147 Vgl. Hartz, R. 2014, S. 21.
148 Gertenbach, L. 2014, S. 116
149 Vgl. Vogel, R./Hansen, K. 2014, S. 127.
150 Vgl. Hartz, R. 2014, S. 21.
151 Foucault, M. 1994c, S. 43.
152 Vgl. Vogel, R./Hansen, K. 2014, S. 128. Die Cluster sind unter Zuhilfenahme bibliometrischer Methoden zutage gefördert worden. Es handelt sich um: a) diskursive Subjektkonstitution, b) narrative Identitätsbildung, c) *Strategy-as-Practice*, d) reflexive Organisationsforschung, e) kritische Führungsforschung, f) organisationales Lernen und Wissen und g) Institutionalismus (vgl. Vogel, R./Hansen, K. 2014, S. 134). Foucaults Werke aus der genealogischen Phase sind in diesen Beiträgen eindeutig am wirkmächtigsten (vgl. Vogel, R./Hansen, K. 2014, S. 140).

mäß dem vorgenannten Schema in das Cluster *diskursive Subjektkonstitution* einzuordnen wäre, existiert ein reichhaltiges Angebot an Foucault-Rezeptionen in den Sozial- und Kulturwissenschaften; dessen ungeachtet fehlt es, so Hartz und Rätzer, an einer expliziten Ausarbeitung eines für analytische Zwecke geeigneten Organisationskonzepts oder gar einer Organisationstheorie[153]. Die Autoren stellen zwei große Linien von Organisationsforschung nach Foucault heraus: Erstens „(...) setzt eine Reihe von Texten konzeptionell sowie empirisch zunächst in unterschiedlicher Weise und in unterschiedlicher Akzentuierung am Diskurskonzept an und bringt zugleich mögliche Erweiterungen und Anschlüsse ins Spiel." [154] Es rücken zweitens Konzepte der Macht und des Regierens stärker in den Fokus, die je nach Perspektive und empirischem Interesse einer unterschiedlichen Bearbeitung und Auseinandersetzung unterliegen[155]. Gerten-

---

153  Vgl. Hartz, R./Rätzer, M. 2014, S. 8.
154  Hartz, R./Rätzer, M. 2014, S. 11. Einige Beispiele beider Richtungen: Bührmann hat sich aus dispositivanalytischer Sicht mit dem *Diversity Management* beschäftigt, um Vorteile der über den Diskurs hinausgehenden Dispositivanalyse aufzuzeigen (vgl. Bührmann, A. 2014). Krell setzt sich mit Widerstandspunkten und Facetten einer Diskursgeschichte der Betriebswirtschaftskritiken auseinander (vgl. Krell, B. 2014). Aus postkolonialem Blickwinkel führt Collien eine Diskursanalyse in Bezug auf Identitätskonstruktionen durch und hinterfragt Subjektpositionen in Artikeln zum *Diversity Management* (vgl. Collien, I. 2014). Die zweite Linie rückt Konzepte der Macht und des Regierens stärker in den Fokus (vgl. Hartz, R./Rätzer, M. 2014, S. 11), wobei Rätzer in diesem Hinblick im Rahmen seiner Studie, die den Titel *Translation und Aneignungsweisen von Diskursen in der Altenpflege – Konzeptionen und Beispiel anhand der stationären Altenpflege* trägt, eine andere Rahmung von Foucaults Diskursbegriff vornimmt. Konzeptionell stehen bei ihm Fragen der Translation, der Aneignung und letztendlich auch des Widerstandes organisationaler Akteure im Vordergrund (vgl.Hartz, R./Rätzer, M. 2014, S. 12; Rätzer, M. 2014).
155  Vgl. Hartz, R./Rätzer, M. 2014, S. 11. Einige Beispiele zweier unterschiedlicher Richtungen: Gertenbach diskutiert in seiner Untersuchung, die den Titel *Die Organisationen(en) der Gesellschaft, Foucault und die Gouvernmentality Studies im Feld der Organisationsforschung* (zur Gouvernementalität siehe Kapitel *2.2 Der Machtbegriff bei Foucault*) trägt, das Konzept der Gouvernementalität und dessen Bedeutung für Organisationen (vgl. Gertenbach, L. 2014). Auch Spilker widmet sich der Gouvernementalität, allerdings untersucht er den gouvernementalen Charakter von Bildungsautonomie als bildungspolitische Programmatik am Beispiel der Volksschulen (vgl. Spilker, N. 2014). Mit Blick auf die foucaultschen Machtkonzeptionen und die ihnen innewohnenden Verhältnisse zum Widerstand versuchen Lehmann und Rybnikova, ein Klassifikationskonzept empirisch anzuwenden, um dessen Ausprägungen in Medienunternehmen zu erfassen (vgl. Lehmann, A./Rybnikova, I. 2014). Der Erforschung anderer Orte wendet sich Herrmann zu. Sie bringt Foucaults Fragment in Verbindung zu schulräumlicher Gestaltung und dem Spannungsfeld von Einsperrung und Ausschließung (vgl. Herrmann, I. 2014). Beide angerissenen Linien kreuzen einander, überschneiden sich und verweisen in vielfältiger Weise aufeinander, was sich daran zeigt, dass sich ihre Kreuzungspunkte durch Fragen der Subjektivierung, der Aneignungsweisen und des Widerstands charakterisieren lassen (vgl. Hartz, R./Rätzer, M. 2014, S. 11). Vogel und Hansen haben insbesondere mit Augenmerk auf englischsprachige Publikationen der letzten zehn Jahre die Foucault-Rezeption in der Organisationsforschung unter Zuhilfenahme der Biblio-

bach kommt zu dem Ergebnis, dass insbesondere mit Blick auf die englisch-sprachige Literatur im Rahmen der sogenannten *Critical Management Studies* foucaultsche Konzepte, Begriffe und Analysemethoden durchaus eine zentrale Rolle einnehmen. Die mangelnde Rezeption hierzulande führt er auf die feh-lende Forschungsperspektive und die daraus resultierende Ignoranz des Main-streams in der Organisationsforschung zurück[156].

Tautz legt dar, dass Foucault in zwei Aufsätzen (*Andere Räume*[157] sowie *Die Heterotopien*[158]) den politisch-soziale Macht ausübenden Kern der Gesell-schaft herausarbeitet[159]. Ausgehend von seiner These ist eine dispositivanalyti-sche Vorgehensweise angebracht, mit deren Hilfe eine vom SI EKD forcierte Debatte problematisiert werden kann, in der ein von binären Codierungen durchzogenes Raumkonzept als evangelisch-neoliberal imprägnierte Vision des sozialpolitischen Leitbildes der *Sorgenden Gemeinschaft* beschrieben sowie strukturell analysiert werden kann. In den Mittelpunkt der sich an Bührmann und Schneider anlehnenden Dispositivanalyse[160] rückt hierbei der Zusammen-hang zwischen Diskursen, Machtformationen und Raum. Die Darstellungen os-zillieren dabei zwischen dispositivanalytischer und poststrukturaler Analyse binärer Codes einer kulturellen Grammatik[161] und einer Dimension der Herme-neutik. In Anlehnung an Dreyfus und Rabinow kann diese Vorgehensweise als interpretative Analytik[162] bezeichnet werden.

Im Rahmen der Dispositivanalyse können unterschiedliche Techniken und Methoden flexibel eingesetzt werden, insofern sie diese nicht konterkarieren. Bührmann und Schneider weiter folgend, soll die sozialwissenschaftliche Dis-positivanalyse als Forschungsstil verwendet werden, wohingegen das Disposi-tivkonzept die Forschungsperspektive darstellt[163]. Die folgende Tabelle fasst das bisher Gesagte grafisch zusammen:

---

metrie untersucht und dabei Subdiskurse identifiziert, die sie den drei Hauptachsen Archäo-logie, Genealogie und Ethik zuordnen (vgl. Vogel, R./ Hansen, K. 2014).
156  Vgl. Gertenbach, L. 2014, S. 151.
157  Vgl. Foucault, M. 1990.
158  Vgl. Foucault, M. 2005b.
159  Vgl. Tautz, B. 2012, S. 170.
160  Vgl. Bührmann, A./Schneider, W. 2008.
161  Vgl. hierzu u. a. Schulz-Nieswandt, F. 2012; Schulz-Nieswandt, F. 2013a; Schulz-Nieswandt, F. 2013c; Schulz-Nieswandt, F./Brandenburg, H. 2015.
162  Zur interpretativen Analytik siehe Kapitel *2.1 Michel Foucault zwischen Strukturalismus und Hermeneutik*.
163  Vgl. Bührmann, A./Schneider, W. 2008, S. 16 ff.

*Tabelle 1:* Dispositivkonzept/-analyse als Forschungsperspektive und -stil (vgl. Bührmann, A./Schneider, W. 2008, S. 16)

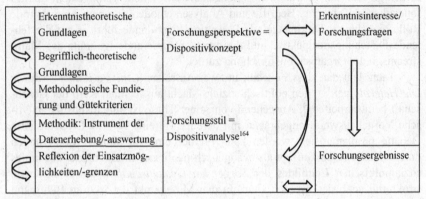

| | | |
|---|---|---|
| Erkenntnistheoretische Grundlagen | Forschungsperspektive = Dispositivkonzept | Erkenntnisinteresse/ Forschungsfragen |
| Begrifflich-theoretische Grundlagen | | |
| Methodologische Fundierung und Gütekriterien | | |
| Methodik: Instrument der Datenerhebung/-auswertung | Forschungsstil = Dispositivanalyse[164] | |
| Reflexion der Einsatzmöglichkeiten/-grenzen | | Forschungsergebnisse |

**Aufbau der Arbeit**

Um dem Leser die Hypothesen sowie die Fragestellung und dazugehörigen Arbeitsschritte in transparenter Form darzubieten, soll im Anschluss die Struktur der Arbeit schematisch erläutert werden. Auf der Basis der aufgestellten Hypothesen ist des Weiteren zu ermitteln, ob es sich bei *Caring Community* um eine Heterotopie handelt. Daraus ergibt sich der nachfolgende Aufbau der Untersuchung:

---

164  Siehe Kapitel *2.4 Das Dispositiv und die Dispositivanalyse.*

**Kapitel 1:**

Die neoliberale Krise und ihre Auswirkungen auf die Gesellschaft

| 1.1 Sorgende Gemeinschaften als Reaktion auf den Notstand | 1.2 Thesen, Leitfragen und Ziele der Untersuchung | 1.3 Methodologie, Aufbau der Arbeit und Gütekriterien |

**Kapitel 2:**

Theoretischer Untersuchungsrahmen

| 2.1 Michel Foucault zwischen Strukturalismus und Hermeneutik | 2.2 Der Machtbegriff bei Michel Foucault | 2.3 Widerstand und Gegen-Verhalten durch eine Ethik der Selbstsorge | 2.4 Das Dispositiv und die Dispositivanalyse | 2.5 Foucaults Konzept der heterotopen Räume |

**Kapitel 3:**

Sorgende Gemeinschaften aus der Sicht diakonischer Gemeindepflege

| 3.1 Von der Gemeindeschwester zum Sozialkonzern | 3.2 Die Debatte um Sorgende Gemeinschaften am Beispiel Caring Community | 3.3 Praxisbeispiel Netzwerkorganisation: Betreuungsleistungen und Sozialkapital |

**Kapitel 4:**

Kritische Diskussion von Caring Community

| 4.1 Allgemeine Kritik am Konzept und eigenes Kritikverständnis | 4.2 Diskursive Praktiken und ihre Sichtbarkeiten | 4.3 Caring Community – ein heterotoper (Sprach-) Raum des Außen | 4.4 Widerstandspunkte im evangelisch-neoliberalen Machtnetz |

**Kapitel 5:**

Mein Fazit: Sorge, Solidarität, Sozialstaat, Sozialismus?

*Abbildung 3:* Aufbau der Arbeit (eigene Darstellung)

Wissen, Macht und Raum sind nicht nur im Denken Foucaults eng miteinander verflochtene Konzepte, sie bilden auch in der vorliegenden Arbeit eine Art roten Faden, der durch die Untersuchung führt. Als Einstieg in die Arbeit stellt *Kapitel 2,* ausgehend von einer Darlegung der Gütekriterien, welche ich an diese Arbeit anlege, und einer kurzen Darstellung des foucaultschen Werks bzw. seines Denkens, einerseits pflegewissenschaftliche Forschungsarbeiten vor, die sich aus dem Werkzeugkasten Foucaults bedient haben. ab und definiert die für den weiteren Verlauf signifikanten Begriffe. Als Analysekategorien werden die Disziplinarmacht, der Panoptismus, die Pastoralmacht, die Gouvernementalität und die Biomacht erläutert.

Darüber hinaus steckt dieses Kapitel den theoretischen Untersuchungsrahmen Vor dem Hintergrund der foucaultschen Machtkonzeption entfalte ich im Anschluss am Beispiel der *Ethik der Sorge,* was es heißt, gouvernementaler und pastoraler Regierung Widerstand zu leisten, und wie Widerstandspotenziale überhaupt fruchtbar gemacht werden können. Einen Einblick in konzeptionelle und methodische Grundlagen der Dispositivanalyse gewährt der folgende Abschnitt des zweiten Kapitels. Über die begriffliche Klärung hinaus, was im Sinne Foucaults unter einem Dispositiv zu verstehen ist, wird in Anlehnung an Bührmann und Schneider[165] eine Sichtung des verwendeten Instrumentariums zur Analyse von Dispositiven sowie eine Erläuterung des methodischen Vorgehens im Rahmen einer Dispositivanalyse vorgenommen. Ausgehend von diesen Ausführungen wird das begrifflich-theoretische Fundament des Dispositivkonzepts, also die Forschungsperspektive konkretisiert und in einem zweiten Schritt mit Erläuterungen versehen. Um sich der erkenntnisleitenden Forschungsfrage, ob es sich bei *Caring Communities* um eine Heterotopie handelt, anzunähern, erläutere ich nachfolgend, was Foucault unter einer solchen versteht. Das zweite Kapitel schließt mit einer überblicksartigen Darstellung des von Foucault vorgelegten Heterotopiekonzepts und zeigt exemplarisch dessen sozial- und literaturwissenschaftliche Deutungsweisen auf. Womit der Schritt von der Theorie zum nächsten anwendungsorientierten Kapitel getan wäre, das ausführlich den Untersuchungsgegenstand *Caring Community,* dessen historische Vorgeschichte sowie seine Einbettung in die aktuelle Debatte um *Sorgende Gemeinschaften* praxisnah in den Blick nimmt.

Zu Beginn des dritten Kapitels, das mit *Sorgende Gemeinschaften aus der Sicht diakonischer Gemeindepflege* überschrieben ist, werden zunächst historische Entwicklungen sowie der strukturelle Wandel im Feld diakonischer Gemeindepflege scherenschnittartig aufgezeigt. In dieser Darstellung offenbart

---

165   Vgl. Bührmann, A./Schneider, W. 2008.

sich ein disziplinärer Charakter, der die Gemeindeschwestern noch in der Mitte des 19. Jahrhunderts formte, aber mit zunehmender Ökonomisierung ihres Handlungsfeldes zugunsten gouvernementaler Regierungstechnologien zusehends an Bedeutung verlor. Im Anschluss hieran gehe ich auf das Konzept der *Sorgenden Gemeinschaften* ein. In diesem Textabschnitt werden die Hintergründe und Diskussionsstränge der entbrannten öffentlichen und wissenschaftlichen Diskussion um die *Sorgenden Gemeinschaften* einerseits und deren Rezeption als *Caring Community* durch die evangelische Kirche anderseits erhellt. Von den Erläuterungen um das Konzept der *Sorgenden Gemeinschaften* im Allgemeinen ausgehend, entfalte ich an dieser Stelle, in welcher Art und Weise die Idee für den Bereich der diakonischen Gemeindepflege als *Caring Community* adaptiert wird, und führe am Beispiel niedrigschwelliger Betreuungsleistungen aus, wie soziale Dienstleistungen im Rahmen dieses Konzepts realisiert werden. Sowohl die bundesdeutsche Debatte über *Sorgende Gemeinschaften* als auch die evangelische über *Caring Community* ist eng verwoben mit den Diskussionen zum Thema Demenz. Diese Aktualität greife ich auf und beschreibe anhand eines Praxisbeispiels, wie im Rahmen sogenannter niedrigschwelliger Betreuungsleistungen nach § 45 des Pflegeversicherungsgesetzes durch Markt, Staat, Zivilgesellschaft, evangelische Kirchengemeinden sowie deren Diakonie-/Sozialstationen ein Hilfeangebot für Menschen mit Demenz geschaffen wird.

Abschließend gilt es, in Kapitel 4 die theoretischen Erkenntnisse des Vorangegangenen anzuwenden. Ausgehend von der Frage, was es eigentlich heißt, Kritik zu üben, sowie von einer allgemeinen und einer speziellen Verortung des Begriffs Kritik bei Foucault wird im letzten Kapitel das *evangelisch-neoliberale Community-Dispositiv* nachgezeichnet. Dies geschieht, indem erörtert wird, wie und welche herrschaftsstabilisierenden, Wissen produzierenden, diskursiven Manöver in diesem Wissensfeld existieren. Im Mittelpunkt des *Kapitels 4.2* steht somit die Frage, über welche diskursiven Praktiken Macht verankert ist und wie Wahrheiten des Evangeliums und des Neoliberalismus in diesem begrenzten Sagbarkeitsraum gemeinsam produziert werden. Zudem wird in diesem Unterkapitel über binäre Codes die kulturelle Grammatik von *Caring Community* entschlüsselt. Daran anschließend werde ich in *Kapitel 4.3* Foucaults fragmentarisches Konzept der Heterotopie heranziehen und es auf *Caring Community* anwenden, um entlang der entsprechenden Textstellen des Philosophen den heterotopen Charakter zu bestimmen. Ich diskutiere in diesem Kontext die Annahme, dass es sich bei *Caring Community* um eine Heterotopie, um einen *Anderen Raum des Außen* im Sinne Foucaults handelt, und stelle den exkludierenden Charakter des als neue evangelisch-neoliberale Gemeindeordnung zu verstehenden Raumkonzepts dar. Die beiden letztgenannten Kapitel verbindet die Frage, wie das Subjekt erzeugt wird. Folgende Fragen werden in ihrem Verlauf beantwortet: Durch welche Praktiken werden Individuen zu Subjekten und wie wird Subjektivität durch *Caring Community* hervorgebracht? Wie wirken die Diskurse des Evangeliums und des Neoliberalismus? Wie kristallisieren sich beide Wahrheitsdiskurse heraus? Im Rahmen des letzten Unterkapitels geht es abschließend um Widerstandspotenziale im evangelisch-neoliberalen Machtnetz. Ich versuche eine Form des Sorgedenkens zu konstruieren, eine Form, die sich durch eine Ethik der Sorge der Streuung und der reaktiven Ausrichtung der Disponierenden entziehen kann. Darüber hinaus werfe ich einen Blick auf Forschungsthemen, die sich für mich aus diesen Überlegungen heraus eröffnen.

Um das Gesagte miteinander zu binden, werden im letzten Kapitel neben einer zusammenfassenden Darstellung der Untersuchungsergebnisse weiterführende Verweise auf mögliche Anknüpfungspunkte gegeben. Im Mittelpunkt dieser Passage steht zweierlei: Was macht erstens eine *Sorgende Gemeinschaft* in ihrem Kern aus? Und wie wird zweitens aus einer *Caring Community* eine sich wirklich sorgende Gemeinschaft? Da es mir aus forschungspragmatischen Gründen nicht möglich ist, auf diese Fragestellungen umfassend einzugehen, diskutiere ich vier Aspekte, die meiner Ansicht nach den Nukleus und somit eine mögliche Voraussetzung eines solchen kulturellen Wandels veranschaulichen: Es handelt sich um die Begriffe Sorge, Solidarität, Sozialstaat und Sozialismus.

## Gütekriterien für diese Untersuchung

Es erscheint wesentlich, und zwar trotz der fehlenden Distanz, die sich aus meinen unmittelbaren Praxiszusammenhängen ergibt, den Anspruch auf ausweisbare Gütekriterien nicht aufzugeben. Im Anschluss an die getätigten Aussagen zur methodischen Vorgehensweise möchte ich daher nun die Frage nach dispositivanalytischen Gütekriterien und ihren erkenntnistheoretischen Implikationen beantworten.

Jäger hält es für diskurstheoretisch verfehlt, Diskursanalysen zu bewerten, indem man sich von außerhalb auf sie bezieht. Das bedeutet, dass diskursanalytische Untersuchungen nur von Menschen kritisiert werden dürfen, die sich im Diskurs, also in der jeweils gültigen Wahrheit des Untersuchungsgegenstandes befinden. Der Aspekt der Güte diskurs- und dispositivanalytischer Forschungsvorhaben greift, so Jäger, Veränderungen hinsichtlich des Problembewusstseins oder die Infragestellung der Evidenz angeblicher Alternativlosigkeiten auf. Die klassischen Gütekriterien wie Objektivität, Validität und Reliabilität, die der empirischen Forschung entlehnt sind, können somit nicht problemlos übertragen werden. Das Thema der Verlässlichkeit oder der allgemeinen Gültigkeit bezieht sich auf die Repräsentativität bzw. Vollständigkeit. Da bei der Dispositivanalyse von jeher ein beschränktes Sagbarkeitsfeld analysiert wird, ergibt sich im Gegensatz zu den primär qualitativ arbeitenden Sozialwissenschaften, die mit riesigen Datenmengen arbeiten, ziemlich schnell eine Vollständigkeit[166].

Bührmann und Schneider präsentieren in Bezug auf die Dispositivanalyse einen Katalog von Gütekriterien, wollen diesen aber nicht als verbindlich einstufen. Die Autoren schlagen als Gütekriterien sozialwissenschaftlicher Diskurs- und Dispositivanalyse die Visibilität[167] sowie die Viabilität des Forschungsprozesses und die interne[168] bzw. externe[169] Validität der Forschung vor[170]. Der gesamte Forschungsprozess, angefangen bei der Formulierung der Forschungsfrage über die Durchführung der Dispositivanalyse bis hin zur Darstellung der Ergebnisse muss intersubjektiv nachvollziehbar und transparent sein. Dies meint, dass die ver- und angewendeten Methoden gangbar, passend, brauchbar, funktional und auch miteinander kompatibel sein sollten, um so Erkenntnisfortschritte zu ermöglichen[171].

**Viabilität – ich entscheide mich so, und für mich ist das das Beste**

Heinz von Foerster schreibt: „Für mich ist *nichts*[172] besser. Ich entscheide mich *so*[173] und *so*[174], und für mich ist das das Beste. Ich behaupte, ich kann ein Leben führen, mit dem ich selber fertig werde, wenn ich mich dafür entscheide, ein

---

166 Vgl. Jäger, S. 2011, S. 113.
167 Die Autoren schlagen in Anlehnung an Steinke vor, folgende Informationen darzustellen: a) die ausgewählten und angewandten Erhebungsmethoden, b) die Beschreibung und Durchführung der Datenauswertung, c) die umfangreiche Dokumentation der Daten von der jeweils verwendeten Informationsquelle und d) die möglichst ausführliche Benennung, Begründung und Erläuterung von Forschungsentscheidungen und -problemen (vgl. Bührmann, A./Schneider, W. 2008, S. 90 f.).
168 Bei der internen Validität geht es den Autoren primär darum, dass die Plausibilität der Theorien im Fokus steht und insbesondere Daten angemessen systematisch erhoben und aufeinander bezogen werden. Hierzu schlagen Bührmann und Schneider vor, im Sinne einer kommunikativen Validierung, z. B. im Rahmen eines Interviews, befragten Personen bereits Ergebnisse der Untersuchung zu präsentieren, um diese im Hinblick auf ihre Gültigkeit zu überprüfen (vgl. Bührmann, A./Schneider, W. 2008, S. 92).
169 Zur externen Validierung treffen Bührmann und Schneider keine Aussagen.
170 Vgl. Bührmann, A./Schneider, W. 2008, S. 9 f.
171 Vgl. Bührmann, A./Schneider, W. 2008, S. 91.
172 Hervorhebung im Original.
173 Hervorhebung im Original.
174 Hervorhebung im Original.

Teil der Welt zu sein und nicht ein Gucklochmensch."[175] Diese Einstellung von Försters kann auf das Gütekriterium der Viabilität übertragen werden. Letztere kann in diesem Kontext mit Gangbarkeit übersetzt werden, d. h., es erscheint im Augenblick als eine gute Lösung. Der Unterschied zwischen Viabilität und Wahrheit ist demnach darin zu sehen, dass Gangbarkeit niemals den einzigen Weg darstellt, um zur Erkenntnis zu gelangen. Der Wissenschaftler, so Jäger, ist in die von ihm untersuchten Spezialdiskurse einerseits in Bezug auf die Methodologie, andererseits hinsichtlich spezifischer Fragestellungen eingebunden. Bei ihm dürfen ferner gründliche Kenntnisse über den erforschten Gegenstandsbereich bzw. das zu diesem bereits akkumulierte Wissen vorausgesetzt werden. Mit anderen Worten, so Jäger weiter, muss der Wissenschaftlicher den Diskurs kennen, in dem er sich bewegt[176]. Bezüglich der Viabilität bleibt also radikal konstruktivistisch festzuhalten: Der Forscher kann nur Wissen beschreiben, das er selbst konstruiert hat. Hierfür muss er sich methodologisch für einen gangbaren Weg entscheiden.

**Objektivität in Klammern**

Wirklichkeit entsteht über Sprache vermittelt und schlägt sich somit auf das Subjekt nieder. Ein Denken außerhalb der Sprache ist nicht möglich. Eine solche konstruktivistische Perspektive ist eine metawissenschaftliche Sichtweise auf die Wirklichkeit und beschäftigt sich mit der Frage, ob jeder seine eigene Wirklichkeit gestaltet oder diese als für alle Individuen gleichermaßen erfahrbar ist. Ich gehe davon aus, dass die Wirklichkeit immer subjektiv hergestellt und nicht unabhängig von den in ihr existierenden Individuen interpretiert werden kann. Verbindlichkeit erlangt sie erst im gemeinsamen Prozess der Kommunikation. Alle bekannten Vertreter des Konstruktivismus wie Jean Piaget, Humberto Maturana, Paul Watzlawick oder Heinz von Förster gehen von einer perspektivischen Wahrnehmung der Welt aus. Üblicherweise kann eine gemäßigte von einer trivialen[177] sowie von einer radikalen Spielart unterschieden

---

175  Foerster, H. von, in: Foerster, H. von/Bröcker, M. 2014, S. 12.
176  Vgl. Jäger, S. 1993, S. 211 f.
177  Zu dieser trivialeren, gemäßigteren Spielart gehören beispielsweise Berger und Luckmann, die einen gemilderten sozialen Konstruktivismus propagieren (Berger, P./Luckmann, T. 1980). Beide Autoren gehen ebenso davon aus, dass Wirklichkeit gesellschaftlich erzeugt ist, und stellen mit ihrer Theorie die Wissenssoziologie auf eine theoretisch fundierte Basis, nach der sich zwischen den Subjekten einer Gesellschaft eine durch soziale Interaktion intersubjektiv geteilte gemeinsame Wirklichkeit herauskristallisiert. Gesellschaft ist in diesem Sinn als „(...) doppelgründige Wirklichkeit (...)" (Berger, P./ Luckmann, T. 1980, S. V) zu verstehen. Bergers und Luckmanns Gedankengängen folgend ist Gesellschaft gleichzeitig objektive und subjektive Wirklichkeit. Sie steht in einem dialektischen Prozess, der aus den Kompo-

werden. Als erkenntnistheoretische Haltung geht der Konstruktivismus davon aus, dass eine objektiv existierende Wirklichkeit, die Dinge an sich nicht existieren[178]. Es gibt nichts was wirklich da ist, alles ist konstruiert, die Welt ist vom Menschen erfunden. Im Umkehrschluss kann somit auch keine allgemeingültige oder objektive Wahrheit existieren. Wirklichkeit der Alltagswelt[179] wird auf individueller oder kollektiver Ebene gestaltet.

Das radikale konstruktivistische Denken und sein Bezug zur Wirklichkeit lassen sich mit einem Zitat Maturanas anhand zweier unterschiedlicher Einstellungen des Erklärens verdeutlichen: „Die eine Einstellung nenne ich Objektivität ohne Klammern. Hier setzt man die beobachterunabhängige Existenz der Objekte voraus, die – so nimmt man an – erkannt werden können. Man glaubt an die Möglichkeit einer externen Validierung der eigenen Aussagen. Diese Validierung verleiht dem, was man sagt, Autorität und eine fraglose, auf Unterwerfung zielende Gültigkeit. Sie führt zur Negierung all derjenigen, die den „objektiven" Feststellungen nicht zustimmen. (...) Die andere Einstellung bezeichne ich als Objektivität in Klammern; die emotionale Basis besteht hier darin, dass man die Gesellschaft des anderen genießt. Die Frage nach dem Beobachter wird vollkommen akzeptiert, und man versucht, sie zu beantworten: Die Unterscheidung von Objekten und die Erfahrung des Seins werden gemäß diesem Erklärungsweg nicht geleugnet, aber der Verweis auf die Objekte bildet

---

nenten Externalisierung, Objektivierung und Internalisierung besteht. Auf der einen Seite ist sie durch Objektivierung menschlicher Erfahrung im menschlichen Handeln durch Rollen, Sprachen, Institutionen und Symbolsysteme gegenzeichnet; auf der anderen Seite üben eben diese Produkte menschlichen Handelns Einfluss auf den Einzelnen aus und sind Bedingung seiner menschlichen Existenz (vgl. Berger, P./Luckmann, T. 1980, S. VI).

178 Förster verweist hier beispielhaft auf das vom deutschen Physiologen Johannes Müller gefundene Prinzip der spezifischen Nervenenergie. Diese besagt, dass alle Nerven der verschiedenen Sinne Empfindungen wie Licht, Schall oder Druck hervorbringen, jedoch, und das ist das Überraschende, unabhängig von der physikalischen Natur des Reizes, der diese Empfindung hervorgebracht hat; insofern können die Sinne keine naturgetreuen Abbilder der Wirklichkeit erzeugen (vgl. Foerster, H. von, in: Foerster, H. von/Pörksen, B. 2016, S. 15).

179 Die Alltagswelt breitet sich vor den Individuen als Wirklichkeit aus, die von ihnen begriffen, gedeutet und subjektiv als sinnhaft erscheint. Ihre Grundlagen sind Objektivationen subjektiv sinnvoller Vorgänge, aus denen intersubjektive Welt entsteht (vgl. Berger, P./Luckmann, T. 1980, S. 21 f). „Unter den vielen Wirklichkeiten gibt es eine, die sich als Wirklichkeit par excellence darstellt. Das ist die Wirklichkeit der Alltagswelt. Ihre Vorrangstellung berechtigt dazu, sie als die oberste Wirklichkeit zu bezeichnen. Im Alltagswelt ist die Anspannung des Bewußtseins am stärksten, das heißt, die Alltagswelt installiert sich im Bewußtsein in der massivsten, aufdringlichsten, intensivsten Weise. In ihrer imperativen Gegenwärtigkeit ist sie unmöglich zu ignorieren, ja, auch nur abzuschwächen." (Berger, P./Luckmann, T. 1980, S. 24) Im Zusammenhang mit der Konstruktion der Alltagswelt betonen Berger und Luckmann ebenso die Relevanz von Sprache, die den Menschen im alltäglichen Leben mit den notwendigen Objektivationen versorgt (vgl. Berger, P./Luckmann, T. 1980, S. 24).

nicht die Basis von Erklärungen, sondern es ist die Kohärenz von Erfahrungen mit anderen Erfahrungen, die die Grundlage der Erklärungen darstellt."[180] Bemühungen, die gesellschaftliche Wirklichkeit zu rekonstruieren, vollziehen sich in einer solchen Grundhaltung zum einen auf einer Achse zwischen Individuum und Gesellschaft und zum anderen auf einer solchen zwischen Handlung und Struktur. Jede Konstruktion von Wirklichkeit geht von Erfahrungsräumen einzelner Individuen aus. Wirklichkeit und Realität sind nicht gleichzusetzen. Realität sind die Dinge, die die Menschen umgeben und auf deren Existenz sich die Menschen einer Gesellschaft kollektiv geeinigt haben. Gesellschaft ist das produzierte Bild der Welt, die uns umgibt. Wirklichkeit ist eine konstruktive Leistung, die durch Erfahrung geprägt ist und immer individuell hervorgebracht wird. Die Konstruktion von Wirklichkeit ist stark abhängig von der Welt, in der sich die Individuen bewegen. Eine bekannte, das Phänomen verdeutlichende Metapher geht von einem Raum aus, in dem sich das Individuum sein Leben lang befindet. In diesem Raum, der das Gehirn des Menschen ist, läuft ein selbst produzierter Film ab – die Wirklichkeit. Konstrukt meint also, dass etwas gebildet wurde. Der Mensch nimmt die Welt dabei nicht so wahr, wie sie ist. Beispielsweise können Atome, Moleküle oder auch elektromagnetische Wellen nicht gesehen werden. Was der Mensch wahrnimmt, ist konstruiert, ein wahrgenommener Ausschnitt aus der Realität. Wenn für diesen Prozess auf Wissen zurückgegriffen wird, so wird immer das ausgebildete Konstrukt reproduziert. Bereits seit Nietzsche muss von einem perspektivischen Charakter des Daseins ausgegangen werden, der unendliche Interpretationen in sich einschließt[181]. Seine Spinnenmetapher[182] verdeutlicht sehr anschaulich, wie die soeben be-

---

180  Maturana, U./Pörksen, B. 2008, S. 39.
181  Nietzsche, F. 2015, S. 626 f.
182  „Mein Auge, wie stark oder schwach es nun ist, sieht nur ein Stück weit, und in diesem Stück webe und lebe ich, diese Horizont-Linie ist mein nächstes großes und kleines Verhängnis, dem ich nicht entlaufen kann. Um jedes Wesen legt sich derart ein konzentrischer Kreis, der einen Mittelpunkt hat und der ihm eigentümlich ist. Ähnlich schließt uns das Ohr in einen kleinen Raum ein, ähnlich das Getast. Nach diesen Horizonten, in welche, wie in Gefängnismauern, Jeden von uns unsere Sinne einschließen, messen wir nun die Welt, wir nennen Dieses nah und Jenes fern, Dieses groß und Jenes klein, Dieses hart und Jenes weich: dies Messen nennen wir Empfinden, – es sind Alles, Alles Irrtümer an sich! Nach der Menge von Erlebnissen und Erregungen, die uns durchschnittlich in einem Zeitpunkte möglich sind, misst man sein Leben, als kurz oder lang, arm oder reich, voll oder leer: und nach dem durchschnittlichen menschlichen Leben misst man das aller anderen Geschöpfe, – es sind Alles, Alles Irrtümer an sich! Hätten wir hundertfach schärfere Augen für die Nähe, so würde uns der Mensch ungeheuer lang erscheinen; ja, es sind Organe denkbar, vermöge deren er als unermesslich empfunden würde. Andererseits könnten Organe so beschaffen sein, dass ganze Sonnensysteme verengt und zusammengeschnürt gleich einer einzigen Zelle empfunden werden: und vor Wesen entgegengesetzter Ordnung könnte eine Zelle des menschlichen Leibes

schriebene Konstruktion von Wirklichkeit im Detail funktioniert. Sie zeigt auf, wie beschränkt es aufgrund physischer Gegebenheiten möglich ist, seine Umwelt wahrzunehmen, und dass es sich bei Wirklichkeiten immer nur um einen kleinen Ausschnitt der Realität handelt. Wahrnehmung ist demnach ein aktiver Vorgang, der im Rahmen unserer Sicht auf die Welt stattfindet, ein subjektiver Konstruktionsprozess über Annäherungswerte, die ein Bild der Wirklichkeit erscheinen lassen. Alles Wahrgenommene wird mit bereits vorhandenem Wissen verglichen, um Sinnzusammenhänge zu entwerfen und entsprechende Handlungsmuster daraus ableiten zu können. Eine vom Beobachter unabhängige objektive Wirklichkeit gibt es nicht.

**Ein heiterer theoretischer Anarchismus, aber dennoch nicht *anything goes*[183]**

Als ein weiteres Gütekriterium möchte ich Feyerabends diesbezügliche Vorstellungen zu wissenschaftlichen Arbeiten anführen: Sein Wahrheitsbegriff ist dadurch gekennzeichnet, dass er sich nicht an der Wirklichkeit messen lassen kann, weil es davon abhängt, mit welchem methodischen und theoretischen Vokabular an die Phänomene herangegangen wird. Sein methodischer Anarchismus führt zwangsläufig zu einer Verwerfung allen methodologischen Rüstzeugs, was zur Erkenntnisgewinnung auf rein theoretischem Weg führt. Er skizziert eine Methodologie, die Erkenntnis nicht zu einer Zwangsjacke, sondern zu einer Hilfe für die freie Entwicklung aller Menschen macht, und bezeichnet sie als theoretischen Anarchismus[184]. Feyerabend, dessen Werk bisher wenig Rezeption erfuhr, wehrt sich vehement gegen die Bildung philosophischer Schulen. Der Kern seiner Überlegungen geht mit der Theoriegeladenheit von Beobachtungen einher. Theoretische Begriffe und Beobachtungen lassen sich folglich nicht trennscharf unterscheiden. Beobachtungsbegriffe bilden sich jedoch anhand von Wahrnehmungen und sind selbstevident. Ihre Bedeutungen lassen sich also aus sich selbst heraus verifizieren. Begriffe einer Theorie hängen unmittelbar davon ab, was die Beobachtungsbegriffe bedeuten. Theorie und Beobachtung stehen somit in einem direkten Zusammenhang.

---

sich als ein Sonnensystem in Bewegung, Bau und Harmonie darstellen. Die Gewohnheiten unserer Sinne haben uns in Lug und Trug der Empfindung eingesponnen: diese wieder sind die Grundlagen aller unserer Urteile und «Erkenntnisse» – es gibt durchaus kein Entrinnen, keine Schlupf- und Schleichwege in die wirkliche Welt! Wir sind in unserem Netze, wir Spinnen, und was wir auch darin fangen, wir können gar Nichts fangen, als was sich eben in unserem Netze fangen lässt." (Nietzsche, F. 2015 KSA 3, S. 110)
183  Vgl. Feyerabend, P. 1991, S. 11.
184  Vgl. Feyerabend, P. 1991, S. 19.

Feyerabends erkenntnistheoretische Position lässt sich durch die Feststellung konkretisieren, dass ein Übersetzungsprozess von der Theorie zur Beobachtung nicht gegeben ist. Theorien, die dazu dienen, Wirklichkeit zu erfassen, bestimmen die Beobachtungen der Wirklichkeit. Dieser Prozess wird als Theoriegeleitetheit von Beobachtungen bezeichnet. Aus dieser Problematik heraus schlägt Feyerabend vor, Hypothesen aufzustellen, die anhand von anderen Theorien und nicht an der Wirklichkeit, aus einer logischen Perspektive heraus geprüft werden sollen. Sein Leitspruch *anything goes*[185] bedeutet für die Wissenschaft, dass sie nicht dadurch definiert ist, bestimmten absoluten methodologischen Regeln zu folgen, die kontextunabhängig gelten. Daraus folgt: „Wenn man also die Freiheit ausweiten, ein erfülltes und befriedigendes Leben führen will, wenn man zusätzlich noch die Geheimnisse der Natur und des Menschen aufdecken möchte, dann muß man alle umfassenden Maßstäbe und alle starren Traditionen verwerfen."[186] Es gibt demnach Momente, an denen mit Methoden gebrochen werden muss, damit wissenschaftlicher Fortschritt entsteht. Im Gegensatz zu einem empirischen Verständnis von Fortschritt, bei dem eine Theorie unmittelbar mit ihrer empirischen Prüfung einhergeht, ist Feyerabends Idee wissenschaftlichen Fortschritts eng mit dem Brechen traditioneller methodologischer Vorgehensweisen verbunden[187]. Seine These ist, dass der theoretische Anarchismus zum Fortschritt in jedem Sinne beiträgt[188]. Ein heiterer Anarchismus, so Feyerabend, ist eher dazu geeignet, Fortschritt anzuregen, als Gesetz- und Ordnungskonzeptionen[189]. Sein ursprünglich als Streitgespräch mit Imre Lakatos geplantes Werk *Wider den Methodenzwang* kritisiert den Rationalismus und stellt sich damit in eine Linie mit dem kritischen Rationalismus[190] Poppers, auf den ich bereits im Zusammenhang mit meinen Thesen im einführenden Kapitel eingegangen bin. Seine vorgetragenen Hypothesen folgen einer popperianischen Logik. Zwei zentrale Fragestellungen bestimmen grundlegend Feyerabends Anliegen: a) Was sind wissenschaftliche Erfahrungen? b) Wie kann die Art der Erfahrung bestimmt werden? Das Erforschen der Wahrheit erfolgt in der Regel mit einem Wissenschaftsverständnis einer auf empirischen Erkenntnissen beruhenden Erfahrungswissenschaft. Der artikulierte Erfahrungsbegriff Feyerabends ist aber nicht ausschließlich über das Sammeln

---

185   „Der einzige allgemeine Grundsatz, der den Fortschritt nicht behindert, lautet: *anything goes* [Hervorhebung des Verfassers]." (Feyerabend, P 1991, S. 21).
186   Feyerabend, P. 1991, S. 17 f.
187   Vgl. Feyerabend, P. 1991, S. 21.
188   Vgl. Feyerabend, P. 1991, S. 31.
189   Vgl. Feyerabend, P. 1991, S. 13.
190   Als Positivismus wird die Tatsache bezeichnet, Erkenntnis auf die Interpretation von positiven hervorgebrachten Befunden zu stützen.

von Datensätzen bestimmt. Einer empirischen Studie als erfahrungsorientierter Arbeit liegt die Unterscheidung zwischen alltäglicher und wissenschaftlicher Erfahrung als Programm kriteriengestützter reflektierter Erfahrungsgewinnung zugrunde, was folgendermaßen abläuft: Eingebettet in ein wissenschaftstheoretisch und methodologisch definiertes Programm und anhand kritisch bestimmter Gütekriterien werden im erfahrungswissenschaftlichen Kontext Beobachtungen als neue Erkenntnisse generiert. Feyerabends Grundlegungen beschäftigen sich mit dem Widerspruch zwischen eben dieser wissenschaftlichen Methodologie und dem Erfahrungswissen des Forschers. In seinem programmatischen Buch geht Feyerabend der Frage nach, inwieweit es wünschenswert ist, Erkenntnisgewinn durch strenge Regeln zusammengehaltene Tradition wissenschaftlicher Forschung zu erzielen.

Neues Wissen, so Feyerabend, kann und soll in einer Art methodologischer Anarchie im Forschungsprozess erzeugt werden. Die langläufig verwendete wissenschaftliche Methodik, so Feyerabends Argumentation, wird der Komplexität des Untersuchungsgegensandes nicht gerecht, da nicht alle Feinheiten erfasst werden können. Durch ein Methodenkorsett kommt es zu einer Feindifferenzierung einer Disziplin, was einem offenen Weltbild entgegensteht. Methoden engen den Wissenschaftler in seiner Wahrnehmung ein. Wissenschaft aber soll die Komplexität der Wirklichkeit darlegen. Genau das Gegenteil wird unter Zuhilfenahme eines bestimmten wissenschaftlichen Programms erreicht. Feyerabends anarchistische Erkenntnistheorie wendet sich grundlegend gegen alle Methodenlehren, ohne allerdings Alternativen anzubieten. Obschon auch die Anarchie wiederum als eine Methode bezeichnet werden kann, an welche sich der Wissenschaftler anpassen muss, kritisiert Feyerabend die Verwendung von Methoden zur Erlangung von Erfahrungswissen, da diese zu einer Simplifizierung der Wirklichkeit führen. Die Ambivalenz wissenschaftlicher Wahrheit, dass auf der einen Seite Methodologie benötigt wird, um Wissen zu generieren, und dass es auf der anderen Seite zu einer Engführung der Erkenntnis durch einen Methodenfetisch kommt, ist nicht gänzlich aufzulösen. Wissenschaft schafft Wissen, aber keine Wahrheit. Abschließend zu Feyerabend bleibt festzuhalten: *Anything goes* – kann ihm folgend dennoch nicht uneingeschränkt als Grundsatz von Forschung benutzt werden, da Grundsätze niemals losgelöst vom Forschungsproblem diskutiert werden können[191].

Ein letztes Kriterium von Güte wissenschaftlicher Forschung ist, inwieweit die sich aus dem Forschungsvorhaben ergebenden Vorschläge etwas aus-

---

191  Vgl. Feyerabend, P. 1991, S. 11.

richten[192]. Dies bleibt zum bisherigen Zeitpunkt für die vorliegende Untersuchung spekulativ und kann erst im Nachhinein beurteilt werden.

---

192   Vgl. Jäger, S. 2006, S. 22.

# 2 Theoretischer Untersuchungsrahmen

Nachdem im Vorangegangenen der Untersuchungsgegenstand *Caring Community* sowie die Thesen und Leitfragen eingeführt worden sind und das methodologische Vorgehen umrissen worden ist, liefere ich in diesem Kapitel einen Überblick über den theoretischen Rahmen der kritischen Auseinandersetzung, indem ich die begrifflich-konzeptionellen Grundlagen meiner dispositiv-analytischen Forschungpraxis vorstelle. In diesem Zuge soll ebenfalls dargelegt werden, wie die Hypothesen und Fragestellungen im theoretischen Argumentationsrahmen eingebettet wurden. Da sich die Arbeit in starkem Maße an Michel Foucault orientiert, liefert *Kapitel 2.1* zunächst eine Vorstellung seines Werks und Denkens. Darüber hinaus wird in diesem Kapitel mit einer Darstellung der interpretativen Analytik eine Klärung erkenntnistheoretischer, programmatischer sowie methodologischer Annahmen vorgenommen, die mit der Rezeption der foucaultschen Schriften in meiner Arbeit einhergehen. Es werden, ausgehend von einer übersichtsartigen Darlegung, Foucaults Werk sowie seine vereinzelten Rezeptionen in der bundesdeutschen Pflegewissenschaft, die interpretative Analytik als methodologische Position in der Diskurs- und Dispositivanalyse sowie die konstruktivistische Hermeneutik und auch grundlegende Aspekte der Phänomenologie diskutiert. *Kapitel 2.2* fokussiert die für die Studie zentralen Begrifflichkeiten aus dem foucaultschen Werkzeugkasten. In diesem Zusammenhang steht sein Machtbegriff zur Diskussion; hierbei lege ich einen Schwerpunkt auf die Pastoralmacht, die Disziplinar- sowie Biomacht und die Gouvernementalität; ich erörtere die damit verbundenen erkenntnistheroretischen Annahmen und Implikationen. Im weiteren Verlauf führt das *Kapitel 2.3* die Termini *Regieren und Widerstand* sowie Foucaults Überlegungen zu widerständigem Verhalten ein. Durch eine *Ethik des Selbst*, die im Willen begründet liegt, ein moralisches Subjekt zu sein und sich nicht dermaßen regieren zu lassen, erschließen sich Widerstandpotenziale z. B. gegenüber Regierungstechnologien. Im Rahmen dieses Kapitels werden die Grenzen von Macht durch solche Widerstandformen aufgezeigt. In seinem Spätwerk formuliert Foucault durch die *Ethik des Selbst* ein Modell selbstbestimmter Konstitution von Subjektivität. Auf der Suche nach neuralgischen Punkten, an denen Widerstand für selbstbestimmte Subjektivierungsprozesse ansetzen kann, zeige ich auf, was es im Kontext einer *Ethik der Sorge* bedeutet, sich um sich selbst zu sorgen. *Kapi-*

© Springer Fachmedien Wiesbaden GmbH, ein Teil von Springer Nature 2018
M. Krisch, *Die Verräumlichung des Evangeliums im Geist des Kapitalismus*, Vallendarer Schriften der Pflegewissenschaft,
https://doi.org/10.1007/978-3-658-23343-3_2

*tel 2.4* entwickelt entlang des Dispositivbegriffs und ausgehend von der Dispositivanalyse in Anlehnung an Bührmann und Schneider den analytischen Rahmen, um eine Darstellung der machtvollen Produktion von Wahrheiten im Feld diakonischer Gemeindepflege zu ermöglichen. Im letzten Teil dieses, die theoretischen Grundlagen erarbeitenden Kapitels widme ich mich abschließend entlang der entsprechenden Texte Foucaults seinem Heterotopiekonzept.

## 2.1  Michel Foucault zwischen Strukturalismus und Hermeneutik

Dieses Kapitel gliedert sich grob in zwei Teile: Im ersten zeige ich Foucault, wie man ihn kennt. Überblicksartig lege ich sein umfangreiches Schaffen dar, versuche dem Leser einen kleinen Einblick in dessen Werk zu gewähren. Hierbei orientiere ich mich aus pragmatischen Gründen an der Einteilung in eine archäologische, genealogische und ethisch-herme-neutische Phase, lasse andere Systematiken aber nicht unerwähnt. Im zweiten Teil erläutere ich die interpretative Analytik als methodologische Position und Strategie der foucaultschen Diskursanalyse. Diaz-Bone zufolge eröffnet sich mit der interpretativen Analytik die Möglichkeit einer Anleitung und Reflexion der eigenen Forschungspraxis, einer para-digmatischen[193] Verständigung unter Diskursfor-

---

193  Generell kann gesagt werden, dass unter dem Begriff *Paradigma* allgemein anerkannte wissenschaftliche Leistungen verstanden werden, die für eine gewisse Zeit einer Gemeinschaft von Fachleuten maßgebende Probleme und Lösungen liefern (vgl. Kuhn T. S., 1973, S. 10). Paradigmen sind zur Vorausschau von Erkenntnissen fähig (vgl. Kuhn T. S., 1973, S. 70). Unter einem Paradigma versteht Kuhn Annahmen, Methoden und grundsätzliche Probleme, die durch die wissenschaftliche Gemeinschaft festgelegt sind und unter Anwendung dieser sich Forschungsfragen beantworten lassen. Großen Wert legt Kuhn auf die *Scientific Community*, die an der Weiterentwicklung der Wissenschaft bedeutenden Anteil hat. In seinem Essay *Die Struktur wissenschaftlicher Revolutionen* (Kuhn, T. 1973) hat Kuhn gezeigt, dass die Wissenschaft aus einer Reihe von Revolutionen und Krisen besteht. Ziel seines Essays ist der Entwurf einer ganz anderen Vorstellung von Wissenschaft, wie sie über Forschungstätigkeiten als kumulative Anhäufung einzelner Endeckungen und Erfindungen geschichtlich überliefert werden (vgl. Kuhn, T. 1973, S. 15 f). Fortschritt, so Kuhn, komme in Gestalt von Krisen und Revolutionen als notwendige Voraussetzungen zustande, die sich durch Paradigmenwechsel bemerkbar machen. Revolutionen bezeichnet Kuhn als außerordentliche Episoden in einer Wissenschaft, in der Wechsel der fachlichen Positionen vor sich gehen (vgl. Kuhn, T. 1973, S. 20). Fachliche Positionen bzw. Theorien treten erst zutage, so Kuhn, nachdem eine normale Problemlösungstätigkeit versagt hat (vgl. Kuhn, T. 1973, S. 87). Aktivitäten der Forscher bestimmen die Theoriebildung. Die krisengeprägte Wissenschaftsentwicklung verläuft in Phasen (Revolution, Krise und Normalwissenschaft), wobei neues Wissen nur in der Phase der Normalwissenschaft produziert wird. Wissenschaftliche Revolutionen verändern die geschichtliche Perspektive der Gemeinschaft, was sich auf die Struktur der Lehrbücher und Forschungsveröffentlichungen nach der Revolution auswirkt (vgl. Kuhn T. S., 1973, S. 11). Wie eine starre Schublade versucht die normale Wissenschaft Erkenntnis-

schern sowie der Identifikation von Baustellen, Anschlussmöglichkeiten und Defiziten[194].

## Zum Werk Foucaults

Obgleich Foucault, ein Vertreter der sogenannten *French Theory,* sich selbst nicht als Philosoph betrachtete[195], zählt er zu den einflussreichsten und inspirierensten aufklärerischen Denkern des 20. Jahrhunderts. Dies ließe sich allein an der schier unüberschaubaren Anzahl von Rezeptionen in verschiedensten Disziplinen veranschaulichen. Raffnsøe et al. gehen von einen enormen Einfluss Foucaults auf nahezu sämtliche sozial- und humanwissenschaftlichen Disziplinen aus[196].

Vielleicht gerade aufgrund seiner komplexen Persönlichkeit, die ein ebenso komplexes Denken begründet, findet sich in seinen Schriften auch einiges scheinbar Widersprüchliches. Er ist eine Art unmögliches Objekt, ein nichthistorischer Historiker, ein antihumanistischer Humanwissenschaftler, ein gegenstrukturalistischer Strukturalist – schwer fassbar[197], ein Chamäleon[198]. Foucault zählt mit seiner umfassenden universalen Bildung nicht nur in Frankreich zu den wegweisenden Philosophen. Seine Vernunftkritik lässt sich im Wesentli-

---

se in sich hineinzuzwängen (vgl. Kuhn T. S., 1973, S. 38). Von einem Paradigma wird oft auch im Zusammenhang mit einem Weltbild oder auch einer Ideologie gesprochen. Es kann gesagt werden, dass Paradigmen die „(...) Art des Sehens und damit die Herangehensweise an Probleme (...)" (Friesacher, H. 2012, S. 33) umfassen. Unter einem Paradigma werden dementsprechend Denkmuster innerhalb einer Disziplin verstanden, die Aussagen zu Normen und Wertvorstellungen tätigen. Einen Paradigmawandel bzw. -wechsel kann beispielsweise dem pflegerischen Feld attestiert werden, da sich in Zeiten neoliberaler Steuerungspolitik die Sicht auf den Adressaten ihrer Sorgetätigkeit zunehmend vom Patienten auf den Kunden verlagert hat. Im Zusammenhang mit Pflegetheorien gehen Chinn und Kramer von einem Paradigma als einem Medium aus, in dessen Kontext den Theorien, Erkenntnissen und Prozessen, die für die Erkenntnisentwicklung nötig sind, Bedeutung sowie Kohärenz verliehen wird (vgl. Chinn, P./Kramer, M. 1996, S. 84). Auch der Metaparadigmabegriff kann zur funktionalen Verdeutlichung herangezogen werden. Fawcett hat entdeckt, dass Metaparadigmen aus globalen Begriffen gebildet werden, die wiederum gleichzeitig Aussagen über die Beziehung untereinander treffen. Sie funktionieren als begrenzende Einheit und bilden einen Orientierungsrahmen. An ein Metaparadigma stellt Fawcett vier Anforderungen: Es muss a) einen Geltungsbereich benennen, der sich vom Geltungsbereich anderer Disziplinen grundlegend unterscheidet, b) es muss in knapper Form für die Disziplin relevante Phänomene umfassen, c) es muss perspektivneutral sein und d) internationale Gültigkeit besitzen (vgl. Fawcett, J. 1998, S. 14 ff.).

194  Vgl. Diaz-Bone, R. 2004, S. 1.
195  Vgl. Foucault, M. 1992b, S. 17.
196  Vgl. Raffnsøe, S. et al. 2011, S. 12.
197  Vgl. Dreyfus, L./Rabinow, P. 1994, S. 15.
198  Vgl. Raffnsøe, S. et al. 2011, S. 50.

chen auf Einflüsse Friedrich Nietzsches, Gaston Bachelards und Georges Can-
guilhems zurückführen[199]. Dreyfus und Rabinow gehen davon aus, dass sein
Werk den wichtigsten Beitrag sowohl zur Entwickung einer Methode[200] zum
Studium des Menschen als auch zur Diagnose der Gesellschaft darstellt[201].

Foucaults erste Veröffentlichung erschien im Jahr 1954 in Frankreich unter dem Titel *Maladie mentale et personnalité*[202] (Persönlichkeit und Geisteskrankheit). Sein Erstlingswerk wird 1962 ein zweites Mal unter dem leicht ab-
geänderten Titel *Maladie mentale et psychologie* (Psychologie und Geisteskrankheit[203]) publiziert. Der Ausgangspunkt dieser Schrift ist die grundlegende
Frage nach den Bedingungen, unter denen man im psychologischen Kontext
von Krankheit sprechen kann[204]. Zu der Zeit, in der Foucault dieses Thema beschäftigte, leitete er das französische Kulturministerium in Uppsala, Finnland.
Sein gesamtes, darauf folgendes, in deutscher Sprache durch die Verlage Suhrkamp, Fischer und Merve veröffentlichtes Werk besteht a) aus seinen zu Lebzeiten publizierten Monografien[205], b) seinen verschrifteten Vorlesungen[206] am

---

199  Vgl. Friesacher, H. 2004, S. 365.
200  Bei dieser von Dreyfus und Rabinow angesprochenen Methode handelt es sich um die inter-
     pretative Analytik, auf die ich noch zu sprechen komme.
201  Vgl. Dreyfus, L./Rabinow, P. 1994, S. 14.
202  Sarasin bemerkt: *Maladie mentale et personnalité* ist „(...) eine marxistische, ja entlang der
     KPF-Linie [Kommunistische Partei Frankreichs; Anmerkung des Verfassers] argumen-
     tierende Analyse der Geisteskrankheit. Foucault kritisiert hier den existenzialistischen Ansatz
     in der Psychologie (...)." (Sarasin, P. 2005, S. 17).
203  Vgl. Foucault, M. 2012d.
204  Vgl. Foucault, M. 2012e.
205  In deutscher Sprache sind folgende Monografien Foucaults veröffentlicht: Geisteskrankheit
     und Psychologie [1954], Wahnsinn und Gesellschaft [1961], Die Geburt der Klinik. Eine Ar-
     chäologie des ärztlichen Blicks [1963], *Raymond Roussell* [1963], *Die Ordnung der Dinge*
     [1966], *Archäologie des Wissens* [1969], *Überwachen und Strafen* [1975], *Der Wille zum
     Wissen. Sexualität und Wahrheit 1* [1976], *Der Gebrauch der Lüste. Sexualität und Wahrheit
     2* [1984] sowie *Die Sorge um sich. Sexualität und Wahrheit 3* [1984] (Die in eckigen Klam-
     mern stehenden Jahreszahlen markieren das Erscheinungsjahr in Frankreich.). Ein vierter,
     bisher nicht veröffentlichter Band der Reihe *Sexualität und Wahrheit* trägt den Titel *Die Ge-
     ständnisse des Fleisches*.
206  In deutscher Sprache sind folgende Vorlesungen Foucaults veröffentlicht: *Die Ordnung des
     Diskurses* [Antrittsvorlesung 1970], *Über den Willen zum Wissen* [1970 und 1971], *Die
     Strafgesellschaft* [1972 und 1973], *Die Wahrheit und die juristischen Formen* [1973], *Die
     Macht der Psychiatrie* [1973 und 1974], *Die Anormalen* [1974 und 1975], *In Verteidigung
     der Gesellschaft* [1975 und 1976], *Sicherheit, Territorium und Bevölkerung. Geschichte der
     Gouvernementalität 1* [1977 und 1978], *Die Geburt der Biopolitik. Geschichte der Gouver-
     nementalität 2* [1978 und 1979], *Die Regierung der Lebenden* [1979 und 1980], *Subjektivität
     und Wahrheit* [1981], *Hermeneutik des Subjekts* [1981 und 1982], *Die Regierung des Selbst
     und der Anderen* [1982 und 1983] sowie *Der Mut zur Wahrheit. Die Regierung des Selbst
     und der Anderen 2* [1983 und 1984] (Die Jahreszahlen in den eckigen Klammern beziehen

*Collège de France* sowie an der *Pontificia Universidade Católica*, c) einer vierbändigen Ausgabe gesammelter Werke mit dem Titel *Michel Foucault. Dits et Ecrits* [207] sowie d) diversen Sammelbänden und sonstigen Veröffentlichungen. Ergänzend zu den im Suhrkamp Verlag erschienenen Veröffentlichungen seiner Vorlesungen existieren mehrere durch ihn selbst erstellte Zusammenfassungen derselbigen, die zunächst in Frankreich im jeweiligen *Annuaire du Collège*[208] *de France*, aber auch auf Deutsch in der bereits angesprochenen Schriftenreihe veröffentlicht sind. Seine Hauptwerke, die *Tabelle 2* übersichtsartig zusammenfasst, werden für gewöhnlich mit Blick auf seine Lebens- bzw. Schaffensphase auf die im Vordergrund stehende Methode (Archäologie, Genealogie, Hermeneutik des Selbst) bzw. auf den jeweiligen Untersuchungsgentand (Diskurs, Macht, Ethik des Selbst[209]) hin kategorisiert. Nicht unüblich ist ebenfalls eine chronologische Einteilung, die zwischen einem frühen und späten Foucault unterscheidet.

*Tabelle 2:*    Monografien und Vorlesungen Foucaults (eigene Darstellung)

| Jahr | Titel der Monografie | Titel der Vorlesung | Der frühe Foucault | Archäologie | Diskurs |
|------|----------------------|---------------------|--------------------|-------------|---------|
| 1954 | Psychologie und Geistes-krankheit[210] | | | | |
| 1961 | Wahnsinn und Gesellschaft[211] | | | | |
| 1963 | Die Geburt der Klinik. Eine Archäologie des ärztlichen Blicks[212] | | | | |
| | Raymond Roussell[213] | | | | |

---

sich auf die Jahre, in denen Foucault die jeweiligen Vorlesungen am *Collège de France* abhielt.).

207  In einem umfangreichen Sammelwerk hat der Suhrkamp Verlag alle zu Lebzeiten Foucaults zugänglichen Interviews, Vorworte, Aufsätze und Reden veröffentlicht (Foucault, M. 2001e; Foucault, M. 2002a; Foucault, M. 2003f sowie Foucault, M. 2005g).

208  In dem regelmäßig erscheinenden Jahrbuch des *Collège de France* werden Zusammenfassungen der Forschungsbemühungen und Vorlesungen der am Institut beschäftigen Mitarbeiter aus den Bereichen Naturwissenschaften, Geschichtswissenschaften und Philosophie veröffentlicht. Neben den Beiträgen namenhafter Professoren, wie Roland Barthes, Claude Lévi-Strauss oder auch Pierre Bourdieu, enthält der jeweilige Sammelband auch Texte diverser Honorarprofessoren.

209  Raffnsøe et al. unterscheiden in Diskurs und Struktur, Sozialität und Macht sowie Subjekt und Ethik (vgl. Raffnsøe, S. et al. 2011, S. 28 ff.).

210  Foucault, M. 2012e.

211  Foucault, M. 2013c.

212  Foucault, M. 2006a.

213  Foucault, M. 2005h.

| Jahr | Titel der Monografie | Titel der Vorlesung | | | |
|---|---|---|---|---|---|
| 1966 | Die Ordnung der Dinge[214] | | | | |
| 1969 | Archäologie des Wissens[215] | | | | |
| 1970 | | Die Ordnung des Diskurses[216] | Genealogie | Macht | |
| 1970/1971 | | Über den Willen zum Wissen[217] | | | |
| 1971/1972 | | Theorien und Institutionen der Strafe[218] | | | |
| 1972/1973 | | Die Strafgesellschaft[219] | | | |
| 1973/1974 | | Die Macht der Psychiatrie[220] | | | |
| 1973 | | Die Wahrheit und die juristischen Formen[221] | | | |
| | Der Fall Rivière[222] | | | | |
| 1974/1975 | | Die Anormalen[223] | | | |
| 1975 | Überwachen und Strafen[224] | | | | |
| 1975/1976 | | In Verteidigung der Gesellschaft[225] | | | |
| 1976 | Der Wille zum Wissen. Sexualität und Wahrheit 1[226] | | Der späte | | |
| 1977/1978 | | Sicherheit, Territorium, Be- | | | |

---

214 Foucault, M. 2012b. Das Buch *Die Ordnung der Dinge* wurde der französischen Öffentlichkeit, als Anti-Satre-Werk präsentiert. Foucault analysiert in diesem Buch sein eigenes Denksystem.
215 Foucault, M. 2013a.
216 Foucault, M. 2012c.
217 Foucault, M. 2012e.
218 Erscheint im Jahr 2018 in deutscher Sprache.
219 Foucault M. 2015.
220 Foucault, M. 2005c.
221 Diese separat publizierten Vorträge Foucaults (Foucault, M. 2003d) gehen auf Vorlesungen an der katholischen Universität (*Pontificia Universidade Católica*) in Rio de Janeiro zwischen dem 21. und dem 25. Mai 1973 zurück (vgl. Saar, M. 2003, S. 161).
222 Um die Geschichte zwischen Strafjustiz und Psychiatrie zu studieren, hat Foucault mit anderen Autoren Texte zu und über den Fall eines zwanzigjährigen Bauern herausgegeben, der im 19. Jahrhundert seine Mutter, seine Schwester und seinen Bruder getötet hat. Das Buch enthält neben Texten Foucaults einen vollständigen Bericht des Delinquenten. Das Buch *Der Fall Rivière* ist eine Kollektivarbeit, die im Rahmen eines *Seminars am Collège* de France entstanden ist (vgl. Foucault, M. 1975).
223 Foucault, M. 2013b.
224 Foucault, M. 1994c.
225 Foucault, M. 2001b.
226 Foucault, M. 1983.

| Jahr | Titel der Monografie | Titel der Vorlesung | Der späte Foucault | | Macht |
|------|----------------------|---------------------|--------------------|---|-------|
| | | völkerung. Geschichte der Gouvernementalität 1[227] | | Genealogie | |
| 1978/1979 | | Die Geburt der Biopolitik. Geschichte der Gouvernementalität 2[228] | | | |
| 1979/1980 | | Die Regierung der Lebenden[229] | | | |
| 1980/1981 | | Subjektivität und Wahrheit[230] | | | |
| 1981/1982 | | Hermeneutik des Subjekts[231] | | Hermeneutik des Selbst | |
| 1982/1983 | | Die Regierung des Selbst und der Anderen[232] | | | |
| 1983/1984 | | Der Mut zur Wahrheit. Die Regierung des Selbst und der Anderen 2[233] | | | |
| 1984 | Der Gebrauch der Lüste. Sexualität und Wahrheit 2[234] | | | | |
| 1984 | Die Sorge um sich. Sexualität und Wahrheit 3[235] | | | | |
| **Posthum** | | | | | |
| 2008 | Einführung in Kants Anthropologie[236] | | | | |

Inwieweit eine Systematisierung seines Werkes im Hinblick auf die Methode oder den jeweiligen Untersuchungsgegenstand sinnvoll ist, wird in der Sekundärliteratur kontrovers diskutiert. Ruoff zeigt auf, wie sich Foucaults Gesamtwerk, beginnend mit den zentralen Arbeiten *Wahnsinn und Gesellschaft, Die Geburt der Klinik, Die Ordnung der Dinge* und *Archäologie des Wissens*, als diskursive Schaffenszeit manifestiert. In einer zweiten Entwicklungsphase erarbeitet sich Foucault in den Werken *Die Macht der Psychiatrie, Die Anormalen, Überwachen und Strafen, In Verteidigung der Gesellschaft, Der Wille zum*

---

227 Foucault, M. 2006b.
228 Foucault, M. 2006a.
229 Foucault, M. 2014.
230 Foucault, M. 2016.
231 Foucault, M. 2009.
232 Foucault, M. 2012d.
233 Foucault, M. 2012a.
234 Foucault, M. 1989a.
235 Foucault, M. 1989b.
236 Foucault, M. 2010.

*Wissen. Sexualität und Wahrheit 1* sowie *Sicherheit, Territorium und Bevölkerung. Geschichte der Gouvernementalität 1* und *Die Geburt der Biopolitik. Geschichte der Gouvernementalität 2* das Thema Macht. Im dritten großen Abschnitt mit den Werken *Die Hermeneutik des Subjekts, Der Gebrauch der Lüste. Sexualität und Wahrheit 2* sowie *Die Sorge um sich. Sexualität und Wahrheit 3* beschäftigt er sich mit der Konstituierung des Selbst und geht der Frage nach, ob es möglich ist, nach der Schwächung der christlichen Moralität eine normentbundene Individualität zu entwickeln[237]. Ungeachtet dessen, welches Phasenmodell zugrunde gelegt wird, muss sich jeder Versuch der Rekonstruktion des foucaultschen Gesamtwerkes einer Tatsache bewusst sein: Foucaults Denken ist nicht nur durch eine mehrfache Verlagerung der Gegenstandsfelder, sondern auch durch eine damit jeweils verbundene Transformation der Verfahren und somit durch eine permanente Weiterentwicklung des Begriffsrepertoires gekennzeichnet[238].

Von 1970 bis zu seinem Tod im Jahr 1984 lehrt Foucault am *Collège de France,* einem der anerkanntesten wissenschaftlichen Institutionen Frankreichs, an einem eigens für ihn eingerichteten Lehrstuhl mit der Bezeichnung *Geschichte der Denksysteme*[239]. Foucault selbst beschreibt seine Vorlesungen als eine Art „(...) öffentlichen Rechenschaftsbericht (...)."[240] Zu Beginn seiner Laufbahn als Professor am *Collège de France* analysiert der Begründer der Diskursanalyse die Geschichte des Wissens. Im Laufe der Jahre findet eine Verlagerung seines Interessengebietes statt: Er wendet sich vom Thema Wissen ab und verstärkt dem Thema der Wahrheit zu[241]. Diese Entwicklung markiert eine entscheidende inhaltliche Wende seines Denkens. Er beginnt zu dieser Zeit der Frage nachzugehen, wie Wissen und Wahrheit über ökonomische Prozesse zwischen dem 16. und 18. Jahrhundert entstanden sind und wie Wissen über Sexualität vom 17. bis zum 19. Jahrhundert geordnet wurde. Erklärtes Ziel seiner Forschungsarbeiten ist zu diesem Zeitpunkt, Funktionen und Auswirkungen von Wahrheit innerhalb des Diskurses zu bestimmen. In einem Gespräch, das Foucault im Jahr 1984 über die *Ethik der Sorge* führt, blickt er auf diese Ära

---

237  Vgl. Ruoff, M. 2009, S. 21 ff.
238  Vgl. Kammler, C. 2008, S. 11.
239  Professoren am *Collège de France* sind verpflichtet, insgesamt 26 Stunden pro Semester im Rahmen von Vorlesungen über ihre Forschungen zu berichten. Foucaults Vorlesungen fanden für gewöhnlich immer mittwochs von Anfang Januar bis Ende März statt und sind z. T. aus Tonbandmitschnitten, z. T. fragmentarisch auf der Grundlage seiner Aufzeichnungen, die sein Lebensgefährte Daniel Defert zur Verfügung stellte, oder aus Mitschriften einzelner Studenten rekonstruiert, transkribiert und veröffentlicht.
240  Foucault, M. 2001b, S. 13.
241  Vgl. Foucault, M. 2012f, S. 15 [Kommentar des Verlegers].

zurück und äußert in Bezug auf sein philosophisches Vorgehen: „Ich habe herauszufinden versucht, wie das menschliche Subjekt in die Spiele der Wahrheit
eingetreten ist, die entweder die Form einer Wissenschaft haben oder sich auf
ein wissenschaftliches Modell beziehen, oder die Spiele der Wahrheit wie diejenigen, die man in den Institutionen oder Praktiken der Kontrolle finden
kann."[242]

### Archäologie, Genealogie, kritische Hermeneutik des Selbst

Eine weitere Einteilung seiner wissenschaftlichen Schaffensphasen, die sich
ebenfalls finden lässt, orientiert sich an den Diskursstrategien *Archäologie, Genealogie* und *kritische Hermeneutik des Selbst*; gleichwohl birgt dieses Unter-
fangen einige Schwierigkeiten, die in Foucaults methodologischer Offenheit
begründet liegen und sich in der Möglichkeit flexiblen Wechselns zwischen
*Archäologie, Genealogie* und *kritischer Hermeneutik des Selbst* manifestieren.
Sein Referenzrahmen bewegt sich dabei in einem Dreieck aus poststrukturalistischer, kritischer und wissenssoziologischer Diskurstheorie bzw. Diskursanalyse[243]. Kritische Aspekte und genealogische Beschreibungen wechseln sich ab
und stützen einander gegenseitig. Zu Beginn seines publizistischen Lebens
verwendet Foucault in den Monografien *Wahnsinn und Gesellschaft*[244], *Die
Geburt der Klinik*[245], *Die Ordnung der Dinge*[246] und in *Archäologie des Wissens*[247] eine archäologische Diskursstrategie. Was es bedeutet, wenn im Zusammenhang mit Foucault von Archäologie gesprochen wird, lässt sich wie
folgt darstellen: Der Begriff Archäologie setzt sich aus zwei Bestandteilen zusammen; dem Wort *arche*, das dem Griechischen entstammt und Anfang bedeutet, und der Endung *logie*, die auf *logos, also* das Wort bzw. die Lehre oder
den Sinn verweist, also die Lehre vom Anfang. Archäologen heben für gewöhnlich Verborgenes aus der Erde hervor und fördern Unbekanntes zutage.
Foucault verwendet das Wort Archäologie anstelle von Geschichtsschrei-
bung[248]; seine Methode sucht nach den Strukturen eines kognitiv-symbolischen
Habitus, der innerhalb einer Epoche Erfahrungen und Erkenntnisse ermöglicht,
ohne die von ihm ausgehenden Praktiken und Prozesse sozialer Macht auszu-

---

242  Foucault, M. 2005a, S. 875.
243  Vgl. Bührmann, A./Schneider, W. 2008, S. 56.
244  Foucault, M. 2013c.
245  Foucault, M. 2006a.
246  Foucault, M. 2012b.
247  Foucault, M. 2013a.
248  Vgl. Ruoff, M. 2009, S. 67.

grenzen[249]. Der Gegenstand archäologischer Untersuchungen ist immer Wissen. Um verständlich zu machen, was genau Foucault unter der Methode Archäologie versteht, kann ein Interview mit Studenten aus dem Jahr 1975 herangezogen werden. Hier äußert sich Foucault konkret zum Begriff der Archäologie: „Der Ausdruck Archäologie verweist (...) auf einen Forschungstyp, der Diskursereignisse abzurufen versucht, als wären sie in einem Archiv gespeichert."[250] Für den Forscher birgt diese Vorgehensweise meist eine unüberschaubare Menge an Material, das die Gesamtheit der vergangenen und gegenwärtigen Diskurse in sich vereint. Foucault konkretisiert zu einem späteren Zeitpunkt: „Man müsste alles lesen, alles studieren. Anders gesagt, man müsste über das gesamte allgemeine Archiv einer Zeit zu einem bestimmten Zeitpunkt verfügen. Und die Archäologie im strengen Sinne ist die Wissenschaft dieses Archivs."[251] Was Foucault hier beschreibt, erscheint für den einzelnen Wissenschaftler als ein äußerst ambitioniertes, kaum zu realisierendes Vorhaben. Seine Ausführungen zeigen nochmals klar seine außergewöhnliche Vorgehensweise auf.

Steht in seinen frühen Arbeiten noch die Methode der Archäologie im Mittelpunkt, so wird diese nach und nach von genealogischen Aspekten, durch die Auseinandersetzung mit Nietzsches Schriften ersetzt. In den 70er Jahren des 20. Jahrhunderts wendet sich Foucault verstärkt dem Phänomen Macht zu. Nicht mehr Diskurse sind ausschließlich Bezugspunkt seiner Analysen, vielmehr rücken Problemstellungen politischer und ökonomischer Macht ins Zentrum seiner Überlegungen. Die Genealogie dominiert bei Foucault ab 1968[252]. Genealogien sind in seinem Verständnis „Antiwissenschaften"[253]; sie bezeichnen die Verbindung von gelehrten Kenntnissen und lokalen Erinnerungen, ein Konnex, der es denkmöglich macht, historisches Wissen über Kämpfe zu gewinnen und in aktuelle Taktiken einzubringen[254]. Er präzisiert: „Man muss sich vom konstituierenden Subjekt, vom Subjekt selbst befreien, d. h. zu einer Geschichtsanalyse gelangen, die die Konstitution des Subjekts im geschichtlichen Zusammenhang zu klären vermag. Und genau das würde ich Genealogie nennen, d. h. eine Form der Geschichte, die von der Konstitution von Wissen, von Diskursen, von Gegenstandsfeldern usw. berichtet, ohne sich auf ein Subjekt beziehen zu müssen, das Feld der Ereignisse transzendiert und es mit seiner lee-

---

249   Vgl. Maasen, S. 1999, S. 31.
250   Foucault, M. 2003f, S. 599.
251   Foucault, M. 2001d, S. 646.
252   Vgl. Link, J. 2011, S. 445.
253   Foucault, M. 2001b, S. 23.
254   Vgl. Foucault, M. 2001b, S. 23.

ren Identität die ganze Geschichte hindurch besetzt."[255] Hier zeigt sich, dass Diskursanalyse, Archäologie und Genealogie nicht getrennt voneinander betrachtet werden können. Im Gegenteil: Ohne Archäologie gibt es keine Genealogie. Denn erst mit der Diskurstheorie wird es Foucault möglich, genealogische Fragestellungen aufzuwerfen[256]. Seine subjektlose genealogische Methode, Diskurse zu analysieren, gestattet es, Deutungen von Machtprozessen, aber auch solche von Strukturen eines kognitiv-symbolischen Habitus vorzunehmen sowie soziale Phänomene in ihrer Entwicklung nicht ausschließlich als Fortschritt, sondern auch als Straf-, Disziplinierungs- oder Überwachungsvorgänge zu betrachten. Foucault verfeinert die genealogische Vorgehensweise immer weiter und grenzt sie methodologisch von der Archäologie ab. Er schreibt: „Wer eine Periode oder zumindest eine Institution im Verlaufe einer Periode untersuchen möchte, für den sind unter anderem zwei Regeln unbedingt erforderlich: die erschöpfende Behandlung des gesamten Materials und eine angemessene chronologische Einteilung der Untersuchung. Wer hingegen ein Problem untersuchen will, das zu einem Zeitpunkt auftrat, muss anderen Regeln folgen: Auswahl des Materials nach Maßgabe der Gegebenheiten des Problems; Fokussierung der Analyse auf diejenigen Elemente, die zu seiner Lösung geeignet erscheinen; Herausarbeiten von Verbindungen, die diese Lösung möglich machen. Und somit Gleichgültigkeit gegenüber der Forderung, alles zu sagen, und sei es auch nur, um die Jury der versammelten Spezialisten zufriedenzustellen."[257]

In den 1980er Jahren wendet sich Foucault mehr und mehr der antiken *Ethik des Selbst* zu. Dem Projekt einer christlichen Hermeneutik, welche auf dem komplexen Austausch von Sünden und Tugenden, Verstößen und Verdiensten sowie auf einer umfassenden individuellen Abhängigkeit von Moralcodes basiert, setzt Foucault eine Ethik der Selbstsorge entgegen[258]. Das Subjekt und dessen Beziehung zur Wahrheit spiegeln auch zu diesem Zeitpunkt Foucaults Untersuchungsgegenstand wider. Zwangspraktiken, wie sie noch in *Überwachen und Strafen*[259] beschrieben werden, rücken zugunsten einer Praxis der Selbstkonstitution bzw. Selbstästhetik in den Fokus. Sennelart geht davon aus, dass bei Foucault in den Jahren 1977 und 1978 eine radikale Wende einsetzte, die im Buch *Die Regierung des Selbst und der Anderen*[260] zu erkennen

---

255 Foucault, M. 1978b, S. 32.
256 Vgl. Dreyfus, H./Rabinow, P. 1994, S. 22.
257 Foucault, M. 2005e, S. 16.
258 Vgl. Kammler, C. 2008, S. 296.
259 Foucault, M. 1994c.
260 Foucault, M. 2012d.

ist[261]. Einen neuen Zyklus markiert auch die Vorlesungsreihe von 1978; auf Analysen der Disziplin der Körper folgen Studien der Steuerung von Bevölkerungen[262]. Standen die Veranstaltungen und Vorträge der Jahre vor 1977 noch unter den Themen Biopolitik und Gouvernementalität, so widmet sich Foucault in den kommenden Jahren zunehmend der Regierung.

Später sucht Foucault mit seiner *kritischen Hermeneutik des Selbst* nach Praktiken, von denen ausgehend und über die hinausgehend sich Selbstverhältnisse in der Moderne artikulieren[263]. Seine *Ethik des Selbst* beruht auf dem Befund, dass zwei sich konträr gegenüberstehende Subjektkonzeptionen existieren: das *gnothi seauton* als sokratische Selbsterkenntnis und die *epimeleia heautou*[264] als *Sorge um sich*[265]. Die *Sorge um sich* umfasst Methoden der Selbstdisziplinierung sowie Selbstprüfung und zielt generell auf eine Ästhetisierung der eigenen Lebensweise, wodurch das Verhältnis zwischen Herrschaft und Selbst beeinflusst werden kann. Die *Sorge um sich* als reflektierte Praxis und Kunst des Regierens seines Selbst besitzt einen positiven ethischen Sinn und vollzieht sich in einer Art Konversion der Macht[266]. Sie stellt eine Weise dar, Macht zu kontrollieren, aber auch zu begrenzen. Sorgt sich der Mensch um sich selbst, so ist ihm im Umkehrschluss auch klar, welche Aufgaben ihn im Verhältnis zu anderen erwarten.

---

261  Vgl. Sennelart, M. 2006, S. 528.
262  Vgl. Sennelart, M. 2006, S. 545 ff.
263  Vgl. Maasen, S. 1999, S. 31.
264  *Epimeleia heautou – die Sorge um sich* – meint nicht nur eine Reihe von auf sich selbst gerichteten Handlungen, sondern auch eine allgemeine reflexive Haltung zu sich selbst. Reflexivität zielt in diesem Zusammenhang darauf, dass der Mensch auf kognitiver Ebene die Aufmerksamkeit des Blickes von außen nach innen richtet. Durch *Techniken des Selbst* entwickelt das Individuum einen Widerstand gegenüber der Macht. Ein Paradoxon ist insofern in ihr enthalten, als dass es sich bei dem Gebot der *Sorge um sich* heutzutage eher um Egoismus und Weltflucht handelt, während es jahrhundertelang einen positiven Grundsatz darstellte und aus sehr strengen Morallehren hervorging (vgl. Foucault, M. 2009, S. 27 ff.). Der Mensch hat durch die *Sorge um sich*, um seine Seele eine Beziehung zu seinem Selbst herzustellen und sich somit als Subjekt zu konstituieren. Der letzte und einzige Zweck der Sorge um sich selbst kann nur erreicht werden, wenn eine Reihe von geregelten, anspruchsvollen und sakrifiziellen Verhaltensweisen beachtet werden. Letztendlich handelt es sich um eine Beziehung des Subjekts zur Wahrheit, die im Laufe der Jahrhunderte im Christentum einen Wandel erfahren hat. Um die *Sorge um sich* ist in der Antike ein Netz von Verpflichtungen gegenüber der Seele gesponnen worden, die zu individuellem Heil führen, welches wiederum als Übergangsoperator zu einem Seinsmodus der Wahrheit führt (vgl. Foucault, M. 2009, S. 225 ff.). Zur *Ethik des Selbst, Selbstsorge* bzw. der *Ethik der Sorge* siehe Kapitel *2.3 Widerstand und Gegen-Verhalten durch eine Ethik der Selbstsorge.*
265  Vgl. Kammler, C. 2008, S. 296. „Die Sorge um sich selbst beinhaltet eine gewisse Art, darauf zu achten, was man denkt und was sich im Denken abspielt." (Foucault, M. 2009, S. 27).
266  Vgl. Foucault, M. 2005b, S. 884.

Kritiker Foucaults geben zu bedenken, dass er mit seiner Ethik der Sorge neoliberalen Individualismus unterstützt oder sogar ein Sympathisant desselbigen ist. Im Zusammenhang mit seinen Schriften zur antiken *Ethik der Sorge* sieht sich Foucault überdies dem Vorwurf der Förderung sozialen Unternehmertums ausgesetzt. Negative Stimmen über die *Sorge um sich* zeugen von einem auf das sich zurückziehende Individuum, welches unfähig ist, in kollektiven Gemeinschaften zu denken. Die Sorge um das eigene Selbst endet gleichwohl nicht im selbstbezogenen Egoismus, sondern vielmehr in einem Streben, das auf die Gesellschaft als solche gerichtet ist. Selbstsorge in der Form, wie sie Foucault versteht, beeinflusst ebenso das Umfeld des sich selbst konstituierenden Subjekts. Sie gestaltet Lebenswelten und führt gleichzeitig zu Humanität und Solidarität. Die *Ethik des Selbst* repräsentiert eine Art der gesellschaftspolitischen Haltung, bei der sich Selbsterkenntnis auf das Gemeinwohl bezieht und Veränderungen in der gemeinschaftlichen Wirklichkeitskonstruktion herbeiführt. Des Weiteren kann gegen diesen Vorwurf eingewendet werden, dass Foucaults Vorlesungen am *Collège de France* nicht als Kritik gedacht, sondern vielmehr als Beschreibung der Gegenwart konzipiert waren. Auch normative Problematisierungen des Neoliberalismus sucht man vergeblich, was insofern konsequent war, da Foucault diesem Grundsatz auch in seinen vorangegangenen Schriften über die Disziplinen gefolgt ist.

Da sein Denken sich immer weiterentwickelte bzw. sich aus sich selbst heraus erschuf, kann Foucaults Forschungsstil als ergebnisoffen bestimmt werden. Forschen bedeutete für ihn in erster Linie persönliche Veränderung. Er selbst bezeichnete sich als „(...) Experimentator (...)"[267], der schreibt, um sich zu verändern und nicht mehr dasselbe zu denken wie zuvor. Kammler et al. bemerken „Er wollte nicht »jemand sein«, sondern »ein anderer werden«."[268] Sein Vorgehen charakterisiert Foucault selbst wie folgt: „Ich könnte gleichwohl behaupten, dass es Spuren gab, denen es zu folgen galt, wobei es nicht darauf ankam, wohin sie führten; ja es war sogar wichtig, dass sie nirgendwohin, auf keinen Fall in eine von vornherein festgelegte Richtung führten; diese Spuren waren wie gestrichelte Linien."[269] Foucault formulierte für sich Forschungsprinzipien wie die *historische Reduktion* oder das *Prinzip der Umkehrung*. In seiner Antrittsvorlesung am *Collège de France* blickt er prospektiv auf sein kritisches Programm der nächsten Jahre und erläutert, um was es bei seiner wissenschaftlichen Tätigkeit überhaupt geht: „Einerseits die Kritik, welche das

---

267 Foucault, M. 2005f, S. 52.
268 Kammler C. et al. 2008, S. 1.
269 Foucault, M. 2001b, S. 16.

Prinzip der Umkehrung zur Geltung bringt: es soll versucht werden, die Formen der Ausschließung, der Einschränkung, der Aneignung (...) zu erfassen; es soll gezeigt werden, wie sie sich gebildet haben, um bestimmten Bedürfnissen zu entsprechen, wie sie sich verändert und verschoben haben, welchen Zwang sie tatsächlich ausgeübt haben, inwieweit sie abgewendet worden sind."[270] Einige Jahre später, im Jahr 1979, legt Foucault im Zusammenhang mit der Frage nach der Kunst des Regierens fest, was er unter *historischer Reduktion* versteht: „Ich möchte genau das Umgekehrte tun, d. h. von dieser Praxis ausgehend, wie sie sich darstellt, aber zugleich, wie sie sich reflektiert und sich rationalisiert, um von da aus zu sehen, wie sich bestimmte Dinge wirklich konstituieren können, über deren Status man sich natürlich Fragen stellen muß: der Staat und die Gesellschaft, der Souverän und die Untertanen usw. Mit anderen Worten, anstatt von Universalien auszugehen, um daraus konkrete Phänomene abzuleiten oder vielmehr von Universalien als notwendigem Raster für das Verstehen einer bestimmten Zahl von konkreten Praktiken auszugehen, möchte ich von diesen konkreten Praktiken ausgehen und gewissermaßen die Universalien in das Raster dieser Praktiken einordnen."[271]

Seine Forschungen kreisten stets um das Verhältnis zwischen Wahrheit, Erkenntnis, Wissen und Subjekt. Immer ging es ihm darum, die Wahrheit zu untersuchen. In einer Vorlesung aus dem Jahr 1976 sagt er, diesen Gedanken ausführend: „Sie sehen, daß es bei all diesen Dingen – ob es sich nun um den Markt, den Beichtstuhl, die Psychiatrie, das Gefängnis usw. handelt –, jedenfalls in allen diesen Fällen darum geht, eine Geschichte der Wahrheit unter verschiedenen Blickwinkeln anzugehen oder vielmehr eine Geschichte der Wahrheit in Angriff zu nehmen (...)."[272] Müsste eine zentrale Forschungsfrage formuliert werden, die das gesamte Lebenswerk Foucaults beschriebe, so könnte diese lauten: „Wie tritt das Subjekt in ein bestimmtes Spiel der Wahrheit ein?"[273] Erkenntnis begreift Foucault dabei als ein System vorgängiger Einheiten, wechselseitiger Zugehörigkeiten, die eine gemeinsame Natur des Strebens und des Wissens angeben. Alle Menschen, so Foucault weiter, suchen nach Wissen, das aus dem Inneren der Erkenntnis gewonnen werden muss, so kann man das Objekt eines Willens, das Ziel eines Strebens, das Instrument einer Herrschaft finden. „Wenn es ein allgemeines Streben nach Erkenntnis gibt und wenn die Erkenntnis in ihrer eigenen Bewegung so etwas wie die Lust entstehen zu lassen vermag, so weil all das bereits in der Dimension der Wahrheit

---

270  Foucault, M. 2012c, S. 38.
271  Foucault, M. 2006a, S. 15.
272  Foucault, M. 2006a, S. 59.
273  Foucault, M. 2005b, S. 887.

geschieht."[274] Wahrheit ist also immer individuell, sie ist Garantie und Grundlage von Erkenntnisstreben. Sie ist vollkommen mit der Erkenntnis verknüpft und steht mit ihr in einem Verhältnis wechselseitiger Stützung und gegenseitigen Ausschlusses[275]. Ohne Wissen kann keine Wahrheit existieren – und ohne Wahrheit kein Wissen.

## Zwischen Strukturalismus und Hermeneutik

Dreyfus und Rabinow zeigen in ihrer Publikation *Michel Foucault – Jenseits von Strukturalismus und Hermeneutik* auf, dass Foucault eine neue Methode entwickelt hat, welche die archäologische Analyse mit ihrem distanzierenden Effekt des Strukturalismus und einer interpretativen Perspektive hermeneutischer Einsicht verbindet, in der der Forscher situiert ist, um die Bedeutung seines Handelns aus einer kulturellen Praxis heraus zu verstehen. Mit dieser Methode bedient der Forscher einerseits den Anspruch des Strukturalismus, ein objektiver Wissenschaftler zu sein, sowie andererseits den hermeneutischen Anspruch des Verstehens tiefster Bedeutung[276]. „Der strukturalistische Ansatz versucht durch Auffinden objektiver Gesetze, die jede menschliche Tätigkeit beherrschen, sowohl ohne Bedeutung als auch ohne Subjekt auszukommen. Die entgegengesetzte Position, die wir unter die allgemeine Bezeichnung Hermeneutik stellen, läßt von dem phänomenologischen Versuch, den Menschen als bedeutungsstiftendes Subjekt zu verstehen, nicht aber von der Bedeutung als solcher, die sie jetzt in den gesellschaftlichen Praktiken und literarischen Texten, welche die Menschen herstellen, ansiedelt. Um Foucaults Bewegung in diesem Dreieck zu vermessen, heißt es alle drei Positionen festzumachen: Strukturalismus, Phänomenologie und Hermeneutik."[277]

Wie bei vielen anderen Begriffen definiert Foucault präzise, was genau er unter Strukturalismus versteht: „Der Strukturalismus oder was man unter diesem ein bißchen allgemeinen Namen gruppiert, ist der Versuch, zwischen den Elementen, die in der Zeit verteilt worden sein mögen, ein Ensemble von Relationen zu etablieren, das sie als nebeneinandergestellte, einander entgegengesetzte, ineinander enthaltene erscheinen läßt: also eine Art Konfiguration (...)."[278] Zunächst muss bemerkt werden, dass der Poststrukturalismus Foucault einerseits bezüglich seiner Denkhaltung, Philosophie bzw. Art und Weise der

274 Foucault, M. 2012f, S. 43.
275 Vgl. Foucault, M. 2012f, S. 16 ff.
276 Vgl. Dreyfus, H./Rabinow, P. 1994, S. 12.
277 Dreyfus, H./Rabinow, P. 1994, S. 16.
278 Foucault, M. 1992a, S. 34.

Analyse beeinflusst hat, andererseits aber auch politische Implikationen in seine Überlegungen getragen hat. Als eine Theorie linker Gesellschaftskritik beschäftigt sich poststrukturales Denken mit Sprache als einem Ort für Praxis und Wirklichkeit hierarchischer Ordnung, Herrschaft und Macht. Foucault äußert sich zu Aspekten der poststrukturalen Methode und deren politischer Tragfähigkeit in einem Interview: „Dass der Strukturalismus politische Implikationen hat, liegt auf der Hand und auch dass er zu einem Engagement führt (...). Ich glaube, eine exakte theoretische Analyse der Funktionsweise ökonomischer, politischer und ideologischer Strukturen gehört zu den absolut unerlässlichen Voraussetzungen politischen Handelns, vor allem, wenn politisches Handeln an Strukturen ansetzen und sie schließlich verändern, umstürzen oder transformieren soll. Mit anderen Worten, politisches Handeln formt und verändert Strukturen, und zugleich werden Strukturen im politischen Handeln sichtbar. Der Strukturalismus ist in meinen Augen darum keine ausschließlich theoretische Schreibtischarbeit für Intellektuelle; er kann und muss mit einer Praxis verbunden werden."[279]

Der Poststrukturalismus präsentiert sich also als eine politische Bewegung, die sozialwissenschaftliche Methoden benutzt und dem politischen Engagement vorausgeht. Diesen Denkbewegungen wird subversives Potenzial zugeschrieben[280]; sie dienen der Unterminierung von Herrschaftsdiskursen[281]. Aber keine politische Theorie ist ohne Schwachstellen: Poststrukturale Theorien sind in Bezug auf die Möglichkeiten politischen Engagements auch der Kritik ausgesetzt. So bemerkt Kuhn beispielsweise, dass der Poststrukturalismus aufgrund seiner Universalkritik keine verbindliche Ethik formulieren könne, ohne die politischer Widerstand aber unmöglich sei. Ferner gleite der Poststrukturalismus aufgrund seiner Universalkritik zwangsläufig in Relativismus und Beliebigkeit ab, daher tauge Foucaults Machttheorie nicht als Aushängeschild politisch-poststrukturalistischer Analyse, denn sie böte keinen Platz für Widerstand[282]. Foucault selbst lehnt das Etikett des Strukturalismus ab[283] bzw. bezeichnet sich als ein Chorknabe desselbigen[284]. In einem Interview bemerkt er: „Als Erstes, ich bin kein Strukturalist, ich habe niemals behauptet, ich sei Strukturalist, ich

---

279  Foucault, M. 2001c, S. 836.
280  Vgl. Kuhn, G. 2008, S. 52.
281  Vgl. Kuhn, G. 2008, S. 63.
282  Vgl. Kuhn, G. 2008, S. 1.
283  Vgl. Foucault, M. 2012b, S. 16. Als er in seiner Antrittsvorlesung sein Forschungsprogramm umreißt, bemerkt Foucault: „Und nun mögen jene, deren Sprache arm ist und die sich an dem Klang von Wörtern berauschen, sagen, daß das Strukturalismus ist." (Foucault M., 2012c, S. 44).
284  Vgl. Foucault, M. 2001a, S. 744.

habe immer darauf bestanden, dass ich kein Strukturalist sei, und habe immer wieder daran erinnert."[285] Im Verlauf des Gesprächs wird er noch deutlicher: „Ich möchte nur, dass Sie deutlich herausstellen, was ich zum Strukturalismus gesagt habe, dass ich kein Strukturalist bin, dass ich niemals einer gewesen bin, und dass allein Idioten und Ahnungslose (...) behaupten können, ich sei einer. Idioten, Ahnungslose und Ignoranten."[286]

### Rezeption von Foucault in den Pflegewissenschaften

Neben der wissenschaftlichen Rezeption Foucaults existiert eine überschaubare Anzahl an multimedial aufbereiteten Beiträgen im Radio, Fernsehen und Internet die Foucault bzw. dessen Überlegungen thematisieren[287]. Generell ist anzumerken, dass die Anwendung foucaultscher Denk- und Theoriegebäude unüberschaubar ist. Aus Sicht von Link, ist vor allem zwischen einer dominant philosophischen Rezeption und dem Versuch operativer Untersuchungen mit Foucault zu unterscheiden[288]. Seine Arbeiten werden dabei glorifiziert, kritisch rezipiert und auch herabgewürdigt. Inzwischen existiert eine kaum mehr zu erfassende Foucault-Rezeption in den Sozial- und Kulturwissenschaften[289]. Es zeigt sich, dass sich je nach Lesart Foucaults Schriften, philosophische, soziologische, architektonische, sozialwissenschaftliche, kulturwissenschaftliche, aber auch pflegewissenschaftliche Möglichkeiten ergeben, sich seines Denkens zu bedienen. Was die Rezeption Foucaults in der Pflegewissenschaft betrifft, so hat die Anwendung seines Denkens in den letzten Jahren vereinzelt stattgefunden.

Die wohl bekanntesten foucaultorientierten Untersuchungen in der Pflegeforschung sind die diskursanalytischen Studien von Powers über nordamerikanische Pflegediagnosen[290]. Seit den 80er und 90er Jahren des letzten Jahrhun-

---

285  Foucault, M. 2002c, S. 367.
286  Foucault, M. 2002c, S. 368.
287  Radiobeiträge im Deutschlandfunk: Michel Foucault: ein radikaler Denker (Deutschlandfunk 2014), Die Spur der Macht in uns allen (Deutschlandfunk 2016), Die Strafgesellschaft von Michel Foucault – warum wir Menschen einsperren (Deutschlandfunk 2015); Radiobeitrag im Bayrischen Rundfunk: Was ist Macht? – Michel Foucault (Bayrischer Rundfunk 2013a und Bayrischer Rundfunk 2013b), Dokumentationsfilm bei Arte: Foucault gegen Foucault (Arte 2015) sowie ein Podcast von Sozipod: Sex, Macht und Wahnsinn: Michel Foucault (Sozipod 2016).
288  Vgl. Link, J. 2011, S. 6.
289  Vgl. Hartz, R./Rätzer, M. 2014, S. 7.
290  Powers kommt in ihrer Untersuchung zu den Ergebnissen, dass a) der pflegediagnostische Diskurs von gesellschaftlicher Herrschaft abhängt; sie reproduziert und erweitert, b) der pflegediagnostische Diskurs den akzeptablen Input von Stimmen in der Struktur und Funktion der klinischen Begegnung auf gesellschaftlich handlungskompetente Personen mit pflegeri-

derts stoßen die Themen Unterdrückung, Macht und Wissen auch in der Pflege auf größeres Interesse[291], allerdings bleibt der Gebrauch foucaultscher Theorien und Konzepte in Bezug auf pflegewissenschaftliche Fragestellungen im Verhältnis marginal. Friesacher zeigt bis in das Jahr 2004 Anwendungsbeispiele foucaultscher Machtanalytik auf und führt eine Untersuchung aus dem Jahr 1999 ins Feld[292], mit deren Hilfe der Macht-Wissen-Komplex und die disziplinäre Praktik von Pflege begründet werden. Dzurec führt in dieser Studie eine multiparadigmatische Orientierung für die Pflege ein[293]. Die Foucault-Rezeption in der Pflegewissenschaft schließt bis zu diesem Zeitpunkt, von einigen Ausnahmen abgesehen, nicht an die Spätschriften Foucaults an[294]. In den darauffolgenden Jahren lässt sich ein Großteil der Studien unter dem Begriff *Gouvernmentality* subsumieren. Als *Gouvernmentality Studies* werden hiernach generell wissenschaftliche Arbeiten verstanden, die sich in Anlehnung an die genealogischen Schriften Foucaults mit dem Thema *Gouvernementalität bzw.* dem Begriff der Regierung befassen. *Gouvernmentality Studies* untersuchen den Abbau wohlfahrtsstaatlicher Subventionierungen, die nicht mit weniger Regierung einhergehen, sondern vielmehr ein spezielles Tableau von Techniken und Technologien umfassen, die beispielsweise über das Einfordern von Eigeninitiative funktionieren. Es werden soziale Beziehungen unter dem Gesichtspunkt der Menschenführung betrachtet, indem man sich auf die Lenkung, Kontrolle und Leitung der Menschen fokussiert. Friesacher selbst nutzt das Gouvernementalitätskonzept als ein Analyseinstrument für die Pflegewissenschaft und fokussiert dabei die Ökonomisierung von Pflege, um eine kritische Theorie der Pflegewissenschaft[295] zu entwickeln. Friesacher legt das aus der Fortsetzung und Akzentuierung des foucaultschen Machtbegriffs hervorgegangene Bündel neuzeitlicher Formen der Regierung dar und überträgt sie auf die Pflegewissenschaft. Exemplarisch untersucht er in diesem Zusammenhang den Qualitätsdiskurs und die Problematik der Bedürfnisinterpretation. In seiner Arbeit wird die versteckte Problematik der Ökonomisierung des Pflegerischen thematisiert. Ökonomisierung versteht er dabei als einen Prozess, der im We-

---

schem Expertenwissen einschränkt und so die Patienten und Familien ausschließt und c) dass der pflegediagnostische Diskurs eine Diskussion innerhalb der Pflegedisziplin bezüglich des Widerstands gegen die Hegemonie der fundamental-philosophisch verfassten Wissenschaft unterdrückt und diese Vorherrschaft mit professionellem sozialen Status gleichsetzt (vgl. Powers, P. 1999, S. 161 f).

291   Vgl. Friesacher, H. 2004, S. 366.
292   Vgl. Dzurec, L. 1999.
293   Vgl. Friesacher, H. 2008.
294   Vgl. Friesacher, H. 2004, S. 364.
295   Vgl. Friesacher, H. 2008.

sentlichen auf ökonomische Beziehungen reduziert wird und damit persönliche Beziehungen in abstrakte ökonomische und bürokratische Verhältnisse verwandelt. Er stellt weiterhin fest, dass mit der Gouvernementalität ein fruchtbares und für die Pflegewissenschaft vernachlässigtes Analysekonzept zur Verfügung steht, dessen besondere Stärke in der Untersuchung neoliberaler Machttechniken liegt. Trotz einiger Kritikpunkte, die Friesacher Gouvernementalitätskonzept als Analyseinstrument anführt, überwiegt für ihn dessen innovatives Potenzial. Er konstatiert: „Eine Auseinandersetzung mit den Denkwegen, Provokationen und Irritationen Foucaults täte der deutschen Pflegewissenschaft sicher gut."[296]

Unter dem Titel *Nutzerorientierung. Zur normativen Umkodierung des Patienten* greift er darüber hinaus in einem Artikel die Gouvernementalität auf, um sie ins Verhältnis zum Konzept der Nutzerorientierung zu setzen[297]. Aus einer kritisch-pflegewissenschaftlichen Perspektive heraus analysiert Friesacher das eben jenes Konzept als Leitidee in einem modernen Gesundheitswesen. Er zeigt Ambivalenzen auf, die in den Dimensionen des Zwangs und der Freiheit begründet liegen. Er resümiert weiterhin: „Unter den Bedingungen eines ökonomisierten Gesundheitssystems wird das Nutzerkonzept instrumentalisiert und zu einem Menschenführungskonzept mittels neuer Steuerungsansätze im Sinne des New Public Management transformiert. Das wird anhand der Disease Management Programme, Clinical Pathways und dem Pflegeprozessmodell, die alle dem kybernetischen Imperativ, d. h. einem technisch-funktionalen Paradigma mittels Information, Steuerung und Kontrolle folgen, expliziert."[298] Beim Konzept der Nutzerorientierung geht es um die zielorientierte Lenkung und Beeinflussung, Förderung, Schwächung und Modifizierung individuellen Handelns des Patienten. Friesacher führt diesbezüglich Foucault an, der eben diese Führung oder Regierung als Gouvernementalität bezeichnet. Gouvernementale Machtausübung im Sinne einer Nutzerorientierung wirkt somit auf Handlungsmöglichkeiten ein und strukturiert das Feld eventuellen Handelns im prozessoptimierten Gesundheitswesen[299]. In einem weiteren Artikel, der mit *Macht durch Steuerung. Zur Kybernetisierung von Pflege und Gesundheit* überschrieben ist, zeigt er auf, dass es sich bei den Ansätzen des *Case Managements*, der *Clinical Pathways* und des *Disease Managements* um die gemeinsame Idee der Menschenführung handelt, die der Aufrechterhaltung der Ord-

---

296  Friesacher, H. 2004, S. 373.
297  Vgl. Friesacher, H. 2010.
298  Friesacher, H. 2010, S. 55.
299  Vgl. Friesacher, H. 2010.

nung und der Durchsetzung neoliberaler Gouvernementalität dient[300]. Auch Schnabel verwendet die von Foucault beschriebene Form neuzeitlicher Regierung, aber im Zusammenhang mit dem Thema Demenz. Unter dem Titel *Die Regierung der Demenz* analysiert er in seinem Artikel aktuelle sozialpolitische Trends, die als Ablösung des Fürsorgestaates durch marktförmig organisierte Formen der Selbstsorge erscheinen. Er wirft wesentliche Einwände gegen das biomedizinische Modell der Altersdemenz ein und erläutert die Grundlagen der Gouvernementalität. Ziel seines Beitrags ist es, die lang währende Prominenz des Amyloid-Modells nicht aus einer medizinischen, sondern aus seiner politischen Verwertbarkeit heraus abzuleiten; dazu greift Schnabel auf die Gouvernementalität als ein nutzbringendes Instrument der Analyse zurück[301]. Ein weiteres Anwendungsbeispiel der foucaultschen Machtkonzeption zeigt sich bei Brünett. Sich ebenso im Thema der Versorgung und Betreuung von demenziell erkrankten Menschen bewegend, prüft er das Konzept *Demenzfreundliche Kommune* in England und unterzieht dessen aktuelle Entwicklungen unter dem Gesichtspunkt des foucaultschen Gouvernementalitätskonzepts einer Analyse und Diskussion. Der Arbeit liegen folgende Fragestellungen zugrunde: a) Wie werden relevante Akteure innerhalb der englischen Konzeption *Demenzfreundliche Kommune* subjektiviert? b) Wie wird Demenz problematisiert und c) welche Interventionen werden benannt? Brünett zeigt auf, wie über die Institutionalisierung einer Bewegung Formen kollektiver Regierung instrumentalisiert werden. Er stellt fest, dass die Gouvernementalität nicht die *Community* regiert, sondern durch *Community* über Instrumentalisierung natürlicher Loyalitätsbeziehungen und Aspekte von Solidarität und Verantwortung Einzelner für das Gemeinwohl regiert wird[302]. Friesachers, Schnabels und Brünetts Texte gehen allesamt der Frage nach, wie sich politische Programme entwickeln oder welche Techniken Regierungsinstitutionen anwenden, um Subjekte zu regieren. Dabei gerät den Autoren dieser als *Gouvernmentality Studies* zu bezeichnenden Forschungsarbeiten nie die Frage nach politischer Rationalität aus dem Blickfeld.

Unter dem Titel *Pflege als Dispositiv: Zur Ambivalenz von Macht, Hilfe und Kontrolle im Pflegediskurs* rekurriert auch Schroeter auf Foucault. Sein Beitrag zielt im Rückgriff auf die genealogische Methode Foucaults auf die unterschiedlichen Verwendungskontexte des Begriffs Pflege. Er analysiert, wie sich im naturwissenschaftlichen Schatten der Medizin Pflegediskurse entwi-

---

300   Vgl. Friesacher, H. 2011.
301   Vgl. Schnabel, M. 2014.
302   Vgl. Brünett, M. 2014, Brandenburg, H./Brünett, M. 2014.

ckeln und zu einem Macht-Wissen-Komplex formieren. Die durch die Etablierung von Pflegediskursen erschaffene Pflegewirklichkeit materialisiert sich dabei über habitualisierte Wahrnehmungs- und Deutungsschemata in praxeologischen Pflegestrategien und verdichtet sich zu einem allgemeinen Dispositiv der Pflege. An den Diskursbeispielen von Pflegediagnostik und *Case Management* wird gezeigt, wie sich das Pflegedispositiv in das auf Regulierung und Norm(alis)ierung der Gesamtbevölkerung zielende Dispositiv der Biopolitik integriert[303].

**Foucault in wissenschaftlichen Qualifikationsarbeiten**

Neben den genealogischen Arbeiten Foucaults finden auch seine diskursanalytischen Überlegungen in einigen pflegewissenschaftlichen Qualifikationsarbeiten Anwendung – so z. B. bei Foth, Weißflog, Borutta und Ketzer oder Adam-Paffrath. Foths Dissertation mit dem Titel *Caring and Killing* befasst sich mit der Ermordung psychiatrischer und lernbehinderter Menschen im sogenannten Dritten Reich. Im Rahmen einer biografischen Einzelfallstudie zeigt Foth das Schicksal von Anna Maria Buller auf. Er geht der Frage nach, welche wissenschaftlichen Diskurse es den Pflegenden ermöglicht haben, die von ihnen versorgten Patienten als unwert wahrzunehmen[304]. Weißflog untersucht unter Zuhilfenahme Foucaults Machtanalytik den Diskurs *Pflegeplanung* in der deutschen Psychiatriepflege über die Jahre 1996 bis 2011. Das theoretische Fundament dieser Arbeit bilden die Wissenssoziologie und die kritische Diskursanalyse nach Jäger. Für den gewählten Zeitraum werden Texte aus der psychiatrischen Fachzeitschrift *Psych. Pflege Heute* mit dem Ergebnis untersucht, dass der Diskurs Pflegeplanung in der Zeitschrift zwischen den zwei Polen Standardisierung und individuelle Pflege oszilliert[305]. Borutta und Ketzer fokussieren in ihrer Masterthesis gleichfalls auf Macht und unterziehen die Prüfkonstrukte des Medizinischen Dienstes der Krankenkassen[306] in der ambulanten und stationären Pflege einer genealogischen Analyse. Die Autoren gehen davon aus, dass Beziehungen der Menschen zur Welt durch kollektiv erzeugte Sinnsysteme und Wissensordnungen vermittelt werden, und setzen sich aus genealogischer Perspektive mit eben jenen Prüfkonstrukten auseinander. Ihre genealogische Analyse beschreibt, auf welche Art und Weise Qualitätsprüfkonstrukte existieren, was es für sie heißt, manifestiert worden zu sein und Spuren hinter-

---

303 Vgl. Schroeter, K. 2005, S. 385.
304 Vgl. Foth, T. 2013.
305 Vgl. Weißflog 2012.
306 Der Medizinische Dienst der Krankenkassen wird im Folgenden mit MDK abgekürzt.

lassen zu haben[307]. Adam-Paffrath untersucht Diskurse der ambulanten Pflege in Deutschland zum Zeitpunkt der Einführung der Pflegeversicherung. Sie beschäftigt sich mit den Auswirkungen der Pflegeversicherung und verwendet hierfür die Methode der Diskursanalyse nach Foucault. Um eine Standortbestimmung professionellen Pflegepersonals vorzunehmen, geht sie folgenden Fragestellungen nach: a) Wer waren die Akteure, die bei der Entstehung der Pflegeversicherung mitgewirkt haben, und wer von ihnen wurde gehört? b) Welche Diskussionsstränge gab es in der Zeit zwischen 1983 und 1986? c) Worüber wurde nicht gesprochen? Und d) inwieweit wurden die Vertreter des Pflegepersonals bei der Einführung der Pflegeversicherung beteiligt?[308] Baczkiewicz beschäftigt sich mit dem gesellschaftlichen Bild von Menschen mit Demenz im Diskurs über aktuelle Versorgungsformen[309]. Darüber hinaus existiert eine pflegewissenschaftliche Dissertationsschrift von Schiffer, der sich mit kranken, obdachlosen, drogenabhängigen Frauen und Männern in einer Krankenwohnung in Köln auseinandersetzt und Foucaults Konzept der Heterotopie anwendet[310].

Neben den erwähnten Arbeiten taucht Foucault sporadisch in Literaturverzeichnissen pflege-wissenschaftlicher Publikationen, wie beispielsweise bei Proksch[311], auf oder er wird als Beispiel bzw. Grundlage für ein kritisches Wissenschaftsverständnis herangezogen. So stellt Arnold beispielsweise anhand eines fiktiven Podiumsgespräches zwischen verschiedenen Vertretern unterschiedlicher wissenschaftstheoretischer Strömungen die poststrukturalistische Methode Foucaults exemplarisch als Variante kritischen pflegewissen-

---

307   Vgl. Borutta, M./Ketzer, R. 2008.
308   Vgl. Adam-Paffrath, R. 2008.
309   Vgl. Baczkiewicz, C. 2013.
310   Vgl. Schiffer, P. 2014; siehe auch Kapitel *4.2 Caring Community, ein heterotoper Raum des Außen.*
311   Thematisch beschäftigt sich Proksch in ihrer Dissertationsschrift mit dem Titel *Ethik und Selbstverständnis im Pflegemanagement* mit dem Spannungsverhältnis, welches sich aus den im Titel benannten Sachgebieten im Krankenhaus ergibt. Die Fragestellungen sind: a) Von welchem Selbstverständnis werden die Pflegemanager im öffentlichen Krankenhaus geleitet? b) Welche ethische Grundlage ist die Basis ihres Handelns? Im Literaturverzeichnis der umfangreichen Arbeit ist eine einzige Quelle zu Foucault (ein von Defert und Ewald herausgegebener Sammelband mit Texten von Foucault zum Thema Macht) zu finden. Die Arbeit basiert im Wesentlichen auf einer Rezeption verschiedener Debatten, die aktuell im Pflegemanagement geführt werden, und mündet in der Bildung von vier Pflegemanagementtypen: a) der Sachbearbeiter, b) der Widersprüchliche, c) der holistisch Handelnde und d) der praktische Macher (Proksch, S. 2013). Siehe auch Kapitel *4.4 Widerstandspunkte im evangelisch-neoliberalen Machtnetz.*

schaftlichen Erkenntnisgewinns heraus[312]. Es ist festzuhalten, dass die deutsch-sprachige Rezeption Foucaults in der Pflegewissenschaft von frühen Arbeiten Foucaults, von genealogischen Analysen und insbesondere den Gouvernementality Studies bestimmt sind, wobei dem Konzept der Gouvernementalität bezüglich der Analyse des Neoliberalismus am meisten Bedeutung zukommt. Lediglich Kellner nimmt in ihrer Dissertationsschrift, die den programmatischen Titel *Von Selbstlosigkeit zur Selbstsorge. Eine Genealogie der Pflege* trägt, den späteren Foucault zum Ausgangspunkt und stellt den Aspekt der Sorge heraus, um die Grundlage einer emanzipierten, widerstandsfähigen Pflegepädagogik zu schaffen, wobei die genealogischen Aspekte in ihrer Arbeit dennoch dominieren[313].

Ein Großteil der recherchierten nationalen Arbeiten, die Foucault als theoretisches Rahmengerüst nutzen[314] oder bei denen foucaultsches Gedankengut auftaucht, stehen in Verbindung mit der pflegewissenschaftlichen Fakultät PTHV und ihrem derzeitigen Dekan Prof. Dr. Hermann Brandenburg sowie Prof. Dr. Frank Schulz-Nieswandt, Dekan der Wirtschafts- und Sozialwissenschaftlichen Fakultät an der Universität zu Köln. Brandenburg ist Altenpfleger, Gerontologe und hat gemeinsam mit Schulz-Nieswandt, der neben seiner Tätigkeit an der Universität zu Köln als Honorarprofessor an der PTHV lehrt, an der Ruhr-Universität Bochum studiert. Diese Hochschule wiederum darf auf bundesdeutschem Raum als ein Ort angesehen werden, von dem aus seit den 1970er Jahren eine breite Foucault-Rezeption angestoßen wurde[315]. So ist es nicht verwunderlich, dass eine Häufung foucaultlastiger Arbeiten im pflegewissenschaftlichen Kontext mit der PTHV in Verbindung gebracht werden können.

## 2.2 Der Machtbegriff bei Michel Foucault

Das folgende Kapitel setzt sich mit den von Foucault entwickelten theoretischen Grundlagen machtvoll hervorgebrachter Subjekte auseinander. In diesem Kontext soll zunächst erörtert werden, was Foucault unter Macht, strategischen

---

312 Anhand eines Fallbeispiels aus dem Klinikalltag werden verschiedene wissenschaftstheoretische Perspektiven, u. a. poststrukturalistische Position exemplarisch dargestellt (vgl. Arnold, D. et al. 2006).
313 Vgl. Kellner, A. 2011.
314 Friesacher lehrt Kritische Wissenschaftstheorie im Promotionsstudiengang der PTHV. Adam-Paffrath, Schiffer, Brünett, Schnabel und Proksch sind Absolventen des pflegewissenschaftlichen Masterstudiengangs und/oder des Promotionsstudiengangs sowie teilweise als wissenschaftliche Mitarbeiter an der pflegewissenschaftlichen Fakultät der PTHV tätig.
315 Vgl. Link, J. 2006.

Beziehungen, Regierungstechniken als Form von Machtausübung und Herrschaftszuständen versteht. Im Anschluss gehe ich auf das Verhältnis von Ideologie, Wissen, Wahrheit und Macht ein. Nachdem diese Grundlagen ausgefaltet worden sind, soll der Schwerpunkt der Ausführungen auf unterschiedlichen, von Foucault in seinen Schriften beschriebenen Machtformen liegen. Mit Blick auf die dispositivanalytische Herangehensweise in Bezug auf machtvoll hervorgebrachte Räume werden ausgehend von einer grundsätzlichen Erörterung des Machtverständnisses bei Foucault die Disziplinarmacht als diskursive sowie der Panoptismus, das Pastorat, die Biomacht und die Gouvernementalität als strategische und zum Verständnis der Analyse in *Kapitel 4* notwendige Machtkonzeptionen besprochen. Der Schwerpunkt meiner Ausführungen liegt aufgrund der Relevanz für den Untersuchungsgegenstand auf der Pastoralmacht und der Gouvernementalität.

In der Vergangenheit haben sich verschiedene Wissenschaftsdisziplinen mit dem Thema Macht auseinandergesetzt, sodass eine unüberschaubare Anzahl von Theorien existiert. In dem Versuch, einen beweglichen Machtbegriff zu finden, der die divergierenden Vorstellungen von Macht in sich vereint, definiert Han: „Unter Macht versteht man gewöhnlich folgende Kausalreaktion: Die Macht von Ego ist die Ursache, die bei Alter gegen dessen Willen ein bestimmtes Verhalten bewirkt. Sie befähigt Ego dazu, seine Entscheidungen, ohne auf Alter Rücksicht nehmen zu müssen, durchzusetzen. So beschränkt Egos Macht Alters Freiheit. Alter erleidet den Willen Egos als etwas Fremdes."[316] Obwohl auch in dieser Definition der Freiheitsbegriff eine herausragende Rolle einnimmt, unterscheidet sich Hans allgemeine Definition unverkennbar von Foucaults Verständnis, dessen Machtbegriff im Gegensatz zu Hans und den Machtdefinitionen anderer aufgrund seiner Subjektlosigkeit zunächst etwas unorthodox daherkommen mag. Foucaults Überlegungen aber bieten die Möglichkeit, das Thema Macht auf struktureller Ebene zu analysieren. Bei der Deutung und Kritik von Wissensordnungen können Entwicklungen in den Blick genommen werden, da immer eine dominierende Macht existiert, die alle Handlungen determiniert.

### Das Thema Macht bei Foucault

Macht gilt als Kernbegriff des foucaultschen Werkes[317]. Sie entsteht in modernen Gesellschaften durch Wissen, das sich gegen anderes Wissen durchsetzt,

---

316 Han, B.-C. 2013, S. 9.
317 Ruoff, M. 2009, S. 146, siehe auch Kapitel *2.1 Michel Foucault zwischen Strukturalismus und Hermeneutik.*

Individuen unterdrückt und unterwirft. Das Fehlen eines Subjekts in Foucaults Machttheorie sowie die von ihm definierten Wechselwirkungen zwischen Freiheit und Macht lassen sich auf Henri de Boulainvilliers' Überlegungen zurückführen. In seiner Vorlesung vom 25. Februar 1976 bezieht sich Foucault explizit auf dessen Analysen und schreibt: „Zunächst definierte er [i. e. Henri de Boulainvilliers] das Prinzip dessen, was man den relationalen Charakter der Macht nennen könnte: Die Macht ist kein Eigentum, sie ist keine Potenz; die Macht ist immer nur eine Relation, die ausschließlich als Funktion der Begriffe studiert werden kann und muß, welche diese Relation ausmachen."[318] Wenn Foucault von Macht spricht, ist demzufolge eigentlich die Rede von Machtbeziehungen. Er beschreibt Letztere auch als Führung durch Wissen und Wahrheit, was bedeutet, dass andere Menschen durch mehr oder weniger strengen Zwang gelenkt werden und in einem Handlungsfeld dadurch gut oder schlecht agieren können. Im Gegensatz zu den Ausführungen anderer Machttheoretiker existiert bei Foucault kein Individuum, welches Macht auf jemanden oder etwas ausübt. Foucaults relationale, strategische Vorstellung von Macht unterscheidet sich von anderen theoretischen Überlegungen, die davon ausgehen, Macht sei etwas, was ein Individuum, eine Gruppe oder eine Institution innehabe. In der Subjektlosigkeit der foucaultschen Machtkonzeption liegt sowohl ihr besonderer Charme als auch der Kern vielgeäußerter Kritik.

Foucault äußert in seinen späteren Schriften auch Gegenteiliges und bemerkt z. B., dass Macht jene konkrete Größe ist, die das Individuum besitzt und die es ganz oder teilweise abtritt, um politische Macht oder Souveränität zu erlangen[319]. Trotz fehlendem Subjekt geht der späte Foucault in seinem Verständnis von Macht davon aus, dass im Gegensatz zu Gewaltbeziehungen, die auf Körper und Dinge einwirken, um sie zu zwingen, sich zu beugen oder zu brechen, der Ausübung von Macht immer eine Handlung auf individueller Beziehungsebene zugrunde liegt. Sie wird immer durch einen auf den anderen, in unmittelbarer Einwirkung auf dessen mögliches, tatsächliches, zukünftiges oder gegenwärtiges Handeln ausgeübt[320]. In den menschlichen Beziehungen ist Macht also stets präsent. Damit meint Foucault Beziehungen, in denen der eine das Verhalten des anderen zu lenken versucht[321]. Macht kann also mit dem späten Foucault als ein auf Handeln gerichtetes Agieren verstanden werden[322], das sich in einer Vielfältigkeit von Kraftverhältnissen äußert und ein ganzes Gebiet

---

318  Foucault, M. 2001b, S. 200.
319  Vgl. Foucault, M. 2001b, S. 29.
320  Vgl. Foucault, M. 1994b, S. 255.
321  Vgl. Foucault, M. 2005a, S. 890.
322  Vgl. Foucault, M. 1994b, S. 255.

bevölkern und organisieren kann[323]. In diesem Fall ist Macht die Bezeichnung, die man einer komplexen strategischen Situation in einer Gesellschaft gibt[324]. Macht bezieht sich aber stets auf Subjekte und steht immer in einer Beziehung zur Wahrheit. Im Sinne Foucaults ist sie nie ideologiefrei[325]. Ideologie nimmt diesbezüglich immer eine grundlegende Position in Bezug auf etwas ein, das in ihr als eine ökonomische, materielle Struktur oder sonstige Determinante wirksam ist[326]. Ideologien gehen mit Machtmaschinerien einher, um Wissen oder vielmehr einen Wissensapparat zu entwickeln. Dazu sind konkrete Instrumente der Herausbildung bzw. Akkumulation von Wissen notwendig: Beobachtungsmethoden, Registrierungstechniken, Untersuchungs- und Forschungsverfahren oder Kontrollapparate. Macht kann über diese Mechanismen nur dann ausgeübt werden, wenn sie Wissen oder Wissensapparate entwickelt, die keine ideologischen Gebäude sind[327], da sie nicht die Wirkungsweisen von Ideologien beschreibt. Sie erschafft neue Wissensformen, aber ist selbst nichts Festes. Ganz gleich, ob man sich auf den frühen oder späten Foucault beruft, Macht kann nur über die Produktion von Wahrheit ausgeübt werden, wobei sie in zweierlei Hinsicht produktiv ist: Sie bringt Wahrheit hervor und unterwirft Subjekte, die immer machtvoll erzeugt werden. Macht kann als ein produktives Netz aufgefasst werden, das den gesamten sozialen Körper durchzieht[328].

**Machtbeziehungen und Herrschaftszustände**

Foucault unterscheidet Machtbeziehungen von Herrschaftszuständen, wobei Macht immer in einem kausalen Zusammenhang zu Herrschaftszuständen steht, die aus ihr entstehen, wenn sich Machtbeziehungen verfestigen und sich auf sozialer Interaktionsebene in Beziehungen zwischen Menschen manifestieren. Unter Herrschaft versteht Foucault nicht die globale Herrschaft einzelner Personen über alle anderen oder eine Gruppe, sondern Machtphänomene, die innerhalb jeder Gesellschaft vorhanden sind. Er meint nicht die Person, die eine zentrale Position besetzt, sondern die Unterwerfungen, die in ihren wechselseitigen Beziehungen innerhalb des sozialen Körpers vollzogen werden und funktionieren[329]. Herrschaftszustände und Machtbeziehungen unterscheiden sich demnach grundlegend. Letztere existieren in jeder sozialen Beziehung, im fa-

---

323    Vgl. Foucault, M. 1983, S. 113.
324    Vgl. Foucault, M. 1983, S. 114.
325    Vgl. Foucault, M. 2003f, S. 600.
326    Vgl. Foucault, M. 1978b, S. 34.
327    Vgl. Foucault, M. 1978a, S. 87.
328    Vgl. Foucault, M. 1978b, S. 35.
329    Vgl. Foucault, M. 2001b, S. 41.

miliären wie beruflichen Umfeld sowie in der Freizeit. Im Gegensatz zu Machtbeziehungen, die beweglich sind, erweisen sich Herrschaftszustände als statisch: „In sehr vielen Fällen sind die Machtbeziehungen derart verfestigt, dass sie auf Dauer asymmetrisch sind und der Spielraum der Freiheit äußerst beschränkt ist."[330] Herrschaftszustände äußern sich, wenn es gelingt, Machtbeziehungen zu blockieren, ihre asymmetrische Eigenschaft zu verfestigen und ihnen einen unumkehrbaren Charakter zu verleihen, um somit die Freiheit des Einzelnen zu verhindern[331].

Als Voraussetzungen für Machtbeziehungen benennt Foucault drei Kriterien: a) Derjenige, auf den Macht ausgeübt wird, muss durchgängig als handelndes Subjekt anerkannt sein, b) es müssen sich vor Machtbeziehungen eigene Felder möglicher Antworten, Reaktionen, Wirkungen und Erfindungen öffnen und c) eine letzte Voraussetzung ist in freien Subjekten zu sehen. Wo Bedingungen des Handelns vollständig determiniert sind, kann es folglich keine Machtbeziehung geben[332]. Letztendlich besteht Machtausübung darin, führend zu lenken und Einfluss auf die Wahrscheinlichkeit von Handlungen anderer zu nehmen[333]. Ihrem Wesen nach ist Macht immer das, was unterdrückt[334]; demzufolge stellt ihre Analyse auch immer die Erforschung von Unterdrückungsmechanismen dar und kann nicht ohne Freiheit gedacht werden. Letztere, so drängt sich der Eindruck in der heutigen Gesellschaft auf, ist immer vorgetäuschte Freiheit des Besitzenden. Zu Zeiten des Überflusses an materiellen Dingen ist die Freiheit des Subjekts an Besitz gekoppelt und der Herrschaft des Marktes unterworfen, der radikal Wissensverwirrung produziert und die Menschen so lenkt, steuert und manipuliert. Am Beispiel germanischer Krieger, die einen egoistischen Freiheitsbegriff besitzen, der sich durch Gier, die Lust am Schlachten, durch Eroberungen und Raubzüge äußert, verdeutlicht Foucault, wie Freiheit nicht durch Toleranz und Gleichheit, sondern durch Herrschaft ausgeübt werden kann[335]. Sein Herrschaftsbegriff ist nicht von dem der Freiheit

---

330 Foucault, M. 2005a, S. 891.
331 In einem Interview aus dem Jahr 1984 unterscheidet Foucault zwischen Machtbeziehung und Herrschaftszustand: „Mir scheint, dass man unterscheiden muss auf der einen Seite zwischen Machtbeziehungen als strategischen Spielen zwischen Freiheiten, also Spielen, in denen die einen das Verhalten der anderen zu bestimmen versuchen, worauf die anderen mit dem Versuch antworten, sich darin nicht bestimmen zu lassen oder ihrerseits versuchen, das Verhalten der anderen zu bestimmen, und auf der anderen Seite Herrschaftszuständen, die das sind, was man üblicherweise Macht nennt." (Foucault, M. 2005, S. 900).
332 Vgl. Foucault, M. 1994b, S. 255 ff.
333 Vgl. Foucault, M. 1994b, S. 255.
334 Vgl. Foucault, M. 2003h, S. 226.
335 Vgl. Foucault, M. 2001b, S. 178.

zu trennen. Foucaults Machtkonzept entspringt einem Ethos der Freiheit[336].
„Wenn es Machtbeziehungen gibt, die das gesamte soziale Feld durchziehen,
dann deshalb, weil es überall Freiheit gibt."[337] Demnach besteht ein Wechselspiel, in dem Freiheit stabilisierend und konstituierend auf Macht einwirkt[338].
Macht heißt, Freiheit zu geben sowie Freiheit zu nehmen.

Ruoff fasst insgesamt sieben Machttypen bei Foucault zusammen: Neben
den diskursiven Machttypen (feudal-souveräner Machtbegriff[339], neue Politik
des Körpers[340] und Disziplinarmacht) benennt er strategische Machtkonzeptionen mit produktivem Charakter (Panoptismus, Pastoralmacht, Biomacht und
Gouvernementalität)[341]. Der feudal-souveräne Machtbegriff sowie die neue Politik des Körpers werden in dieser Untersuchung aufgrund fehlender Relevanz
zugunsten der Disziplinarmacht, des Panoptismus, der Pastoralmacht, der Biomacht und der Gouvernementalität, die in den nachfolgenden Abschnitten erörtert werden, vernachlässigt.

### Disziplinarmacht zur Regulierung widerständiger Subjekte

Die Disziplinarmacht löst Foucault zufolge im 18. Jahrhundert die feudal-
souveräne Macht ab. Sie hat die Aufgabe, unterworfene Subjekte zu produzieren und eine Beziehung zwischen ihnen und den systemimmanenten Diskursen
herzustellen. Als Macht der milden Mittel dient die Disziplinarmacht der Dressur des Körpers durch Übungen, Stundenpläne und regelmäßige Tätigkeiten.
Stets wird Gehorsam gegenüber einer Macht gezeigt, die das Individuum zum
gehorchenden Subjekt degradiert[342]. In seinem Buch *Überwachen und Strafen*[343] analysiert Foucault die Disziplin als eine Machttechnik, die im 18. und
19. Jahrhundert entsteht, um Menschen in einer Herrschaftsbeziehung ökonomisch auszubeuten und produktiver zu machen. *Überwachen und Strafen*[344] ist
als eine Kritik am Neoliberalismus und dem damit untrennbar verbundenen

---

336  Vgl. Han, B.-C. 2013, S. 57.
337  Foucault, M. 2005a, S. 890.
338  Vgl. Han, B.-C. 2013, S. 57.
339  Der feudal-souveräne Machtbegriff dient der Wiederherstellung der verletzten Souveränität
     absolutistischer Herrschaft und bedient sich der Marter zur vollkommenen Zerstörung des
     Körpers.
340  Über eine neue Politik des Körpers soll die Vorstellung von Strafe in der Seele des Zuschau-
     ers verankert werden. Bestrafungen setzen Zeichen. Zur Wiederherstellung eines Rechtssub-
     jekts innerhalb des Gesellschaftsvertrages müssen dafür Vergehen und Strafe in einem nach-
     vollziehbaren Zusammenhang stehen.
341  Vgl. Ruoff, M. 2009, S. 153 f.
342  Vgl. Foucault, M. 1983, S. 183.
343  Vgl. Foucault, M. 1994c.
344  Vgl. Foucault, M. 1994c.

Subjektmodell zu verstehen[345]. Generell besitzt Disziplinarmacht zwei Wirkweisen auf das Subjekt: Sie individualisiert und unterwirft. Foucault definiert Individualismus derart, dass das Subjekt durch Bewusstsein und Selbsterkenntnis in seiner eigenen Identität verhaftet ist[346]. Er unterscheidet grundsätzlich zwei Formen der Individualisierung: Eine wirkt über Diskurse und die andere über Disziplinen auf das Individuum ein. Individualisierung durch Disziplinierung ist durch vier Merkmale beschreibbar: Sie „(...) ist zellenförmig (aufgrund der räumlichen Parzellierung); sie ist organisch (aufgrund der Zeithäufung); sie ist kombinatorisch (durch die Zusammensetzung der Kräfte) und um das zu erreichen, setzt die Disziplin vier große Techniken ein; sie konstruiert Tableaus; sie schreibt Manöver vor; sie setzt Übungen an; und um das Zusammenspiel der Kräfte zu gewährleisten, ordnet sie Taktiken an."[347]

Indem die Disziplin Verfahren zur individuellen und kollektiven Bezwingung in Form von Disziplinierungsmethoden entwirft, produziert sie Individualität. Das Dasein des modernen Menschen ist für Foucault eine „(...) individualistische Einstellung, gekennzeichnet durch den absoluten Wert, den man dem Individuum in seiner Einzigkeit beilegt, und durch den Grad an Unabhängigkeit, der ihm gegenüber von der Gruppe, der es angehört, der den Institutionen, denen es untersteht, zugestanden wird; die Höchstschätzung des Privatlebens, das heißt das Ansehen, in dem die familiären Beziehungen, die Formen der häuslichen Aktivität und der Bereich der Erbinteressen stehen; endlich die Intensität der Selbstbeziehungen, das heißt der Formen, in denen man sich selbst zum Erkenntnisgegenstand und Handlungsbereich nehmen soll, um sich umzubilden, zu verbessern, zu läutern, sein Heil zu schaffen. Freilich können diese Einstellungen miteinander verbunden sein; so kann es vorkommen, daß der Individualismus zur Intensivierung der Werte des Privatlebens führt, oder auch, daß die Betonung der Selbstbeziehungen mit einer Übersteigerung der individuellen Einzigartigkeit einhergeht."[348] Die disziplinären Mechanismen greifen lückenlos ineinander und individualisieren die Menschen in ihrem gesamten Dasein. Am Beispiel der Schule lässt sich illustrieren, was Foucault unter Disziplinarmacht versteht: Die Schule hat im Allgemeinen die Funktion, disziplinierte Bürger zu produzieren, indem Kindern ihre späteren gesellschaftlichen Rollen zugewiesen werden. Auf diese Art und Weise bringen Hauptschulen, Realschulen und Gymnasien, passend zur jeweiligen Schicht bzw. Klasse, nutzbringende Subjekte hervor. Das Ziel der Institution Schule liegt also in der

---

345 Vgl. Friesacher, H. 2011, S. 345.
346 Vgl. Foucault, M. 1994d, S. 247.
347 Foucault, M. 1994c, S. 216.
348 Foucault, M. 1989b, S. 59.

Dressur, die die ökonomische Nutzbarkeit der Kinder erhöht. Bei dieser individualisierenden Machttechnik wird im Zuge von Eignungs- und Verhaltenskontrollen sowie Überwachung eine Verbesserung der zukünftigen Arbeitskraft erreicht. Hierbei kann man sich verschiedener Mittel bedienen, so u. a. Sanktionen in Form von Schulnoten oder hierarchischer Überwachung. Maßgeblich für die Disziplinen sind Prozesse, die aus erhöhter Leistungsfähigkeit möglichst hohen Nutzen generieren, was dazu führt, dass der Körper des Menschen als Maschine angesehen wird.

**Panoptes, der Allsehende**

Wenn Überwachung und Normierung zu einem dauerhaften persönlichkeitsprägenden Verhalten führen, so kann, Foucault folgend, von Disziplinierung gesprochen werden. Zahlreiche Institutionen, aber auch Techniken, so die Messung, Kontrolle oder Besserung, sorgen für den Fortbestand von Disziplinarverfahren[349]. In der Schule, dem Gefängnis, dem Krankenhaus oder der Kaserne stehen die Menschen unter ständiger Überwachung. Die Wirkweise einer solchen totalitären Überwachungstechnik beschreibt Foucault mit dem panoptischen Prinzip. Unter Panoptismus wird ein Machttyp verstanden, der sich auf Benthams Entwurf eines Panoptikums gründet, das Foucault als paranoides Projekt bezeichnet[350]. Benthams Konstruktionsprinzip ist auf jede Organisation anwendbar, in der Personen jedweder Art unterzubringen oder zu kontrollieren sind, was seinerzeit insbesondere für Besserungsanstalten, Gefängnisse, Armenhäuser, Lazarette, Fabriken, Manufakturen, Hospitäler, Arbeitshäuser, sogenannte Irrenhäuser und Schulen gilt[351]. Den eigentlichen räumlichen Aufbau beschreibt Bentham am Beispiel des Gefängnisses: „Das Gebäude ist kreisförmig angelegt. Die Aufenthaltsräume der Inhaftierten liegen am Kreisumfang. Man kann diese auch *Zellen*[352] nennen. Diese *Zellen*[353] sind durch *Trennwände*[354] voneinander geschieden, und den Häftlingen ist es aus diesem Grunde nicht möglich, miteinander zu kommunizieren; diese Trennwände erstrecken sich wie *Radien*[355] vom Kreisumfang zum Kreismittelpunkt hin; sie geben auf diese Weise so viel Raum wie nötig und gewährleisten damit das größtmögli-

---

349  Vgl. Foucault, M. 1994c, S. 256.
350  Vgl. Foucault, M. 2003f, S. 599.
351  Vgl. Bentham, J. 2013, S. 7.
352  Hervorhebung im Original.
353  Hervorhebung im Original.
354  Hervorhebung im Original.
355  Hervorhebung im Original.

che Ausmaß jeder Zelle. Der Aufenthaltsraum des Aufsehers befindet sich im Zentrum; man kann diesen *Aufseher-Loge*[356] nennen.["357]

Das Panoptikum dient Foucault als Inbegriff einer Überwachungs- und Strafidee, die universell einsetzbar ist[358]. In dem angeführten Beispiel des Gefängnisses haben die Aufseher die potenzielle Möglichkeit, jede Zelle und damit jeden Insassen zu beobachten, sie selbst bleiben dabei den Blicken der Häftlinge entzogen. Allein das ständige Bewusstsein einer stetigen Überwachung kann als Strafandrohung aufgefasst werden[359]. Durch diese Technologie wird der Körper der Menschen einer Optimierung unterzogen, da der Häftling sich mit relativ wenig personellem Aufwand regelkonform verhält.

Foucault bemerkt: „Mit dem Panoptismus meine ich ein Ensemble von Mechanismen, die unter die gebündelten Vorgehensweisen zu zählen sind, deren sich die Macht bedient.["360] Er geht weiter davon aus, dass der Staatspanoptismus von vielen kleinen, regional verstreuten Panoptismen gestützt wird[361], wodurch die Produktivität der Bevölkerung an sich optimiert wird. „Nachdem jede Maschine einen begrenzten Bestand an Teilen und Funktionen aufweist, finden die Menschen in panoptischen Apparaten einen Platz vor, der sie als das berühmte Rädchen im Gesamtmechanismus definiert und individualisiert.["362] Panoptische Macht durch hierarchische Überwachung und Observation oder durch Lagerbildung schafft ein System der genauen Überwachung: „Das Lager ist die Raumordnung einer Macht, die sich mithilfe einer allgemeinen Sichtbarkeit durchsetzt. Im Städtebau und bei der Errichtung von Arbeitssiedlungen, Spitälern, Asylen, Gefängnissen oder Erziehungsheimen sollte dieses Modell des Lagers zumindest in seinem Grundprinzip nachwirken: das Prinzip der räumlichen Verschachtelung hierarchisierter Überwachungen, das Prinzip der Einlagerung.["363] Die eigentliche Ausübung von Macht wird sinnlos, da sich das

---

356 Hervorhebung im Original.
357 Bentham, J. 2013, S. 13.
358 Vgl. Foucault, M. 2003f, S. 604.
359 Die Entwicklung von Menschen findet in sozialen Systemen statt. Internalisierung meint in diesem Zusammenhang, dass eine Person vorgegebene Normen als ihre eigenen verpflichtenden Normen akzeptiert. In diesem Sinne findet ein Sozialisationsprozess durch Internalisierung gesellschaftlicher Denk- und Handlungs-muster statt. Sekundäre Sozialisation ist im Gegensatz zur primären Sozialisation die Internalisierung institutionaler oder in Instituionalisierung gegründeter Subwelten (Berger, P./Luckmann, T. 1980, S. 148). Die der Alltagswelt innewohnende Wirklichkeit sichert sich durch das Einbetten in Routinen ab (Berger, P/Luckmann, T. 1980, S. 159).
360 Foucault, M. 2003e, S. 47.
361 Vgl. Foucault, M. 2003e, S. 48.
362 Ruoff, M. 2009, S. 160.
363 Foucault, M. 1994c, S. 222.

Individuum selbst überwacht, die Überwachung ihm also bereits eingeschrieben wird. Eine Hauptwirkung panoptischer Macht zeigt sich im Effekt der Disziplinierung. Die bestehende Möglichkeit, überwacht zu werden, verinnerlicht das Subjekt immer wieder aufs Neue. Infolgedessen bringt sich das Machtverhältnis permanent aus sich selbst heraus neu hervor. Die scheinbar beobachtete Person verhält sich den existierenden Normen und Geboten entsprechend. Zentral ist auch hier der Aspekt der Kosten panoptischer Überwachung, denn es stellt sich die Frage nach der Anzahl und der notwendigen Ausbildung der Überwacher: „Wen setzt Bentham in den Turm? Ist es das Auge Gottes?"[364]

### Pastoralmacht – eine christlich religiöse Machttechnik

Eine weitere Form der Macht bei Foucault ist die Pastoralmacht, sie stellt gewissermaßen die Ausgangsvariante der Gouvernementalität dar, auf die ich im Anschluss eingehe. Die zentralen Personen bei der Pastoralmacht sind Geistliche, die im Dienst einer Kirchengemeinde stehen. Als Mittler zwischen Gott und dem gläubigen Subjekt ist der Pastor[365] zuständig für den geistlichen Dienst in der Kirchengemeinde. Bereits im Jahr 1978 beschäftigt sich Foucault im Zusammenhang mit der Frage, was Kritik sei, mit dem christlichen Pastorat, die der Grundidee folgt, jedes Individuum unabhängig von seinem Alter, seiner gesellschaftlichen Stellung während seines ganzen Lebens bis ins Detail zu regieren, um es zu individuellem Seelenheil zu führen. Der erste Pastor, so Foucault, ist Christus[366].

Pastoralmacht versteht er als eine spezifische Ausprägung von Macht in einem System von Machttypen, bei denen es sich um individuelle Identität und das Zusammenspiel mit den Problemen individualisierender Macht handelt. Diese sind auf den einzelnen Menschen gerichtet, um ihn kontinuierlich und permanent zu leiten. Im Laufe der Jahrtausende hat das Christentum diese Machttechnik entwickelt, die Foucault als Pastorat bezeichnet[367]. Pastoralmacht

---

364   Foucault, M. 2003a, S. 262.
365   Pastor, dt. Hirte.
366   Vgl. Foucault, M. 2006b, S. 244.
367   Die Begriffe Pastorat und Pastoral können synonym verwendet werden und sind jeweils mit Seelsorge zu übersetzen. Im pastoralen Vollzug soll im Einklang mit dem Grundauftrag der Kirche dafür gesorgt werden, dass die Menschen die volle Einheit in Christus erlangen. Das Ziel des Pastorats liegt im Aufbau und im Leben der Gemeinde (vgl. Kasper, W. et al. 1998, S. 1434). Die theologische Realenzyklopädie unterscheidet katholische von evangelischer Pastoraltheologie. Während Erstere im traditionellen wie im aktuellen Verständnis der römisch-katholischen Kirche nicht nur ein einzelnes spezielles Element kirchlicher Seelsorgepraxis repräsentiert, sondern alle Dimensionen kirchlichen Handelns zum Gegenstand hat, ist evangelische Pastoraltheologie als wissenschaftliche Reflexion des

meint, die Menschen zu regieren, sie an die Hand zu nehmen, sie mithilfe einer detaillierten Führungstechnik, die eine große Menge an Wissen über das geführte Individuum erfordert, zu ihrem Heil zu geleiten[368]. Diese Operationen müssen sich in einem dreifachen Verhältnis zur Wahrheit vollziehen: Wahrheit als Dogma, Wahrheit als eine spezielle und individualisierende Erkennung des Individuums und Wahrheit als reflektierte Technik, die besondere Erkenntnisse, Vorschriften und Methoden für Untersuchungen, Geständnisse oder Gespräche bereithält[369].

Mithilfe der Hirten-Herden-Metapher kann veranschaulicht werden, inwieweit sich das Pastorat von den griechisch-spätantiken Beziehungen der Seelenleitung unterscheidet. Um nachzuzeichnen, wie sich zum Ende des 19. Jahrhunderts und im Kontrast zum Denken der antiken Griechen Pastoralmacht als Machttechnik der Pastoren etabliert hat, benennt Foucault vier existenzielle Unterschiede zum politischen Denken im alten Griechenland: a) Der Hirte übt seine Macht über die Herde aus, während die Götter die Erde besitzen und der Besitz die Beziehung bestimmt. b) Der Hirte sammelt, führt und leitet seine Herde, indem er sich auf das einzelne Individuum konzentriert; im antiken Griechenland erfolgt nach der Regelung einer Angelegenheit ein Rückzug des Hirten, der Fortbestand der Gemeinschaft ist ohne den Führenden gewährleistet. c) In beiden Gesellschaften gilt der Hirte bzw. Führer als Steuermann. Der Hirte wacht tagtäglich über das Wohl seiner Schafe, während dem griechischen Gott abverlangt wird, für fruchtbare Erde und reichliche Ernte zu sorgen; und d) die Pflicht des griechischen Führers ist es, letztendlich in Ausübung seiner Tätigkeit zu sterben, was mit Unsterblichkeit belohnt wird. Im Gegensatz dazu geht das pastorale Wohlwollen eher mit Aufopferung einher[370].

Zwischen Schaf und Hirte herrscht ein komplexer Austausch und Verkehr von Sünden, woraus eine moralische Komplexität resultiert. Im Gegensatz zur griechischen Antike, in der der Mensch gehorchte, wenn es das Gesetz oder der Wille des Gemeinwesens verlangten, ordnet sich im Christentum das Schaf dem Hirten unter. Fügsamkeit und Gehorsam bilden die zentralen Elemente in der Beziehung von Individuen und Pastorat; es kommt zu individueller und vollständiger Abhängigkeit und Gehorsam. Im Gegensatz zu den pastoralen

---

Auftrags der Kirche unter dem besonderen Aspekt des pastoralen Dienstes zu verstehen (vgl. Balz, H. et al. 1996, S. 70 ff.).
368  Vgl. Foucault, M. 1992b, S. 50.
369  Vgl. Foucault, M. 1992b, S. 10.
370  Vgl. Foucault, M. 1994a, S. 192.

Techniken der Gewissensleitung, wie sie das Konzil von Trient[371] in Europa forcierte, besetzten im antiken Griechenland die Philosophen eine zentrale Position mit der Aufgabe, die Menschen zu führen, und zwar üblicherweise institutionell gefestigt in Form von Schulen oder Akademien. Bei den *Epikureern*[372] beispielsweise pflegten Philosoph und Schüler eine freundschaftliche Beziehung zueinander – im Unterschied zur asymmetrischen Beziehung, die zwischen dem Hirten und dem Behüteten herrscht. Die *parrhesia*[373] stellt hierbei eine Grundbedingung individueller Führung innerhalb der Beziehung beider Personen dar. Seneca umschreibt sie wie folgt: „[W]as wir meinen, wollen wir aussprechen, was wir aussprechen, wollen wir meinen; die Rede soll mit dem Leben übereinstimmen."[374] Bei den Römern hingegen konnte eher von einer Form des persönlichen Beraters als von einer Freundschaft gesprochen werden. In Bezug auf die *parrhesia* und die Beratung ging es hier um eine Praxis der Gewissensleitung als gesellschaftliche Beziehungsform. Im Gegensatz dazu zeigt sich Erkenntnis im Pastorat in der Beziehung zwischen Schaf und Hirte als individualisiert. Letzterer muss über jedes einzelne Schaf Kenntnis erlangen, um materielle und immaterielle Bedürfnisse ausmachen zu können und diese in einem zweiten Schritt zu befriedigen. Ziel dieser christlichen Machttechnik ist die Prüfung des Bekenntnisses, die Gewissensleitung[375], der Gehorsam und die eigene Kasteiung. Unter Kasteiung versteht Foucault den Verzicht auf diese Welt bzw. auf sich selbst in dieser Welt. Er geht sogar so weit, vom täglichen Tod zu sprechen[376].

Bei der Pastoralmacht handelt es sich um eine Machtform, die das Seelenheil des Einzelnen im Jenseits sichern soll. Ihr Inhaber, der Hirte, muss sich op-

---

371 Das 19. ökumenische Konzil wird auch als *Tridentinum* bezeichnet und fand von 1545 bis 1563 in Trient statt. Es besitzt maßgebliche Bedeutung für die Pastoralmacht. Ziel eines der zentralen Reformdekrete zu bischöflichen Priesterseminaren war es, eine tiefere, ganz auf Seelsorge fokussierte geistliche Formung der Bischöfe und Priester zu erreichen (vgl. Schatz, K. 1084, S. 127).

372 Epikur lebte um 341 v. Chr. auf Samos.

373 Foucault übersetzt *parrhesia* als eine Ethik des gesprochenen Wortes. „Die parrhesia ist die Öffnung des Herzens, die Notwendigkeit für beide Partner, nichts von dem, was sie denken, voreinander zu verheimlichen und offen zueinander zu sprechen." (Foucault, M. 2009, S. 179) Als ethisches Verhältnis zwischen zwei Menschen findet sie als Grundregel bei der Gewissensleitung im Verhältnis von Schüler und Philosoph Anwendung: „Die *parrhesia* [Hervorhebung des Verfassers], meistens mit Freimütigkeit übersetzt, ist eine Spielregel, ein sprachlicher Verhaltensgrundsatz, der dem anderen gegenüber in der Praxis der Gewissensleitung anzuwenden ist." (Foucault, M. 2009, S. 211).

374 Seneca 2014, S. 282.

375 „Die Gewissensleitung ist absolut permanent, und man muß wegen allem und während seines ganzen Lebens geleitet werden." (Foucault, M. 2006b, S. 265).

376 Vgl. Foucault, M. 1994a, S. 200 ff.

fern, um das Seelenheil seiner Schafe zu gewährleisten. Pastoralmacht hat nicht die Gemeinschaft als Ganzes, sondern jeden Einzelnen sein Leben lang zum Objekt. Sie setzt die Kenntnis um das Bewusstsein des Individuums voraus, um dessen Lenken und Führen überhaupt zu gestatten[377]. Der Einzelne bemüht wiederum in allen Fragen des Lebens den Pastor und ist folglich nicht mehr in der Lage, sich eigenständig zu seinen Problemen zu verhalten. Der Hirte übernimmt in diesem Fall die Leitung des Gewissens, was zur von Kant kritisierten Unmündigkeit führt[378]. Foucault nimmt diesbezüglich Stellung: „Wenn wir unsere Pflicht nicht von der reinen Form des Imperativs, sondern von dem abhängig machen, was sie für unser späteres Schicksal halten, vertrauen wir diesem Augenblick die Bestimmung unseren Verhaltens nicht uns selbst an, worin die Mündigkeit bestehen würde, sondern einem Seelsorger, der uns in manchen Fällen nützlich sein kann, der aber nicht das Prinzip unseren Willens sein darf. Zu einem solchen Prinzip wird er jedoch, wenn wir versuchen, unser moralisches Verhalten auf das zu gründen, was unser späteres Schicksal sein mag."[379]

Durch kontinuierliche Geständnispraxis in Form von Seelsorge, wie sie bei der römisch-katholischen Kirche seit dem Vierten Laterankonzil[380] und bei der evangelischen als konstitutiver Teil pastoraler Arbeit als vorgeschriebene sowie regelmäßig wiederkehrende Form vorkommt, wird in ritueller Praxis Wahrheit über das Individuum produziert: „Das Geständnis der Wahrheit hat sich ins Herz der Verfahren eingeschrieben, durch die die Macht die Individualisierung betreibt."[381] Seit dem Laterankonzil ist der Mensch unmerklich zu einem „Geständnistier"[382] geworden, wobei ihm die Pflicht zum Geständnis so tief in Fleisch und Blut übergegangen ist, dass sie ihm gar nicht mehr als Resultat einer Machtwirkung erscheint, die Zwang auf den Menschen ausübt[383]. Es existieren Techniken des Geständnisses[384], Kataloge von Gewissensfragen, die in geregelten Verfahren zunächst auf das Geständnis des Sexes, der Sexualität o-

---

377 Vgl. Foucault, M. 1994b, S. 247 f.
378 Zur Aufklärung bei Kant siehe Kapitel *4.1 Allgemeine Kritik am Konzept und eigenes Kritikverständnis.*
379 Foucault, M. 2012d, S. 51.
380 Mit der Einführung der Ohrenbeichte auf dem Vierten Laterankonzil im Jahr 1215 hat die katholische Kirche das moderne Individuum maßgeblich mitbegründet (vgl. Gronemeyer, R. 1995, S. 25).
381 Foucault, M. 1993, S. 183;76.
382 Foucault, M. 1983, S. 77.
383 Vgl. Foucault, M. 1983, S. 77.
384 „Wenn ich von Geständnis spreche, verstehe ich darunter, auch wenn ich sehr wohl weiß, dass das ein wenig überzogen ist, sämtliche Verfahren, mit denen man das Subjekt anstachelt, über seine Sexualität einen Wahrheitsdiskurs zu halten, der auf das Subjekt selbst Wirkung erzielen mag." (Foucault, M. 2003a, S. 415).

der der sexuellen Lüste zielen, die im 18. Jahrhundert verfeinert wurden[385] und sich heute auf alle Lebensbereiche der Menschen erstrecken. Ursächlich und eng mit den Beschlüssen auf dem Konzil von Trient und der Reformation verbunden, sieht Foucault hier den Weg zur Pastoral und deren Techniken der Gewissensleitung geebnet: „Sowohl die Reformation als auch die Gegenreformation haben dem religiösen Pastorat eine Kontrolle gegeben, einen viel größeren Einfluss auf das spirituelle Leben der Individuen als früher: Steigerung der Verhaltensformen von Frömmigkeit, Steigerung der spirituellen Kontrollen, Intensivierung der Beziehung zwischen den Individuen und ihren Führern."[386]

Die Gründe für die Veränderungen von Seelsorge und ihren Techniken der Gewissensleitung sind auf die damalig fehlende seelsorgerische Ausbildung der Priester sowie auf allgemeine Missstände in der Ausübung des Bischofsamtes zurückzuführen. Das Dekret zur Residenzpflicht der Bischöfe und Priester sowie die Einrichtung von Priesterseminaren zur seelsorgerischen Ausbildung zählen zu den markanten Wegmarken der Pastoralmacht. „Inhaltlich läuft die tridentinische Reform auf ein Bild von Kirche und vor allem von kirchlichem Amt hinaus, das ganz auf die Seelsorge ausgerichtet ist und den Bischof oder Pfarrer als Hirten seiner Diözese bzw. Pfarrgemeinde sieht. (...) Das Priesteramt wird nicht relativiert, aber noch viel stärker als Seelsorge für das Volk verstanden."[387] Seit dem Konzil von Trient, so Foucault, tauchen neben den alten Beichttechniken neue Verfahren auf, die innerhalb der kirchlichen Institution zum Zweck der Läuterung und der Ausbildung kirchlichen Personals geschaffen wurden. Es wurden minutiöse Techniken zur Diskursivierung des täglichen Lebens, zur Selbstprüfung, zum Geständnis und zur Gewissensleitung in der Beziehung zwischen Gelenktem und Lenkendem entwickelt[388].

Die vorangegangenen Erörterungen versuchten zu entfalten, wie Pastoralmacht individualisiert[389]. Man kann festhalten: „Die Individualisierung vollzieht sich (...) durch ein ganzes Geflecht von Knechtschaft, das die allgemeine Knechtschaft eines jeden gegenüber jedem impliziert und gleichzeitig den Ausschluss des Ich, den Ausschluß des Ego, den Ausschluß des Egoismus als zentrale Kernform des Individuum[s bestimmt]."[390] Indirekte Auswirkungen der Pastoralmacht auf das einzelne Subjekt können Formen der Emigration nach

---

385   Vgl. Foucault, M. 2003a, S. 414 f.
386   Foucault, M. 2006b, S. 334.
387   Schatz, K. 1994, S. 137.
388   Vgl. Foucault, M. 2003a, S. 398.
389   Dass die Pastoralmacht individualisiert, heißt zwar, dass der Pastor die gesamte Herde lenkt, er kann sie jedoch nur in dem Maß richtig lenken, in dem ihm kein einziges Schaf eingeht (vgl. Foucault, M. 2006b, S. 173 ff.).
390   Foucault, M. 2006b, S. 268.

innen – in Gestalt von irrational-aggressiven Austritten oder schlicht infantiler Versorgungsmentalität – sein[391]. Pastoralmacht ist auf das Seelenheil gerichtet und zielt in einem ständigen Verfeinerungsprozess auf die totale Kontrolle und Manipulation der Menschen. Eine Beziehung zum Heil des Einzelnen formt sich über das Dreiecksverhältnis von Individuum, Pastor und christlichem Gott[392]. Es entsteht ein individualisiertes Gehorsamkeitsfeld[393]. Pastoralmacht wirkt vor allem als Folge jenes Bewusstseins der Gläubigen, dass sie Orientierung, Führung und Lenkung benötigen[394]. Sie verwandelt eigenständige Individuen in Subjekte pastoraler Führung, die nicht der Emanzipation des Subjekts, sondern der dauerhaften Unterwerfung unter die Autorität des Pastors dient[395]. „Unfreiwilligkeit, Permanenz und Abhängigkeit sind die drei fundamentalen Merkmale, die das Verhältnis zwischen spirituellem Führer und Zögling kennzeichnen: Die Selbstsorge nimmt hier die Form der Selbstaufgabe an, die Selbstenthüllung zielt auf die Selbstzerstörung."[396] Pastoralmacht erstreckt sich auf jede Lebenssituation, auf die gesamte Existenz des Menschen, die bis ins letzte Detail bestimmt werden will[397]. Christliche Pastoral beerbt gewissermaßen das alte, in der antiken Selbstsorge begründete Verhältnis zwischen Subjekt und Wahrheit[398].

**Gehorsam und Wahrheit**

Foucault stellt sich die Frage, wie es kommt, „(...) dass in der westlichen christlichen Kultur die Regierung der Menschen von den Regierten außer Akten des Gehorsams und der Unterwerfung Akte der Wahrheit verlangt, die die Besonderheit haben, dass die betreffende Person nicht nur die Wahrheit sagen soll, sondern die Wahrheit über sich selbst, über ihre Fehler, ihre Begierden ihren

---

391  Vgl. Steinkamp, H. 1999, S. 16.
392  Der Pastor leitet das Individuum und die Gemeinschaft auf ihrem Weg zum Heil. Er hat hierbei eine Beziehung zum Gesetz und zur Wahrheit. Gleichwohl definiert sich das Pastorat nicht ausschließlich über die Elemente Heil, Gesetz und Wahrheit, vielmehr sind das Heil des einzelnen Schafes und die sich hieraus ergebenen komplexen Beziehungen der Individuen zu ihren Pastoren maßgeblich. Foucault benennt vier Prinzipien: a) das Prinzip der integralen und paradoxalen Distributivität der pastoralen Macht, b) das Prinzip des erschöpfenden und unverzüglichen Transfers, c) das Prinzip der Inversion der Opferung und d) das Prinzip der alternierenden Korrespondenz (vgl. Foucault, M. 2006b, S. 246 ff.).
393  Vgl. Foucault, M. 2006b, S. 261.
394  Vgl. Steinkamp, H. 1999, S. 22 ff.
395  Vgl. Balke, F. 2008, S. 291.
396  Balke, F. 2008, S. 291.
397  Vgl. Ruoff, M. 2009, S. 162.
398  Vgl. Kammler, C. 2008, S. 290. Zum antiken Verhältnis von Subjekt und Wahrheit siehe Kapitel *2.3 Widerstand und Gegen-Verhalten durch eine Ethik der Selbstsorge*.

Seelenzustand etc. (...)."[399] Bei der Seelenleitung und der Bekenntnis spielen Foucault zufolge die *Exhomologese*[400] und die *Exagoreusis*[401] eine entscheidende Rolle. Seelsorge und Wahrsprechen bedingen sich gegenseitig, sie bilden eine Gesamtheit, die durch Gehorsam, Prüfung und Bekenntnis zum Verlust des Selbst führt. Die „(...) sprachliche Manifestation der Wahrheit, die sich auf dem Grunde des eigenen Selbst versteckt, erscheint wie ein unverzichtbares Element für die Regierung der Menschen untereinander."[402] In der christlichen Pastoral und Geistigkeit entwickelt sich die Kunst zu sprechen auf zwei Ebenen: Erstens ist da die Redekunst des Lehrers, die sich im Wort der Offenbarung zeigt. Ihr liegt die Heilige Schrift bzw. das Evangelium zugrunde. Jedes Wort des Lehrers hat sich an diesen beiden Quellen auszurichten. „Die Funktion der Lehre im engeren Sinne besteht darin, die Wahrheit zu lehren. Und es gibt eine paränetische[403], anweisend-vorschreibende Tätigkeit. Ferner existiert die Funktion des Seelenleiters und die Funktion des Bußmeisters sowie des Konfessors[404]. Der zuletzt genannte deckt sich nicht mit der des Seelenleiters."[405] Die zweite Ebene der Redekunst sieht Foucault bei demjenigen, der zur Wahrheit und zum Seelenheil geführt werden soll. Was er zu sagen hat, ist die Wahrheit über sich selbst, welche die Voraussetzung für die Heilsversprechung darstellt[406]. Darüber hinaus ist die Rede des Geführten, dessen Aufgabe darin besteht zu schweigen, nicht autonom, sie hat keine eigene Funktion inne[407].

In Bezug auf die Pastoralmacht kann im Großen und Ganzen festgehalten werden, dass sie sich im Laufe des klassischen Zeitalters aus den Disziplinen Schule, Internat, Kaserne oder Fabrik entwickelt hat. Eine wichtige Rolle spielen verschiedenste Techniken zur Unterwerfung und Kontrolle der Bevölkerung[408]. In seiner modernen Form entfaltet sich das Pastorat u. a. in medizinischem Wissen, dessen Institutionen und Praktiken[409].

---

399  Foucault, M. 2005i, S. 154.
400  Mit dem Begriff *Exhomologese* wird eine Handlung bezeichnet, die das Ziel hat, sowohl eine Wahrheit als auch die Anerkennung dieser Wahrheit durch ein Subjekt aufzuzeigen (vgl. Foucault, M. 2005f, S. 155).
401  Unter *Exagoreusis* ist die Pflicht zu verstehen, über alle gedanklichen Regungen erschöpfend zu berichten (vgl. Foucault, M. 2005h, S. 157).
402  Foucault, M. 2005g, S. 158.
403  Der Begriff der Paränese stammt aus dem griechischen *parainesis* und kann mit *Rat* oder *Ermahnung* übersetzt werden.
404  Konfessoren sind leitende höherrangige Mitglieder einer Glaubensgemeinschaft.
405  Foucault, M. 2009, S. 435.
406  Vgl. Foucault, M. 2009, S. 444 f.
407  Vgl. Foucault, M. 2009, S. 447.
408  Vgl. Foucault, M. 1983, S. 167.
409  Vgl. Foucault, M. 2006b, S. 289.

**Biomacht und Biopolitik**

Heutzutage werden Informationen und Wissen über Menschen machtvoll ange-
häuft. Die Biomacht und Gouvernementalität, auf die ich gleich eingehe, sind
zwei Regierungstechniken, die – wie die Pastoralmacht – als Formen der Ver-
haltenssteuerung zur Unterwerfung und zum Gehorsam des Individuums und
ebenso zum Verlust des Selbst führen; sie zielen allerdings nicht auf den Einzelnen, sondern auf ganze Bevölkerungsgruppen ab. Die Biomacht wie auch
die Gouvernementalität richten sich im Gegensatz zur Disziplinarmacht nicht
auf den Körper der Individuen, sondern wollen in Gänze unterworfene und be-
herrschbare Subjekte produzieren. Tiqqun erklären in diesem Zusammenhang:
„Die Biomacht ist jene wohlwollende Macht, voll der Hingabe des Hirten für
seine Herde, die das Beste für ihre Untertanen will, die Macht, die will, daß ihr
lebt."[410] Bei der Biomacht oder Biopolitik handelt es sich um ein diskursives
Konzept zur Regulierung von Bevölkerungen. Dabei oszilliert sie zwischen
zwei Polen: Einerseits bezieht sie sich auf Individuen, kontrolliert und überwacht sie. Andererseits versucht sie, ihre Arbeitsleistung zu steigern. Mithilfe
von statistischen Daten erfährt der Souverän Wesentliches über die Bevölkerung, sodass sowohl eine Ökonomie der Macht eingesetzt als auch die Bevölkerung regiert werden kann. Durch Statistiken wird es möglich, Kenntnisse über
den Staat, über alle Kräfte und Ressourcen einzuholen, um ein detailliertes Bild
der augenblicklichen Situation zu erhalten[411].

Biomacht wird heutzutage als Biopolitik umgesetzt, indem beispielsweise
direkt oder indirekt das Verhältnis der Menschen zu ihrem Körper thematisiert
wird[412]. Sie verfolgt im Allgemeinen das Ziel, die Lebensdauer der Individuen
zu verlängern, sie gesünder, belastbarer und letztendlich im Hinblick auf ihre
Arbeitskraft ökonomisch ausnutzbarer zu machen. Wohin der biopolitische
Diskurs führen kann, veranschaulichen Kipka und Putzker pointiert in ihrer
Analyse von Artikeln der Zeitschrift DIE ZEIT. Die Autoren kommen zu dem
Schluss: „Hirntote ZEIT-LeserInnen spenden nationalbewußt Organe, bejahen
Gentherapien für bzw. gegen die Leiden der heutigen Zeit, verspeisen genuß-
voll gentechnisch produzierte Lebensmittel und akzeptieren transgene Experi-
mente und Gentests im guten Glauben an den wissenschaftlich technischen
Fortschritt und den bio- und gentechnologischen Standort Deutschland."[413]
Eben das, was ZEIT-Leser zu dieser Art von Subjekten macht, ist laut Foucault

---

410   Tiqqun 2003, S. 29.
411   Vgl. Foucault, M. 2006b, S. 396.
412   Vgl. Jäger, M. et al. 1997, S. 5.
413   Kipka, K./Putzker, K. 1997, S. 175.

„(...) ein Ensemble von Mechanismen, durch die das, was in der menschlichen Art seine grundlegenden biologischen Züge ausbildet, in das Innere einer Politik, einer politischen Strategie, einer allgemeinen Machtstrategie eintreten kann; anders gesagt, wie die Gesellschaft, die modernen abendländischen Gesellschaften seit dem 18. Jahrhundert, der grundlegenden biologischen Tatsache Rechnung getragen haben, daß das menschliche Wesen eine menschliche Art bildet."[414] Diese Macht ist eine Machtergreifung über den Menschen als Lebewesen, eine Art Verstaatlichung des Biologischen oder zumindest eine gewisse Tendenz hin zu dem, was man als solche bezeichnen könnte[415].

Dieser individualisierende Machteingriff vollzieht sich in einem weiteren Schritt Massen konstituierend durch die Organisation und Koordinierung medizinischer Versorgung, aber auch durch die Zentralisierung von Informationen und die Normalisierung[416] von Wissen. Biomacht trägt Wissen zusammen. Es handelt sich dabei um Vorhersagen, statistische Bewertungen und globale Messungen[417], die über einen ihr eigenen Masseneffekt in ein Feld eingreifen, um eine Verbesserung des Lebens der Bevölkerung zu realisieren. Um Zufallsereignisse besser beherrschbar zu machen, strebt Biomacht danach, Wahrscheinlichkeiten kontrollieren zu können: „Die Fortpflanzung, die Geburten- und die Sterblichkeitsrate, das Gesundheitsniveau, die Lebensdauer, die Langlebigkeit mit allen ihren Variationsbedingungen wurden zum Gegenstand eingreifender Maßnahmen und regulierender Kontrollen: Bio-Politik der Bevölkerung."[418]

Aus einem Polizeistaat[419] entwickelte sich seit der zweiten Hälfte des 18. Jahrhunderts eine medizinische Polizei, die in Verbindung zu einer Biopolitik gestellt wird und ihrerseits die Bevölkerung als ein Ensemble von Lebewe-

---

414  Foucault, M. 2006b, S. 13.
415  Vgl. Foucault, M. 2001b, S. 282.
416  Am Begriff der Normalisierung zeigen sich Übersetzungsprobleme vom Französischen ins Deutsche. Foucaults Kategorie der Norm (frz.: *la norm*) kann ins Deutsche mit Norm im Sinne einer DIN-Norm übersetzt werden.
417  Vgl. Foucault, M. 2001b, S. 286 ff.
418  Foucault, M. 1983, S. 106.
419  „Was einen Polizeistaat charakterisiert, besteht darin, daß er sich dafür interessiert, was die Menschen tun, ihre Tätigkeit, ihre Beschäftigung. Das Ziel der Polizei ist also die Kontrolle und die Übernahme der Verantwortung für die Tätigkeit der Menschen, insofern diese Tätigkeit ein ausschlaggebendes Element in der Entwicklung der Kräfte des Staates darstellt." (Foucault, M. 2006b, S. 464) Ein mit weitreichenden Kompetenzen ausgestatteter Polizeiapparat trägt überlicherweise Sorge für allumfassende Angelegenheiten, allgemeine Wohlfahrt und Sicherheit. Er ordnet in politischer Hinsicht alle freiheitlichen Rechte der Bürger. Für Foucault ist die Polizei „(...) die Gesamtheit der Interventionen und Mittel, die sicherstellen, daß das Leben, das Etwas-mehr-als-nur-leben, das Zusammenleben tatsächlich zur Bildung und Steigerung der Kräfte des Staates nützlich sein wird." (Foucault, M. 2006b, S. 470).

sen mit spezifischen biologischen und pathologischen Merkmalen sieht[420]. Krankheit wird in ihren unterschiedlichen Dimensionen überwacht und dokumentiert, sodass eine Steuerung der Menschen in ihrem Dasein denkbar wird, was letztendlich zu einer Optimierung des Volkskörpers in Bezug auf seinen gesundheitlichen Zustand führt. Brieler zeigt am Beispiel von Fußballspielern, wie der biopolitische Arbeitskörper im Zuge der Ökonomisierung und Kapitalisierung rund um das Fußballgeschehen mithilfe neoliberaler Menschenführung und durch harte körperliche Fronarbeit den Zweck verfolgt, Gefühle wie Begeisterung, Anteilnahme, Identifikation, Spannung und Erlösung zu produzieren[421].

**Gouvernementalität, eine neuzeitliche Form der Regierung**

Aus der historischen Analyse pastoraler Führungstechniken und den Überlegungen zur Biomacht heraus widmet sich Foucault den Subjektivierungsformen, auf die der moderne Staat und die kapitalistische Gesellschaft setzen. Neben der Biomacht identifiziert Foucault eine neoliberale Machttechnik, die er Gouvernementalität nennt. Mit ihr liefert er ein Modell, mit dem Begriffe wie Regierung oder Führung verbunden sind, die wiederum eine reflektierte Praxis des Regierens ermöglichen. Seine Ausarbeitungen der Gouvernementalitätsproblematik ist laut Lemke et al. fragmentarisch geblieben[422]. In den Vorlesungen aus den Jahren 1977/1978 und 1978/1979, die in Deutschland unter den Titeln *Sicherheit, Territorium, Bevölkerung – Geschichte der Gouvernementalität 1*[423] sowie *Die Geburt der Biopolitik – Geschichte der Gouvernementalität 2*[424] erschienen sind, führt Foucault eine Form der Regierung ein, die das Verhältnis von staatlicher Souveränität und individueller Selbstbestimmung beschreibt.

Die Gouvernementalität ist ausgehend vom archaischen Muster der christlichen Pastoral entstanden[425], sie umfasst wechselseitige Machttechniken und politische Programme, die in ein Regierungskonzept münden. Regierung verlagert sich dabei sukzessive von den staatlichen Institutionen durch Praktiken der Selbstführung auf das Individuum selbst. Im Zentrum der gouvernementalen

---

420 Vgl. Foucault, M. 2006b, S. 525.
421 Vgl. Brieler, U. 2014, S. 14 ff.
422 Vgl. Lemke, T. et al. 2012, S. 17.
423 Foucault, M. 2006b.
424 Foucault, M. 2006a.
425 Vgl. Foucault, M. 2006b, S. 165.

Vernunft[426] steht ein Wechselspiel von Freiheit und Sicherheit[427]. Das Volk bzw. die Bevölkerung stellt das Objekt dar, nach dem sich die Regierung in ihrem Verhalten, in ihren Interventionen und Techniken ausrichtet.

Gouvernementalität bedeutet, eine Bevölkerung zu regieren, sie in ihrem Verhalten und in ihren Handlungsweisen zu beeinflussen. Foucault definiert: „Ich verstehe unter »Gouvernementalität« die aus den Institutionen, den Vorgängen, Analysen und Reflexionen, den Berechnungen und den Taktiken gebildete Gesamtheit, welche es erlaubt, diese recht spezifische, wenn auch sehr komplexe Form der Macht auszuüben, die als Hauptzielscheibe die Bevölkerung, als wichtigste Wissensform die politische Ökonomie und als wesentlich technisches Instrument die Sicherheitsdispositive hat. Zweitens verstehe ich unter »Gouvernementalität« die Tendenz oder die Kraftlinie, die im gesamten Abendland unablässig und seit sehr langer Zeit zur Vorrangstellung dieses Machttypus geführt hat, den man über alle anderen hinaus die »Regierung« nennen kann: Souveränität, Disziplin, und einerseits die Entwicklung einer ganzen Serie spezifischer Regierungsapparate [und andererseits][428] die Entwicklung einer ganzen Serie von Wissensarten nach sich gezogen hat. Schließlich denke ich, daß man unter »Gouvernementalität« den Vorgang oder vielmehr das Ergebnis des Vorgangs verstehen sollte, durch den der mittelalterliche Staat der Gerichtsbarkeit, der im 15. und 16. Jahrhundert zum Verwaltungsstaat wurde, sich nach und nach »gouvernementalisiert« hat."[429] Gouvernementalität ist also ein strategisches Feld von Machtverhältnissen, in einem allgemeinen und nicht nur politischen Sinn ein strategisches Feld beweglicher, veränderbarer und reversibler Machtverhältnisse[430]. Ihr abschließendes Zielobjekt ist die

---

426  „Im Ausgang von der neuen gouvernementalen Vernunft – und hier ist der Punkt, an dem sich die alte von der neuen trennt, die Staatsräson und die Vernunft des minimalen Staates – hat die Regierung künftig nicht mehr zu intervenieren, sie hat keine direkte Einflussmöglichkeit mehr auf die Dinge und Menschen. Sie kann nur noch Einflussmöglichkeit haben, sie ist nur in dem Maße rechtlich und vernunftgemäß legitimiert zu intervenieren, wie das Interesse, die Interessen, das Spiel der Interessen ein bestimmtes Individuum oder Ding, eine bestimmte Ware, ein bestimmtes Vermögen oder ein bestimmtes Verfahren mit einem bestimmten Interesse für die Individuen oder für die Gesamtheit der Individuen oder für die Interessen eines bestimmten Individuums gegenüber dem Interesse aller usw. belegen. Die Regierung interessiert sich nur für die Interessen." (Foucault, M. 2006a, S. 74).

427  Vgl. Foucault, M. 2006a, S. 100.

428  Anmerkung des Übersetzers: „M. Foucault sagt: »auch die Entwicklung«." (Foucault, M. 2006b, S. 162).

429  Foucault, M. 2006b, S. 162 f.

430  Vgl. Foucault, M. 2009, S. 314.

Bevölkerung als politisches, als neues, dem juridischen und politischen Denken bis dahin fremdes kollektives Subjekt[431].

## Ein Schiff steuern

Entlang der Metapher des Schiffes lässt sich die Gouvernementalität gut ergründen: In seinen Vorlesungen aus dem Jahr 1978 geht Foucault im Kontext der Gouvernementalität und deren pastoraler Entstehungsgeschichte auf diese Regierungsmetapher ein[432]. Er fragt sich, was es eigentlich heißt zu regieren. Im Französischen bezeichnet das Verb *gouverner* das Steuern eines Schiffes. Steuern heißt auch immer, Verantwortung zu übernehmen für das Schiff selbst, aber auch für die Ladung und gegebenenfalls für die Besatzung. Dies bedeutet, auch einen Zusammenhang zwischen Seeleuten, dem Schiff, der Ladung sowie Ereignissen wie Wind, Klippen oder Unwetter herzustellen[433]. Foucault kommt zu dem Schluss: „Regieren heißt, Dinge regieren."[434] Das Wesentliche hierbei ist der Komplex aus Menschen und Dingen. Variablen wie Eigentum oder Territorium hingegen spielen eine untergeordnete Rolle[435]. Nach Foucault stellt das Regieren dementsprechend eine spezielle Form der Machtausübung dar. Das Unsichtbare Komitee spezifiziert: „Ein König herrscht. Ein General kommandiert. Ein Richter richtet. Regieren ist etwas anderes. Es bedeutet, die Verhaltensweisen einer Bevölkerung, einer Vielheit zu lenken, über die man wachen muss wie ein Schäfer über seine Herde, um das Potenzial zu maximieren und der Freiheit eine Richtung zu geben. Es bedeutet also, ihre Wünsche, ihr Funktionieren und Denken, ihre Gewohnheiten, Befürchtungen, Veranlagungen und ihr Umfeld zu berücksichtigen und zu formen."[436] *Gouverner* kann aber auch im Sinne von *conduire quelq'un*, also jemanden führen – im eigentlichen Sinne von Seelenführung – verstanden werden[437]. An dieser Stelle lässt sich erkennen, wie stark die Gouvernementalität in ihrer Entstehungsgeschichte mit der christlichen Pastoral verbunden ist, da die Idee, Menschen zu regieren, ihren Ursprung im christlichen Orient in Gestalt der Idee und der Organisation einer Macht des pastoralen Typus und in Form von Gewissensleitung bzw. Seelenführung nimmt[438].

---

431  Vgl. Foucault, M. 2006b, S. 70.
432  Vgl. Foucault, M. 2006b, S. 146.
433  Vgl. Foucault, M. 2006b, S. 185.
434  Foucault, M. 2006b, S. 147.
435  Vgl. Foucault, M. 2003b, S. 807.
436  Unsichtbares Komitee 2015, S. 15.
437  Vgl. Foucault, M. 2006b, S. 183.
438  Vgl. Foucault, M. 2006b, S. 185.

**Das neoliberale Spannungsfeld aus Selbst- und Fremdführung**

Ausgehend von der Vorlesungsreihe am *Collège de France* aus dem Jahr 1979 entwickelt Foucault das Konzept der Gouvernementalität entlang neoliberaler Programmatik. Er beschreibt damit eine Form der Regierung und Steuerung kollektiver Subjekte über Selbsttechnologien in einer Art Dialektik der Selbst- und Fremdführung. Wir leben, so führt Foucault aus, in einem Zeitalter der Gouvernementalität[439], deren Ursprung und Ziel der Staat ist[440]. „Jedes Individuum ist ursprünglich Träger einer bestimmten Freiheit, von der es einen bestimmten Teil abtritt oder nicht. Andererseits wird die Freiheit nicht als Ausübung einer Reihe von Grundrechten aufgefasst, sondern einfach als Unabhängigkeit der Regierten gegenüber den Regierenden."[441] Im Verlauf der Vorlesung nimmt Foucault vermehrt Bezug auf den Begriff der Freiheit: „Man darf sich die Freiheit nicht als ein Universal vorstellen, das über die Zeit hinweg eine fortschreitende Vervollkommnung oder quantitative Variationen oder mehr oder weniger schwerwiegende Beschneidungen oder mehr oder weniger starke Verdunkelungen aufweise. Es handelt sich nicht um ein Universal, das sich mit der Zeit und der Geographie besondern würde. Die Freiheit ist keine weiße Oberfläche, die hier und da und von Zeit zu Zeit mit mehr oder weniger zahlreichen schwarzen Feldern bedeckt ist."[442]

Generell kann ein Liberalismus, als politische Philosophie, die die Freiheit betrifft, in Neoliberalismus, Ordoliberalismus[443] und Anarcholiberalismus unterschieden werden. Foucaults Analyse der historischen Entwicklungsgeschichte des Liberalismus folgend, kann darüber hinaus zwischen dem klassischen Neoliberalismus[444] des 18. und 19. Jahrhunderts, dem Neoliberalismus der 30er

---

439   Vgl. Foucault, M. 2006b, S. 164.
440   Vgl. Foucault, M. 2006b, S. 415.
441   Foucault, M. 2006a, S. 69.
442   Foucault, M. 2006a, S. 96 f.
443   Es gibt zwei Achsen, auf denen der Ordoliberalismus sein Betätigungsfeld findet: zum einen in der Gestaltung der Gesellschaft nach dem Modell des Unternehmens und zum anderen in der Neubeschreibung der Institution des Rechts und der Rechtsregeln, die eine Gesellschaft auf der Grundlage der Wettbewerbswirtschaft des Marktes notwendig machen (vgl. Foucault, M. 2006a, S. 226).
444   Neoliberalismus definiert Foucault als Gesellschaftsform, die dem Markt entsprechend das menschliche Zusammenleben regelt, indem das regulative Prinzip nicht in erster Linie im Austausch mit Waren besteht, sondern vielmehr in Mechanismen des Wettbewerbs, die einen größtmöglichen Raum in der Gesellschaft einnehmen (Foucault, M. 2006a, S. 208). In seiner Vorlesung vom 31. Januar 1979 spricht Foucault explizit von einem ersten Neoliberalismus, der grob als deutsch bezeichnet werden kann (vgl. Foucault, M. 2006a, S. 117). Der deutsche Staat, so Foucault weiter, stellt einen radikal-ökonomischen Staat dar, der wirtschaftliche Freiheit als gemeinsames Produkt von Wachstum des Wohlstands in den Mittelpunkt seiner Aktivitäten stellt (vgl. Foucault, M. 2006a, S. 126).

und 40er Jahre des 20. Jahrhunderts und dem bundesdeutschen Ordoliberalis-mus[445] der Freiburger Schule aus den 1970er Jahren differenziert werden. Letz-terer geht davon aus, dass der Markt sich nicht allein durch die ihm eigenen Kräfte regelt, sondern Marktfreiheit durch juristische und institutionelle Maß-nahmen garantiert werden muss. Ziele des deutschen Ordoliberalismus sind Vollbeschäftigung, Preisstabilität, eine ausgeglichene Zahlungsbilanz, das Wachstum des Bruttosozialproduktes, die Neuverteilung der Einkommen und Vermögen sowie die Bereitstellung sozialer Güter[446].

Liberale Gesellschaftsformen funktionieren meist nach einem Schema aus Freiheit und Angst; es kann keinen Liberalismus ohne die Kultur der Gefahr geben[447]. Angst und Freiheit sind sein inneres Korrelat. Foucault geht in diesem Zusammenhang von einem auf sozialer Ebene befindlichen Angstzustand aus, in dem Vorstellungen, Bekundungen, Zeichen, empathische, listige, lügenhafte Ausdruckformen, Lockungen und Willensäußerungen existieren, die in ihr Ge-genteil verkehrt werden. Er bezeichnet dies als Theater des Austauschs von Re-präsentationen, die ein zeitlich unbestimmtes Angstverhältnis begründen[448]. Der Philosoph verweist auf die roosveltsche Politik des *Welfare*, deren Umset-zung in einer Zeit der Arbeitslosigkeit mehr Freiheiten garantieren sollte: Frei-heit der Arbeit, Freiheit des Konsums oder auch politische Freiheit[449].

Auch im bundesdeutschen Kontext fehlt es nicht an tief greifenden Bei-spielen: Das Inkrafttreten der Agenda 2010, einem neoliberalen Konzept zur Reform des deutschen Sozialsystems und Arbeitsmarktes, das von der SPD und dem Bündnis 90/Die Grünen in den Jahren 2003 bis 2005 umgesetzt wurde,

---

445  „Das Leben des Individuums soll sich nicht wie ein individuelles Leben in den Rahmen eines großen Unternehmens einfügen, das die Firma oder am Ende der Staat wäre, sondern das Le-ben des Individuums soll sich in den Rahmen einer Vielheit verschiedener verschalteter und miteinander verschränkter Unternehmen einfügen können, von Unternehmen, die für das In-dividuum gewissermaßen in Reichweite sind und die in ihrer Größe hinreichend beschränkt sind, damit die Handlungen des Individuums, seine Entscheidungen, seine Wahlmöglichkei-ten bedeutsame und wahrnehmbare Wirkungen haben können, die auch hinreichend zahlreich sein können, damit das Individuum nicht von einer Entscheidung allein abhängt. Schließlich soll das Leben des Individuums selbst etwas mit seinem Verhältnis zu seinem Privateigen-tum, seinem Verhältnis zu seiner Familie, zu seinem Haushalt, seinem Verhältnis zu seinen Versicherungen, zu seiner Rente aus ihm [i. e. dem Individuum] und seinem Leben so etwas wie ein ständiges und vielgestaltiges Unternehmen machen." (Foucault, M. 2006a, S. 334) Dieser Rahmen, so Foucault präzisierend, soll den Zusammenhalt der Gemeinschaft gewähr-leisten und schließlich Kooperation zwischen den Menschen garantieren (vgl. Foucault, M. 2006a, S. 336).
446  Vgl. Foucault, M. 2006a, S. 273.
447  Vgl. Foucault, M. 2006a, S. 102.
448  Vgl. Foucault, M. 2001b, S. 96.
449  Vgl. Foucault, M. 2006a, S. 103.

zeugt auch heute noch von einer Angst vor sozialem Abstieg bzw. Hartz-IV-/ALG-II-Bezug, mit dem niedrige Löhne abgesichert werden.

Die gouvernementale Regierungstechnik gilt als liberale Machttechnik. Sie richtet sich mit ihren Interventionen auf eine immer stärker wachsende Bevölkerung aus. In ihrer Verbindung aus Macht und Wissen ist sie als Führungsinstrument zu verstehen. Sicherheitstechnologien begrenzen dabei die Bevölkerung derart, dass sich einzelne Individuen ohne direkte Regierungsinterventionen produktiv ihren Bedürfnissen widmen können. Wie in der christlichen Pastoral[450] entstehen Wahrheitsfelder, in denen sich ein Verhältnis von Macht und Wissen ausbildet, das wiederum durch Sicherheitsmechanismen[451] geschützte Unterordnungsverhältnisse begründet. Die Beziehung zwischen Staat und Bevölkerung kann dabei als ökonomisches Wissen oder ökonomische Wahrheit bestimmt werden. Mit dem Ziel, durch Kampagnen und Techniken ihr Geschick, ihren Reichtum, ihre Gesundheit und ihre Lebensdauer zu verbessern, erscheint die Bevölkerung als höchster Zweck der Regierung; sie schafft ein Regierungswissen, das untrennbar mit der Bildung eines Wissens über alle Vorgänge der Bevölkerung verbunden ist. Das so entstehende Geflecht aus Bevölkerung, Territorium und Reichtum sind die Gegenstandsbereiche einer Wissenschaft, die Foucault als politische Ökonomie[452] bezeichnet[453].

---

450  Durch die christliche Pastoral existieren zwei Wissensfelder: Erstens wird durch penible Befragungen des Pastors ein individuelles Wahrheitsfeld um das einzelne Subjekt herum erzeugt, und zweitens existiert ein durch den Pastor vermittelte Wissen in Form einer Wahrheit des christlichen Gottes.

451  „Die Mechanismen der Sicherheit oder der Intervention des Staates, deren wesentliche Funktion es ist, die Sicherheit dieser natürlichen Phänomene, welche die Wirtschaftsprozesse oder für die Bevölkerung wesentliche Prozesse sind, zu garantieren: Das wird das Hauptziel der Gouvernementalität sein." (Foucault, M. 2006b, S. 506).

452  Die Frage nach der Wahrheit wird in die gouvernementale Vernunft über den Umweg der politischen Ökonomie beantwortet: „Unter »politischer Ökonomie« versteht man aber auch im weiteren und, wenn Sie so wollen, auch praktischeren Sinn jede Regierungsmethode, die geeignet ist, den Wohlstand einer Nation zu sichern (...), die politische Ökonomie ist eine Art von allgemeiner Reflexion auf die Organisation, die Verteilung und die Begrenzung der Macht in einer Gesellschaft. Die politische Ökonomie ist, glaube ich, im Grunde das, was die Selbstbegrenzung der gouvernementalen Vernunft zu sichern ermöglicht hat." (Foucault, M. 2006a, S. 30). Die politische Ökonomie beabsichtigt, „(...) den Wettstreit zwischen den Staaten auf geeignete, angepaßte und immer erfolgreiche Weise zu sichern. Die politische Ökonomie beabsichtigt gerade die Aufrechterhaltung eines/gewissen Gleichgewichts zwischen den Staaten, damit haargenau dieser Wettstreit stattfinden kann, d. h., sie übernimmt ganz genau die Ziele der Staatsräson, die der Polizeistaat, der Merkantilismus und das europäische Gleichgewicht zu verwirklichen gesucht hatten." (Foucault, M. 2006a, S. 31).

453  Vgl. Foucault, M. 2006b, S. 158 f.

Um auf die Bevölkerung einzuwirken, macht sich die Gouvernementalität den menschlichen Handlungstrieb der Begierde[454] zunutze. Foucault übernimmt den Begriff der ökonomischen Regierung, indem er auf spezifische Techniken von Verwaltung der Bevölkerung verweist, was ihm gestattet, Regierung als eine Kunst der Macht in Form der Ökonomie auszuüben[455]. Mit Rückgriff auf das Oikonomikos des Xenophon sowie auf die Ökonomik nach Pseudo-Aristoteles[456] und hier insbesondere auf die der Rede des Ischomachos[457] führt Foucault die Rolle des Mannes als Familienoberhaupt und dessen ökonomische Kunst an[458], die im Zusammenhang mit der Haushaltsführung durchweg männlich konnotiert ist. „Die Mäßigung des Gatten gehört zu einer Regierungskunst: der Kunst, sich zu regieren und eine Gemahlin zu regieren, sie zugleich zu zähmen und zu achten, weil sie gegenüber ihrem Gatten die gehorsame Herrin des Hauses ist."[459]

Machtbeziehungen werden aus der Perspektive der Gouvernementalität anhand der Aspekte Regierung und Ökonomie beschreibbar. Beide[460] sind historisch in ihrer Entstehung nicht voneinander zu trennen. Ebenso, wie sich Familien um die Hausgemeinschaft und deren Güter kümmern, setzt die Ökonomie auf Ebene des Staates voraus, dass man seine Einwohner, ihre Reichtümer, ihre Lebensführung überwacht und kontrolliert[461]. Andere Menschen zu regieren, sie zu führen oder zu leiten, impliziert, dass in ihr Verhalten durch Techniken und Verfahren steuernd eingegriffen wird. Foucault leitet den Begriff der Regierung historisch her und spricht von einer aufsteigenden Kontinuität: Derjenige, der den Staat regieren will, muss zunächst sich selbst, dann auf einer höheren Stufe seine Familie, sein Gut und seinen Besitz lenken können, um letztendlich die Fähigkeit zu besitzen, einen Staat zu regieren[462]. Mit dem in

---

454 Foucault legt das Verhältnis bzw. die Entwicklungslinien der Gouvernementalität und des Pastorats als strategische Machtkonzeptionen offen. Begierde ist ein Begriff, der bereits in der pastoralen Gewissensführung Anwendung findet. Alle Menschen handeln laut Foucault aufgrund von Begierden (vgl. Foucault, M. 2006b, S. 111).
455 Vgl. Sennelart, M. 2006, S. 468.
456 Unter dem Namen Pseudo-Aristoteles wird eine Anzahl von Autoren versammelt, deren Texte fälschlicherweise bis ins Mittelalter Aristoteles zugeschrieben wurden.
457 Ischomachos war ein Schüler Sokrates' .
458 Vgl. Foucault, M. 1989a, S. 194 ff.
459 Foucault, M. 1989a, S. 210. „Die Tugend der Frau markierte und garantierte ein Unterwerfungsverhalten; die Strenge des Mannes charakterisierte eine Ethik der sich selbst begrenzenden Herrschaft." (Foucault, M. 1989a, S. 233).
460 In Anlehnung an Jean-Jacques Rousseau definiert er in einer Vorlesung: „Das Wort Ökonomie bezeichnet ursprünglich die weise Regierung des Hauses zum gemeinschaftlichen Wohl der ganzen Familie." (Foucault, M. 2003, S. 804).
461 Vgl. Foucault, M. 2003b, S. 804.
462 Vgl. Foucault, M. 2003b, S. 803.

diesem Zusammenhang von Foucault gebrauchten Begriff der Ökonomie soll verdeutlicht werden, dass es beim Regieren darum geht, zielgerichtet auf das gemeinschaftliche Wohl und Heil, sei es das familiäre oder staatliche, hinzuarbeiten. Wer sich selbst also nicht führen kann, nicht in der Lage ist, sich als moralisches Subjekt zu konstituieren, der wird in dieser aufsteigenden Folge auch nicht fähig sein, eine Familie, geschweige denn einen Staat zu lenken.

Wenn man das Gesagte berücksichtigt, kristallisieren sich in Anlehnung an Gertenbach drei Verwendungsweisen des foucaultschen Gouvernementalitätskonzepts heraus: Erstens besitzt der Begriff der Gouvernementalität eine historische Ausrichtung; er bezieht sich auf eine spezifische politische Konstellation zu Beginn der staatlichen Moderne. Bei diesem Begriffsgebrauch stellt Gouvernementalität ein Gegenmodell zu den Konzepten der Disziplin und der Souveränität dar. Foucault beschreibt die Gouvernementalität als die heutzutage dominierende Machtform. Im Rahmen seiner Analysen neoliberaler Theorien findet sich schließlich eine weitere Begriffsbestimmung. Gouvernementalität wird ergänzend zu der vorhin erwähnten Definition Foucaults enger an Regierungspraktiken und -konzeptionen gekoppelt und erscheint somit als liberale bzw. neoliberale Machtform. Darüber hinaus findet sich vor allem im zweiten Band seiner Gouvernementalitätsvorlesungen *Die Geburt der Biopolitik. Geschichte der Gouvernementalität II* ein abweichender Gebrauch des Terminus, der weniger spezifisch und umfassend ist. Gouvernementalität wird hier zu einem Untersuchungsraster der Art und Weise, wie das Verhalten von Menschen gesteuert werden kann[463].

Abschließend ist zum Thema Macht festzuhalten, dass Foucault keine in sich geschlossene Machttheorie entwickelte; vielmehr verstand er seine Überlegungen als Untersuchung von Machtmechanismen. Verschiedene Machttypen beschäftigten ihn, die sich, obgleich sie sich in ihrer Entstehungsgeschichte voneinander abgrenzen, nicht gegenseitig ausschließen, sondern auch nebeneinander existieren können. Nach der Engführung des foucaultschen Machtverständnisses auf die Pastoral, die Disziplin, den Panoptismus, die Biopolitik und die Gouvernementalität sowie nach der Klärung der damit zusammenhängenden Begrifflichkeiten widmet sich das nachstehende Kapitel dem Widerstand als Teil der Macht. Es stellt sich die Frage, wie es überhaupt möglich ist, sich als widerständiges Subjekt zu verhalten. Hierzu offeriert Foucault mit der antiken Ethik der Sorge eine Denkmöglichkeit, sich als moralisches Subjekt selbst zu konstituieren.

---

463    Vgl. Gertenbach, L. 2014, S. 158.

## 2.3 Widerstand und Gegen-Verhalten durch eine Ethik der Selbstsorge

Im vorliegenden Kapitel soll zunächst der Frage nachgegangen werden, was Widerstand für Foucault bedeutet. Die Problematik der Konstitution von Subjektivität unter dem Zwang von Herrschaftszuständen und Machtverhältnissen, wie ich sie im Vorangegangenen erläutert habe, nehme ich im Anschluss erneut auf, um pastorale und gouvernementale Widerstandsformen zu beleuchten, die es dem Individuum selbst ermöglichen, seine Subjektivität eigenständig zu prägen.

Foucault merkt an, dass man Herrschaft nicht entkommt, „(....) indem man ein Spiel spielt, das dem Spiel der Wahrheit vollständig fremd ist, sondern indem man das Wahrheitsspiel anders spielt, indem man ein anderes Spiel, eine andere Partie oder mit anderen Trümpfen spielt.“[464] Neben Macht-, Diskurs- und Dispositivanalytik hat sich Foucault in seinen späten Werken mit einem solchen anderen Spiel der Wahrheit, mit der *Ethik des Selbst* bzw. der *Sorge um sich* beschäftigt[465]. Gerade diese begreife ich als Grundlage eines ethischen Widerstands, als eine Möglichkeit, das Wahrheitsspiel anders zu spielen.

Foucault definiert die *Sorge um sich* wie folgt: „Sich für eine Reihe unvorhergesehener Ereignisse ausrüsten, und zwar derart, daß man eine bestimmte Anzahl von Übungen durchführt, die diese Ereignisse gegenwärtig und zur unausweichlichen Notwendigkeit machen, Übungen, durch die man sie von allem, was ihnen an Imaginärerem anhaften kann, befreit und auf ihr striktes Minimum reduziert.“[466] An anderer Stelle bezeichnet Foucault die *Sorge um sich* im Wesentlichen als Ersatz für eine unzureichende Erziehung[467]. Des Weiteren heißt *sich um sich sorgen* nicht einfach eine zeitlich begrenzte Vorbereitung auf

---

464  Foucault, M. 2005a, S. 895.
465  Die Vorlesungen aus dem Jahr 1981 und 1982 sind thematisch der Entwicklung einer *Hermeneutik des Selbst* gewidmet. Foucault skizziert um die altgriechische Lebensregel der *epimeleia heautou* herum eine Reihe von Selbsttechniken. In den unter dem Titel *Hermeneutik des Subjekts* (Foucault, M. 2009) veröffentlichten Vorlesungen Foucaults aus den Jahren 1981 und 1982 sowie im zweiten Band von *Sexualität und Wahrheit* (Foucault, M. 1989a) setzt er sich mit den Techniken des Selbst, der *Sorge um sich* als philosophisch-moralische Lebensregel der Antike, der *Sorge um sich* in christlichen Texten und der *Sorge um sich* als allgemeine Haltung, als Selbstbezug sowie als Ensemble von Praktiken auseinander. Obendrein erörtert Foucault im dritten Band der *Geschichte der Sexualität* mit dem Titel *Die Sorge um sich* (Foucault, M. 1989b) Techniken der Selbsterziehung und Selbstbildung. Er erläutert mit der *Ethik des Selbst* und den in diesem Konzept inbegriffenen Selbsttechnologien die Möglichkeit des Subjekts, auf sich selbst sowie auf andere einwirken zu können.
466  Foucault, M. 2009, S. 591.
467  Vgl. Foucault, M. 2009, S. 553.

das Leben; vielmehr handelt es sich um eine Lebensform[468]. Drei wesentliche Aspekte beschreiben diese *Sorge um sich*: a) Sie besteht in einer Haltung, die ein bestimmtes Verhalten gegenüber der Welt und anderen Menschen bedingt, b) dieses Außenverhältnis findet durch die verstärkte Selbstbeobachtung eine Ergänzung, die dem eigenen Denken und dessen Inhalten Aufmerksamkeit schenkt, und c) die *Sorge um sich* selbst zeigt sich in einer Reihe konkreter Handlungen, die als reinigende Praktiken mit Übungscharakter eine lange Tradition besitzen[469].

**Widerstand bei Foucault**

Werden Raumkonzeptionen wie *Caring Community* unter dem Aspekt Macht und Herrschaft analysiert, so muss stets auch Widerstand mitgedacht werden. Dieser ist vielfältig und kann ein breites Spektrum an Handlungen umfassen. Foucault schreibt, was es heißt, Widerstand zu leisten: „Metaphorisch gesprochen heißt das, den Widerstand als chemischen Katalysator zu gebrauchen, mit dessen Hilfe man die Machtverhältnisse ans Licht bringt, ihre Position ausmacht und ihre Ansatzpunkte und Verfahrensweisen herausbekommt."[470] Widerstandspunkte stehen dabei niemals außerhalb der Macht; sie sind untrennbar mit ihr verbunden. Im weitesten Sinne bezeichnet Widerstand eine hemmende Kraft des widerständigen Subjekts, die moralischen Gründen entspringt und zu riskanten Handlungen gegen bestimmte Herrschaftsverhältnisse, die als illegitim eingestuft werden, führt.

Unabhängig von Einflüssen, Motiven oder Gründen kann neben den klassischen Formen des Protests oder des Attentats Widerstand tendenziell als jede Form der Auf- oder Ablehnung innerhalb einer asymmetrischen Herrschaftsbeziehung definiert werden[471]. Machtverhältnisse besitzen relationalen Charakter, der nur kraft einer Vielzahl von im Machtnetz omnipräsenten Widerstandspunkten existieren kann[472]. Macht und Widerstand bedingen sich gegenseitig; sie können nicht losgelöst voneinander gedacht werden. „Das heißt, dass es in Machtbeziehungen notwendigerweise Möglichkeiten des Widerstandes gibt, denn wenn es keine Möglichkeit des Widerstands – gewaltsamer Widerstand, Flucht, List, Strategien, die die Situation umkehren – gäbe, dann gäbe es überhaupt keine Machtbeziehungen."[473] Foucault betrachtet daher Widerstand als

---

468    Vgl.Foucault, M. 2009, S. 603.
469    Vgl. Ruoff, M. 2009, S. 133.
470    Foucault, M. 1994d, S. 245.
471    Vgl. Hechler, D./Philipps, A. 2014, S. 8.
472    Vgl. Foucault, M. 1983, S. 117.
473    Foucault, M. 2005a, S. 890.

überall vorkommendes gesellschaftliches Phänomen. Widerstand ist innerhalb eines machtvoll hervorgebrachten Systems als von jedem Individuum oder jeder Gruppe ausgehend denkbar. Da Foucaults Machtsystem unmittelbar mit Freiheit verbunden ist, muss diese auch zwingend Bestandteil verschiedener Widerstandsoptionen sein und folgerichtig mitgedacht werden.

**Kategorisierung widerständigen Verhaltens**

Foucault beschreibt sechs Möglichkeiten des Widerstands: a) durch transversalen Kampf, der nicht auf ein Land ausgerichtet ist; b) durch Kampf, der auf Auswirkungen der Macht als solche zielt; c) durch unmittelbaren Kampf; d) durch Kampf, der den Status des Individuums infrage stellt; e) durch Opposition, die solche Machtwirkungen bekämpft, die an Wissen, Qualifikation und Kompetenz gebunden sind, und f) durch Kampf, der um die Frage kreist, wer wir sind.[474] Das Herz der foucaultschen Vorlesungen aus dem Jahr 1981 bildet die Sitzung vom 1. Mai[475], in der eine Genealogie des Gegen-Verhaltens entfaltet wird, das sich gegen Menschenführung richtet. Seiner hier vorgenommenen Einteilung folgend, können an dieser Stelle nur noch drei Arten von Widerstand durch Kämpfe unterschieden werden: a) durch Kämpfe, die sich gegen ethnische, soziale und religiöse Formen von Herrschaft wenden, b) durch Kämpfe, die Ausbeutung anprangern, die den Einzelnen von seinem Erzeugnis trennen, und c) durch Kämpfe gegen alles, was den Einzelnen an sich selbst bindet und dadurch seine Unterwerfung unter andere sicherstellt[476]. Einen zusammenfassenden Überblick über das Widerstandsdenken bei Foucault bietet der Sammelband *Widerstand denken. Michel Foucault und die Grenzen der Macht*. Auf der Grundlage der von Heiter untersuchten Widerstandsarten entwickelten Fleming und Spicer vier Formen: a) Widerstand als Ablehnung, b) Widerstand als Erhebung der Stimme, c) Widerstand als Flucht und d) Widerstand als kreativer Akt[477].

Am Beispiel der Pastoralmacht entwickelt Foucault, auf welche Weise ein auf Wahrheit fußendes Beziehungsgeflecht zwischen Gott, Pastor und dem einzelnen Individuum in starkem Maße unterwerfend wirkt. Zwischen dem 10. und 11. Jahrhundert und dem 16. Jahrhundert zeigen sich pastoral bedingte Verhaltensrevolten gegen dieses Spannungsverhältnis, die sich als Verhaltenswiderstände in den Beziehungen zwischen dem einzelnen Menschen und dem

---

474 Vgl. Foucault, M. 1994d, S. 245 f.
475 Vgl. Brieler, U. 2008, S. 29.
476 Vgl. Foucault, M. 1994b, S. 245.
477 Vgl. Fleming, P./Spicer, A. 2010.

Seelenleiter manifestierten[478]. Foucault führt diesbezüglich eine Reihe von verschiedenen konkreten Widerstandsarten wie Verweigerung, Desertation, religiösen Verhaltenswiderständen[479] oder auch Sich-nicht-wie-es-sich-gehört-Betragen[480] an. Überdies benennt er den Ungehorsam oder das Dissidententum[481] als denkbare Formen von Widerstand[482]. Antipastorale Kämpfe sind z. B. individuelle Verhaltensformen, wie sie durch die Mystiker[483], die Devotionsgesellschaft, die Waldenser, die Hussiten oder die Wiedertäufer praktiziert wurden[484]. Für das Mittelalter, so Foucault, lassen sich aus diesen Strömungen fünf Hauptformen von Gegen-Verhalten ableiten, die darauf abzielen, die pastorale Macht in der Ökonomie des Heils, derjenigen des Gehorsams und der Wahrheit neu zu verteilen, umzukehren, aufzuheben, partiell oder total zu disqualifizieren. Diese sind: Askese[485], Gemeinschaft[486], Mystik, Rückkehr zur Heiligen Schrift und eine eschatologische Glaubensüberzeugung[487].

---

478   Vgl. Foucault, M. 2006b, S. 289.
479   Vgl. Foucault, M. 2006b, S. 287.
480   Vgl. Foucault, M. 2006b, S 292.
481   Das Dissidententum des 20. Jahrhunderts ist Wegbereiter dessen, was als Antietatismus oder als Staatsphobie bezeichnet werden kann (vgl. Foucault, M. 2006a, S. 113). Das Wort Dissidententum kann, Foucault weiter folgend, als Gegnerschaft einer Macht verstanden werden, die es sich zum Ziel gesetzt hat, Menschen zu lenken und zu führen (vgl. Foucault, M. 2006b, S. 290). Beim Dissidententum geht es folglich um die Ablehnung von Verhaltensführung.
482   Vgl. Foucault, M. 2006b, S. 290.
483   Thomas Münzer ist zunächst ein Anhänger Luthers, später jedoch dessen Gegner. Münzer erklärt Freiheit und Gleichheit zu einem göttlichen Recht. Er zählt wie Gertrud von Helfta zu den bekannten Mystikern des Mittelalters. Gertrud von Helfta war eine heiliggesprochene deutsche Mystikerin, die nicht unweit von Luther im Zisterzienserkloster Helfta lebte. In ihrer religiösen Praxis der Mystik ging sie davon aus, dass der christliche Gott direkt auf die Seele des Menschen einwirke und eine tiefe Christusbeziehung und somit eine Bindung auslöse, die in die Seele des Menschen eindringe, um sie christusähnlich zu formen. Der christliche Gott berühre dabei die Seele des Menschen. Diese mystische, unmittelbare Erfahrung sei weder planbar, noch sei sie über Sinneseindrücke wahrnehmbar. Ein vermittelnder Pastor sei nicht notwendig, um geistig-spirituelle Wahrheit zu erfahren, da Führung durch den Heiligen Geist erfahren werde.
484   Vgl. Foucault, M. 2006b, S. 296.
485   Das Wort Askese stammt vom griechischen *aszese* und bedeutet Übung des Wettkämpfers, geistige Selbstschulung des Philosophen, Entsagung; im Katholizismus verbindet sich der Begriff mit frommer Lebensführung und meist im Sinne einer religiösen Übung zur körperlichen und geistigen Selbstüberwindung (vgl. Maul, R. 1985, S. 25). Askese ist eine Wahrheitspraxis, die nicht eine Weise, das Subjekt zu unterwerfen, sondern eine Art, das Subjekt an die Wahrheit zu binden, fordert (vgl. Foucault, M. 2009, S. 289).
486   Gemeint sind besondere christliche Gemeinschaften, in denen z. B. das Prinzip der absoluten Gleichheit unter allen Mitgliedern der Gemeinschaft herrscht, was in seiner religiösen Form bedeutet, dass jedes Schaf auch gleichzeitig Hirte bzw. Pastor oder Priester ist (vgl. Foucault, M. 2006, S. 305).
487   Vgl. Foucault, M. 2006b, S. 296 ff.

**Widerstand durch Selbstsorge**

Bei den Gegenbewegungen zu den gouvernementalen Regierungsformen geht es darum, alle Bindungen des Gehorsams abzubrechen[488]. „Da diese Gegen-Verhaltensformen in jeder Epoche das Symptom einer Krise der Gouvernementalität bilden, ist es wichtig, sich zu fragen, welche Formen sie in der derzeitigen Krise annehmen, um neue Kampf- oder Widerstandsweisen zu bestimmen."[489] Was kann Gegen-Verhalten im Neoliberalismus bedeuten? Woher kommt es, wie sieht es aus und wogegen richtet es sich eigentlich? Kastner unterscheidet zwei Formen von Gegen-Verhalten im Neoliberalismus: a) das kollektive Gegen-Verhalten und b) das Gegen-Verhalten der Subjektivitäten[490]. Eine der fünf Widerstandsformen Foucaults, die darauf ausgerichtet ist, die pastorale Macht in der Ökonomie des Heils, des Gehorsams und der Ökonomie der Wahrheit neu zu verteilen, umzukehren, aufzuheben, partiell oder total zu disqualifizieren, ist die *Sorge um sich*, die als ein Beispiel von Gegen-Verhalten der Subjektivitäten anzuführen ist. Auf die *Sorge um sich* werde ich im weiteren Verlauf detaillierter eingehen.

**Ausgangslage und Entstehung**

Vor der Zeit des Christentums, im antiken Griechenland, war im Hinblick auf den Weg zur Weisheit die Frage „Wie werde ich ein Subjekt wahrer Rede?"[491] von großer Bedeutung. Mit dem Christentum veränderte sich diese Zielsetzung. Die Frage lautete nunmehr: „Wie kann ich die Wahrheit über mich selbst sagen?"[492] Die Lenkung der Menschen im Christentum erfordert hierzu von den Geleiteten über die Akte des Gehorsams und der Unterwerfung hinaus Wahrheitsakte, die dadurch gekennzeichnet sind, dass das Subjekt wahr über sich selbst spricht[493]. Foucault diskutiert in seinem Spätwerk die antike *Ethik des Selbst* als eine Strategie gegen diese Art der Unterwerfung, mit welcher das Subjekt durch Selbstpraxis einen Zustand autonomer Selbstbestimmung erreichen kann. Begründet sich das Subjekt beim frühen Foucault noch in Verbindung mit Wissen und Macht, so kann bei seinen späteren Arbeiten, insbesondere im Hinblick auf die *Ethik des Selbst*, beobachtet werden, dass sich über die

---

488  Vgl. Foucault, M. 2006b, S. 511.
489  Sennelart, M. 2006, S. 486.
490  Vgl. Kastner, J. 2008, S. 43.
491  Foucault, M. 2009, S. 442.
492  Foucault, M. 2009, S. 442.
493  Vgl. Gros, F. 2009, S. 620.

*Sorge um sich* eine Art Gegen-Verhalten entwickelt[494]. Widerstand gegen einen aus pastoraler und gouvernementaler Herrschaft erwachsenen Selbstverzicht des Individuums kann aus Selbstsorge, aus einer spezifischen Ästhetik des eigenen Daseins oder als Wiederherstellung einer Ethik des Selbst erwachsen. In der grundlegenden und politisch unabdingbaren Aufgabe, eine *Ethik des Selbst* neu zu konstituieren, sieht Foucault politischen Widerstand legitim begründet[495]. Die *Sorge um sich* als ethisch reflektierte Praxis und Kunst des Regierens besitzt einen positiven ethischen Sinn; sie bedeutet eine Art Konversion der Macht[496]. Sie stellt eine Weise dar, Macht zu kontrollieren und zu begrenzen. Dem Projekt einer christlichen Hermeneutik des Selbst, welche auf dem komplexen Austausch von Sünden und Tugenden, Verstößen und Verdiensten sowie einer umfassenden individuellen Abhängigkeit von Moralcodes basiert, setzt Foucault die *Ethik der Selbstsorge* entgegen[497].

Die antike *Ethik des Selbst* beruht prinzipiell auf einem Bund zweier sich konträr gegenüberstehender Subjektkonzeptionen: dem *gnothi seauton*[498] als sokratischer Selbsterkenntnis[499] und der *epimeleia heautou*[500] als *Sorge um sich*[501] Letztere zielt auf eine Lebenspraxis, in welcher sich das Individuum im Verhältnis zu sich selbst als Subjekt seiner eigenen Handlungen selbst erschafft. *Epimeleia heautou* ist die Sorge um sich selbst, das *Sich-um-sich-Kümmern*, das *Sich-um-sich-Sorgen,* das *Sich-selbst-Aufmerksamkeit-Schenken*[502]. Foucault rekurriert auf Xenophons Definition der *Sorge um sich*

---

494   Vgl. Ruoff, M. 2009, S. 199.
495   Vgl. Foucault, M. 2009, S. 313.
496   Vgl. Foucault, M. 2007a, S. 884.
497   Vgl. Kammler, C. et al. 2008, S. 296.
498   Eine Verbindung zwischen Selbstsorge und Selbsterkenntnis lässt sich wie folgt herleiten: *Sorgen um sich* heißt, sich um das eigene Ich, um die eigene Seele zu kümmern. Foucault interpretiert die Seele des Menschen als Selbst, als Subjekt seiner Handlungen, wobei er für die *Sorge um sich* immer eine Beziehung zu einem Meister voraussetzt (vgl. Foucault, M. 2009, S. 84 ff.). Das Selbst, um das man sich kümmern soll, ist also die Seele. Die Sorge besteht u. a. im Sich-selbst-Erkennen (vgl. Foucault, M. 2009, S. 95). An dieser Stelle werden die Verbindungen zum *gnothi seauton*, aber auch zur Notwendigkeit einer Priorisierung von Selbst- vor der Fremdsorge offenkundig. Die *Sorge um sich* selbst wird im antiken griechischen Verständnis mit der Sorge um die eigene Seele, *epimeleia tes psyches*, gleichgesetzt. Kümmert sich der Mensch um das Seinige, so kümmert er sich auch um sich selbst.
499   Voraussetzung einer *Ethik der Sorge* ist sokratische Selbsterkenntnis. Ursprünglich durch das Orakel von Delphi begründet, führt das selbstreflektorische Gebot *gnothi seauton – erkenne dich selbst* zur Erkenntnis des Subjekts.
500   In seinen Schriften wechselt Foucault zwischen den Schreibweisen *epimeleia heautou* und *epiméleia heautû* (vgl. exemplarisch: Foucault, M. 1989b, S. 62 sowie Foucault, M. 1989b, S. 17).
501   Vgl. Ruoff, M. 2009, S. 113 f.
502   Vgl. Foucault, M. 2009, S. 16.

und erklärt: *Epimeleia heautou,* d. h., die Aufmerksamkeit auf sich selbst richten, ist die notwendige Vorbedingung dafür, sich um andere kümmern zu können, das „(...) bedeutet nicht nur die Notwendigkeit zu erkennen (was man nicht weiß; daß man nichtwissend ist; was man ist), sondern auch die Notwendigkeit, tatsächlich an sich zu arbeiten und sich zu üben und sich umzuformen."[503] Solange der Mensch sich nicht um sich selbst sorgt, befindet er sich in der Situation der *stultitia,* einem Zustand der geistigen Unstetigkeit, der Unentschlossenheit[504].

**Sorge als Selbstregierung**

Regierung vollzieht sich immer im Verhältnis zwischen Fremd- und Selbstführung, dies habe ich im Zusammenhang mit den Erläuterungen zur Gouvernementalität bereits herausgearbeitet. Sorgt sich ein Mensch um sich selbst, so ist ihm auch klar, welche Aufgaben er im Verhältnis zu anderen Menschen erfüllen muss. Foucaults zweigeteilter Regierungsbegriff kann also zum einen als Lenkung von einzelnen Individuen oder auch Gruppen verstanden werden und zum anderen als Regierung des eigenen Selbst. Politisch regieren heißt, Gruppen zu steuern. Foucault definiert: „Regieren nach dem Prinzip der Staatsräson bedeutet, daß man es so einrichtet, daß der Staat dauerhaft und stabil gemacht wird, daß er reich gemacht werden kann, daß er stark gemacht werden kann angesichts all dessen, was ihn zerstören kann."[505] Er fährt fort: „Die Rationalität der Regierung über die anderen ist dieselbe wie die Rationalität der Regierung über sich selbst.[506]" Wer herrschen will, muss sich mit sich selbst beschäftigen, seine eigene Seele führen und ein eigenes *ethôs*[507] ausbilden."[508] Mit der Fragestellung nach der Regierung des Selbst und der Anderen versucht Foucault herauszufinden, wie das Wahrsprechen bzw. die Verpflichtung sowie die Möglichkeit des Wahrsprechens im Zusammenhang mit dem Regieren sich in seinem Verhältnis zu sich selbst und zu den anderen als Subjekt erschafft[509]. Die Voraussetzung von Herrschaft und Regierung ist also die *Sorge um sich* und die eigene Seele. Die Kunst, sich selbst regieren zu können, begriffen als Kunst des

---

503　Foucault, M. 1989a, S. 97 f.
504　Vgl. Foucault, M. 2009, S. 170 f.
505　Foucault, M. 2006a, S. 17.
506　Foucault, M. 1989b, S. 129.
507　*Ethôs* steht im Griechischen für Brauch, Sitte oder Gewohnheit. Im Zusammenhang mit der *Sorge um sich* wird unter Ethos der sittliche Umgang mit dem eigenen Selbst verstanden. Ethik ist also auch bei Foucault die Beschäftigung mit derjenigen charakterlichen Verfassung, deren Besitz für den einzelnen Menschen am besten ist.
508　Foucault, M. 1989b, S. 121.
509　Vgl. Foucault, M. 2012d, S. 64.

Steuerns, des Lenkens, erfordert die Fähigkeit, sich um sich selbst und um andere zu sorgen. Vom antiken Verständnis ausgehend, begreift Foucault die Praxis der Selbstsorge als Möglichkeit eines richtigen Umgangs mit Macht. Ein Machtmissbrauch resultiert aus der Tatsache, dass man der Sklave seiner Gelüste geworden ist[510]. „Das *ethos*[511] [des Selbst] impliziert auch in dem Maße eine Beziehung zu anderen, in dem die *Sorge um sich* dazu befähigt, in der Polis, in der Gemeinschaft oder in den Beziehungen zwischen den Individuen den gebührenden Platz einzunehmen (...).“[512] Hierzu ist es notwendig, Macht auszuüben. Ein Zusammenhang zwischen Macht und Mäßigung, welche die Voraussetzung einer gelingenden Selbstsorge darstellt, liegt in der Herrschaft über das eigene Selbst. Im Verhältnis zu sich selbst konstituiert sich das Individuum so als moralisches Subjekt. „Der Akzent wird auf das Verhältnis zu sich gelegt, welches es ermöglicht, daß man sich nicht von den Begierden und Lüsten fortreißen läßt, daß man ihnen gegenüber Herrschaft und Überlegenheit wahrt, daß man seine Sinne in einem Zustand von Ruhe hält, daß man frei bleibt von jeder inneren Versklavung durch die Leidenschaften und daß man zu einer Seinsweise gelangt, die durch den vollen Genuß seiner selber oder die vollkommene Souveränität seiner über sich definiert werden kann.“[513]

**Selbsterkenntnis – eine zwingende Voraussetzung der Selbstsorge**

Im griechischen Gebot der Erkenntnis liegt die Beziehung von Subjekt und Wahrheit begründet. Der Leitsatz *Erkenne dich selbst* taucht mit dem griechischen Philosophen Sokrates „(...) mehrfach und in signifikanter Weise zusammen oder fest verbunden mit dem Grundsatz der «Sorge um sich selbst» (*epimeleia heautou*) auf.“[514] Als grundlegende Voraussetzung für eine philosophische Lebensführung[515] beherrschte Letzterer über lange Zeit hinweg hellenistisches[516], römisches[517] und christliches Denken[518]. Verdrängt wurde die *epime-*

---

510   Vgl. Han, B.-C. 2013, S. 129.
511   Hervorhebung des Verfassers.
512   Foucault, M. 2005a, S. 883.
513   Foucault, M. 1989a, S. 43.
514   Foucault, M. 2009, S. 19.
515   Vgl. Foucault, M. 2009, S. 25.
516   Unter Hellenismus wird der Zeitabschnitt vom Regierungsantritt Alexanders des Großen von Makedonien im Jahr 336 v. Chr. bis zur Einnahme Ägyptens als letztem hellenistischen Reich durch die Römer im Jahr 30 v. Chr. bezeichnet.
517   Das Römische Reich, lat. *Imperium Romanum*, bezeichnet den römischen Staat in Europa und Nordafrika in der Zeit zwischen dem 8. Jahrhundert v. Chr. und dem 7. Jahrhundert n. Chr.
518   Foucault geht davon aus, dass die *epimeleia heautou* die christliche Geistigkeit bis ins 5. Jahrhundert n. Chr. prägte. Die gesamte Entwicklung der antiken *Sorge ums Sich* selbst er-

*leia heautou* zugunsten des *gnothi seauton* im philosophischen Denken ab dem 5. Jahrhundert n. Chr.[519]. Dieser als cartesianische Moment[520] zu bezeichnete Zeitabschnitt hat einen entscheidenden Anteil daran, dass das Thema Sorge aus dem Blickfeld geraten ist. „Er hat das *gnothi seauton*[521](...) philosophisch rehabilitiert und demgegenüber die *epimeleia heautou*[522] (...) disqualifiziert.“[523] Decartes' Zugang zur Wahrheit bezieht sich auf Selbsterkenntnis als Evidenz des Subjekts und Voraussetzung zu einem Zugang zum Sein. Er trennt somit Selbsterkenntnis von Selbstwandlung, die als geistiges Ensemble der *epimeleia heautou* den Zugang zur Wahrheit ebnet. „Schon lange zuvor [bevor Decartes die Evidenzregel aufstellte und das *Cogito* entdeckte[524]] hatte die Ablösung begonnen, und ein Keil war zwischen die beiden Elemente [Selbsterkenntnis und geistige Arbeit an sich selbst[525]] getrieben worden.“[526] Wahrheit und Wissen existieren seit dem losgelöst von einer tief greifenden Veränderung im Sein des Subjekts.

**Der richtige Zeitpunkt der Selbstsorge?**

Im platonisch-sokratischen Schema der *Sorge um sich* können anhand der beiden Alkibiades-Texte[527] drei Elemente identifiziert werden: a) Alkibiades entdeckt seine Unwissenheit und begreift, dass er sich um sich selbst kümmern muss, um ihr zu begegnen; b) nachdem die *Sorge um sich* in ihrer Notwendigkeit erkannt ist, besteht Alkibiades' Aufgabe darin, sich selbst zu erkennen; c) die Beziehung zwischen Sorge und Selbsterkenntnis konstituiert sich im Wiedererinnern der Seele an das, was sie gesehen hat und was sie ist[528]. Im Alkibiades II wird darüber gesprochen, was es ganz konkret heißt, sich um sich selbst zu kümmern. Was ist das Selbst, um das man sich zu sorgen hat? Und wie kann

---

fährt vom 5. Jahrhundert v. Chr. bis ins 5. Jahrhundert n. Chr. eine etwa tausendjährige Entwicklung (vgl. Foucault M. 2009, S. 27 f.).
519   Vgl. Foucault, M. 2009, S. 28 f.
520   *Cogito ergo sum* – ich denke, also bin ich. Seit dem cartesianischen Moment ist sich der Mensch seiner selbst bewusst. Lat. *cogito* steht für dt. *ich denke*. Decartes' Feststellung *cogito ergo sum* – *ich denke, darum bin ich* hätte eigentlich *cogito ergo sumus* – *ich denke, daher sind wir* heißen müssen (vgl. Foerster, H. von, in: Foerster, H. von/Bröcker, M. 2014, S. 47).
521   Hervorhebung des Verfassers.
522   Hervorhebung des Verfassers.
523   Foucault, M. 2009, S. 31.
524   Anmerkung des Verfassers.
525   Anmerkung des Verfassers.
526   Foucault, M. 2009, S. 47.
527   Alkibiades I und II sind zwei philosophische Dialoge zwischen Sokrates und Alkibiades.
528   Vgl. Foucault, M. 2009, S. 317.

diese Sorge aussehen? Die Seele als göttliches Element ist laut Sokrates dieses Selbst, um das es sich zu sorgen gilt. „Es geht darum, sich so um sich selbst zu sorgen, daß man die Macht, die auszuüben man bestimmt ist, angemessen, vernünftig und tugendhaft auszuüben in der Lage sein wird."[529]

Da die *Sorge um sich*, als Vorbereitung auf das Alter zielt, ist ein wichtiges Merkmal der Erziehung zur Selbstsorge der richtige Zeitpunkt. Seneca beschreibt das Gemüt derer, die unvorbereitet und ungerüstet in das dritte Lebensalter gerieten, als kindisch, da diese Menschen nicht vorgesorgt hätten[530]. Alt sein heißt, „(...) seine Leidenschaften [zu] besiegen und den Wechselfällen gefaßt entgegen[zu]treten, den Versuchungen [zu] widerstehen, sich seinen eigenen Geist als Ziel [zu] setzen und zum Sterben bereit [zu] sein."[531]. Welches ist das richtige Alter, sich um sich selbst zu sorgen, sich zum Eigner seines Selbst zu machen? Sokrates merkt im Gespräch mit Alkibiades an, dass fünfzig Jahre kein Alter mehr zur Selbstsorge seien. In diesem Alter, so Sokrates, sei es kaum mehr möglich zu erlernen, wie man sich um sich selbst sorgt: „Denn hättest du, daß es so mit dir steht, im fünfzigsten Jahre gemerkt: so wäre es dir wohl schwer geworden, noch Sorgfalt auf dich zu senden; so aber ist dein Alter eben das rechte, worin man es innewerden muß."[532] Im Gegensatz dazu, merkt Foucault mit Bezug auf Epikur an, sei die Beschäftigung mit sich selbst an kein Alter gebunden[533]. Im Unterschied zur Sorge in den sokratischen Dialogen zentriert sich die Sorge bei Foucault nicht um die Adoleszenz[534], sondern wird als Tätigkeit des Erwachsenen verstanden. „Es geht nicht darum, das Individuum wie im *Alkibiades*[535] darauf vorzubereiten, ein guter Staatsmann zu werden. Es geht, unabhängig von jeder beruflichen Besonderheit, um die Bildung, die es dem einzelnen erlaubt, alle möglichen Missgeschicke, jedes Unglück, das ihm widerfahren kann, alle Widrigkeiten, alle Niederlagen, die er erleiden kann, in angemessener Weise zu ertragen."[536] Foucault kommentiert diese zeitliche Veränderung um die Notwendigkeit einer *Sorge um sich* sowie diejenige des Zwecks als eine erste kritische Funktion der Selbstpraxis[537]. Eine offensichtli-

---

529  Foucault, M. 2009, S. 112.
530  Vgl. Seneca 2007a, S. 32.
531  Foucault, M. 2009, S. 337.
532  Vgl. Platon 2002, S. 165.
533  Vgl. Foucault, M. 1989b, S. 67.
534  „Jenes kritische Alter hingegen, in dem man den Händen der Erzieher entwächst und in die Phase politischen Handelns eintritt, ist der Zeitpunkt, zu dem man lernen muß, sich um sich selbst zu sorgen." (Foucault, M. 2009, S. 61).
535  Hervorhebung des Verfassers.
536  Foucault, M. 2009, S. 126.
537  Vgl. Foucault, M. 2009, S. 130; 143.

che Verschiebung hin zum Erwachsenenalter hat stattgefunden. So ist festzuhalten: Das Ziel der Selbstpraxis ist die Vorbereitung auf die Vollendung des Subjekts – insofern ist das Alter eine Voraussetzung für das Subjektsein[538]. Durch die Sorge um das eigene Selbst erhält der Mensch Zugang zu Selbstvollendung und Subjektstatus.

**Praktiken der Selbstsorge**

Die Praktiken des Selbst besaßen in der antiken griechischen und römischen Zivilisation eine größere Bedeutung als in den späteren Institutionen der Religion, der Pädagogik, der Medizin oder der Psychiatrie[539]. In der abendländischen christlichen Gesellschaft sind sie fast gänzlich verschwunden. Der Aphorismus *Freiheit mußt du dir verdienen durch Ringen mit dir um dich selbst*[540] umschreibt, um was es bei der *Ethik des Selbst* geht. Die *Sorge um sich* als Lebenspraxis im Kampf um Freiheit mit ihren Bausteinen und Selbsttechnologien hegt einen emanzipatorischen Anspruch gegenüber der Macht. In der Beziehung zum Selbst liegt der Widerstand begründet; die *Sorge um sich* kann infolgedessen als Prozess der Befreiung verstanden werden. Foucault begründet diese Feststellung folgendermaßen: „Deshalb insistiere ich mehr auf den Praktiken der Freiheit als auf den Prozessen der Befreiung, die, um es noch einmal zu sagen, ihren Stellenwert haben, mir aber aus sich selbst heraus in der Lage zu sein scheinen, alle praktischen Formen der Freiheit zu bestimmten."[541]

**Wahrsprechen**

Selbstsorge mit dem Ziel richtigen Handelns und wahrer Erkenntnis setzt die Übernahme der Wahrheit durch das Subjekt voraus. In der Beziehung zu sich selbst betreibt das Individuum einen Kampf um die Wahrheit. Als Prinzip oder Regel stellt die Wahrheit die Grundlage jeglichen Handelns dar, das durch wahre Reden gekennzeichnet ist. Mit der *parrhesia* verbindet sich das Wahrsprechen gegenüber dem handelnden Menschen, der sich mit seiner Wahrheit identifiziert. In der antiken Selbstsorge geht es vorrangig darum, „(...) die wahre Rede in ein permanentes und aktives Prinzip zu verwandeln."[542] Die *parrhe-*

---

538 Vgl. Foucault, M. 2009, S. 165.
539 Vgl. Foucault, M. 2005a, S. 876.
540 Hervorhebung des Verfassers; Neuert, H.-C. 2003.
541 Foucault, M. 2005a, S. 877.
542 Gros, F. 2009, S. 645.

*sia*[543] ist eine Tugend, eine Aufgabe und eine Technik, die man auch bei demjenigen findet, der das Gewissen der anderen leitet und ihnen hilft, eine Beziehung zu sich selbst herzustellen[544]. Für gewöhnlich wird der griechische Begriff mit Offenheit des Herzens, Offenheit der Rede, Redefreiheit, freier Gebrauch des Wortes oder eben mit Wahrsprechen übersetzt. Er kann aber auch Freimut oder wahrer Diskurs bedeuten. *Parrhesia* beinhaltet stets ein authentisches Verhalten[545], da die Person offen und wahrhaftig über ihre eigenen Ansichten spricht. Mit einer solchen Haltung beruft man sich als Parrhesiast auf eine Wahrheit, die man ehrlich und mutig vertritt, also als Wahrsager, als Narr, als Künstler, als Dichter oder auch als Kabarettist. Der Narr beruft sich auf eine Wahrheit, um die es auch Foucault ging, als er z. B. schrieb, dass alle, die meinen, es ginge ihm nicht um die Wahrheit, Geister seien, die es sich zu einfach machten[546].

Der Wahrsprecher ist jemand, der mit völliger Klarheit und Offenheit seinen Gedanken und Gefühlen Ausdruck verleiht[547]. Die *parrhesia* stellt hierbei die notwendige Seelenausrüstung (*paraskeue*) dar, die es den Menschen erlaubt, sich den Widerfahrnissen im Laufe ihres Lebens zu stellen[548]. Das Ethos der Wahrheit als individuelle Seinsweise bedeutet ein Leben für und in der Wahrheit, die bei einem 20-jährigen Schüler im Jahre 1960 in einem Aufsatz über den Freiheitsbegriff herausgearbeitet wird. Er erläutert den Zusammenhang zwischen Wahrheit und Freiheit: „In der absoluten Hingabe an die Wahrheit liegt mehr oder weniger der einzige Grund unseres Lebens. Nur durch das ununterbrochene Streben nach der Wahrheit können wir Freiheit und Ordnung erreichen. Die Wahrheit ist die gerechteste Ordnung überhaupt. Die absolute Wahrheit, die absolute Freiheit, die absolute Ordnung können wir nicht erreichen. Alles ist auf dem Wege."[549]

Im Unterschied zum Christentum, in dem die Wahrheit durch die Heilige Schrift offenbart wird, geht diese bei der *parrhesia* in der griechisch-römischen

---

543  Kammler et al. stellen fest, dass der Rückgriff Foucaults auf die antiken Lebenskünste eine breite Rezeption gefunden hat, aber diese im Bezug auf die Parrhesia noch weitgehend aussteht (vgl. Kammler, C. et al. 2008, S. 302).

544  Vgl. Foucault, M. 2012d, S. 65.

545  „Was wir meinen, wollen wir aussprechen, was wir aussprechen, wollen wir meinen; die Rede soll mit dem Leben übereinstimmen. Der hat sein Versprechen erfüllt, der ein und derselbe ist, wenn man ihn sieht und wenn man ihn hört." (Foucault, M. 2009, S. 490).

546  Vgl. Jäger, S./Zimmermann, J. 2010, S. 22.

547  Vgl. Kammler, C. et al. 2008, S. 301.

548  Vgl. Foucault, M. 2009, S. 505.

549  Dutschke, in: Miermeister, J. 2003, S. 7. Miermeister hat Dutschkes Text *Freiheit und Ordnung*, erschienen in *Mein langer Marsch. Reden, Schriften und Tagebücher aus zwanzig Jahren*, entnommen.

Seelenleitung vom Seelenleiter aus[550]. Im Gegensatz zu einem auf der Grundlage der Offenbarung eines Glaubensverhältnisses basierenden Wahrsprechens im Christentum wird der Subjektstatus im Rahmen der *parrhesia* durch die Übereinstimmung von Aussage und Handlung erreicht. Foucault bezieht sich in seinen Aussagen zur *parrhesia* insbesondere auf den 75. Brief des Seneca an Lucilius, in dem Ersterer eine Theorie der freimütigen Rede aufstellt[551]: Letztere „(...) muß sich die Schmeichelei freihalten, sich ihrer entledigen (...)"[552], denn so sollen Zorn, Aufbrausen und Unbeherrschtheit[553] vermieden werden[554]. Die freimütige Rede muss sich von der Rhetorik losmachen[555]. Wahrsprechen ist das genaue Gegenteil von Schmeichelei oder Rhetorik und zielt darauf, dass derjenige, an den die Rede gerichtet ist, irgendwann in die Lage versetzt wird, ohne die Rede des anderen auszukommen[556]. Sie besitzt die Rhetorik als Widersacher[557], ist ihr entgegengesetzt[558]. Foucault bezeichnet an dieser Stelle die Schmeichelei als Rhetorik, die „(...) sich als eine Kunst [zeigt], diejenigen zu überreden (...), an die man sich richtet, unabhängig davon, ob man sie von einer Wahrheit oder einer Lüge, einer Unwahrheit überzeugen will."[559]

Hofmannsthals Lord Chandos[560] führt an, dass die Rhetorik ihm nicht helfe, ins Innere der Dinge vorzudringen. Sie sei als Machtmittel überschätzt. Abs-

---

550  Vgl. Foucault, M. 2009, S. 498.
551  Vgl. Foucault, M. 2009, S. 496.
552  Foucault, M. 2009, S. 455.
553  Vgl. Foucault, M. 2009, S. 455.
554  Zorn, Aufbrausen und Unbeherrschtheit sind „(...) die Unmöglichkeit, sich selbst in der Macht zu haben und sich selbst gegenüber souverän zu sein in dem Maß und in dem Augenblick, da man seine Macht und Souveränität anderen gegenüber ausübt (...)." (Foucault, M. 2009, S. 457) „Ist der Zorn der Machtmißbrauch des Überlegenen gegenüber dem Unterlegenen, dann besteht die Schmeichelei seitens des Unterlegenen darin, sich diesem Plus der Macht auf der Seite des Überlegenen günstig zu stimmen, Gunst und Wohlwollen des Überlegenen für sich zu gewinnen. (...) Er [i. e. der Schmeichler] spricht, und indem er spricht, gelingt es dem Unterlegenen, den Vorteil der Macht wettzumachen und schließlich zu erreichen, was er will. (...) Der Schmeichler kann also die Macht des Stärkeren umleiten, indem er eine verlogene Rede an ihn richtet, die ihm mehr Qualitäten, Kräfte und Macht zuspricht, als er tatsächlich besitzt. Er ist infolgedessen derjenige, der verhindert, daß sein Gegenüber sich selbst erkennt." (Foucault, M. 2009, S. 458 f.).
555  Vgl. Foucault, M. 2009, S. 455.
556  Vgl. Foucault, M. 2009, S. 462.
557  Vgl. Foucault, M. 2009, S. 462.
558  Vgl. Foucault, M. 2009, S. 471.
559  Foucault, M. 2009, S. 455.
560  Hugo von Hofmannsthal verfasste einen fiktiven Brief, in welchem sich ein Philipp Lord Chandos Francis Bacon gegenüber dafür rechtfertigt, keine Bücher mehr verfasst zu haben. Lord Chandos distanziert sich in diesem fiktiven Text von der in Literatur und Poetik verwendeten Sprache und kritisiert die Einflussnahme von sprachlichen Stilmitteln auf die Wirklichkeit menschlichen Daseins (Hofmannsthal, H. von 1979).

trakte Worte, so Lord Chandos, derer sich der Mensch bediene, zerfielen ihm im Munde wie modrige Pilze[561]. Im Gegensatz zur Rhetorik, die Menschen beeinflussen soll, überzeugen oder verändern möchte, setzt die *parrhesia* auf die freimütige Rede, die dem Einzelnen die Fähigkeit verleiht, die Wahrheit selbst zu erkennen. Sie setzt allerdings nicht nur Wahrheit voraus, in ihr „(...) gibt es nichts als Wahrheit. Da, wo keine Wahrheit ist, gibt es auch keine freimütige Rede."[562] Die *parrhesia* ist also nicht so sehr durch den Inhalt definiert, sondern vielmehr durch Wahrheit[563]. Aus diesem Grund sollen die dargestellten Gedanken so undramatisch wie möglich, ohne kunstvolle Ausschmückungen, einfach und rein in der Übermittlung vorgetragen werden[564]; denn sie ist das Gegenteil der Geschwätzigkeit[565] und Volksrednerei[566]. Eine ruhige Körperhaltung[567] gewährleistet das höchste Maß an Aufmerksamkeit und Durchlässigkeit der Seele gegenüber dem Gesagten, sie stellt unter physischen Gesichtspunkten den Gegensatz zur *stultitia* dar, die mit übertriebener Gestik und ständigen Bewegungen die beständige Betriebsamkeit der Seele, des Geistes und der Aufmerksamkeit signalisiert[568]. Letztendlich, so Foucault, hat die Übermittlung der Wahr-

---

561  Vgl. Hofmannsthal, H. von 1979, S. 462 f.
562  Foucault, M. 2009, S. 486.
563  Vgl. Foucault, M. 2009, S. 468.
564  Vgl. Foucault, M. 2009, S. 493.
565  Schweigsam sein und nicht geschwätzig, d. h.: „[S]o viel schweigen wie möglich? Das heißt selbstverständlich, daß man nicht sprechen soll, wenn man anderer spricht. Doch man soll auch – und das ist meines Erachtens der wichtige Punkt in Plutarchs Text über die Geschwätzigkeit –, wenn man etwas gehört hat, wenn man eine Lehre vernommen hat oder wenn man einen Weisen hat sprechen hören, wenn man ein Gedicht oder eine Spruchweisheit gehört hat, dieses gerade vollzogene Hören gewissermaßen mit einer Aura, mit einer Krone des Schweigens umgeben. Das Gehörte nicht sogleich in eine Rede umwandeln." (Foucault, M. 2009, S. 417).
566  Foucault geht auf den 40. Brief Senecas ein: „Welche Funktion hat die Volksrednerei? Erstens geht es darum, die Zuhörer durch Gefühle zu überrumpeln, und nicht darum, ihr Urteilsvermögen anzusprechen. Und um starke Gefühle zu wecken, folgt die Volksrednerei nicht der vernünftigen Ordnung der Dinge und der Wahrheit. Sie begnügt sich mit dramatischen Elementen, sie ist ein Theater. Die Volksrede, um es in unseren Worten zu sagen, beinhaltet keine Beziehung zur Wahrheit. Sie setzt auf Effekte, auf emotionale, affektive Effekte, die als solche keine nachhaltige Wirkung bei den einzelnen hervorrufen." (Foucault, M. 2009, S. 488).
567  „Er muss die Seelenruhe zum Ausdruck bringen, sie gewährleisten und besiegeln; deshalb die Notwendigkeit einer bestimmten Haltung, einer ganz bestimmten und möglichst bewegungslosen Körperhaltung." (Foucault, M. 2009, S. 418).
568  Vgl. Foucault, M. 2009, S. 418 ff. Mit Blick auf die Ethik entlarvt eine solche Übertragung der *stultitia* auf physische Merkmale den unsittlichen/unzüchtigen Menschen: „[E]ine Handbewegung, ja ein einziges Wort oder auch das Befühlen des Kopfes mit dem Finger (...) und sich am Scheitel kratzen: all das sind Zeichen der moralischen und sittlichen Verkommenheit (...)." (Foucault, M. 2009, S. 420).

heit die pädagogische Funktion, „(...) die Seinsweise des davon betreffenden Subjekts zu verändern (...).“[569] Die *parrhesia* „(...) muß zeigen, dass der, der spricht, derjenige ist, der diese Gedanken tatsächlich für wahr hält.“[570] Obendrein erläutert Foucault, dass die *parrhesia* die Wahrheit des Gesagten durch das Verhalten und die tatsächliche Lebensführung des Sprechenden besiegelt[571]. „Was wir meinen, wollen wir aussprechen, was wir aussprechen, wollen wir meinen (...).“[572]

### Christliche Askese und die *Sorge um sich*

Ein wesentlicher Unterschied zwischen christlicher Askese und der *Sorge um sich* ist, dass es bei den Techniken und Praktiken der Letzteren um die Vorbereitung auf zukünftige Ereignisse im Diesseits geht. Der Askese im Verständnis der griechischen und römischen Philosophen hingegen wird die Aufgabe zugeschrieben, zwischen Subjekt und Wahrheit eine Verbindung herzustellen, sodass eine möglichst solide Vereinigung mit dem Subjekt entsteht, die es wiederum erlaubt, über wahre Reden zu verfügen[573]. Im Gegensatz zur christlichen ist das Ziel antiker Askese, ein erfülltes, vollendetes und umfassendes Verhältnis zu sich selbst herzustellen[574]. „Folglich kann die *askesis*[575] definiert werden als die Gesamtheit der Verfahren, mittels deren das Individuum diese *paraskeue*[576] ausbilden, endgültig fixieren, periodisch aktivieren und falls nötig, verstärken kann.“[577] Dem Leben des Individuums wird im Gegenteil zu den Verzichtsleistungen christlicher Askese nichts vorenthalten, sondern Elemente werden hinzugefügt. Foucault bezeichnet diese Zugabe, dieses Mehr als *paraskeue*, die nichts anderes ist als „(...) das Ensemble der Bewegungen, die notwendig und hinreichend sind, [damit] wir stets stärker sind als alles, was uns im Laufe unseres Lebens begegnen kann.“[578] Die *paraskeue* ermöglicht einem, sein Ziel zu erreichen, dabei standhaft zu bleiben und unbeirrt und ohne sich ablenken zu lassen auf es zuzustreben. Sie ist das „(...) was allen Bewegungen und Anforderungen, die von der äußeren Welt an einen herangetragen werden,

---

569 Foucault, M. 2009, S. 496.
570 Foucault, M. 2009, S. 494.
571 Vgl. Foucault, M. 2009, S. 494.
572 Foucault, M. 2009, S. 494.
573 Vgl. Foucault, M. 2009, S. 453.
574 Vgl. Foucault, M. 2009, S. 293.
575 Hervorhebung des Verfassers.
576 Hervorhebung des Verfassers. Das griechische *paraskeue* kann mit ‚Vorbereitung‘ übersetzt werden.
577 Foucault, M. 2009, S. 401.
578 Foucault, M. 2009, S. 395.

zu widerstehen erlaubt. (...) Die *physiologia*[579] hat die Funktion zu *paraskeuein*, d. h., die Seele so auszurüsten, daß sie im Kampf, im Hinblick auf das Ziel und den Sieg bestehen kann. Sie ist das Gegenteil der *paideia.*"[580] Die *paideia* ist eine Vorbereitung des Subjekts und der Seele, die gestattet, dass beide in allen Angelegenheiten des Lebens adäquat reagieren können. „Die *paraskeue*[581] könnte man eine zugleich offene und zielgerichtete Vorbereitung des Individuums auf die Ereignisse des Lebens nennen."[582]

Das Konzept der *Sorge um sich* unterlag in seiner gesellschaftlichen Praxis im 1. und 2. Jahrhundert nach Zeitrechnung der Christen grundlegenden Veränderungen[583]. Nicht mehr die Erziehung des Heranwachsenden im Übergang von Jugend zum Erwachsenenalter und die Beziehung zu einem anderen Menschen prägten die *Sorge um sich*, sondern die Vorbereitung auf politische Tätigkeiten. Die zweckorientierte *Sorge um sich* wurde vielmehr durch ein allgemeingültiges Prinzip ersetzt: „Es gab eine regelrechte Strömung, die in die Richtung ging, die Selbstpraxis außerhalb der philosophischen Institution, außerhalb des Philosophenberufs auszuüben, zu verbreiten und zu entwickeln und daraus einen bestimmten zwischenmenschlichen Beziehungsmodus zu machen."[584] Ein weiteres zentrales Element der Selbstkultur des 1. und 2. Jahrhunderts stellt das Loslösen der Selbstpraxis aus der Erziehung dar. So erscheint sie „(...) nicht mehr, wie im Alkibiades, als Ergänzung, als unabdingbares oder substitutives Element der Pädagogik."[585] Zusammengenommen lassen sich zwei entscheidende Tendenzen im Wandel der Sorge ausmachen. „Erstens also: Ablösung von der Pädagogik, Zweitens, Ablösung vom politischen Handeln."[586]

---

579  Lat. für ‚Physiologie'.
580  Hervorhebung des Verfassers. Griech. *paideia* steht für ‚Erziehung' oder ‚Bildung';
     Foucault, M. 2009, S. 301.
581  Hervorhebung des Verfassers.
582  Foucault, M. 2009, S. 393.
583  „Der ungeheure Antrieb, das mächtige Prinzip – fast hätte ich gesagt: das strategische Prinzip
     – der Entwicklung der christlichen Geistigkeit in den klösterlichen Einrichtungen ab dem
     ausgehenden 3. Jahrhundert und im 4. und 5. Jahrhundert bestand darin, eine von der Gnosis
     befreite christliche Geistigkeit aufzubauen." (Foucault, M. 2009, S. 511).
584  Foucault, M. 2009, S. 200.
585  Foucault, M. 2009, S. 259.
586  Foucault, M. 2009, S. 260.

## Subjektivität und Selbst

An dieser Stelle kann bereits festgehalten werden, dass die *epimeleia heautou* eine allgemeine reflexive[587] Haltung sich selbst, anderen und der Welt gegenüber ist, die determiniert, wie Dinge betrachtet werden, wie der Mensch in der Welt ist, sich in ihr verhält, handelt und Beziehungen zu anderen pflegt[588]. Mit der antiken *Ethik des Selbst* ist neben der *parrhesia* eine Reihe von auf sich selbst gerichteten Handlungen verbunden. Diese antiken Selbsttechniken umfassen Methoden der Selbstdisziplinierung, -prüfung und generell einer Ästhetisierung der eigenen Lebensweise, wodurch auch das Verhältnis von Herrschaft und Selbst im Hinblick auf ein entschlossenes, der Vernunft gehorchendes Leben beeinflusst werden kann. Es können mehrere Ziele der Selbstpraktiken benannt werden: zunächst das allgemeine Prinzip der Umkehr zu sich selbst, *epistrophè eis heautón*[589]. Durch Techniken des Selbst entwickelt das Individuum ferner einen Widerstand gegenüber der Macht.

---

587 Reflexiv meint, dass auf kognitiver Ebene die Aufmerksamkeit des Blicks von außen nach innen gerichtet ist. „Die Sorge um sich selbst beinhaltet eine gewisse Art, darauf zu achten, was man denkt und was sich im Denken abspielt." (Foucault, M. 2009, S. 27).

588 Vgl. Foucault, M. 2009, S. 26.

589 Vgl. Foucault, M. 1989c, S. 89. In der hellenistisch-römischen Philosophie geht die Rückkehr zu sich selbst mit Enthaltung und Beherrschung einher. Der Begriff *epistrophe* entstammt dem Griechischen und steht für Konversion, Umkehr oder Umwendung. Mit *epistrophe* und *conversio ad se* wird der Blick des Subjekts bezeichnet, der sich von den äußeren Dingen abkehrt, sich dem Selbst zuwendet und eine Ethik der Beherrschung entwickelt. Foucault stellt bei der Umkehr insbesondere den Terminus der Konversion heraus, der sich im 1. und 2. Jahrhundert in seiner Erscheinung entscheidend verändert. Die Umkehr als Handlungstyp der Selbstpraxis impliziert eine Anwendung gewisser Praktiken, die als Askese, als Übungen an sich selbst bezeichnet werden können (vgl. Foucault, M. 2009, S. 381). Die Konversion, so Foucault weiter, bestehe zunächst darin, sich von den Dingen abzuwenden, sich abzukehren von den Erscheinungen sowie sich dem eigenen Selbst zu widmen, seine Unwissenheit festzustellen und sich mit entsprechender Aufmerksamkeit um sich selbst zu sorgen. Ein dritter Aspekt findet sich auf der Ebene der Hinwendung zur eigenen Person. Die Wiedererinnerung kann zur Heimat führen, zur Heimat der Wesenheiten, der Wahrheit und des Seins (vgl. Foucault, M. 2009, S. 264). Die platonische *epistrophe* unterscheidet sich dabei von der römischen Selbstkultur: „Während (...) die platonische *epistrophe* [Hervorhebung des Verfassers] in der Bewegung bestand, die uns von dieser zur anderen Welt – von der Welt unten zur Welt oben – führen konnte, veranlaßt uns die Konversion, von der jetzt in der hellenistischen und römischen Selbstkultur die Rede ist, uns von dem, was nicht in unserer Macht steht, zu dem, was in unserer Macht steht, hinzubewegen." (Foucault, M. 2009, S. 265) Das Subjekt verfolgt nur ein Ziel: sich dem Selbst zuzuwenden. „Damit das Selbst nicht mehr Sklave, nicht mehr abhängig ist und Zwängen unterliegt, muss es den Bruch mit dem, was es umgibt vollziehen." (Foucault, M. 2009, S. 268) Zusammenfassend lässt sich sagen, dass Foucault den Kern der Konversion darin sieht, seinen Blick, der auf die anderen gerichtet war, auf sich selbst zu fokussieren. Jedoch nicht auf sich selbst als Gegenstand der Erkenntnis, „(...) sondern auf den Abstand zu sich selbst als dem Subjekt einer Handlung, dem die Mittel zur Erlangung des Ziels zur Verfügung stehen, das aber vor allem das Gebot zu befolgen hat, das

Foucault bemerkt: „Wir haben es bei diesem Gebot der *Sorge um sich*[590] also mit dem Paradoxon zu tun, daß es für uns eher Egoismus und Weltflucht bedeutet, während es doch Jahrhunderte lang einen positiven Grundsatz darstellte, ein positives Prinzip, aus dem sehr strenge Morallehren hervorgegangen sind."[591] Im Zentrum der *Ethik des Selbst* steht ein spezifisch moralisches Handeln. „Das Selbst ist der letzte und einzige Zweck der *Sorge um sich*[592] selbst."[593] Es kann nur erreicht werden, wenn eine Reihe von geregelten, anspruchsvollen und sakrifiziellen Verhaltensweisen berücksichtigt werden[594]. Letztendlich handelt es sich um eine Beziehung des Subjekts zur Wahrheit, die im Laufe der Jahrhunderte im Christentum eine Wandlung erfahren hat[595].

Die *Sorge um sich* in der Antike ist ein Netz aus Verpflichtungen und Diensten gegenüber der Seele, das zum individuellen Heil führt, welches wiederum als Übergangsoperator[596] zu einem Seinsmodus der Wahrheit befähigt.

---

Ziel zu erreichen. Und das Etwas, das es erreichen muß, ist das Selbst." (Foucault, M. 2009, S. 281).

590 Hervorhebung des Verfassers.
591 Foucault, M. 2009, S. 30.
592 Hervorhebung des Verfassers.
593 Foucault, M. 2009, S. 225.
594 Vgl. Foucault, M. 2009, S. 229.
595 Vgl. Foucault, M. 2009, S. 229.
596 Foucault widmet sich in seiner Vorlesung vom 3. Februar 1982 der Bedeutung des Heils für die *Sorge um sich* und räumt dieser eine exponierte Position ein, die in der Rettung des Selbst und anderer Personen begründet liegt (vgl. Foucault, M. 2009, S. 230). Heil wird durch Rettung erlangt und kann zwischen den Polen Leben und Tod oder auch Sterblichkeit und Unsterblichkeit verortet werden. „Es gewährleistet den Übergang, es leitet über vom Tod ins Leben, von der Sterblichkeit zur Unsterblichkeit, von dieser Welt zur anderen, oder es leitet über vom Guten zu Bösen, von einer Welt der Unreinheit in eine Welt der Reinheit usw." (Foucault, M. 2009, S. 230). Heil stellt demnach eine Art Übergangsoperator dar (vgl. Foucault, M. 2009, S. 230) und schließt das eigene sowie das Heil der anderen ein. Foucault führt an: „[D]ie Arbeit an sich selbst, die Entdeckung des Selbst durch sich, all das wurde im Abendland als Weg, als der einzige mögliche Weg begriffen und entfaltet, der vom universell ergehenden Aufruf der faktisch nur von wenigen gehört werden kann, zum selten zuteilwerdenden, aber a priori niemanden ausschließenden Heil führt." (Foucault, M. 2009, S. 159) Heil und Rettung können durch komplexe Prozeduren durch das Individuum selbst oder mithilfe anderer Personen erlangt werden. Bei den griechischen Philosophen ist das Heil das Ziel der philosophischen Praxis und des philosophischen Lebens (vgl. Foucault, M. 2009, S. 231). Das Retten begreift die antike griechische und römische Philosophie als eine Tätigkeit, die das ganze Leben andauert und durch handelnde Subjekte selbst vollzogen wird (vgl. Foucault, M. 2009, S. 235). Die Frage, inwieweit der Mensch einen Zugang zur Wahrheit besitzt, lässt sich lediglich in Verbindung mit der Selbstsorge und der Suche nach dem Heil beantworten. Heil bedeutet Zugang zur Wahrheit. Der Preis für diesen Zugang ist im Subjekt selbst anzusiedeln und wird durch Wandlung und Seinsmodifikationen eröffnet (vgl. Foucault, M. 2009, S. 241). Im Christentum wird dieser Wandel im Verhältnis zur Heiligen Schrift hergestellt, sodass schlussendlich zwei Wahrheiten existieren: Wahrheit durch Kon-

Gros bemerkt, dass die hellenistische sowie die römische Selbstsorge keine Einübung von Einsamkeit darstellen, sondern sich als eine soziale Praxis im engen institutionellen Rahmen konzipiert und auf Gemeinschaften wie Familie oder anderen sozialen Beziehungen aufbaut[597]. „Sie [i. e. die Selbstsorge] isoliert uns nicht von der Welt, sondern sie erlaubt uns, den uns angemessenen Platz in ihr einzunehmen."[598] Um den notwendigen Zustand vollkommener Autorität zu erlangen, muss das Individuum Wissen über sich generieren, das es erlaubt, die vollkommene Herrschaft über Begierden innezuhaben. Eine solche Person lässt sich durch folgende Eigenschaften charakterisieren: Sie muss a) in vollkommener Unabhängigkeit leben, b) das Wesen des auf sie wirkenden Regiments überdenken, c) sich mit den eigenen Gedanken die Zeit vertreiben und d) mit sich selbst sprechen[599]. Die *Sorge um sich* befähigt das Subjekt, zukünftigen Geschehnissen und Dingen in angemessener Art und Weise zu begegnen. In seiner Haltung der Sorge erzeugt sich das Subjekt nicht als ein ethisches, indem es die Regeln seiner Handlung verallgemeinert, vielmehr geschieht dies durch eine Haltung und Suche, die seine Handlung individualisieren und modellieren[600].

Die *Sorge um sich* in der Antike ist ein Netz aus Verpflichtungen und Diensten gegenüber der Seele, das zum individuellen Heil führt, welches wiederum als Übergangsoperator zu einem Seinsmodus der Wahrheit befähigt. Gros bemerkt, dass die hellenistische sowie die römische Selbstsorge keine Einübung von Einsamkeit darstellen, sondern sich als eine soziale Praxis im engen institutionellen Rahmen konzipieren und auf Gemeinschaften wie Familie oder anderen sozialen Beziehungen aufbauen[601]. „Sie [i. e. die Selbstsorge[602]] isoliert uns nicht von der Welt, sondern sie erlaubt uns, den uns angemessenen Platz in ihr einzunehmen."[603] Um den notwendigen Zustand voll-

---

version und Selbstpraxis sowie Wahrheit durch Zugang zu göttlicher Wahrheit. „Handelt es sich bei diesen beiden Ordnungen der Wahrheit – der ersten, die eine Transformation des Subjekts erfordert (...), und der zweiten, in der das Subjekt unmittelbar aus sich heraus die Wahrheit zu erkennen fähig ist, (...) jeweils um dieselbe Wahrheit?" (Foucault, M. 2009, S. 243) Keineswegs, so die Antwort Foucaults auf diese Frage. Der Zugang zur Wahrheit ist mit Verweis auf den platonischen bzw. neuplatonischen Zirkel der Zugang zum Selbst, indem man sich mit dem eigenen Selbst beschäftigt, indem man sich um die anderen sorgt, um deren und das eigene Heil zu erreichen (vgl. Foucault, M. 2009, S. 243 f.).

597   Vgl. Groß, F. 2009, S. 654.
598   Groß, F. 2009, S. 657.
599   Vgl. Foucault, M. 2009, S. 558.
600   Vgl. Foucault, M. 1989c, S. 83.
601   Vgl. Groß, F. 2009, S. 654.
602   Anmerkung des Verfassers.
603   Groß, F. 2009, S. 657.

kommener Autorität zu erlangen, muss das Individuum Wissen über sich generieren, das es erlaubt, die vollkommene Herrschaft über Begierden innezuhaben. Eine solche Person lässt sich durch folgende Eigenschaften charakterisieren: Sie muss a) in vollkommener Unabhängigkeit leben, b) das Wesen des auf sie wirkenden Regiments überdenken, c) sich mit den eigenen Gedanken die Zeit vertreiben und d) mit sich selbst sprechen[604]. *Sorge um sich* und *parrhesia* befähigen das Subjekt, zukünftigen Geschehnissen und Dingen in angemessener Art und Weise zu begegnen. In seiner Haltung der Sorge erzeugt sich das Subjekt nicht als ein ethisches, indem es die Regeln seiner Handlung verallgemeinert, vielmehr geschieht dies durch eine Haltung und Suche, die seine Handlung individualisieren und modellieren[605].

**Selbsttechnologien**

Nachdem ich einen allgemeinen Einblick in das von Foucault bearbeitete Thema der antiken Selbstsorge gegeben habe, möchte ich sodann exemplarisch auf einige konkrete Selbsttechnologien eingehen, um darzulegen, auf welche Weise es dem einzelnen Menschen möglich ist, sich selbst zu subjektivieren. Das Subjekt ist als solches nur zur Wahrheit fähig, wenn es sich einer Reihe von Operationen, Veränderungen und Wandlungen unterwirft[606]. Enthaltsamkeitsregeln sowie Prüfungs- bzw. Erprobungstechniken haben ihren Ursprung im antiken Denken. Diese in der *Sorge um sich* aufgehenden Selbsttechniken werden als *askesis* bezeichnet. Platon beschreibt Selbst-, Prüfungs- und Erprobungstechniken, so beispielsweise die mit *anachoresis eis heauton* oder *anachronese* betitelte Übung, die in ihrem Kern im Rückzug auf sich selbst besteht und auf geistiger und körperlicher Bewegungslosigkeit gründet. Die Stoiker[607] charakteri-

---

604   Vgl. Foucault, M. 2009, S. 558.
605   Vgl. Foucault, M. 1989c, S. 83.
606   Vgl. Foucault, M. 2009, S. 241.
607   Als Stoa wird eine etwa 500 Jahre andauernde, gemeinwohlorientierte, philosophische Tradition bezeichnet, zu der beispielsweise Zenon – der Begründer der Stoa, Seneca, Epiktet und auch Marc Aurel zählen. Bestandteile der stoischen Philosophie, die von einer hinter allem stehenden göttlichen Vernunft ausgeht, sind Logik, Ethik und Physik. Die Stoiker verwenden die Metapher des Gartens, um ihre Philosophie zu charakterisieren. Die Logik stellt hierbei die Mauern dar, die den Garten umzäunen, sie sind das Regelwerk, bilden ein System, um Erkenntnisse zu ermöglichen. Die Physik ist der im Garten wachsende Baum, die Ethik ist seine Frucht. Die Philosophie gilt bei den Stoikern als die Wissenschaft der menschlichen Vervollkommnung, die durch individuelles Streben nach Weisheit erreicht werden kann (vgl. Wittstock, A. 2012, S. 4). Marc Aurel, der sich bis zum Tod seines Bruders Lucius Verus den Thron mit ihm teilte, verfasste ein Tagebuch in Form von Aphorismen, das unter dem Titel *Selbstbetrachtungen* veröffentlicht wurde. Es repräsentiert bis heute das Bild stoischer Vervollkommnung im Sinne einer Ästhetik individuellen Daseins. Im Gegensatz zur christlichen

sieren *phantasiai* als eine Praxis, welche die reinen Vorstellungen von den unreinen, den zulässigen und den auszutreibenden unterscheidet[608]. Überdies geht es bei den Vorstellungsprüfungen darum, seinen Gedanken gegenüber eine wachsame und misstrauische Haltung einzunehmen, sie zu untersuchen und zu überprüfen[609]. Ein weiteres konkretes Beispiel einer Selbsttechnologie ist die auf die Pythagoreer[610] zurückzuführende Diätik. Als Diätik[611] wird das Verhältnis zwischen Individuum und dessen Körper begriffen. Gleich der Ökonomie basiert die Diätik auf einer Art freiwilliger Mäßigung; sie stellt als allgemeine Ordnung des seelischen und körperlichen Daseins eine der Hauptformen der *Sorge um sich* dar. Eine weitere Technik, die an dieser Stelle angeführt werden kann, sind die Reinigungsrituale der Pythagoreer. Zu diesen Ritualen zählen u. a. Musik hören, Riechstoffe inhalieren, die Prüfung des Gewissens, das Revuepassierenlassen der vergangenen Tage und sich der begangenen Fehler erinnern[612]. Die Verschiebung der Selbstpraxis von der Adoleszenz in das Erwachsenenalter bei den Pythagoreern geht auch mit der Nähe von Selbstsorge und Heilkunst einher[613].

Die Gemeinschaft der Therapeuten[614] wies verschiedene Schwerpunkte auf: a) Sie zeichnete sich durch religiös-kultische Praktiken aus, b) sie suchte die *enkrateia*, die Beherrschung ihrer selbst, und c) sie versammelte sich am siebten Tag der Woche und fügte der *epimeleia tes psyches*, der Sorge um die Seele, die Pflege des Körpers hinzu[615]. Ebenso legten die Therapeuten gesteigerten Wert auf Wissen, und zwar mit dem Ziel, klar sehen zu können. „Klar sehen bedeutet, ein so klares Sehvermögen zu haben, dass es Gott zu schauen erlaubt."[616] Ferner erachteten sie die Beherrschung des eigenen Selbst als unab-

---

Nächstenliebe konzentriert sich der nach Weisheit strebende Stoiker ganz auf sich und sein Seelenheil. „Es ist noch nie jemand unglücklich geworden weil er sich nicht um das, was in der Seele eines anderen vorgeht, gekümmert hat; aber diejenigen, die nicht mit Aufmerksamkeit den Bewegungen ihrer eigenen Seele folgen, geraten notwendig ins Unglück." (Aurel, M. 2012, S. 25).

608  Vgl. Foucault, M. 2009, S. 75.
609  Vgl. Foucault, M. 2009, S. 771.
610  Pythagoras von Samos (570 v. Chr. bis 510 v. Chr.), antiker griechischer Philosoph, wird auch als Vorsokratiker bezeichnet. Die Pythagoreer gelten als religiös-philosophische Bewegung.
611  Zur Diätik bei Foucault vgl. Foucault, M. 2009, S. 73 sowie Foucault, M. 1989a, S. 127 ff.
612  Vgl. Foucault, M. 2009, S. 73.
613  Vgl. Foucault, M. 2009, S. 143.
614  Als Therapeuten wird eine Gruppe von Menschen bezeichnet, die sich in die Umgebung von Alexandrien zurückgezogen hatte. Sie legten einen Schwerpunkt auf gemeinsame Praktiken und lebten in jeweils für sich parzellierten Zimmern oder Gärten.
615  Vgl. Foucault, M. 2009, S. 155.
616  Foucault, M. 2009, S. 155.

dingbar; der *epimeleia heautou* wurden durch die Therapeuten die *enkrateia*, die Selbstbeherrschung, und die Sorge und Pflege des eigenen Körpers hinzugefügt[617]. Letztere sind notwendig, um die Tugenden eines Philosophen aktiv und praktisch umsetzen zu können. Die Asketik hat den Körper in Form von Körperübungen, Seelenübungen oder Übungen, die Körper und Seele verbinden, einzubeziehen, um *andreia*[618] sowie *sophrosyne*[619] auszubilden bzw. zu verstärken. Dieses kann durch Enthaltsamkeit und Ausdauer im Ertragen von Hunger, Kälte, Wärme, Schlafentzug erreicht werden[620].

Auch Seneca beschreibt Selbsttechnologien wie die Gewissensprüfung, mit deren Hilfe in Form einer Erinnerungstechnik versucht wird, Fragen wie die folgenden zu beantworten: „Wo stehe ich als ethisches Subjekt der Wahrheit? In welchem Maße, bis zu welchem Grad bin ich tatsächlich fähig, als Subjekt der Handlung und als Subjekt der Wahrheit identisch zu sein. Mit anderen Worten: In welchem Maße sind die Wahrheiten, die ich erkannt habe und deren Kenntnis ich mich versichere, indem ich sie mir im Rahmen der Gewissensprüfung als Regeln in Erinnerung rufe, in welchem Maße sind diese Wahrheiten tatsächlich Formen des Handelns, Regeln und Grundsätze, die meinem Verhalten an einem Tag, mein ganzes Leben lang zugrunde liegen?"[621] Eine weitere Selbsttechnik umfasst die Einübung des Sterbens bzw. des Todes: Es wird der letzte Tag des Lebens imaginiert. Die *melete thanatou*, die Meditation des Todes, stellt eine zentrale Übung der Selbstpraxis dar, die genau genommen mit der Vorstellung einhergeht, dass der Tod allgegenwärtig und in Form des letz-

---

617  Vgl. Foucault, M. 2009, S. 155.
618  *Andreia* (griech.) bedeutet *Tapferkeit*. „Darunter hat man zu verstehen: Ausbildung und Verstärkung der Widerstandskraft gegenüber dem von außen Zustoßenden, der Fähigkeit, das auszuhalten, ohne zu leiden, ohne zusammenzubrechen und ohne die Haltung zu verlieren; ganz allgemein dem Zustoßenden, den Übeln und Grausamkeiten der Welt standzuhalten." (Foucault, M. 2009, S. 519).
619  *Sophrosyne* (griech.) meint die Fähigkeit, Besonnenheit auszubilden und zu verstärken. Neben dem Wort *sophrosyne* wird von Xenophon auch das Wort *enkráteia* verwendet, um die Mäßigung zu kennzeichnen, die neben der Weisheit, dem Mut, der Gerechtigkeit zu den fünf Haupttugenden gehört (vgl. Foucault, M. 1989a, S. 85). Es hat zunächst den Anschein, dass Foucault beiden Wörtern den gleichen Bedeutungsinhalt beimisst, jedoch konkretisiert er später: „In diesem Sinne ist die *enkráteia* [Hervorhebung des Verfassers] die Bedingung der *sophrosyne* [Hervorhebung des Verfassers], sie ist die Arbeit und die Kontrolle, die das Individuum an sich selber vornehmen muß, um maßvoll (...) zu werden." (Foucault, M. 1989a, S. 17 f.) An diesem Zitat lässt sich erkennen, in welcher Form die beiden Begriffe aufeinander aufbauen und die *enkráteia* die *sophrosyne* bedingt. *Sophrosyne* ist ein Zustand, der sich durch Freiheit auszeichnet (vgl. Foucault, M. 1989a, S. 104). *Enkráteia* wird von Foucault auch mit Selbstbeherrschung übersetzt (vgl. Foucault, M. 1989a, S. 204).
620  Vgl. Foucault, M. 2009, S. 518 f.
621  Foucault, M. 2009, S. 589 f.

ten Tages gekommen ist. Foucault schildert diese Übung folgendermaßen: Die Meditation besteht darin, den Tagesablauf derart zu leben, als würde in ihm nicht nur ein Monat oder ein Jahr vergehen, sondern ein ganzes Leben[622]. Bei Seneca ist der Sinn dieser Übung nachzulesen. Er schreibt: „[D]as ganze Leben über muss man sterben lernen. (...) Wer jedoch seine gesamte Zeit nur zu seinem eigenen Gebrauch, verwendet, wer jeden Tag so gestaltet, als sei es der letzte in seinem Leben, der braucht das Morgen weder herbeizuwünschen noch zu fürchten."[623] Das Denken an den eigenen Tod zielt darauf, sich selbst in der jeweiligen Situation wahrzunehmen und den Wert der eigenen Handlungen und Gedanken zu erkennen. „Was ist es wert, was ich gerade tue, was ist mein Denken wert, was mein Handeln?"[624] Sind es diese Tätigkeiten, ist es dieses Denken, bei dem ich sterben möchte? Mithilfe derartiger Fragen soll der Wert einer Handlung in Todesgewissheit erfasst werden. Auch bei Marc Aurel taucht diese Selbsttechnik, die er folgendermaßen beschreibt, in Form einer Vergegenwärtigung des Todes auf:„All dein Tun und Denken sei so beschaffen, als solltest du möglicherweise im Augenblick aus diesem Leben scheiden."[625]

Die Traumdeutung als Existenztechnik ist am Beispiel des Traumbuches von Artemidor beschrieben und methodisch für die Alltagspraxis der *Sorge um sich* aufbereitet. Dieses Deutungsverfahrens wurde sich im antiken Griechenland als Lebenspraktik und Existenztechnik bedient. Als Instrument und Werkzeug kann es zur Wirklichkeitsauslegung herangezogen werden. Foucault geht recht ausführlich im dritten Teil von *Sexualität und Wahrheit*[626] auf Artemidors Text und sein Konzept der Traumdeutung ein. Er nimmt dies zum Anlass und Ausgangspunkt seiner Analyse zur *Ethik des Subjekts* hinsichtlich der moralischen Konstituierung sexueller Handlungen, die in Träumen verarbeitet werden. Artemidor richtet sich mit seinen Traumdeutungstechniken ausschließlich an Männer. Foucault merkt diesbezüglich an, es handele sich um das „(...) Buch eines Mannes, das im wesentlichen Männern sagt, wie sie ihr Männerleben führen sollen. Man muß sich vor Augen führen, daß die Traumdeutung nicht als Sache schlichter persönlicher Neugier galt; sie ist eine nützliche Arbeit, um sein Leben zu meistern und sich auf die dräuenden Ereignisse einzustellen. Weil die Nächte sagen, woraus die Tage bestehen werden, ist es gut – will man

---

622  Vgl. Foucault, M. 2009, S. 582.
623  Seneca 2007a, S. 24 ff.
624  Foucault, M. 2009, S. 583.
625  Aurel, M. 2012, S. 26.
626  Foucault, M. 1989b.

seine Mannesexistenz als Hausherr, als Familienvater richtig führen –, wenn man die Träume der Nacht zu lesen weiß."[627]

Zu den Selbsttechniken gehören auch Prüfungs- und Erprobungsmethoden, die nachstehendem Prozedere folgen: „Man begibt sich freiwillig in eine Situation oder stellt bewußt die Bedingungen für seine Situation her, die eine Versuchung bringt, und man stellt sich auf die Probe, um zu erfahren, ob man zu widerstehen in der Lage ist."[628] Ein Beispiel: „Man beginnt am Morgen mit einer Reihe ausgiebiger, den Körper fordernder und ermüdender Übungen, und sobald man dann richtig hungrig ist, lässt man sich auf einen reich gedeckten Tisch außerordentlich üppige Mahlzeiten mit den verlockendsten Speisen servieren. Man setzt sich davor, man sieht sich das alles an und meditiert. Dann ruft man die Diener herbei, denen man all diese Speisen überläßt, während man sich selbst mit höchst frugaler[629] Nahrung, der der Diener selbst zufrieden gibt."[630] Neben dieser Übung beschreibt Foucault im Zusammenhang mit der *epimeleia heautou* zahlreiche Selbst- und Prüfungstechniken, die in die Zeit des Hellenismus zurückreichen. Er bezieht sich regelmäßig auf Seneca; im Anschluss an diesen ist auch die folgende Passage zu sehen, die die Übel im Leben der Menschen als Prüfung verstehen will: „Eben weil sie schlecht sind, überlässt Gott sie der Wollust und vernachlässigt ihre Erziehung, denn er weiß, daß die Erziehung ohnehin nichts ausrichten kann. Die guten Menschen dagegen, die er liebt, unterzieht er Prüfungen, um sie abzuhärten, sie tapfer und mutig zu machen und so vorzubereiten. (...) Gott bereitet die Menschen, die er liebt, auf sich vor, weil es gute Menschen sind. Und er bereitet sie auf sich durch eine ganze Reihe von Prüfungen vor, die das Leben ausmachen."[631] Die Koexistenz von Leben und Bildung, so Foucault weiter, sei das erste Merkmal des Lebens als Prüfung, was den Guten vorbehalten sei[632]. Neben den hier vorgestellten Selbsttechnologien widmet sich Foucault Techniken wie der Meditation[633], den

---

627   Foucault, M. 1989b, S. 40.
628   Foucault, M. 2009, S. 73.
629   Das Wort *frugal* steht hier für ‚schlicht', ‚spärlich' oder ‚karg'.
630   Foucault, M. 2009, S. 73.
631   Foucault, M. 2009, S. 543.
632   Vgl. Foucault, M. 2009, S. 321.
633   „Meditation verstehen wir als Versuch, mit besonderer Intensität an etwas zu denken, ohne dessen Sinn zu vertiefen; oder auch ausgehend von dieser Sache, an die man denkt, sein Denken sich mehr oder weniger geregelt entwickeln zu lassen." (Foucault, M. 2009, S. 435) Für die Griechen, so Foucault, bedeutet Meditation aber etwas anderes: „Bei der *meditatio* [Hervorhebung des Verfassers] geht es darum, sich [einen Gedanken] anzueignen, sich von ihm zutiefst überzeugen zu lassen, so daß man ihn zum einen für wahr hält und zum anderen ununterbrochen wiederholen kann, sobald es notwendig ist oder sich die Gelegenheit dazu bietet. Es geht folglich darum, diese Wahrheit sich so einzuprägen, daß man sich, sobald man

Enthaltsamkeitsübungen der Stoiker[634] oder den Übungen gegen Neugier bei Plutarch[635]. Von den Techniken des Christentums unterscheiden sich diese Prüfungen grundlegend in ihrer Zweckausrichtung. Während die Prüfungen bei Seneca oder auch Epiktet als Vorbereitung auf das Leben verstanden werden, wird im Christentum dazu aufgerufen, das Leben selbst als Prüfung zu begreifen[636].

Eine letzte Selbsttechnik, auf die ich hinweisen möchte, ist das Erinnern an Vergangenes. Seneca formuliert in diesem Zusammenhang: „In die drei

---

sie braucht, an sie erinnert, daß man sie – *procheiron* [Hervorhebung des Verfassers] (griffbereit) hat (...). Eine Aneignung, die darin besteht, daß man das Subjekt dieser wahren Sache wird, das Subjekt, das wahr denkt, und das man von diesem wahr denkenden Subjekt zum angemessenen handelnden Subjekt wird." (Foucault, M. 2009, S. 435). Als Beispiel einer solchen Meditationsübung führt Foucault das Meditieren über den Tod an. „Über den Tod meditieren bedeutet, sich selbst durch das Denken in die Lage eines Menschen zu versetzen, der im Sterben begriffen ist oder sterben wird und nur noch wenige Tage zu leben hat." (Foucault, M. 2009, S. 436) Die Meditationsübung *praemeditatio malorum* beinhaltet das Vorausdenken von Übeln. Grundlegend für diese Selbstpraxis ist es, sich trotz dieses gesteigerten Problembewusstseins nicht von der Sorge um die Zukunft vereinnahmen zu lassen. Sogenannte erinnerungszentrierte Übungen sollen zukunftszentrierten Handlungen der Selbstpraxis vorgezogen werden. Dieser Vorrang der Erinnerung vor dem Bedenken der Zukunft ist der Tatsache geschuldet, dass Letztere einen Menschen vereinnahmt und ihm infolgedessen die Freiheit nimmt (vgl. Foucault, M. 2009, S. 566). Das Erinnerungsvermögen erlaubt es dem Menschen, jene Wirklichkeit zu erfassen, die ihm nicht genommen werden kann, da sie vergangen ist (vgl. Foucault, M. 2009, S. 570). In die Zukunft gerichtete Gedanken sind oft negativ besetzt, in die Vergangenheit gerichtete positiv. Dies bezeichnet Foucault als antinomisches Verhältnis zwischen Erinnerung und zukunftsbezogenem Denken (vgl. Foucault, M. 2009, S. 565). „Die Zukunft ist das Nichts: sie existiert nicht, zumindestens nicht für den Menschen. (...) Ob die Zukunft Nichts ist oder vorherbestimmtes Sein, sie verurteilt uns entweder zum Gebrauch unserer Phantasie oder zur Ohnmacht. Doch genau gegen diese beiden Dinge richtet sich die gesamte Konstruktion der auf das Selbst zielende Kunst der Sorge um sich." (Foucault, M. 2009, S. 278 f.).

634  „Auf jeden Fall jedoch sollte man eins tun: Sobald sich die Menschen daran machen zu trinken und zu essen, sollten wir uns anderweitig vorbereiten. Wir sollten uns vorbereiten, indem wir uns eine Reihe von Übungen auferlegen, Übungen in realer und zugleich fingierter Armut." (Foucault, M. 2009, S. 521) Diese als Enthaltsamkeitsübungen bezeichneten Handlungen lassen dem Körper nur genau das zuteilwerden, was er benötigt, um seine vitalen Funktionen aufrechtzuerhalten.

635  Eng verknüpft mit dem *Auf-sich-Blicken* und dem *Von-anderen-Dingen-Abwenden* ist der Begriff der Neugier. Foucault erläutert in diesem Zusammenhang drei Vorschläge Plutarchs, die Neugier zu verschieben: Erstens sei es ratsam, die Geheimnisse der Natur zu studieren, zweitens empfehlenswert, die von Historikern verfassten Geschichten zu lesen, und drittens solle man sich auf das Land zurückziehen und sich dort am ruhigen und erhebenden Schauspiel erfreuen. Des Weiteren könnten Übungen, wie das sich ständige Erinnern oder auch das Spazierengehen, ohne nach links und rechts zu schauen, helfen, den Blick auf sich zu richten und sich von einem boshaften, spöttischen und missgünstigen Blick auf die anderen zu lösen, um seine Kraft gebündelt auf das Eigene zu richten (vgl. Foucault, M. 2009, S. 278 f.).

636  Vgl. Foucault, M. 2009, S. 543.

Zeiträume gliedert sich das Leben: was war, was ist, und was sein wird. (...) Das aber geht den Geschäftigen verloren. Sie haben nämlich keine Zeit, um auf Vergangenes zurückzublicken, und wenn sie Zeit hätten, dann wären das für sie unangenehme Erinnerungen an Dinge, die man bereuen müsste. (…) Nur wer alle seine Handlungen der eigenen ständigen Prüfung unterzogen hat, die niemals in die Irre geht, der wendet sich gern wieder Vergangenheit zu."[637] An anderer Stelle fährt er passend hierzu fort: „In Muße lebt doch, wer ein Bewusstsein von seiner Muße hat. (...) Nur die allein leben in Muße, die ihre Zeit der Weisheit widmen: Sie allein leben."[638]

In den meisten Veröffentlichungen Foucaults geht es um die zentrale Frage der Konstitution von Subjektivität. Vor der Folie foucaultscher Machtkonzeption, die ich im vorangegangenen Kapitel dargelegt habe, bin ich in diesem Textteil der Frage nachgegangen, auf welche Weise Widerstand gegen machtvolle Subjektivierung denkbar ist. Als eine Form der praktischen Subversion bietet die *Sorge um sich* als historisch wirkmächtigstes Konzept die Chance, der Macht gegenüber widerständig Selbstsubjektivierung zu betreiben. Die konkrete Ausgestaltung habe ich exemplarisch anhand von Selbst-, Prüfungs-, Erprobungs- und Gewissensprüfungen ausgeführt.

### 2.4  Das Dispositiv und die Dispositivanalyse

In diesem Kapitel stehen die konzeptionellen Grundlagen sowie die methodischen Aspekte der Dispositivanalyse im Fokus. Das Dispositiv fungiert als erkenntnistheoretische Brille, die *Caring Community* als ein abstraktes Analysewerkzeug in vordefinierter Perspektive erkennen lässt. Der Überschrift dieses Teilkapitels entsprechend gehe ich in zwei Schritten vor, um eine Dispositivanalyse zu erklären. Im ersten Teil erörtere ich zunächst den Zusammenhang von Macht und Diskurs sowie deren Wirkung auf das Individuum. Anschließend stelle ich den Dispositivbegriff als eine foucaultorientierte Perspektive auf das Konzept *Caring Community* heraus. Im Hinblick auf methodologische Grundannahmen zur Analyse des zuvor skizzierten Dispositivbegriffs erörtere ich im Anschluss das foucaultsche Konzept des Dispositivs, dessen Subjektivierungswirkungen und in Anlehnung an Bührmann und Schneider sowie Jäger dessen Analyseverfahren. Da Einblicke in Annahmen und Implikationen in das Dispositiv gewährt werden sollen, werde ich zunächst den verwendeten und unmittelbar mit dem Dispositiv verbundenen Diskursbegriff offenlegen.

---

637  Seneca 2007a, S. 34 f.
638  Seneca 2007a, S. 49.

**Diskursbegriff für diese Untersuchung**

Da Foucaults Dispositivkonzept als diskursanalytische Erweiterung zum Thema Macht dient, möchte ich mit Überlegungen zum Diskurs, dessen Analyse und Subjektivierungswirkungen beginnen. Diskurse sind nicht bloße Diskussionen oder Debatten, sondern ein Zusammenspiel geregelter Aussagepraktiken, die Wahrheiten hervorbringen. Ich fasse sie als echte Materialität ersten Grades auf, was bedeutet, dass Diskurstheorie eine strikt materialistische Theorie ist und Diskurse als gesellschaftliche Produktionsmittel begriffen werden können, die Subjekte und somit gesellschaftliche Wirklichkeit konstituieren[639]. In diesem Sinne ist der Macht ausübende und an der Strukturierung von Machtverhältnissen beteiligte Diskurs auch keine verzerrte Wirklichkeit, wie sie im Konzept der Ideologiekritik bei Marx zu beobachten ist. Vielmehr stellt er eine eigene Wirklichkeit dar, die auch ideologisch betrachtet und als überindividuell beschrieben werden kann[640]. Diskurse sind eigenständige, nicht unabhängig existierende Phänomene. Sie sind a) keine wesenhaft passiven Medien, ihnen wohnt b) keine Materialität zweiten Grades inne und sie sind c) also nicht weniger materiell als echte Realität. Des Weiteren enthalten sie Vorgaben für die Subjektbildung und die Strukturierung bzw. Gestaltung von Gesellschaften[641]. Diskursregeln organisieren Wissen und Wissensformen als Machtsysteme, die die Gesellschaft mental, habituell und institutionell durchdringen[642]; sie erschaffen systematisch Gegenstände, von denen sie sprechen[643]. Diskurse üben Macht aus und konstituieren Subjekte. Von jeder als wahr eingestuften Aussage innerhalb eines Wissensdiskurses gehen Machtwirkungen aus[644]. Als Träger von Wissen sind Diskurse aber auch selbst ein Machtfaktor, da sie Verhalten und andere Diskurse induzieren und so zur Strukturierung von Machtverhältnissen in der Gesellschaft beitragen[645]. Einerseits definieren sie Subjektpositionen und Kompetenzen, andererseits bringen sie Wahrnehmungsweisen und Handlungsoptionen innerhalb des von ihnen begrenzten Feldes hervor[646].

---

639  Vgl. Jäger, S./Jäger, M. 2008, S. 18. Wirklichkeit wird nach Maßgabe der Diskurse gestaltet. Materialität unterscheidet sich allerdings von den marxistischen Ansätzen, die Ideologie auf verzerrte Wirklichkeit reduzieren. Diskurse stellen überindividuelle Wirklichkeit dar, die selbstverständlich auch ideologisch aufgeladen sein kann (vgl. Jäger, S. 1993, S. 168).
640  Vgl. Jäger, S. 1993, S. 169 ff.
641  Vgl. Jäger, S./Zimmermann, J. 2010, S. 21.
642  Vgl. Schulz-Nieswandt, F. 2012, S. 596.
643  Vgl. Foucault, M. 2013a, S. 74.
644  Vgl. Foucault, M. 1992b, S. 46.
645  Vgl. Jäger, S./Jäger, M. 2007, S. 20.
646  Vgl. Jäger, S. et al. 1997, S. 9.

Diskurse sind nicht als Ausdruck gesellschaftlicher Praxis zu verstehen, sondern sie üben, da sie institutionell geregelt und an Handlungen gekoppelt sind[647], Machtwirkungen aus. Sie transportieren Macht. Jäger definiert Diskurse als „(...) Fluss von Wissen durch die Zeit."[648] Von ihnen werden Wahrheitsfelder strukturiert, weil sie in der Regel durch Organisation von Wissen und Wissensformen als Machtsysteme durchdrungen werden[649]. Menschen oder Institutionen, die Wissen erzeugen, verfügen über Macht, die produktiv Diskurse zutage fördert, aber auch Wahrheiten und Wirklichkeiten produziert. Foucault äußert sich in einem Interview zum Verhältnis von Macht und Diskurs: „Der Grund dafür, daß die Macht herrscht, daß man sie akzeptiert, liegt ganz einfach darin, daß sie nicht nur als neinsagende Gewalt auf uns lastet, sondern in Wirklichkeit Lust verursacht, Wissen hervorbringt, Diskurse produziert; man muß sie als ein produktives Netz auffassen, das den ganzen sozialen Körper überzieht, und nicht so sehr als negative Instanz, deren Funktion in der Unterdrückung besteht."[650]

Diskurse agieren im Rahmen verschiedener Machtmechanismen, innerhalb derer sie miteinander in Verbindung stehen; wohingegen sich Macht nicht innerhalb eines Diskurses befindet, sie ist weder ihre Quelle noch ihr Ursprung oder Sinn; Macht vollzieht sich über den Diskurs, da dieser ein Element in einem strategischen Dispositiv aus Machtbeziehungen ist[651]. Menschen, die in Diskursen sprechen, müssen sich unterschiedlichen historischen Regeln unterwerfen, damit Inhalt als Wahrheit anerkannt wird. „Anscheinend ist die einzige erforderliche Bedingung die Anerkennung derselben Wahrheiten und die Akzeptierung einer – mehr oder weniger strengen – Regel der Übereinstimmung mit den für gültig erklärten Diskursen."[652] Für gültig erklärte Diskurse sind wahr. Foucault spricht von einer Kopplung einer Reihe von Praktiken, mit der die Herrschaft der Wahrheit ein Dispositiv[653] aus Wissen und Macht bildet, das die Unterscheidung zwischen Wahrem und Falschem herstellt[654]. Wahrheitsproduktion ist demnach immer von Machtbeziehungen durchzogen.

---

647    Vgl. Jäger, S./Jäger, M. 2007, S. 19.
648    Jäger, S./Jäger, M. 2007, S. 18.
649    Vgl. Schulz-Nieswandt, F. 2012, S. 596.
650    Foucault, M. 1978, S. 35.
651    Vgl. Foucault, M. 2003f, S. 595.
652    Foucault, M. 2012b, S. 29.
653    Auf den Begriff ‚Dispositiv' gehe ich etwas weiter unten ein.
654    Vgl. Foucault, M. 2006a, S. 39.

**Diskurse und ihre Analyse**

Eng miteinander verflochten bilden Diskurse in ihrer Beschränktheit ein diskursives Gewimmel, das zugleich in ein Wuchern der Diskurse resultiert, welches die Diskursanalyse zu lösen hat[655]. Generell wird Diskursanalyse einerseits als Methode, andererseits als Methodenkritik und philosophische Haltung begriffen[656]. In erster Linie zielt sie „(...) auf Kritik von Macht und Machtverteilung. Sie problematisiert und kritisiert Wissen als nur »jeweils gültiges Wissen«, das sich oftmals als »ewig und objektiv« oder auch nur als »vernünftig«, »evident« oder »alternativlos« und/oder »Sachzwängen geschuldet« ausgibt."[657] Die Diskursanalyse nach Foucault hat sich mittlerweile in den Methodenkanon der Sozialwissenschaften eingereiht, wobei sich ein stetig ausdifferenzierender Theorie- und Methodenpluralismus innerhalb der Diskursanalyse beobachten lässt. Diskursanalytische Forschungsvorhaben erfahren breite Resonanz. Dennoch bleibt sie u. a. wegen ihrer schwierigen Umsetzung ein umstrittenes Forschungsverfahren[658]. Die mithilfe der Diskursanalyse erschaffenen Untersuchungsgegenstände werden vom Forscher einer Kritik unterzogen[659]. Jäger begreift Diskursanalyse als Gesellschaftsanalyse, was bedeutet, dass auch immer Kritik am Zustand der betreffenden Gesellschaft und den in ihnen waltenden Machtverhältnissen geübt wird. Insbesondere an Foucault orientierte Diskursanalysen ermöglichen poststrukturalistische, handlungs- und interaktionsorientierte Sichtweisen auf das jeweilige Untersuchungsfeld sozialer Handlungen, in dem sich die Subjekte bewegen. Wenn Diskurse im Hinblick auf ihre gesellschaftlichen Wirkungen untersucht werden, dürfen die jeweiligen Wechselwirkungen mit Individuen nicht außer Acht gelassen werden.

**Diskursive Subjektivierungsprozesse am Beispiel christlicher Askese**

Folgt man Horkheimer und Adorno, so kann davon ausgegangen werden, dass sich Subjekte ihren Status durch die Anerkennung von Macht als Prinzip aller Beziehungen erkaufen[660]. Auch Foucault zufolge formt sich das Subjekt über Macht. Subjektivierung wird dabei als vorgegebene, über ein Dispositiv vermittelte Art und Weise verstanden, anhand derer sich Individuen im Verhältnis zu sich selbst wahrnehmen und in ihren verkörperten Praktiken mehr oder weniger

---

655   Vgl. Jäger, S./Jäger, M. 2007, S. 25.
656   Vgl. Großkopf, S. 2012, S. 212.
657   Jäger, S./Jäger, M. 2007, S. 20.
658   Vgl. Großkopf, S. 2012, S. 209.
659   Vgl. Jäger, S. 2006, S. 15.
660   Vgl. Horkheimer, M./Adorno, T. 2013, S. 15.

habitualisieren[661]. Das unterworfene Subjekt gründet sich auf einem Kräfteverhältnis von Macht und Diskurs; es wird durch deren Wirkung als historisch-gesellschaftliches Produkt[662] über den Körper, über Mannigfaltigkeit, Regungen, Begierden und Kräfte als Produkt eines Machtverhältnisses hervorgebracht[663]. Bei der Subjektivierung geht es um das Verhältnis bzw. um die Beziehung des Individuums zur Wahrheit.

Im modernen Abendland ist an die Stelle des Subjekts rechten Handelns, wie wir es aus der Antike kennen, das Subjekt wahrer Erkenntnis getreten[664]. Im Christentum kann dieser Weg der Wahrheit über asketische Übungen, aber eben auch über die Unterwerfung unter eine Wahrheit beschritten werden[665]. Ein Verzicht auf sich selbst ist dabei immer eine notwendige Bedingung. Der Appell „Wir können uns nur erretten, wenn wir auf uns selbst verzichten (...)"[666] markiert sehr deutlich, welch hoher Stellenwert der christlichen Askese auf dem Weg zur Wahrheit zukommt. Infolgedessen können sich Christen in Gänze eigentlich nur auf Gott konzentrieren, wenn sich deren Körper und Seelen in vollkommene Einsamkeit zurückziehen. Zielführend erscheint hierfür eine zweckmäßig asketische Lebensweise: „Ein wesentlicher Grundsatz der christlichen Askese ist (...), daß der Verzicht auf sich selbst (...) das wesentliche Moment darstellt, aufgrund dessen uns der Zugang zum anderen Leben, zum Licht, zur Wahrheit und zu Heil gewährt wird."[667] Ein populäres Beispiel dafür, auf welche Weise Selbstverzicht Einzug in die evangelische Theologie gehalten hat, sind die Briefe Dietrich Bonhoeffers aus der Haftanstalt Tegel. Bonhoeffer beschreibt in einem Text vom 21. Juli 1944 vier Stationen auf dem Weg zur Freiheit: Zucht, Tat, Leiden und Tod[668]. Freiheit als Weg zur Wahrheit ist in Bonhoeffers Augen unmittelbar an einen Verzicht durch Zucht gebunden.

In seiner Vorlesung am *Collegè de France* vom 24. Februar 1982 kontrastiert Foucault christliche Formen der Askese, „(...) deren Phasen, deren fortschreitende Etappen immer strengere Verzichtsleistungen darstellen, und deren Zielpunkt und Grenze die Selbstaufgabe ist (...)"[669], mit Formen hellenistischer Askese, bei der es vorrangig darum geht, „(...) ein bestimmtes Selbstverhältnis

661 Vgl. Bührmann, A./Schneider, W. 2008, S. 60.
662 Vgl. Kammler, C. et al. 2008, S. 294.
663 Vgl. Foucault, M. 2003e, S. 50.
664 Vgl. Gros, F. 2009, S. 638. Siehe hierzu Kapitel *2.3 Widerstand und Gegen-Verhalten durch eine Ethik der Sorge.*
665 Siehe hierzu Kapitel *2.3 Widerstand und Gegen-Verhalten durch eine Ethik der Selbstsorge.*
666 Foucault, M. 2009, S. 312.
667 Foucault, M. 2009, S. 312.
668 Vgl. Bonhoeffer, D. 1983, S. 184.
669 Foucault, M. 2009, S. 382.

herauszubilden, das erfüllt, vollkommen, selbstgenügsam und dazu angetan war, jene Läuterung zu sich selbst durchzumachen, die in dem Glück besteht, das man im selbstgenügsamen Verhältnis zu sich selbst erlebt (...).''[670] Beide Formen unterscheiden sich in ihren Übungen elementar voneinander. Während die christliche Askese in die Selbstaufgabe führt, gibt es bei der griechischen Askese keinerlei Hinweis auf diesen Selbstverzicht. „Es geht im Gegenteil darum, sich selbst ganz explizit, ganz strikt und durchgängig als Zweck seines eigenen Daseins zu setzen.''[671] Die Beziehung zum Selbst, das wird deutlich, ist als Unterscheidungsmerkmal zur christlichen Askese anzusehen. Diese hat das Ziel, durch Verzicht zu einer auf Wahrheit begründeten Beziehung zum christlichen Gott zu führen, was letztendlich in die Aufgabe des Selbst, in einen vollkommenen Selbstverzicht mündet. Einen entscheidenden Schritt auf dem Weg dorthin stellt die wahre Rede über sich, das Geständnis, dar, in welcher sich das Subjekt objektiviert[672]. Foucault unterscheidet diesbezüglich ein asketisch-monastisches Modell[673], ein Erinnerungsmodell und ein christliches Exegese-modell. Er bemerkt: „Ich glaube, man kann sagen, daß in diesem [Exegese-]Modell die Selbsterkenntnis sich auf sehr komplexe Weise mit der Erkenntnis der Wahrheit, wie sie in der Heiligen Schrift und der Offenbarung enthalten ist, verbindet; und diese Selbsterkenntnis ist in die Tatsache, daß es, um das Wort zu verstehen, eines gereinigten Herzens bedarf, eingebunden und durch sie gefordert.''[674] Die Techniken der Selbsterkenntnis im Christentum dienen dazu, den Einzelnen von den inneren Täuschungen und Versuchungen zu befreien, was die Notwendigkeit einer Exegese seiner selbst bedingt[675]. Das Heil des Einzelnen wird dadurch erlangt, dass er die Wahrheit in der Beziehung zum christlichen Gott, durch die Heilige Schrift und in der Offenbarung empfängt. Die Selbsterkenntnis im christlichen Modell hat nicht die Funktion, zum eigenen Ich zu finden, sondern es geht im Wesentlichen darum, auf sich selbst zu verzichten.

Legt man die christliche Askese zugrunde, kann man zwei Bedeutungen des Wortes *Subjekt* ableiten: erstens die Herrschaft über einen anderen, unterworfenen Menschen, der in Abhängigkeit steht, zweitens ein durch Bewusstsein und Selbsterkenntnis an seine eigene Identität gefesseltes Individuum. Im Prozess der Unterwerfung kommt es zur Subjektivierung des Individuums, aber

---

670    Foucault, M. 2009, S. 382.
671    Foucault, M. 2009, S. 405.
672    Vgl. Foucault, M. 2009, S. 409.
673    Vgl. Foucault, M. 2009, S. 318.
674    Foucault, M. 2009, S. 318.
675    Vgl. Foucault, M. 2009, S. 318.

auch zu einem Verlust des Selbst. Subjektivierung meint hierbei die Konstituierung des Menschen als Untertan[676]. Über Macht, Diskurse, Wissen und Wahrheit wird dabei die Gesamtheit der vermittelten Eigenschaften eines Individuums festgelegt. In seiner Trilogie *Sexualität und Wahrheit*, insbesondere im
Buch *Der Gebrauch der Lüste*[677], arbeitet Foucault heraus, welche Formen und
Modalitäten im Verhältnis zu sich selbst ermöglichen, dass sich ein Individuum
über Selbstsorge, Diätik[678] und Asketik als wahrhaftig erkennt. Eine Selbst-
Konstitution als Moralsubjekt kann über die in Bezug auf einen Code konstituierenden Vorschriften vorgenommen werden. „[K]eine moralische Lebensführung, die nicht die Konstitution als Moralsubjekt erfordert; und keine Konstitution des Moralsubjekts ohne »*Subjektivierungsweisen*« und ohne »*Asketik*« o-
der »*Selbstpraktiken*«, die sie stützen."[679] Stützt sich der Mensch dabei beispielsweise auf ein Gesetz, so handelt es sich um eine juridische Form der Subjektivierung.

Zusammenfassend ist zu konstatieren, dass das Individuum generell unter
dem Einfluss verschiedener Machtformen steht, die sich wiederum wechselseitig beeinflussen und das Subjekt als solches einem Selbstbezug unterwerfen.
„Die Geburt des modernen Subjekts erfolgt im Geflecht von Zeichensystemen,
Machttechnologien, diskursiven und institutionellen Praktiken, die seine Subjektivierung als machtförmige Zurichtung und permanenten Selbstbezug sichern."[680] Unterwerfung setzt dabei immer Individualisierung voraus. Das Subjekt unterwirft sich der Macht durch das Selbstbewusstsein einer auf sich bezogenen, individuellen Identität. Es entsteht durch die Gesellschaft im Feld politischer Kräfte, als Effekt einer politischen Anatomie, die den Selbstbezug des
Individuums regeln[681].

---

676  Vgl. Foucault, M. 1983, S. 76.
677  Foucault interessiert, wie sich in den modernen abendländischen Gesellschaften eine Erfah-
     rung erzeugen lässt, die die Individuen verleitet, sich als Subjekt einer Sexualität anzuerken-
     nen, und die in sehr verschiedenen Erkenntnisbereichen mündet sowie sich an ein System
     von Regeln und Zwängen anschließt. Hierbei bewegt er sich auf drei Achsen: der Formierung
     von Wissen, des Machtsystems und den Arten der Subjektivierung (vgl. Foucault, M. 1989a,
     S. 10).
678  „Die Praktik der Diät als Lebenskunst ist also etwas anderes als ein Ensemble von Vor-
     sichtsmaßregeln zur Vermeidung von Krankheiten und ihrer Heilung. Es handelt sich darum,
     wie man sich als ein Subjekt konstituiert, das um seinen Körper die rechte, notwendige und
     ausreichende Sorge trägt." (Foucault, M. 1989a, S. 140).
679  Foucault, M. 1989a, S. 40.
680  Kammler, C. et al. 2008, S. 294.
681  Vgl. Kammler, C. et al. 2008, S. 294 f.

**Zum Dispositivbegriff bei Foucault**

Nachdem ich im Vorangegangenen die foucaultsche Subjektivierungskonzeption vorgestellt habe, soll nun näher auf den Begriff *Dispositiv* eingegangen werden. Bis hierher ist bereits gezeigt worden, dass Diskurse eigenständige Elemente bilden, die die Voraussetzung für Subjektivierungsprozesse und die Existenz von Dispositiven sind. Letztere stellen produktive Machtformen dar und sind immer als institutionelle Antwort auf gesamtgesellschaftliche Problemlagen zu verstehen. Sie entstehen aus einer Notlage heraus. Der französische Begriff *dispositif* findet sich in juristischen, medizinischen und militärischen Kontexten. Er bezeichnet die materiellen Vorkehrungen, die es erlauben, eine strategische Operation durchzuführen[682]. Dispositive verbinden diskursive und institutionelle Machtbeziehungen unter dem Gesichtspunkt strategischer Zielsetzungen[683], um auf einen Notstand zu antworten. Im Vergleich zum Begriff *Diskurs* bleibt das Dispositiv bei Foucault relativ unbestimmt.

Er greift den Terminus allerdings in verschiedenen Zusammenhängen auf. Nach dem Erscheinen von *Der Wille zum Wissen*[684] legt Foucault in einem Gespräch detailliert dar, was er unter Dispositiv versteht und definiert: „Das, was ich mit diesem Begriff [i. e. Dispositiv] zu bestimmen versuche, ist erstens eine entschieden heterogene Gesamtheit, bestehend aus Diskursen, Institutionen, architektonischen Einrichtungen, reglementierenden Entscheidungen, Gesetzen, administrativen Maßnahmen, wissenschaftlichen Aussagen, philosophischen, moralischen und philanthropischen Lehrsätzen, kurz Gesagtes ebenso wie Ungesagtes, das sind die Elemente des Dispositivs. Das Dispositiv selbst ist das Netz, das man zwischen diesen Elementen herstellen kann. Zweitens ist das, was ich im Dispositiv festhalten möchte, gerade die Natur der Verbindung, die zwischen diesen heterogenen Elementen bestehen kann. So kann irgendein Diskurs mal als Programm einer Institution, mal im Gegenteil als ein Element erscheinen, das es erlaubt, eine Praktik zu rechtfertigen oder zu verschleiern, die selbst stumm bleibt, oder er kann als Sekundärinterpretation dieser Praktik funktionieren und ihr Zugang zu einem neuen Rationalitätsfeld verschaffen. Kurz, zwischen diesen diskursiven oder nicht-diskursiven Elementen gibt es gleichsam ein Spiel, gibt es ein Positionswechsel und Veränderungen in den Funktionen, die ebenfalls sehr unterschiedlich sein können. Drittens verstehe ich unter Dispositiv eine Art – sagen wir – Gebilde, das zu einem historisch gegebenen Zeitpunkt vor allem die Funktion hat, einer dringenden Anforderung

---

682  Vgl. Foucault, M. 1983, S. 35.
683  Vgl. Heiter, B. 2008, S. 60.
684  Vgl. Foucault, M. 1983.

nachzukommen. Das Dispositiv hat also eine dominante strategische Funktion."[685]

Ein Dispositiv ist der Zusammenhang von Wissen, den man sich als einen rotierenden und historisch prozessierenden Kreis mit drei zentralen Durchlaufpunkten bzw. Durchgangsstationen vorstellen kann: diskursive Praxen, Handlungen als nicht diskursive Praxen und Sichtbarkeiten bzw. Vergegenständlichungen[686]. Bührmann und Schneider führen ein Exempel zur Differenzierung dieser drei Aspekte bzw. deren Ineinandergreifen aus dem kirchlichen Bereich an: „So ist z. B. das Beten als nicht-diskursive Praxis mit religiösen Diskursen verbunden, kann aber als solches in seiner praktischen Form (z. B. stehend, kniend, liegend) hinsichtlich der darin zum Ausdruck gebrachten Transzendenzvorstellungen und Subjektformierung analysiert werden. Der Gottesdienst als solcher wäre eine Kombination von kollektivierten diskursiven und nicht-diskursiven Praktiken. Das Predigen von der Kanzel oder der Gebetsaufruf vom Minarett ist als Aussagepraxis diskursiv, und zwar nicht nur, weil hier gesprochen wird, sondern weil – empirisch rekonstruierbar – machtvoll geregelt ist, wer was in welchen Begrifflichkeiten mit welchem Ziel sprechen darf und wird und wer qua welcher Legitimation die Sprecherposition einnehmen kann, wer oder was dem Gesprochenen den Wahrheitscharakter verleiht. Die Kanzel selbst, ihre materiale Gestaltung und Positionierung in der Kirche, die Architektur des Minaretts etc., als Vergegenständlichung dieser Wissens-/Machtrelationen, präformieren, spuren gleichsam das jeweilige Zusammenspiel der diskursiven und nicht-diskursiven Praktiken: Die Gläubigen blicken zum Prediger auf, der Gebetsaufruf kommt von oben etc."[687]

Das Dispositiv zeichnet sich dadurch aus, dass es durch eine Verkopplung von nicht diskursiven und diskursiven Elementen zu einem Machtbündel wird, das in der Lage ist, innerhalb eines bestimmten begrenzten Feldes Subjekte und deren Fähigkeiten zu bestimmen[688]. Darüber hinaus produziert es einen inter-

---

685   Foucault, M. 2003b, S. 392 f. In Anlehnung an Foucault definieren Bührmann und Schneider: „Dispositive sind als *Ensembles* [Hervorhebung des Autors] zu verstehen, welche *Diskurse, Praktiken, Institutionen, Gegenstände und Subjekte Diskurse* [Hervorhebung des Autors] als Akteure als Individuen und/oder Kollektive, als Handelnde oder »Erleidende« umfassen. Sie bezeichnen mithin komplexe Ausschnitte einer historisch gewordenen Sozialwelt mit ihrem (je typischen) Sagen und Tun, ihren spezifischen symbolischen Sichtbarkeiten wie materialen Vergegenständlichungen (von den uns umgebenden, sinnlich-material erfassbaren Alltagsdingen bis hin zu unseren leiblich erfahrbaren Körpern) und den in all diesen erscheinenden, machtvollen Regeln ihrer »Wahr«-Nehmung, ihrer Gestaltung, ihres Gebrauchs." (Bührmann, A./Schneider, W. 2008, S. 68).

686   Vgl. Jäger, S. 2011, S. 118.

687   Bührmann, A./Schneider, W. 2008, S. 111 f.

688   Vgl. Jäger, S./Jäger, M. 2007, S. 285.

diskursiven[689] Wissenskomplex, einen Machtapparat, der die Subjekte lenkt und manipuliert. Ferner breitet sich der durch das Dispositiv erzeugte Wissenskomplex von oben nach unten sowie in hegemonialer Weise aus[690]. Wissen dient dazu, individuelles und kollektives Handeln zu ordnen und Wirklichkeit zu gestalten. In diesem Zusammenhang tragen Macht-Wissen-Komplexe zur Strukturierung von Machtverhältnissen und Herrschaftszuständen bei. Ziel eines Dispositivs ist es, Gedanken und Ziele zu ordnen, sodass keinerlei Verhalten mehr im Widerspruch zu dem steht, was den derzeitigen Status quo bestätigt. Die strategische Funktion eines Dispositivs kommt im Zusammenhang mit Macht zum Tragen; Machtstrategien und Wissenstypen werden verbunden[691].

**Diskurs versus Dispositiv**

Diskurs und Dispositiv unterscheiden sich grundsätzlich durch drei Modifikationen: a) Es handelt sich beim Dispositiv um einen begrenzten Komplex, dahingegen wohnt dem Diskurs eine kulturelle Dimension inne; b) alle Elemente eines Dispositivs sind interdiskursiv und transdiskursiv kombiniert; c) beim Dispositiv spielt neben der interdiskursiven horizontalen Dimension des Wissens Macht als vertikale Dimension eine konstitutive Rolle[692]. Link fasst den Dispositivbegriff zusammen: „Es handelt sich also um eine historisch relativ stabile Kopplung aus einem spezifischen interdiskursiven Integral (horizontal) sowie einem spezifischen Macht-Verhältnis (vertikal)."[693] Dispositive sind nicht gegeben, sondern entwickeln sich erst unter Vorgabe ihrer Funktion in der historischen Anordnung[694]. „Es handelt sich um ein spezifisches, historisch relativ stabiles Kopplungskombinat aus einem spezifischen interdiskursiven Kombinat (horizontal) sowie einem spezifischen Macht-Verhältnis (vertikal). (...) Dabei umfaßt das interdiskursive Kombinat Wissenselemente aus operativen Spezialdiskursen, insbesondere aus natur- und humanwissenschaftlichen einschließlich der spezifischen Techniken, während das vertikale Machtverhältnis sich längs einer Polarität von disponierender und disponierter Subjektivität aufbaut."[695] Kammler et al. gehen von einem Strategen, einem Mächtigen aus, der aus der

---

689 Jäger unterscheidet zwischen Interdiskurs und wissenschaftlichem Diskurs, wobei alle nicht wissenschaftlichen Diskurse als Bestandteile des Interdiskurses aufgefasst werden und zugleich aber auch Elemente der wissenschaftlichen Diskurse in den Interdiskurs einfließen (vgl. Jäger, S. 2011, S. 107).
690 Vgl. Kammler, C. 2008, S. 240.
691 Vgl. Ruoff, M. 2009, S. 101.
692 Vgl. Kammler, C. et al. 2008, S. 239.
693 Kammler, C. et al. 2008, S. 239 f.
694 Vgl. Ruoff, M. 2009, S. 101.
695 Link, J. 2011, S. 445.

Subjektivität des Disponierenden heraus über das Dispositiv verfügt. Des Weiteren bemerken die Autoren, dass, obschon die Analyse eines Dispositivs sorgfältig zwischen Verfügungssubjektivitäten der Disponierenden und verfügten Subjektivitäten unterscheiden muss, die Disponierenden ihre Ursubjektivierung mit den Disponierten teilen[696].

**Die Dispositivanalyse in Anlehnung an Bührmann und Schneider**

Nachdem ich auf die Definitionen des an Foucault orientierten Dispositivbegriffs eingegangen bin, beschäftigte ich mich im zweiten Teil in Anlehnung an Bührmann und Schneider (sowie in Teilen Link und Jäger) mit dessen Analyse. Die Dispositivanalyse ist im Allgemeinen als ein bestimmter Forschungsstil anzusehen, der erkenntnistheoretisch auf eigenen begrifflich-theoretischen Bestandteilen fußt[697]. Obwohl eine Fülle an diskursanalytischen Untersuchungen existiert, greifen nur wenige Studien auf die Dispositivanalyse zurück. Zwar kann, wie im vorangegangenen Abschnitt erläutert, kein Dispositiv ohne Diskurs existieren, dennoch muss seiner Analyse nicht zwangsläufig eine Diskursanalyse vorausgehen – oder am Diskurs angesetzt werden. Doch obschon im Vergleich zu diskursanalytischen Studien die Dispositivanalyse nicht allzu oft Anwendung findet, merkt Trutschkat an, dass gerade im Hinblick auf das breite Interesse an der wissenssoziologischen Diskursanalyse die Dispositivanalyse im Speziellen einem regelrechten Boom unterworfen sei und eine rege Diskussion über methodische Standards herrsche[698]. Im Gegensatz dazu kommen Bührmann und Schneider zu dem Ergebnis, das Feld der Dispositivanalyse sei kaum erschlossen. Der Wissenschaft mangele bislang an einführenden, zusammenfassenden Charakterisierungen sowie systematisch vergleichenden Aufarbeitungen und Synthetisierungen. Es sei erforderlich, so die Autoren weiter, ein begrifflich-theoretisches und methodologisches Fundament bereitzustellen, von dem ausgehend empirische Forschungsarbeiten begründet und konzipiert werden könnten[699].

Als sozialwissenschaftlicher Forschungsstil[700], ähnlich der *Grounded Theory*, kann die Dispositivanalyse unterschiedliche Methoden der Datenerhebung

---

696  Vgl. Kammler, C. et al. 2008, S. 238 f.
697  Vgl. Bührmann, A./Schneider, W. 2008, S. 109.
698  Vgl. Trutschkat, I. 2008, S. 69.
699  Vgl. Bührmann, A./Schneider, W. 2008, S. 17 f.
700  Wenn die Dispositivanalyse als sozialwissenschaftlicher Forschungsstil verstanden wird, so
      können entlang dieser Forschungsperspektive unterschiedliche Methoden, Techniken und In-
      strumente der Datenerhebung sowie der Datenauswertung flexibel auf einzelne Forschungs-
      fragen angewendet werden, müssen es aber nicht zwingend (vgl. Bührmann, A./Schneider,

sowie -auswertung umfassen[701]. Sie legt den Zusammenhang zwischen Wissen und Macht frei. Bührmann geht davon aus, dass Diskurse auf machtvolle Weise Organisationen und deren Umwelt (trans-)formieren können[702]. Sie identifiziert drei unterschiedliche Forschungsschwerpunkte, die sich mit dem Verhältnis Macht und Diskurs in der Organisationsforschung beschäftigen: „Erstens haben sich Forschende für die (ritualisierten) Regeln des Gesagten und Ungesagten sowie deren situativen Ausformulierungen in spezifischen organisationalen Kontexten interessiert. (...) Zweitens ist im Rahmen Kritischer Diskursanalysen der Zusammenhang zwischen Diskursen und Machtformationen in den Mittelpunkt gerückt worden (...). Drittens sind ausgehend von poststrukturalistischen Ansätzen Organisationen als kollektive Erzählsysteme (...) betrachtet worden."[703] Die bisherige Konzentration auf diskursive Praktiken in Organisationen führt dazu, dass die zentrale Frage nach den empirisch-praktischen Auswirkungen diskursiver Praktiken und deren materialen Implikationen aus dem Blick geraten und nicht systematisch erforscht werden[704]. Genau an diesem Punkt setzt die Dispositivanalyse an, indem sie systematisch nach dem Zusammenspiel diskursiver und nicht diskursiver Praktiken sowie ihren empirisch-praktischen Wirksamkeiten fragt. Das Ziel aus dispositivanalytischer Perspektive heraus geführten Untersuchung ist es u. a., das Gegebene in Gestalt von Subjektivationen[705] und Objektivationen unter bestimmten historisch kontingenten Bedingungen zu beschreiben sowie die unterschiedlichen Praktiken und die damit einhergehenden Macht- und Herrschaftsverhältnisse zu verfassen und nach deren empirisch-praktischen Wirksamkeiten zu fragen[706].

Eine foucaultorientierte Dispositivanalyse arbeitet heraus, wie Subjektivationen oder Objektivationen unter bestimmten historischen Bedingungen mittels differenter Praktiken hervorgebracht werden, dabei wird sich speziell der Frage nach den Macht- und Herrschaftsverhältnissen bzw. Regierungsverhältnissen zugewandt[707].

---

W. 2008, S. 16 f.; 91). Dispositivanalysen haben kein festes Set an spezifischen Verfahren bzw. Operationen (vgl. Bührmann, A./Schneider, W. 2008, S. 84).

701  Vgl. Bührmann, A./Schneider, W. 2008, S. 17.
702  Vgl. Bührmann, A. 2014, S. 39.
703  Bührmann, A. 2014, S. 39.
704  Vgl. Bührmann, A. 2014, S. 41.
705  Subjektivierungsweisen werden als vorgegebene, über das Dispositiv vermittelte Arten und Weisen verstanden, wie sich Individuen im Verhältnis zu sich selbst wahrnehmen, fühlen und in ihren verkörperten Praktiken mehr oder weniger habitualisiert präsentieren (vgl. Bührmann, A./Schneider, W. 2008, S. 60).
706  Vgl. Bührmann, A. 2014, S. 39 ff.
707  Vgl. Bührmann, A. 2014, S. 42 f.

**Diskursive Praktiken und ihre Materialisierungen**

Objektivationen bzw. Materialisierungen entstehen im Wesentlichen durch ihre Versprachlichung[708]: „Unter Objektivationen werden die in und durch Praktiken hergestellten Dinge verstanden – wie z. B. beobachtbare Handlungsergebnisse, materielle Gegenstände oder sonstige Artefakte – also in welcher Form auch immer objektivierte Wissensbestände. Objektivationen können strukturiert werden (durch diskursiv prozessierte und vermittelte normative Vorgaben etc.) sowie strukturierend wirken, indem sie gleichsam als gelebte Praxen auf diskursive Konstruktionsprozesse ein- bzw. rückwirken."[709] Artefakte können Analysen unterzogen werden; so ist die Artefaktanalyse beispielsweise eine spezielle Methode der Organisationsforschung. Im Anschluss an Lueger und Froschauer und deren Methode der Artefaktanalyse konstatieren Bührmann und Schneider: „Sie [i. e. Lueger und Froschauer] verstehen Artefakte als Objektivationen sozialer Beziehungen, als materialisierte Objektivationen menschlichen und damit gesellschaftlichen Handelns, die in ihren Merkmalen und Kennzeichen Auskunft über diese Beziehung geben. Zu nennen sind hier z. B. architekturale Einrichtungen, Gebäude, öffentlich gestaltete Räume (...)."[710] Artefakte sind also Materialisierungen von Kommunikationsprozessen, die aus diskursiven und nicht diskursiven Elementen bestehen[711]. Froschauer und Lueger haben einen empirischen Zugriff auf die Dinge als Artefaktanalyse entwickelt. Deren Sinn besteht darin, für das dispositivanalytisch avisierte Wissen bzw. Praxisfeld zunächst relevante Artefakte für den praktischen raumzeitlichen Alltagsvollzug zu identifizieren. In einem zweiten Schritt wird die Analyse dann mittels einer genauen Beschreibung sowie einer kontrollierten Loslösung des Artefakts aus seiner Umgebung systematisch de- bzw. rekonstruiert[712]. Die Stärke der Methode liegt in der Erforschung von Materialformen, von denen als zentrale Untersuchungsgegenstände ausgehend das Bedeutungsnetz gesellschaftlicher Wirklichkeit ausgelegt werden kann[713]. Artefakte stellen daher wichtiges, omnipräsentes Material zum Verständnis kommunikativer Zusammenhänge in Organisationen dar, sie bilden einen zentralen Bestandteil organisationaler Lebenswelt[714]. „Das menschliche Ausdrucksvermögen besitzt die Kraft der Objektivation, das heißt, es manifestiert sich in Erzeugnissen mensch-

---

708   Vgl. Berger, P./Luckmann, T. 1980, S. 39.
709   Bührmann, A. 2014, S. 41.
710   Bührmann, A./Schneider, W. 2008, S. 104.
711   Vgl. Bührmann, A./Schneider, W. 2008, S. 104.
712   Vgl. Bührmann, A./Schneider, W. 2008, S. 116.
713   Vgl. Lueger, M. 2000, S. 140 ff.
714   Vgl. Froschauer, U. 2002, S. 362 ff.

licher Tätigkeit, welche sowohl dem Erzeuger als auch anderen Menschen als Element ihrer gemeinsamen Welt begreiflich sind. Objektivationen durch Ausdruck sind mehr oder weniger dauerhaft Indikatoren subjektiver Empfindungen."[715] Ein Beispiel ist die besonders in früheren Jahrhunderten im ländlichen Raum gebräuchliche Trauertracht, an deren Verarbeitung die jeweilige Trauerphase sowie der Verwandtschaftsgrad zum Verstorbenen bzw. die mit der Trauer verbundenen Restriktionen (wie Tanzverbot oder Heiratsverbot) abzulesen sind. Diese Artefakte der Trauer sind mit dem Gedenken an einen nahen Verwandten verbunden; eine ähnliche Funktion kommt heutzutage Todesanzeigen oder Trauerbriefen zu.

Das von Foucault entwickelte Werkzeug, der Dispositivbegriff, ermöglicht den Zusammenhang von Wissen und Macht anhand unterschiedlichster Aussagen, Regeln, Institutionen oder Praktiken in einem begrenzten Sagbarkeitsraum offenzulegen. Wissen und Macht agieren allerdings nicht losgelöst von Gegenständen, aber auch vom Raum. Nachdem ich in diesem Kapitel den grundlegenden dem Dispositivbegriff bei Foucault und dessen Analyse entfaltet habe, widmet sich das kommende Kapitel dem Konzept der heterotopen Räume.

## 2.5 Foucaults Konzept der heterotopen Räume

Dieses Kapitel bildet den Abschluss des theoretischen Fundaments für die kritische Auseinandersetzung mit *Caring Community*. An dieser Stelle soll erläutert werden, was Foucault im Detail unter einer Heterotopie versteht, welche Charakteristika Heterotopien aufweisen und in welchem Verhältnis die Heterotopie zur Utopie steht. Bevor ich mich den Merkmalen der Heterotopien im Einzelnen widme und genau beschreibe, was Foucault unter einem heterotopen Raum versteht, zeige ich in groben Zügen die Entstehungsgeschichte und Rezeption des fragmentarisch gebliebenen Konzepts der Heterotopie als einen anderen Raum des Außen auf.

Foucault zufolge führen die Menschen ihr Leben in unterschiedlichen Räumen. Er schreibt: „Wir sind, glaube ich, in einem Moment, wo sich die Welt weniger als ein großes sich durch die Zeit entwickelndes Leben erfährt, sondern eher als ein Netz, das seine Punkte verknüpft und sein Gewirr durchkreuzt."[716] Für Foucault befinden wir uns in einem Zeitalter der Räume, in dem auch Gegenräume existieren, die eine Art Widerlager zur Gesellschaft darstellen. Diese Gegenräume, die er Heterotopien nennt, existieren in jeder Kultur

---

715    Berger, P./Luckmann, T. 1980, S. 36.
716    Vgl. Foucault, M. 1992a, S. 34.

und Zivilisation. Foucault schreibt: Heterotopien sind „(...) wirkliche Orte,
wirksame Orte, die in die Einrichtung der Gesellschaft hineingezeichnet sind,
sozusagen Gegenplatzierungen oder Widerlager, tatsächlich realisierte Utopien,
in denen die wirklichen Plätze innerhalb der Kultur gleichzeitig repräsentiert,
bestritten und gewendet sind, gewissermaßen Orte außerhalb aller Orte, wie-
wohl sie tatsächlich geortet werden können. Weil diese Orte ganz andere sind
als alle Plätze, die sie reflektieren oder von denen sie sprechen, nenne ich sie
im Gegensatz zu den Utopien Heterotopien."[717] Der Ursprung des Heterotopiekonzepts lässt sich in Foucaults Text *Andere Räume* ausmachen[718], in dem der
Autor ein Raumkonzept zur Einschreibung gesellschaftlicher Dispositionen
skizziert. Gleich zu Beginn der nur wenige Seiten umfassenden Abhandlung
verwendet Foucault die Netz-Metapher, wie sie auch im vorangegangenen Kapitel in Bezug auf das Dispositiv zum Tragen kam.

Mit dem fragmentarisch gebliebenen Raumkonzept der Heterotopie schuf
Foucault die Möglichkeit, in die gesellschaftliche Wirklichkeit hineingezeichnete Räume zu beschreiben und strukturell zu erfassen. Anhand mehrerer kur-
zer offener Texte begründet der junge Foucault in den 1970er Jahren eine Wissenschaft[719], die er *Heterotopologie*[720] nennt. Rao bezeichnet Foucaults Hetero-
topiefragment als analytisches Konzept, das unausgegoren, z. T. auch wider-
sprüchlich ist[721] und in Gänze eher einem Entwurf ähnelt[722]. Hasse sieht diesen
Sachverhalt ähnlich, wenn er vom Heterotopiekonzept als Torso spricht und in
ihm weniger eine ausgearbeitete Theorie sieht. Dieses birgt, so Hasse weiter,
hinsichtlich der Rezeption, Interpretation und Anwendung auf historische oder
aktuelle Konstellationen sowie mit Blick auf den fragmentalen und offenen
Charakter des Konzepts die Gefahr von Fehldeutungen[723].

---

717  Foucault, M. 1992a, S. 39.
718  Vgl. Foucault, M. 1992a.
719  „In den 1930er Jahren hat Bataille das Konzept einer Heterotopologie entworfen, eine Wis-
     senschaft des Anderen, die sich mit dem »Abfall« der Gesellschaft, dem »verfemten Teil«,
     der nutzlosen Verausgabung, dem wahnsinnigen Lachen, der Erotik und der Gewalt widmet."
     (Chlada, M. 2005, S. 13).
720  Auch die Architektur als wissenschaftliche Fachdisziplin hat die Heterotopologie als Philo-
     sophie des Raumes zu einer eigenen Forschungsrichtung erweitert (vgl. Ruoff, M. 2009,
     S. 13).
721  Vgl. Rao, U. 2014, S. 220.
722  Vgl. Rao, U. 2014, S. 229.
723  Vgl. Haase, J. 2007, S. 74 f.

**Entstehung und Rezeption des Heterotopiekonzepts**

In Ergänzung zu seinem ursprünglich als Vortrag verfassten Text findet Foucaults Ansatz erstmals 1966 in einem Interview für den französischen Radiosender *France Culture* Erwähnung[724]. In zwei Radiovorträgen, die noch im selben Jahr bei *France Culture* unter den Titeln *Les utopies réelles ou 'Lieux et autres lieux*[725] und *Le corps utopique*[726] zu hören sind, schildert Foucault Topologien gesellschaftlicher Räume[727]. Veröffentlicht werden beide Audiodateien durch das *Institut national de l'audiovisuel*[728], welches die radiofonischen Rechte des Philosophen verwaltet und ebenso den Text *Andere Räume*[729] unter dem Titel *Utopies et hétérotopies*[730] publiziert. Auch im Vorwort seines Buches *Die Ordnung der Dinge*[731] findet sich der Heterotopiebegriff[732], ebenso wie in einer Rede mit dem Titel *Des espaces autres*[733], die er am 14. Mai 1967 vor dem *Cercle d'études architecturales*[734] in Paris hält. Es ist dieser Vortrag den er im Jahr 1984 zum Text *Andere Räume*[735] verschriftlicht.

Das Heterotopiekonzept findet seitdem vereinzelt Anwendung in gesellschaftskritischen Analysen zu aktuellen Fragestellungen, so z. B. bei Helten, der sich entlang des von Foucault vorgelegten Konzepts mit Raumproduktion und Protest am Beispiel des Hamburger Gängeviertels auseinandersetzt[736]. Chlada bekräftigt, dass durch die Entdeckung der *gendered spaces*[737] die Heterotopologie Einzug in die Kultur- und Sozialwissenschaften, Künstler- und linke Theorieszene sowie in die Film- und Theateranalyse gefunden habe[738]. Diverse Aufsätze und Sammelbände vereinen heterotope Analysen in den Feldern

---

724  Vgl. Foucault, M. 2005b.
725  *Les utopies réelles ou 'Lieux et autres lieu,* dt. ‚tatsächliche Utopien' oder ‚Ort und andere Lage'.
726  *Le Corps utopique,* dt. ‚der utopische Körper'.
727  Vgl. Foucault, M. 2005b.
728  *L'Institut national de l'audiovisuel* ist eine öffentlich-rechtliche Organisation in Frankreich, die den Auftrag hat, alle französischen Rundfunk- und Fernsehproduktionen zu sammeln, aufzubewahren und öffentlich zugänglich zu machen.
729  Foucault, M. 1992a.
730  *Utopies et hétérotopies,* dt. ‚Utopien und Heterotopien'.
731  Foucault, M. 2012b.
732  Vgl. Kammler, C. et al. 2008.
733  *Des espaces autres,* dt. ‚von anderen Räumen'.
734  *Cercle d'études architecturales,* dt. ‚Kreis von Architekturstudenten'.
735  Foucault, M. 1992a.
736  Helten, M. 2014.
737  *Gendered spaces* (engl.) meint ins Deutsche übertragen Räume, in denen Geschlechter gleichgestellt sind.
738  Vgl. Chlada, M. 2005, S. 11.

Kultur, Gesellschaft und Architektur[739]. Für die oft literaturwissenschaftlichen Diskurse bietet das Heterotopiekonzept einen praktikablen Ansatz, Handlungsstränge, Räume und Orte als Ergänzung oder auch als Voraussetzung für Interpretationen zu systematisieren[740]. Es kann im Allgemeinen davon ausgegangen werden, dass seit den 1970er Jahren in den Literaturwissenschaften eine Hinwendung zum Thema Raum zu beobachten ist[741]. Chlada konkretisiert dies und hebt eine vor allem in der Science-Fiction-Literatur[742] etablierte heterotopische

---

739  Vgl. Tafazoli, H./Gray, R. 2012; Truniger, F./Wolf, S. 2003; Preciado, B. 2003.

740  Mader legt die Heterotopieschablone auf einen literarischen Text, der den Orten des Geschehens innerhalb der Handlung einen ganz besonderen Stellenwert einräumt. Ransmayrs Roman *Der Fliegende Berg*, der die Geschichte zweier irischer Brüder erzählt, bildet den Ausgangspunkt für seine Auseinandersetzung mit verschiedenen Räumen innerhalb des Romans. Diese werden entlang des Heterotopiekonzepts systematisiert bzw. eingeordnet. Im Hinblick auf die Beschaffenheit und Funktion der Räume ergibt sich durch Merkmalszuordnungen für Mader die Gelegenheit eindeutiger Zuweisungen; er teilt die Handlungsstränge in eindeutige und klar definierte räumliche Kategorien ein (vgl. Mader, R. 2010). Mader bemerkt, dass eine vom Großteil der Autoren praktizierte Raumanalyse als Schlüssel für die Interpretation fungieren kann; so können Figuren, deren Entwicklungen und Beziehungen untersucht werden (vgl. Mader, R. 2010). Ein weiteres Beispiel aus den Literaturwissenschaften ist die Arbeit von Höckendorff. Unter dem Titel *Eine Verortung in den Utopie-Heterotopie-Konzepten von Michel Foucault* wird der Frage nachgegangen, ob Utopie-Heterotopie-Konzepte generell auf Literatur anwendbar sind. Höckendorff prüft anhand der von Foucault vorgelegten sechs Kriterien, inwieweit Literatur und Heterotopien Gemeinsamkeiten besitzen. Sie kommt dabei zu dem Schluss, dass Literatur eine enge Verknüpfung von Utopie und Heterotopie darstellt. Daneben ließen sich sämtliche theoretische Aspekte, die Foucault als Kennzeichen von Heterotopien anführt, auf Literatur beziehen. Die Ausgangsthese, dass Literatur der Utopie zuzuordnen sei, wird im Laufe der Arbeit zugunsten der Annahme, dass Literatur an sich eine Heterotopie sei, verworfen. Höckendorff bemerkt abschließend, dass Literatur als Gesamtkonzept utopische und heterotopische Elemente in sich vereine (vgl. Höckendorff, M. 2010).

741  Vgl. Dünne, J. 2006, S. 392.

742  Mit seinem Science-Fiction-Roman *Triton – eine doppelsinnige Heterotopia* konzipiert Delany bereits 1976 einen der ersten Orte und Plätze, die den Kriterien Foucaults einer Heterotopie entsprechen. Delanys Protagonist *Bron Helström*, im Mitarbeiter der Metalogik, hat noch nie die Erde besucht und lebt auf seinem Planeten mit zahlreichen alternativen Lebenswelten. Einzelne Stadtteile fügt er literarisch zu Gegenplatzierungen auf dem Planeten Triton zusammen, die Orte im Sinne foucaultscher Heterotopien symbolisieren. Die sogenannten U-P's sind Stadtteile, die bei der Gründung jeder Stadt ausgespart wurden, hier ist kein Gesetz vertreten, die Überschneidung von öffentlicher Ordnung und öffentlicher Unordnung erzeugt bemerkenswerte, stabile, inoffizielle Gesetze, die den ganzen gesetzlosen Stadtteil beherrschen (Delany, R. 1976, S. 20). Als weitere Beispiele heteroper Orte auf Triton sind *Der Streunende Orden der Stummen Tiere* oder die *Co-Op's* zu nennen, es handelt sich hierbei um homo- oder heterosexuelle Wohnkommunen, in denen ein Großteil der Bevölkerung auf Triton zu wohnen pflegt. Hier zeichnet Delany im organisierten Zusammenschluss, der sinnlose Kommunikation beendet, ein markantes Beispiel einer Heterochronie nach (Delany, R. 1976, S. 26). Folgt man den Ausführungen von Mümken, so geht Delany mit seinem Roman der Frage Foucaults auf den Grund, ob wir ein wahres Geschlecht brauchen. Die Antwort fällt eindeutig aus: Nein. Auf Triton ist alles möglich, die Menschen können zwischen 40 und

Art des Schreibens hervor, die die traditionell-utopische Erzählweise weitgehend abgelöst hat[743]. Auch in wissenschaftlichen Qualifikationsarbeiten der Literaturwissenschaften findet das Heterotopiekonzept Anwendung; meist mit
dem Ziel, eine generelle Verortung vorzunehmen[744], um in einem zweiten
Schritt literarische Werke wie z. B. Kafkas *Der Bau*[745] oder auch Ransmayrs
Roman *Der fliegende Berg*[746] zu analysieren.

**Heterotopierezeption in der evangelischen Kirche**

Auch Fragen zum Verhältnis von praktischer Theologie[747] und Architektur
kirchlicher Gebäude[748] werden mit Bezug auf das Heterotopiekonzept diskutiert. Um Alteritätserfahrungen, also Fremdverstehen zu ermöglichen, nutzt
erstmals Mertin 2004 in seiner Arbeit zum Kirchenbau Foucaults Konzept der
heterotopen Räume[749]. Generell scheint im protestantischen Kontext der Terminus *Heterotopie* im Zusammenhang mit der Frage nach kirchlichem Raum
kein unbekannter zu sein. Neben Mertin[750] greifen auch Steinmann[751], Erne[752],
Bahr[753], und Huber[754] auf das Konzept Foucaults zurück. Mit einer foucaultorientierten, beinahe als strukturalistisch zu bezeichnenden Analytik geht Huber,
Ratspräsident der EKD, auf Kirchenräume ein und bemerkt: „Gute Kirchenräume sind wie große Oratorien: man kann sich in eine Dimension des Lebens
tragen lassen, in der wir dem Geheimnis Gottes näher sind als in den profanen,
säkularen und funktional angeordneten Räumen, in denen wir uns sonst bewegen."[755] Vergegenwärtigt man sich den Anfang von Foucaults Text *Andere
Räume*[756], so sind Anleihen Hubers nicht zu übersehen. Huber erkennt, dass
Kirchengebäude Heterotopien und Zeichen des Widerspruches gegen die einli-

---

50 Geschlechtern wählen, besitzen also in dieser Hinsicht größtmögliche Freiheit. Ferner gibt
   es zahlreiche Religionen und sexuelle Orientierungen, dem Einzelnem wird keine unterwerfende und normierende Subjektivität aufgezwungen. Triton ist Heterotopia (Mümken, J.
   2005).
743 Chlada, M. 2005, S. 28.
744 Vgl. Höckendorff, M. 2010.
745 Vgl. Lobgesang, J. 2009.
746 Mader, R. 2010.
747 Vgl. Steinmann, L. 2011.
748 Vgl. Rao, U. 2014.
749 Vgl. Mertin, A. 2004.
750 Vgl. Mertin, A. 2004.
751 Vgl. Steinmann, L. 2011.
752 Vgl. Erne, P. 2013.
753 Vgl. Bahr, P. 2007.
754 Vgl. Huber, W. 2005b.
755 Huber, W. 2005b, S. 6.
756 Foucault, M. 1992a.

nige Verzweckung der Moderne sind[757]. Mit Rekurs auf den programmatischen Vortrag Hubers auf dem Kirchenbautag im Jahr 2005 greift Bahr, ihres Zeichens Kulturbeauftragte des Rates der EKD[758], Hubers Idee von der Kirche als Heterotopie auf[759]. Bahr merkt an, dass es sich lohne, neuere Ekklesiologie[760] und kirchenreformerische Überlegungen zu einer Kirche der Orte jenseits von Parochie vor der Folie des foucaultschen Heterotopiekonzepts zu untersuchen. Die Leitfrage, so die Kulturbeauftragte weiter, wäre dann weniger an Strukturmodellen denn an inhaltlichen Orientierungen auszurichten. Sie müsste folgendermaßen lauten: „[W]ie kann eine Stadtkirche, ob mit oder ohne Ortsgemeinde, heterotopischen Charakter erhalten?"[761] Erne reflektiert 2013 – ebenso mit Verweis auf Hubers Vortrag[762] und unter Rückgriff auf Foucaults Konzept der Heterotopie – in einem Artikel für das *Deutsche Pfarrerblatt*, welche Bedeutung Kirchen und Kapellen in Justizvollzugsanstalten als besondere Räume der Freiheitserfahrung zukommt, und schließt konkrete räumästhetische Überlegungen an[763]. Er kommt hierbei zu dem Ergebnis, dass es sich bei der Kirche im Gefängnis um eine Heterotopie zweiter Ordnung handele, also um eine Gegenwelt in einer Gegenwelt, um einen Ort religiöser Freiheit an einem Ort des weitreichenden Freiheitsentzuges[764]. Man kann aufgrund der Rezeption behaupten, dass Hubers Vortrag bzw. dessen Überlegungen zum Kirchenbau vor der Folie des foucaultschen Heterotopiefragments eine gewisse Strahlwirkung in theologischen Kreisen entfaltet und verschiedene raumtheoretische Überlegungen nach sich zieht.

**Die Heterotopie im pflegewissenschaftlichen Kontext**

Den Pflegewissenschaften ist die Aneignung der Heterotopie neu. Lediglich bei Schiffer findet die Heterotopie am Rande Anwendung. In seiner Dissertation beschäftigt er sich mit sozial nicht integrierten, obdachlosen Drogenabhängigen, welche nicht krankenhauspflichtig erkrankt sind; Schiffer untersucht den

---

757  Vgl. Huber, W. 2005b, S. 5.
758  Vgl. Bahr, P. 2007.
759  Vgl. Bahr, P. 2007, S. 7 ff.
760  Unter Ekklesiologie wird die methodisch-reflektierte Auslegung des glaubenden Selbstverständnisses und des Selbstvollzuges der Kirche verstanden. Im Unterschied zu einer historischen oder soziologischen Reflexion über Kirche geht es hierbei um den theoretischen und praktischen Ort Kirche im Bekenntnis des Glaubens an den dreifaltigen Gott und dessen Mitteilung in der Geschichte.
761  Bahr, P. 2007, S. 9 ff.
762  Vgl. Erne, P. 2013, S. 2.
763  Vgl. Erne, P. 2013, S. 1.
764  Vgl. Erne, P. 2013, S. 2.

organisationalen Rahmen von Wohnungen für diesen Personenkreis. Er geht dabei empirisch-explorativ, technologisch und mikrosoziologisch vor und beleuchtet die Problematik ausdrücklich aus pflegewissenschaftlicher Perspektive[765]. Die beforschte Krankenwohnung *Notel-Kosmidion* ist, so Schiffer, ein heterotoper Ort für pflege- und hilfebedürftige Menschen[766]. Seine Anmerkung diskutiert Schiffer allerdings nicht weiter.

Im Zusammenhang mit dem Gegenstand der vorliegenden Untersuchung verweist Schulz-Nieswand in seinem Artikel *Gerontologische Pflegekultur: Zur Notwendigkeit eines Habituswandels* auf den heterotopen Charakter der Räume, die im aktuellen Konzept der *Caring Community* diskutiert werden, und führt die Notwendigkeit heterotopischer Lösungen jenseits der schimärischen Dichotomie häuslicher Autonomie einerseits und totaler Abhängigkeit in stationären Settings anderseits an[767].

**Was sind eigentlich Foucaults *Andere Räume*?**

Nachdem die Entstehungsgeschichte des von Foucault entwickelten Raumkonzepts anhand der entscheidenden foucaultschen Texte dargelegt und deren Rezeption in den Sozial- und Kulturwissenschaften, insbesondere in der Theologie und Pflegewissenschaft angerissen wurde, möchte ich nun etwas detaillierter auf Heterotopien eingehen. Hierzu ist es zunächst notwendig, diese als Räume in der Gesellschaft zu kontextualisieren.

Foucault geht hinsichtlich der Lagerungen im Raum, die sich als Nachbarschaftsbeziehungen gestalten, von zwei zentralen Problemen aus: erstens von der Bedeutsamkeit der Lagerung in Bezug auf die zeitgenössische Technik und zweitens vom Problem der Gestaltung demografisch geprägter Nachbarschaftsbeziehungen. Er merkt an: „Beim Problem der Menschunterbringung geht es nicht bloß um die Frage, ob es in der Welt genug Platz für den Menschen gibt – eine immerhin recht wichtige Frage, es geht auch darum zu wissen, welche Nachbarschaftsbeziehungen, welche Stapelungen, welcher Umlauf, welche Markierungen und Klassierungen für die Menschenelemente in bestimmten Lagen und zu bestimmten Zwecken, gewahrt werden sollen."[768] Foucault skizziert Heterotopien in diesem gesellschaftlichen Kontext als Orte, die normales Verhalten »auf den Kopf stellen« oder gar negieren. Heterotopien sind ferner von Utopien zu unterscheiden. Letztere sind imaginäre, Erstere wirkliche Orte. Im

---

765   Vgl. Schiffer, P. 2014, S. 35 f.
766   Vgl. Schiffer, P. 2014, S. 36.
767   Vgl. Schulz-Nieswandt, F. 2015, S. 314.
768   Foucault, M. 1992a, S. 36 f.

Gegensatz zur Utopie stellt die Heterotopie also reale, in die Gesellschaft hineingezeichnete Räume dar, die in einer Art umgekehrtem Verhältnis mit ihr
verbunden sind. Es handelt sich um Räume, in denen von der allgemeinen
Norm abweichendes Verhalten sowie anerkanntes Handeln einer Gesellschaft
ritualisiert vollzogen werden. In dieser Gemengelage existieren für Foucault
Räume des Innen und durch Heterotopie bestimmte Räume des Außen. Hierbei
geht es ihm um Räume innerhalb der Gesellschaft, die sich in Bezug auf die
den Menschen sonst vertrauten Räume unterscheiden. Eine Heterotopie par
excellence sieht Foucault im Schiff; anhand zweier Beispiele führt er aus:
„Bordelle und Kolonien sind zwei extreme Typen der Heterotopie, und wenn
man daran denkt, daß das Schiff ein schaukelndes Stück Raum ist, ein Ort ohne
Ort, der aus sich selber lebt, der in sich geschlossen ist und gleichzeitig dem
Unendlichen des Meeres ausgeliefert ist und der, von Hafen zu Hafen, von Ladung zu Ladung, von Bordell zu Bordell, bis zu den Kolonien suchen fährt, was
sie an Kostbarstem in ihren Gärten bergen, dann versteht man, warum das
Schiff für unsere Zivilisation vom 16. Jahrhundert bis in unsere Tage nicht nur
das größte Instrument der wirtschaftlichen Entwicklung gewesen ist (nicht davon spreche ich heute), sondern auch das größte Imaginationsarsenal. Das
Schiff, das ist die Heterotopie schlechthin. In den Zivilisationen ohne Schiff
versiegen die Träume, die Spionage ersetzt das Abenteuer und die Polizei die
Freibeuter."[769] In seinen Texten arbeitet Foucault eine Vielzahl verschiedener
Arten von Heterotopien heraus, die durch unterschiedliche Eigenschaften gekennzeichnet sind. Er differenziert zwischen Krisenheterotopien, Abweichungsheterotopien, universalisierenden Heterotopien[770], Heterochronien (als
Zeit akkumulierende Heterotopien[771] und als chronische Heterotopien), ge-

---

769   Foucault, M. 1992a, S. 46.
770   Der Garten wird von Foucault als universalistische Urheterotopie angesehen. Er ist „(...) viel-
      leicht (...) die älteste dieser Heterotopien mit widersprüchlichen Platzierungen (...). Man muß
      nicht vergessen, daß der Garten, diese erstaunliche Schöpfung von Jahrtausenden, im Orient
      sehr tiefe und gleichsam übereinander gelagerte Bedeutungen hatte. Der traditionelle Garten
      der Perser war ein geheiligter Raum, der in seinem Rechteck vier Teile enthalten mußte, die
      die vier Teile der Welt repräsentierten, und außerdem einen noch heiligeren Raum in der Mit-
      te, der gleichsam der Nabel der Welt war (dort befanden sich das Becken und der Wasser-
      strahl); und die ganze Vegetation des Gartens mußte sich in diesem Mikrokosmos verteilen.
      Und die Teppiche waren ursprünglich Reproduktionen von Gärten: der Garten ist ein Tep-
      pich, auf dem die ganze Welt ihre symbolische Vollkommenheit erreicht, und der Teppich ist
      so etwas wie ein Raum mobiler Garten. Der Garten ist die kleinste Parzelle der Welt, und da-
      rauf ist er die kleinste Parzelle der Welt, und darauf ist er die Totalität der Welt. Der Garten
      ist seit dem ältesten Altertum eine selige und universalisierende Heterotopie (daher unsere
      zoologischen Gärten)." (Foucault, M. 1992b, S. 42 f.).
771   „Es gibt einmal die Heterotopien der sich endlos akkumulierenden Ziele, z. B. die Museen,
      die Bibliotheken. Museen und Bibliotheken sind Heterotopien, in denen die Zeit nicht auf-

schlossenen (Kaserne und Gefängnis) und offenen[772] sowie Illusions-[773] (Bordelle) und Kompensationsheterotopien[774].

Auf die Charakteristika der einzelnen Heterotopien gehe ich im Zusammenhang mit den Merkmalen noch näher ein, zunächst soll das Verhältnis von Utopie und Heterotopie im Zentrum der Ausführungen stehen. Nach Foucault existieren Utopien nicht, vielmehr stellen sie als unwirkliche Orte die Gegenentwürfe oder Perfektionierungen vorherrschender Gesellschaften dar, wohingegen Heterotopien reale, die in eine Gesellschaft hineingezeichnete Orte sind. Foucault erläutert den Unterschied zwischen Utopie und Heterotopie folgendermaßen: „Die Utopien trösten; wenn sie keinen realen Sitz haben, entfalten sie sich dennoch in einem wunderbaren und glatten Raum, sie öffnen Städte mit weiten Avenuen, wohlbepflanzte Gärten, leicht zugängliche Länder, selbst wenn ihr Zugang schimärisch ist. Die Heterotopien beunruhigen, wahrscheinlich, weil sie heimlich die Sprache unterminieren, weil sie verhindern, dass dies und das benannt wird, weil sie die gemeinsamen Namen zerbrechen oder sie verzahnen, weil sie im voraus die Syntax zerstören, und nicht nur die, die die Sätze konstruiert, sondern die weniger manifeste, die die Wörter und Sachen (die einen vor und neben den anderen) zusammenhalten läßt. Deshalb gestatten die Utopien Fabeln und Diskurse; sie sind in der richtigen Linie der Sprache

---

hört, sich auf den Gipfel ihrer selbst zu stapeln und zu drängen, während im 17. Jahrhundert und noch bis zum Ende des 18. Jahrhunderts die Museen und die Bibliotheken Ausdruck einer individuellen Wahl waren." (Foucault, M. 1992, S. 43).

772 Offene Heterotopien können Saunen oder die Kammern sein, wie sie z. B. in den Prachthöfen Brasiliens zu finden sind. Diese Kammern sind heutzutage fast gänzlich verschwunden und könnten mit den in Amerika (und mittlerweile in ganz Europa) verbreiteten Motels verglichen werden, wo Sexualität geschützt und versteckt praktiziert werden kann (vgl. Foucault, M. 1992b, S. 45). Er schreibt: „Ich denke etwa an die berühmten Kammern in den großen Prachthöfen Brasiliens oder überhaupt Südamerikas. Die Eingangstür führte gerade nicht in die Wohnung der Familie. Jeder Passant, jeder Reisende durfte diese Tür öffnen, in die Kammer eintreten und darin eine Nacht schlafen. Diese Kammern waren so, daß der Ankömmling niemals mit der Familie zusammenkam. So ein Gast war kein Eingeladener, sondern nur ein Vorbeigänger." (Foucault, M. 1990b, S. 45).

773 Heterotopien besitzen gegenüber Gesellschaften eine Funktion, die sich zwischen den Polen Illusion und Kompensation bewegt (vgl. Foucault, M. 1992b, S. 45). Eine solche Heterotopie stellt das Bordell dar. „Entweder haben sie einen Illusionsraum zu schaffen, der den gesamten Realraum, alle Platzierungen, in die das menschliche Leben gesperrt ist, als noch illusorischer denunziert. Vielleicht ist es diese Rolle, die lange Zeit die berühmten Bordelle gespielt haben, deren man sich nun beraubt findet." (Foucault, M. 1992b, S. 45).

774 Als Beispiele für heterotope Kolonien nennt Foucault die puritanischen Gesellschaften, die die Engländer in Amerika gründeten, und die Jesuitenkolonien in Südamerika (vgl. Foucault, M. 1990, S. 45). „Das wäre also nicht die Illusionsheterotopie, sondern die Kompensationsheterotopie, und ich frage mich, ob nicht Kolonien ein bisschen so funktioniert haben. In einigen Fällen haben sie für die Gesamtorganisation des Erdenraums die Rolle der Heterotopie gespielt." (Foucault, M. 1990, S. 45).

befindlich, in der fundamentalen Dimension der fabula. Die Heterotopien (wie man sie so oft bei Borges findet) trocknen das Sprechen aus, lassen die Wörter in sich selbst verharren, bestreiten bereits in der Wurzel jede Möglichkeit von Grammatik. Sie lösen Mythen auf und schlagen den Lyrismus der Sätze mit Unfruchtbarkeit."[775] Es zeigt sich, dass den Heterotopien auch einen Einfluss auf Sprache innewohnt. Sie verhindern ein ostentatives Schweigen[776]. Wird lediglich der im Buch *Die Ordnung der Dinge*[777] ausgeführte Heterotopiebegriff zugrunde gelegt, so scheint er unmittelbar an die Sprache gebunden zu sein[778].

Heterotopien sind Entwürfe, die Utopien nicht gänzlich verwerfen. Im Gegenteil: Foucault will der abstrakten Utopie einer vollkommenen Gesellschaft die konkrete Erfahrung der Heterotopie und das Experiment an einem wirklichen anderen Ort entgegenstellen[779]. Er spricht von Utopien als Phantasmen, die den zeitgenössischen Raum nicht homogen und leer, sondern voller Qualitäten erscheinen lassen – dies ist der Raum unserer Träume[780]. Foucault zeigt die Grenzen menschlichen Denkens auf, indem er auf einen Text von Jorge Luis Borges[781] zurückgreift. Hier werden Tiere als zu absurden Gruppen zugehörig vorgestellt und scheinbar Vertrautes wird als in bestimmten Zusammenhängen nicht Denkbares gezeigt. Borges Kategorisierung der Tiere ließt sich wie folgt: „a) Tiere, die dem Kaiser gehören, b) einbalsamierte Tiere, c) gezähmte, d) Milchschweine, e) Sirenen, f) Fabeltiere, g) herrenlose Hunde, h) in diese Gruppierung gehörige, i) die sich wie Tolle gebärden, k) die mit einem ganz feinen Pinsel aus Kamelhaar gezeichnet sind, l) und so weiter, m) die den Wasserkrug zerbrochen haben, n) die von weitem wie Fliegen aussehen."[782] Die Unmöglichkeit im Denken zeigt sich in der Unterscheidung in wirkliche Tiere wie die, die sich wie Tolle gebärden oder die einen Krug zerbrochen haben, und Tiere, die ihren Platz in der Imagination haben, wie die, die mit ganz feinem Pinsel aus Kamelhaar gezeichnet sind[783]. Jäger kommentiert Borges' Text als irre Taxonomie, die auf die Fragwürdigkeit aller Kategoriensysteme hinweist[784]. Über dichotome Denkstrukturen, die sich wie Borges' Taxonomie in Reales und Imaginäres spalten, skizziert Foucault Heterotopien als echte Orte

---

775  Foucault, M. 2012b, S. 20.
776  Vgl. Haase, J. 2007.
777  Foucault, M. 2001d.
778  Vgl. Tafazoli, H./Gray, R. 2012, S. 8.
779  Vgl. Chlada, M. 2005.
780  Vgl. Foucault, M. 1992a, S. 37.
781  Jorge Luis Borges, Schriftsteller und Bibliothekar (1899-1986).
782  Foucault, M. 2012b, S. 17.
783  Vgl. Foucault, M. 2012b, S. 17.
784  Vgl. Jäger, S. 2012, S. 28.

eines solchen utopischen Denkens. Zum Wesen heterotopischer Orte gehört das Imaginative, das an wirklichen Orten zu finden ist[785]. Den Begriff *Heterotopie* nutzt Foucault für den Ordnungen aufstörenden Diskurstyp[786]. Nicht die Dinge sind es, die die Menschen beunruhigen – wie z. B. die Tiere aus Borges fiktiver chinesischer Enzyklopädie –, sondern der Raum, der sie umgibt. Es ist unmöglich, die fiktive Ordnung der Tiere zu denken, da jene anhand von Ordnungskategorien beschrieben werden, die irreal erscheinen. Werden solche Klassifikationen nur imaginiert, haben sie keinen Sitz im realen Leben, definieren keinen wirklichen Ort und sind folglich Utopien. Räume und Orte können aber auch als realisierte Utopien existieren. Trotz aller Ordnung lassen erzählte und geschriebene Utopien sich als ein Sicherheitsventil für Heterogenität, Heteronomie[787] und lokalisierte utopische Orte fassen, die sich allen anderen in der Gesellschaft widersetzen und Gegenräume[788] bilden[789].

**Der Spiegel zwischen Utopie und Heterotopie**

Mit der Metapher des Spiegels stellt Foucault die Verbindung zwischen Utopie und Heterotopie her. Blickt man auf das funktionelle Zusammenspiel dieser beiden Begriffe können Parallelen zu Foucaults These abgeleitet werden, dass die Dinge von den Zeichen, der Sprache getrennt sind, und Repräsentationen, die Verbindung zwischen der gedanklichen Welt und den Dingen, wie sie wirklich sind, aufzeigen. Zum Spiegel äußert sich Foucault wie folgt: „Und ich glaube, daß es zwischen den Utopien und diesen anderen Plätzen, den Heterotopien, eine Art Misch- oder Mittelerfahrung gibt; den Spiegel. Der Spiegel ist nämlich eine Utopie, sofern er ein Ort ohne Ort ist. Im Spiegel sehe ich mich da, wo ich nicht bin: in einem unwirklichem Raum, der sich virtuell hinter der Oberfläche auftut; ich bin dort, wo ich nicht bin, eine Art Schatten, der mir meine eigene Sichtbarkeit gibt, der mich erblicken lässt wo ich abwesend bin: Utopie des Spiegels. Aber der Spiegel ist auch Heterotopie, insofern er wirklich existiert und insofern er mich auf den Platz zurückschickt, den ich wirklich einnehme; vom Spiegel aus entdecke ich mich als abwesend auf dem Platz, wo ich bin, da ich mich dort sehe; von diesem Blick aus, der sich auf mich richtet, und

---

785  Haase, J. 2007, S. 76.
786  Vgl. Tafazoli, H./Gray, R. 2012, S. 8.
787  Vgl. Wilke, H. 2003, S. 44.
788  „Aber was mich interessiert, das sind unter allen diesen Platzierungen diejenigen, die die sonderbare Eigenschaft haben, sich auf alle anderen Platzierungen zu beziehen, aber so, daß sie die von diesen bezeichneten oder reflektierenden Verhältnisse suspendieren, neutralisieren oder umkehren." (Foucault, M. 1992a, S. 38).
789  Vgl. Foucault, M. 2005b, S. 10.

aus der Tiefe des virtuellen Raumes hinter dem Glas kehre ich zu mir zurück und beginne, meine Augen wieder auf mich zu richten und mich da wieder einzufinden, wo ich bin. Der Spiegel funktioniert als eine Heterotopie in dem Sinn, daß er den Platz, den ich einnehme, während ich mich im Glas erblicke, ganz wirklich macht und mich mit dem ganzen Umraum verbindet und daß er ihn zugleich ganz unwirklich macht, da er nur über den virtuellen Punkt dort wahrzunehmen ist."[790] Bereits im Buch *Die Ordnung der Dinge*[791], das vor dem Text *Andere Räume*[792] entstand, greift Foucault auf die Metapher des Spiegels zurück. Ausgehend von Diego Velázquez'[793] *Las Meninas*[794] diskutiert er grundlegende Funktionen, um kognitiven Denkschemata unseres Wissens und deren elementaren Strukturen auf den Grund zu gehen[795]. In seinem Text *Andere Räume*[796] zeigt der Begründer der Diskursanalyse Utopien als ohne Ort besitzend, Heterotopien als Orte tatsächlich realisierter Utopien und den Spiegel als eine Art Misch- bzw. Mittelerfahrung aus beidem auf[797].

## Die sechs Grundsätze der Heterotopie

Ich erläutere nun spezielle Eigenschaften, die Heterotopien im Gegensatz zum Restraum aufweisen. Anhand von sechs[798] signifikanten Merkmalen skizziert

---

790  Foucault, M. 1992a, S. 39.
791  Foucault, M. 2012b.
792  Foucault, M. 1992a.
793  Diego Rodriguez de Silva y Velázquez, spanischer Maler (1599-1660).
794  *Las Meninas* (span.) kann mit ‚die Hoffräulein' übersetzt werden.
795  Dass es sich bei denen im Spiegel sichtbaren um zwei Personen handelt, ist in der wissenschaftlichen Diskussion unbestritten. Tatsächlich abgebildet sind König Philipp IV. und seine Frau Maria Anna von Österreich. Er befindet sich in der linken oberen Hälfte des Bildes und ist von einem breiten schwarzen Rand umrahmt. Die beiden Personen, die im Spiegel zu erkennen sind, bildet das Gemälde selbst nicht ab, sie befinden sich also nicht im abgebildeten Raum. Eine These ist, dass der Spiegel Personen außerhalb des Bildraumes zeigt. Jeder Betrachter des Gemäldes würde so die Position des Königspaares einnehmen, für die Velázquez es anfertigte. Foucault weist dem Spiegel eine zentrale Position im Bild zu, er reflektiert nichts, was sich im selben Raum befindet, spiegelt demnach auch nichts Sichtbares. Er wiederholt also nichts, was bereits gesagt worden ist (vgl. Foucault, M. 2012a, S. 35 f.). Foucault führt aus: „Was in ihm reflektiert wird, ist das, was alle Personen auf der Leinwand gerade fixieren, indem sie den Blick starr vor sich richten; also das, was man sehen könnte, wenn die Leinwand sich nach vorn verlängerte, tiefer hinabreichte, bis die Personen miteinbezöge, die dem Maler als Modell dienen." (Foucault, M. 2012a, S. 36) Das, was im Spiegel zu sehen ist, also das Königspaar, ist die einzige Repräsentation des Gemäldes, die für den Betrachter sichtbar wird.
796  Foucault, M. 1992a.
797  Vgl. Foucault, M. 1992a, S. 39.
798  Foucault benennt in seinem Fragment *Andere Räume* fünf anstatt sechs Grundsätze, fügt seinen Ausführungen einen sechsten mit den Worten „(...) der letzte Zug der Heterotopien be-

Foucault eine Art strukturellen Leitfaden heterotoper Räume. Anschließend soll diesbezüglich auf das foucaultsche theoretische Raumkonzept der Heterotopien als Ordnungsmuster sozialer Räume merkmalsorientiert eingegangen werden. Die nachstehende Tabelle präsentiert die in diesem Kontext benannten Eigenarten von Heterotopien:

*Tabelle 3:*     Heterotopische Grundsätze (vgl. Foucault, M. 1992a)

| 1. Grundsatz | Heterotopien existieren in jeder Gesellschaft als Krisen- oder Abweichungsheterotopien. |
|---|---|
| 2. Grundsatz | Eine Gesellschaft kann Heterotopien im Laufe der Zeit in anderer Weise funktionieren lassen. |
| 3. Grundsatz | Heterotopien können an einem einzigen Ort mehrere Räume, mehrere Platzierungen zusammenlegen, die eigentlich nicht miteinander zu vereinen sind. |
| 4. Grundsatz | Heterotopien sind häufig an Zeitabschnitte gebunden, die als Heterochronien bezeichnet werden. |
| 5. Grundsatz | Öffnungen und Schließungen sind Voraussetzungen einer Heterotopie. |
| 6. Grundsatz | Heterotopien besitzen eine Funktion gegenüber dem Restraum: Sie schaffen einen Illusions- oder Kompensationsraum. |

Im ersten Grundsatz konkretisiert sich die gesellschaftliche Legitimation dieser mythischen Orte[799]. „Es gibt wahrscheinlich keine einzige Kultur auf der Welt die nicht Heterotopien etabliert. Es handelt sich um eine Konstante jeder menschlichen Gruppe. Aber offensichtlich nehmen die Heterotopien sehr unterschiedliche Formen an und vielleicht ist nicht eine einzige Heterotopieform zu finden, die absolut universal ist."[800] Als anthropologische Grundkonstante tauchen Heterotopien also in unterschiedlichen, sich ständig wandelnden, Formen in allen Gesellschaften auf. Foucault unterscheidet generell Krisen- von Abweichungsheterotopien. Wie der Name bereits besagt, beschreiben Erstere Personen, die sich in Krisensituationen befinden, bei Letzteren weisen Menschen ein von der Norm abweichendes Verhalten auf. Obwohl sie auch heutzutage noch zu finden sind, verortet Foucault die Krisenheterotopien in den Urgesell-

---

steht (...)" (Foucault, M. 1992a, S. 45) hinzu. Im Gegensatz dazu zählt er im Aufsatz *Die Heterotopien* dieses letzte Merkmal nicht explizit auf, führt es aber in Gestalt eines Gedankengangs aus (vgl. Foucault, M. 2005b, S. 18 ff.).

799   Vgl. Haase, J. 2007, S. 75.
800   Vgl. Foucault, M. 1992a, S. 40.

schaften[801]. Es sind „(...) privilegierte oder geheiligte oder verbotene Orte, die Individuen vorbehalten sind, welche sich im Verhältnis zur Gesellschaft und inmitten ihrer menschlichen Umwelt in einem Krisenzustand befinden.“[802] Als Exempel für Menschen, die in Krisenheterotopien untergebracht sind, dienen dem Philosophen die Heranwachsenden, menstruierende Frauen, Frauen im Wochenbett oder auch Alte[803]. Unter Krisenheterotopien können auch Orte des Sterbens, der Adoleszenz oder auch der Sexualität verstanden werden, also Orte, die von Personen aufgesucht werden, die im sozialen Miteinander besondere Auffälligkeiten zeigen. Diese primitiven, heiligen oder verbotenen Orte sind Menschen vorbehalten, die sich in einer biologischen Krisensituation befinden[804]. In den Urgesellschaften gibt es, laut Foucault, eine Form von Heterotopien, die Individuen vorbehalten sind, welche sich gegenüber der Gesellschaft in einem Krisenzustand befinden. Neben den Krisenheterotopien existieren Abweichungsheterotopien. „(...) Krisenheterotopien verschwinden heute und sie werden (...) durch Abweichungsheterotopien abgelöst.“[805] In sie, so Foucault weiter „(...) steckt man die Individuen, deren Verhalten von der Norm abweicht. Das sind die Erholungsheime, die psychiatrischen Kliniken; das sind wohlgemerkt auch die Gefängnisse, und man müßte auch die Altersheime dazu zählen, die an der Grenze zwischen der Krisenheterotopie und der Abweichungsheterotopie liegen; denn das Alter ist eine Krise; aber auch eine Abweichung, da in unserer Gesellschaft, wo die Freiheit die Regel ist, der Müßiggang eine Art Abweichung ist.“[806] Als weitere Beispiele führt er Hochzeitsreisen oder den Militärdienst, aber auch spezielle Häuser für Jugendliche und Frauen an: „So gibt es spezielle Häuser für Jugendliche in der Pubertät, für Frauen während der Regelblutung oder auch für Frauen während der Niederkunft.“[807] Zu Ersteren bemerkt Foucault: „Und ich frage mich, ob nicht für junge Frauen die Hochzeitsreise als Heterotopie diente. Die Defloration der jungen Frau sollte auch nicht in ihrem Geburtshaus geschehen, sondern gleichsam im Nirgendwo. Innerhalb dieser Räume werden in ihrer Funktion als heterotopische Widerlager abnorme Individuen platziert.

Als zweites Merkmal führt Foucault an, dass Heterotopien auf Dauer eine Gesellschaft in ihren Funktionen und Funktionsweisen verändern können; dies

---

801   Vgl. Foucault, M. 1992a, S. 40.
802   Foucault, M. 1992a, S. 40.
803   Vgl. Foucault, M. 1992a, S. 40.
804   Vgl. Foucault, M. 2005b, S. 12.
805   Foucault, M. 1992a, S. 40.
806   Foucault, M. 1990, S. 40 f.
807   Foucault, M. 2005b, S. 12.

betrifft sowohl Funktionen als auch Bedeutungsinhalte. „[T]atsächlich hat jede Heterotopie ein ganz bestimmtes Funktionieren innerhalb der Gesellschaft, und dieselbe Heterotopie kann je nach der Synchronie der Kultur, in der sie sich befindet, so oder so funktionieren."[808] Anhand des Friedhofs führt der Philosoph aus, dass dieser gleichwohl ein Raum sei, der mit der Gesamtheit der Stätten einer Stadt, einer Gesellschaft oder eines Dorfes verbunden sei, da jedes Individuum oder jede Familie auf ihm Verwandte begraben habe. Im Laufe der Jahre wanderte der Friedhof vom Herzen der Stadt – meist befand er sich seit dem 19. Jahrhundert neben der Kirche – an ihre Ränder[809]. Heterotopien können innerhalb einer Gesellschaft geschaffen oder transformiert werden, aber sie können auch verschwinden[810]. Dander führt das Medium Telefon an, um zu illustrieren, dass nicht nur intentionale Strategien, sondern auch andere Aspekte wie z. B. technologische Impulse zu Veränderungen von Heterotopien führen können[811]. Heterotopien, das lässt sich anhand des Friedhofs und des Telefons erkennen, können von den jeweiligen Gesellschaften mit anderen Funktionen belegt werden.

Die Tatsache, dass normalerweise unvereinbare Räume zusammengelegt werden können, bildet die Basis des dritten Grundsatzes. Heterotopien bezeichnen einen Diskurstyp, der die geltende Ordnung zerstört. Sie ermöglichen es, mehrere Räume oder Platzierungen zusammenzulegen, die an sich unvereinbar scheinen[812]. Beispiele hierfür sind das Theater, das Kino und der Garten[813]. „So läßt das Theater auf dem Viereck der Bühne eine ganze Reihe von einander fremden Orten aufeinanderfolgen; so ist das Kino ein merkwürdiger Saal, in dessen Hintergrund man einen zweidimensionalen Schirm einen dreidimensionalen Raum sich projizieren sieht."[814] Die älteste Heterotopie aber ist der Garten, der als kleinste Parzelle der Welt mit seinen widersprüchlichen Platzierungen zugleich die ganze Welt ist[815].

Ein viertes Merkmal benennt Foucault mit Heterochronie, die er näher bestimmt: „Die Heterotopien sind häufig an Zeitabschnitte gebunden, d. h. an etwas, was man symmetrischerweise Heterochronie nennen könnte. Die Heterotopie erreicht ihr vollkommenes Funktionieren, wenn die Menschen mit ihrer

---

808  Vgl. Foucault, M. 1992a, S. 41.
809  Vgl. Foucault, M. 1992a, S. 41 f.
810  Vgl. Dander, V. 2014, S. 57.
811  Vgl. Dander, V. 2014, S. 57.
812  Vgl. Foucault, M. 1992a, S. 42.
813  Vgl. Foucault, M. 1992a, S. 42.
814  Foucault, M. 1992a, S. 42.
815  Vgl. Foucault, M. 1992a, S. 42.

herkömmlichen Zeit brechen."[816] Als Beispiel hierfür führt Foucault wiederum den Friedhof als eminent heterotropischen Ort an, dort lässt das Individuum sein Leben und seine Quasiewigkeit beginnt. Bibliotheken als Orte akkumulierter Zeit und Ideen stellen Heterochronien der abendländischen Kultur des 19. Jahrhunderts dar[817], dieses gründet auf der Idee, alles zu sammeln, um letztendlich die Zeit anzuhalten[818]. Im Gegensatz zu dieser ersten Art von Heterochronie in Form akkumulierter Zeitlichkeit, die eine Speicherung derselben vornimmt, existieren auch Heterotopien, die an das Prekärste der Zeit[819], an einen anderen Modus[820] gebunden sind. Sowohl das Prekäre als auch der Modus gehen mit Konnotationen wie flüchtig, vorübergehend oder zeitlich – im Gegensatz zu ewiglich – und fest mit der Zeit verbunden einher. „So die Festwiesen, diese wundersamen leeren Plätze am Rand der Stadt, die sich ein- oder zweimal jährlich mit Baracken, Schaustellungen, heterogensten Objekten, Kämpfern, Schlangenfrauen, Wahrsagerinnen usw. bevölkern."[821] Neben den Festwiesen spricht Foucault in einem Interview für den Radiosender *France Culture* von anderen Heterotopien, die weder mit dem Fest noch der Ewigkeit verbunden sind, sondern sich in einem Übergang bzw. in einem Prozess der Verwandlung befinden. „Im 19. Jahrhundert waren das etwa die Gymnasien und Kasernen, die aus Kindern Erwachsene, aus Dörflern Staatsbürger, aus Naiven aufgeklärte Menschen machen sollten. Und heute wäre vor allem das Gefängnis zu nennen."[822] Es existieren drei Arten von Heterochronien: ewige Orte, chronische Orte und Orte, die sich im Übergang befinden. Alle drei gehen in ihrer eigenen Art und Weise mit dem Faktor Zeit um.

Im fünften Grundsatz führt Foucault aus, dass es nicht umstandslos möglich ist, eine Heterotopie zu betreten. „Entweder wird man zum Eintritt gezwungen, das ist der Fall der Kaserne, der Fall des Gefängnisses, oder man muss sich Riten und Reinigungen unterziehen. Man kann nur mit einer gewissen Erlaubnis und mit der Vollziehung gewisser Gesten eintreten."[823] Foucault bemerkt: „Die Heterotopien setzen immer ein System von Öffnungen und Schließungen voraus, das sie gleichzeitig isoliert und durchdringlich macht. Im Allgemeinen ist ein heterotopischer Platz nicht ohne weiteres zugänglich."[824]

---

816    Foucault, M. 1992a, S. 43.
817    Vgl. Foucault, M. 1992a, S. 43.
818    Vgl. Foucault, M. 2005b, S. 16.
819    Vgl. Foucault, M. 1992a, S. 44.
820    Vgl. Foucault, M. 2005b, S. 16.
821    Foucault, M. 1992a, S. 44.
822    Foucault, M. 2005b, S. 17.
823    Foucault, M. 1992a, S. 44.
824    Foucault, M. 1992a, S. 44.

Anhand von Parkhäusern[825] zeigt Haase auf, inwieweit Zugänglichkeiten zu heterotopen Räumen durch ein Dickicht von Normen geregelt sind, die im konkreten Fall die Benutzung eines Parkhauses auf verschiedenste Arten und Weisen regulieren[826]. Heterotopien repräsentieren Plätze, zu denen nicht jeder Mensch Zugang hat, sondern die entweder mit dem Vollzug gewisser Riten, Reinigungen und Gesten oder der Erlaubnis einhergehen[827], wie wir es von Parkhäusern kennen. Von äußerem Druck geprägt ist beispielsweise der Eintritt in Kasernen und Gefängnisse. Was die Reinigung betrifft, so kann der Besuch einer Sauna in Feld geführt werden: „Übrigens gibt es sogar Heterotopien, die gänzlich den Reinigungsaktivitäten gewidmet sind – ob es sich nun um die halb religiöse, halb hygienische Reinigung in den islamischen Hammams handelt oder um die anscheinend rein hygienische Reinigung wie in den skandinavischen Saunas."[828]

Ein abschließendes Merkmal der Heterotopien ist die Tatsache, dass sie gegenüber dem übrig gebliebenen Raum eine Funktion aufweisen, die sich zwischen zwei Polen entfaltet. Sie errichten entweder einen Illusionsraum oder schaffen „(...) einen anderen Raum, einen anderen wirklichen Raum, der so vollkommen, so sorgfältig, so wohlgeordnet ist wie der unsrige ungeordnet, missraten und wirr ist."[829] Die genannten Pole sind derjenige der Illusion[830] und derjenige der Kompensation[831]. Zwischen ihnen kann sich eine Vielzahl von heterogenen Orten ausbilden, die Gegenstand der Heterotopologie sind[832]. Die Gesellschaft lässt existierende Heterotopien immer anders funktionieren. Dieselbe Heterotopie kann infolgedessen auf verschiedene Arten und Weisen erscheinen, was sich wiederum am Beispiel des Friedhofs veranschaulichen lässt. Diese sind für gewöhnlich außerhalb der Stadt situiert, ein jeder hat dort bestattete Verwandte oder Freunde, sodass eine Verbindung mit der Stadt bzw. dem

---

825　Am Beispiel früherer Großgaragen, die als heterotope Inseln in einer damals neuen mobilen Welt erscheinen, zeigt Haase den Illusionscharakter der selbigen auf. Sie illusionierten in ihrem abgeschlossenen und in ihrer Zugänglichkeit kontrollierten Innenraum den realen Schein eines besseren Lebens, das es in dieser Form im gesellschaftlichen Draußen nicht gab (vgl. Haase, J. 2007, S. 113).
826　Vgl. Haase, J. 2007, S. 86.
827　Vgl. Foucault, M. 1992a, S. 44.
828　Foucault, M. 1992a, S. 44.
829　Foucault, M. 1992a, S. 45.
830　Gemeint sind Plätze oder Orte, die den Realraum außerhalb der Heterotopie, in den das Leben normalerweise eingesperrt ist, als illusorisch verwerfen.
831　Dies sind Plätze oder Orte, die den Restraum nicht als illusorisch, sondern als ungeordnet, wirr und missraten verwerfen sowie infolgedessen einen anderen wirklichen Raum der Vollkommenheit schaffen (vgl. Chlada, M. 2005, S. 86 f.).
832　Vgl. Chlada, M. 2005, S. 87.

Dorf immerwährend vorhanden ist. In Abhängigkeit von der kulturellen Epoche, der Einstellung und dem Glauben in Bezug auf die Seele oder der Übertragbarkeit von Krankheiten durch die Überreste der Verstorbenen war der Friedhof im Laufe der Zeit Veränderungen unterworfen[833].

Es hat sich gezeigt, dass Heterotopien nicht ohne den sie umgebenden Restraum in Worte gefasst werden können: Sie beziehen sich auf ihn und können ohne ein Gegenüber nicht existieren. Heterotopien sind Relationen aus Raum, Zeit und Körper, die miteinander in Beziehung treten und erst durch sprachliche Benennungen substanziellen Charakter erhalten. Sie bezeichnen die Lage von Relationen tatsächlich realisierter Utopien an ungewohnter Stelle.

---

833    Vgl. Foucault, M. 1992a, S. 40 ff.

# 3 *Sorgende Gemeinschaften* aus der Sicht diakonischer Gemeindepflege

Nachdem im vorangegangenen Kapitel der theoretische Bezugsrahmen der Analyse abgesteckt worden ist, wende ich mich in diesem dritten Kapitel dem Untersuchungsgegenstand *Caring Community* zu. Der vorliegende Abschnitt ist in drei, jeweils eng miteinander verzahnte Unterkapitel gegliedert. In *Kapitel 3.1* zeichne ich Entwicklungslinien diakonischer Gemeindepflege nach. Ausgehend von der Gründung der Diakonie-Mutterhaus-Bewegung in Düsseldorf Kaiserswerth beschreibe ich scherenschnittartig institutionelle Entwicklungen, die die diakonische Gemeindepflege in den letzten knapp 200 Jahren durchlaufen hat[834]. Ein Schwerpunkt der Analyse liegt dabei auf den Strukturen, innerhalb derer sich diakonische Gemeindepflege in diesem abgesteckten Zeitrahmen handlungspraktisch ereignete und wandelte. Um darstellen zu können, welche Formen von Wissensordnungen für Wirklichkeitskonstruktionen heute im Feld diakonischer Gemeinpflege relevant sind bzw. konstituierenden Charakter besitzen, ist es notwendig zu erläutern, wie und aufgrund welcher historischer Ereignisse und diskursiver Praktiken sie entstanden sind. Diesbezüglich wird in diesem Kapitel eine historische Spezifität des Wissen-Praxis-Feldes diakonischer Gemeindepflege in Form eines geschichtlichen Rückblicks erhellt. Der wissenssoziologischen[835] Generalthese von der Seinsgebundenheit des

---

834 Unter Institutionen verstehe ich „(...) epistemisch fundierte Ordnungen sozialer Organisationen, in denen die impliziten »Drehbücher« über die seelische Entwicklung der Menschen mitentscheiden." (Schulz-Nieswandt, F. 2013a, S. 53).

835 Wissenssoziologische Zugänge untersuchen, wie gesellschaftliche Wirklichkeit entsteht. Nietzsche ist als Urvater der Wissenssoziologie anzusehen. Berger und Luckmann bemerken in diesem Zusammenhang, dass Nietzsches Ideen von der Wissenssoziologie zwar weniger ausdrücklich weiterverfolgt worden sind, aber dennoch unbedingt zu den wissbaren Vorbedingungen gehören und zu dem geistigen Rahmen zählen, in dem die Wissenssoziologie entstanden ist (vgl. Berger, P./Luckmann, T. 1980, S. 7). Dem Grundpostulat der Wissenssoziologie, dass Wissen Wirklichkeit konstruiert, liegt ein Verständnis von Wissen zugrunde, das Wissen als eine Gewissheit definiert und davon ausgeht, dass Phänomene wirklich sind und bestimmbare Eigenschaften haben (vgl. Berger, P./Luckmann, T. 1980, S. 1). So existiert für jedes Individuum eine auf unterschiedliches Wissen basierende Wirklichkeit als Untersuchungsgegenstand der Wissenssoziologie, die ihr immanente Details, die unterschiedlichen Wissen gesellschaftlich regeln. Berger und Luckmann bemerken: „Die Wissenssoziologie muss sich mit allem beschäftigen, was in der Gesellschaft als Wissen gilt." (Berger, P/Luckmann, T. 1980, S. 16) Wissenssoziologisch wird Wirklichkeit als eine durch kreativ

© Springer Fachmedien Wiesbaden GmbH, ein Teil von Springer Nature 2018
M. Krisch, *Die Verräumlichung des Evangeliums im Geist des Kapitalismus*, Vallendarer Schriften der Pflegewissenschaft,
https://doi.org/10.1007/978-3-658-23343-3_3

Wissens folgend und der Annahme zustimmend, dass gesellschaftliches Sein das Bewusstsein bestimmt, geschieht diese Rückschau im Wissen, eine subjektiv produzierte Wirklichkeit als eigens für den Zweck der Untersuchung erzeugtes historisches Bild diakonischer Gemeindepflege nachzuzeichnen.

In *Kapitel 3.2* werden, ausgehend vom ursprünglich aus der Behindertenhilfe stammendem Paradigma *Community Care*, Konzeptansätze skizziert, die unter dem Namen *Sorgende Gemeinschaft* in den letzten Jahren im bundesdeutschen Raum immer präsenter werden. Darüber hinaus wird die von Wegner formulierte Vision einer *Caring Community* theoretisch aufbereitet und in ihrer Rezeption durch das SI EKD beleuchtet. In einem weiteren Schritt wird anhand eines Beispiels praktizierter Zusammenarbeit von der diakonischen Gemeindepflege, Kirchengemeinde, Zivilgesellschaft, von Staat und Markt – wie sie Wegner in seiner Vision einer *Caring Community* propagiert – auf die praktische Handlungsebene gewechselt. Um dieses Zusammenspiel von Kirche, Diakonie, Staat und Markt im Feld diakonischer Gemeindepflege anschaulich zugänglich zu machen, zeige ich ein Beispiel der Zusammenarbeit lokaler Kirchengemeinden und diakonischer Gemeindepflege im Bereich der Betreuung von Menschen mit Demenz auf. Das letzte Unterkapitel nimmt die pragmatisch konkrete Umsetzung eines niedrigschwelligen Betreuungsangebotes in den Blick, um Kernaspekte praxisnah zu veranschaulichen.

### 3.1  Von der Gemeindeschwester zum Sozialkonzern

Dieses Kapitel beschäftigt sich mit dem wandelnden Bild institutionalisierter diakonisch geprägter Gemeindepflege. Ausgang nimmt es in der zwischen dem 19. und 21. Jahrhundert verbreiteten romantisch verklärten Vorstellung einer mit dem Fahrrad übers Land radelnden, aufopferungsvollen Diakonisse und endet bei unter betriebswirtschaftlichen Imperativen geführten oligarchischen Sozialkonzernen, die das Kronenkreuz auf ihren Bannern tragen. Entlang markanter struktureller, historischer, sozioökonomischer und rechtlicher Gesichtspunkte werden historische Entwicklungen diakonischer Gemeindepflege nachgezeichnet, und zwar ausgehend von der durch Amalie Sieveking forcierten Gründung des *Weiblichen Vereins für Armen- und Krankenpflege* im 19. Jahr-

---

konstruktivistische Leistungen gesellschaftlich hergestellte Wirklichkeit aufgefasst. Die eigene Realität ist dabei immer nur ein kleiner Ausschnitt aus der Wirklichkeit; und Wahrheit ist immer da zu finden, wo Menschen eine gemeinsame Wirklichkeitskonstruktion besitzen. Die Wissenssoziologie hat es sich zur Aufgabe gemacht, dieser Tatsache zugrunde liegende Prozesse zu untersuchen.

hundert und Theodor Fliedners Mutterhausdiakonie über die Einführung der Pflegeversicherung im Jahr 1995 bis hin zu den Ausgründungen der ursprünglich meist in kirchengemeindlicher Trägerschaft befindlichen Diakonie-/Sozialstationen in die Rechtsform der gGmbH zu Beginn des 21. Jahrhunderts bzw. den damit assoziierten Zusammenführungen einzelner Einrichtungen in Holdingstrukturen. Diesen letztgenannten Bestrebungen folgend, wird dargelegt, wie im Klima einer einhellig anerkannten Herrschaft der Marktwirtschaft die nun als gemeinnützige GmbHs auf dem Pflegemarkt agierenden Diakonie-/Sozialstationen unter der Prämisse, Synergieeffekte nutzbar zu machen, an große Einrichtungsverbünde wie z. B. Diakonie-Holdings oder Diakonie-Aktiengesellschaften angeschlossen werden. Als roter Faden für dieses Kapitel zeigt *Abbildung 4* einen Zahlenstrahl, auf dem die im nachfolgenden Abschnitt angesprochenen Ereignisse im Feld diakonischer Gemeindepflege entsprechend markiert sind.

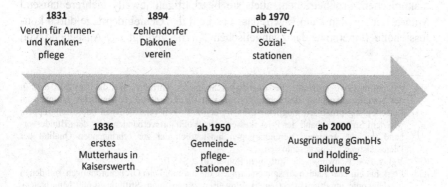

*Abbildung 4:*    Wegmarken institutionalisierter diakonischer Gemeindepflege

Ein Dienst am Menschen im Namen des christlichen Gottes, der sich auf hilfebedürftige Menschen in ihrer häuslichen Umgebung bezieht, ist keine Erscheinung der Neuzeit. Diakonie wird, wenn auch noch nicht in institutionalisierter Form, schon zu Zeiten der christlichen Urgemeinde als durchaus selbstverständlicher Teil zwischenmenschlichen Miteinanders in entsprechenden Geschichten beschrieben. Der Ursprung diakonischer Gemeindepflege, der weit bis in die Moderne wirkt, findet sich vor über tausend Jahren. Bereits im 4. Jahrhundert wurden Reisende und Kranke unter Aufsicht eines Bischofs in sogenannten Xenodochien oder Hospizen gepflegt. Im Mittelalter versorgten Laiengemeinschaften kranke Menschen in der Familie. Erste institutionelle protestantische Zusammenschlüsse entstanden, bedingt durch die Reformation, zu

Beginn des 19. Jahrhunderts mit dem Ziel, sich der Pflege und Betreuung kranker bzw. hilfebedürftiger Personen zu widmen. In den geografischen Grenzen der heutigen Bundesrepublik Deutschland entstanden in dieser Epoche auch die beiden großen Wohlfahrtsverbände: Diakonie und Caritas. Beide beeinflussen die Pflege bis heute – in einem korporatistischen[836], zunächst vom Staat und immer mehr vom Markt dominierenden System. Derzeit gehört die Diakonie mit ihren Organisationseinheiten neben dem Caritasverband zu den größten Arbeitgebern im gesamten Sozialwesen. Wirtschaftlich hochpotente diakonische Wirtschaftsbetriebe wie die *Bodelschwinghschen Stiftungen Bethel* engagieren sich mit Subunternehmen und Servicegesellschaften in den Bereichen der Alten- und Jugendhilfe, der Behindertenhilfe, der Krankenversorgung oder der Bildung. Mit über 23.000 Betten bzw. Platzzahlen und 16.000 Arbeitern wurden von ihr im Jahr 2011 über 185.000 Menschen behandelt, beraten, gefördert und ausgebildet[837]. Darüber hinaus existiert eine nicht unwesentliche Anzahl an diakonischen Großbetrieben; auch sie beschäftigen jeweils mehrere tausend Mitarbeiter[838]. Man kann sagen, dass das Feld der Gemeindepflege durch konfessionelle Imperative der evangelischen Kirche geprägt ist. Ausgehend von

---

836  Als politisch-wissenschaftlicher Begriff beschreibt der Korporatismus die Tatsache, dass in der Sozialgesetzgebung bestimmte Formen von Beteiligung gesellschaftlicher Gruppen an Entscheidungsprozessen möglich ist. Es werden z. B. von verschiedenen Interessengruppen, wie dem Spitzenverband der Pflegekassen, den Wohlfahrtsverbänden oder dem Bundesverband privater Anbieter, Vereinbarungen hinsichtlich der zur erbringenden Qualität der Dienstleistung Pflege geschlossen.

837  Vgl. v. Bodelschwinghsche Stiftungen Bethel 2012, S. 5 ff.

838  Frerk hat ein paar Zahlen zusammengetragen, die auf mögliche Größenordnungen, mit denen die Diakonie im Pflegemarkt agiert, hinweisen: Augustinum Stiftung (4.600 Mitarbeiter), Bruderhaus Diakonie Stiftung (3.400 Mitarbeiter), Christliches Jugenddorfwerk e. V. (8.000 Mitarbeiter), Diakonie-Hilfswerk Schleswig-Holstein (2.600 Mitarbeiter), Diakonie Neuendettelsaus (5.800 Mitarbeiter), Diakonie Stetten (2.400 Mitarbeiter), Diakonische Werke Himmelsthür (1.600 Mitarbeiter), Diakoniewerk Kloster Dobbertin (1.110 Mitarbeiter), Evangelische Diakonissenanstalt Stuttgart (1.500 Mitarbeiter), Evangelische Heimstiftung (5.000 Mitarbeiter), Evangelische Stiftung Alsterdorf (3.400 Mitarbeiter), Evangelische Stiftung Hephata (1.500 Mitarbeiter), Evangelische Stiftung Vomarstein (1.400 Mitarbeiter), Evangelisches Johanneswerk (6.200 Mitarbeiter), Evangelisches Perthes-Werk (3.700 Mitarbeiter), Evangelische Stadtmission Heidelberg (1.300 Mitarbeiter), Johannes Seniorendienste (2.200 Mitarbeiter), Johannes-Anstalten (2.400 Mitarbeiter), Johanniterorden (16.700 Mitarbeiter), Kreuznacher Diakonie (4.000 Mitarbeiter), Landesausschuss für Innere Mission (1.200 Mitarbeiter), Norddeutsche Gesellschaft für Diakonie (1.000 Mitarbeiter), Rummelsberger Anstalten der Inneren Mission (5.300 Mitarbeiter), Stiftung Rehabilitation (7.600 Mitarbeiter), Stephanus-Stiftung (1.400 Mitarbeiter), Theodor Fliedner Stiftung (1.800 Mitarbeiter), Unternehmensgruppe für Menschen (1.600 Mitarbeiter), Vorwerker Diakonie (1.600 Mitarbeiter) und die Zieglerschen Anstalten (2.000 Mitarbeiter) (vgl. Frerk, C. 2012, S. 281 ff.).

dieser kurzen Zustandsbeschreibung zeichnet der folgende Abschnitt die Früh-
entwicklung diakonischer Gemeindepflege in Deutschland nach.

## Zur Geschichte institutionalisierter diakonischer Gemeindepflege

Der Ursprung institutionalisierter Dienste am pflegebedürftigen Menschen in
seiner häuslichen Umgebung ist mit Blick auf die evangelische Glaubensgemeinschaft zeitlich im 19. Jahrhundert und geografisch im Norden der heutigen
Bundesrepublik Deutschland zu verorten. In Hamburg gründete Amalie Sieveking 1831 den *Weiblichen Verein für Armen- und Krankenpflege* und orientierte sich dabei am Vorbild der *Barmherzigen Schwestern* des Vinzenz von Paul.
Sieveking erschuf eine protestantische Schwesternschaft und hatte dabei im
Gegensatz zu Theodor Fliedners hierarchisch gegliedertem Mutterhaussystem,
auf das im Anschluss eingegangen wird, ein genossenschaftliches Modell einer
Gemeinschaft, die auf Gegenseitigkeit beruht, im Sinn. Lukratis bemerkt im
Hinblick auf die Arbeit der Frauen: „Die Fürsorgetätigkeit, die von den Mitgliedern dieser durchaus autonomen Frauenorganisation geleistet wurde, war
stark pädagogisch orientiert und zielte ganz wesentlich auf die Vermittlung
bürgerlicher Tugenden."[839] Da sich Frauen aus der Unterschicht ein ehrenamtli-
ches Engagement bei Sieveking nicht leisten konnten, war die Tätigkeit ausschließlich für jene aus der finanziell besser gestellten Oberschicht attraktiv.
Ein Frauenbund, der sich hauptberuflich im Liebesdienst engagierte, konnte
von Sieveking nie in Gänze umgesetzt werden[840].

Kurz nach der Etablierung des *Weiblichen Vereins für Armen- und Krankenpflege* schoss die evangelische Mutterhausdiakonie als „(...) Keimzelle der
modernen Diakoniebewegung (...)"[841] aus dem Boden. Entscheidend war das
Engagement von Theodor und Frederike Fliedner, die im Düsseldorfer Stadtteil
Kaiserswerth zunächst einzelne Frauen in ihr Gartenhäuschen aufnahmen.
Fliedner hatte die aus der Industrialisierung erwachsenen Probleme vor Augen
und wollte Abhilfe schaffen, indem er im Jahr 1836 das erste Mutterhaus gründete. Hier bot sich für junge Frauen die Perspektive, ein Leben im Dienst des
christlichen Gottes zu führen. Begonnen hat die Diakonie folglich als Erzie-
hungsdiakonie, denn Fliedner, betrieb in besagtem Gartenhaus Resozialisie-
rungsarbeit mit haftentlassenen Frauen. Die von ihm ins Leben gerufene Stiftung trug dabei zunächst den Namen *Rheinisch-Westfälischer Verein zur Bil-*

---

839  Lukatis, I. 1995, S. 7.
840  Vgl. Smid, M. 1995, S. 41.
841  Fliedner-Kulturstiftung/Friedrich, N. 2013, S. 38.

*dung und Beschäftigung evangelischer Diakonissen*[842]. In der Ausbildung der Diakonissen spielte Religiosität eine herausragende Rolle. Der dem Verein innewohnende disziplinäre Charakter zeigte sich bereits am uniformen Auftreten der Ordensschwestern. Die Tracht als äußeres Kennzeichen verwies auf individuelle Konformität in der Gemeinschaft, in der die Diakonissen ihr Leben in den Dienst des christlichen Gottes stellten.

Zu Fliedners Grundsätzen zählten die Armut, die Ehelosigkeit und der Gehorsam. „Das Gehorsamsgelübde, das die Diakonissen bei ihrer Einsegnung ablegten, fordert von ihnen, sich den Verhaltensnormen, der Ordnung und Disziplin der Schwesternschaft zu unterwerfen und den Anordnungen der Mutterhausleitung stets Folge zu leisten."[843] Eine dreifache Form der Gemeinschaft von Diakonissen begründete sich aus den Geboten des gemeinsamen Glaubens (Glaubensgemeinschaft), des Zusammenlebens (Lebensgemeinschaft) und des Dienstes in der Gemeinschaft (Dienstgemeinschaft). Die Mutterhausleitung hatte dabei Verfügungsgewalt über den Verbleib der Frauen, koordinierte und steuerte ihren Arbeitseinsatz. In den Gemeinden wurde das Leben und dessen Regelmäßigkeit aus den Mutterhäusern fortgesetzt. In dieser Zeit waren Tracht, Haube und betende Haltung Teile einer körperlichen Rhetorik diakonischer Gemeindepflege. Werden Foucaults Überlegungen zur Disziplinarmacht herangezogen, kann man sagen, dass das Mutterhaussystem unterworfene, fügsame und geübte gelehrige Körper produziert: „Das Mutterhaus (...) steigert die Kräfte des Körpers (um die ökonomische Nützlichkeit zu erhöhen) und schwächt diese selben Kräfte (um sie politisch fügsam zu machen)."[844] Eine solche Institution präsentiert sich als Klausur, die sich, um ihren Zweck zu erfüllen, als bauliche abgeschlossene Einheit eines Ortes offenbart und als Stätte einer Disziplinarmonotonie gehütet wurde[845].

Im Kontext einer durch die Diakonissen etablierten Mutterhaustradition entstand ein relativ arztfreier Raum, der jedoch ärztlichem Wissen gegenüber nicht verschlossen blieb. Neben religiösen hielten wissenschaftliche Erkenntnisse Einzug ins Curriculum der Ausbildungsgänge in Kaiserswerth. Generell übten Diakonissen ihren Liebesdienst in sozialen Berufen aus und wurden im Gemeindedienst u. a. als Erzieherinnen und als Krankenpflegerinnen in der diakonischen Gemeindepflege eingesetzt. Im Bereich der Gemeindepflege zielte die Fürsorgetätigkeit der Diakonissen nicht ausschließlich auf körperliche Pflege, vielmehr hatten sie die Aufgabe, Körper- und Seelenpflege zu praktizieren.

---

842    Vgl. Fliedner-Kulturstiftung/Friedrich, N. 2013, S. 12.
843    Vgl. Kreutzer, S. 2014, S. 219.
844    Foucault, M. 1994c, S. 177.
845    Vgl. Foucault, M. 1994c, S. 181.

So lenkte man z. B. die Aufmerksamkeit des kranken Menschen auf den christlichen Gott und die Bibel. Ihr missionarischer Auftrag wird in einer Predigt Fliedners aus dem Jahr 1834 deutlich: „Wenn auch von hundert Kranken, die wir besuchen, nur einer sich zum Herrn bekehrt, so ist das Lohn genug für unsre Gänge. Wiegt doch der Wert einer Seele den Wert der ganzen Welt auf."[846] Der Übergang vom 19. zum 20. Jahrhundert war für die Diakonissen der Beginn einer dunklen Periode. Sie waren Teil einer Verwahrkultur, der in den folgenden Jahren massiv sozialhygienische Aufgaben zugewiesen wurden, was eine Nähe von christlicher Barmherzigkeit und Entsorgungsaufgaben im Auftrag der Industriegesellschaft etablierte[847]. Die Rolle der Mutterhäuser im Dritten Reich stuften die westlichen Besatzungsmächte im Kontext der Entnazifizierungspolitik nach 1945 dennoch als politisch unverdächtig ein[848].

Zu Zeiten Fliedners, der im 19. Jahrhundert das Mutterhaussystem begründet und Diakonissen in der Krankenpflege ausgebildet hat, um diese an (Kirchen-)Gemeinden für die Tätigkeit mit pflegebedürftigen Menschen im Rahmen von Personalgestellungsverträgen zu entsenden, war Gemeindepflege noch nicht derart vom ökonomischen Imperativ bestimmt wie heute. Durch das Mutterhaussystem kam es aufgrund von Zuweisung von Funktionsstellungen in unterschiedlichen Gemeinden immer mehr zu einer flächendeckenden Verbreitung von in der Gemeindepflege tätigen Diakonissen. Mit welchem Zweck diese disziplinäre Praxis verbunden war, kann bei Foucault nachgelesen werden: „Die genaue Festlegung von Plätzen entspricht nicht nur der Notwendigkeit der Überwachung und der Unterbrechung von gefährlichen Verbindungen, sondern auch der Schaffung eines nutzbaren Raumes."[849] In diesem Disziplinarraum sind überwiegend christliche Wertvorstellungen wie Nächstenliebe und Barmherzigkeit als Gründe und Motivation anzuführen, die das Berufsverständnis bzw. dessen Ethik sowie die tägliche Praxis der dort aktiven Akteure und deren Umfeld prägten. Ein Arbeitsleben – durch und durch bestimmt von Religion, so kann das Leben der Diakonissen beschrieben werden, das die Frauen führten, die sich seit dem 19. Jahrhundert in einer Glaubens-, Lebens- und Dienstgemeinschaft im Düsseldorfer Stadtteil Kaiserswerth zusammenfanden, um für kranke, hilfe-, pflege- oder betreuungsbedürftige Menschen zur arbeiten. Indem man die Frauen in den Gemeinden verteilte, schloss man sie an den Produkti-

---

846  Dieses Zitat aus einer Predigt Fliedners habe ich mir bei einem Besuch im Pflegemuseum Kaiserswerth leider ohne Quellenangabe notiert. Alle Recherchen verliefen im Sand. Da dieser Satz jedoch fünf Jahre im Textentwurf stand, möchte ich nicht darauf verzichten.
847  Vgl. Gronemeyer, R. 1995, S. 153.
848  Vgl. Kreutzer, S. 2014, S. 38.
849  Foucault, M. 1994c, S. 184.

onsapparat Pflege an. In der Verteilung der Posten waren die räumliche Organisation des Produktionsapparates und verschiedene Tätigkeitsformen miteinander in Einklang zu bringen[850]. Schwindende Mitgliederzahlen im Mutterhaus förderten mit der Zeit die über kostengünstige Schwestern subventionierten Einrichtungsdefizite zutage. Es zeigte sich bereits in den 50er und 60er Jahren des 20. Jahrhunderts, dass die Diakonissen mit ihrer Arbeit bedeutende Gewinne erwirtschafteten und die Verluste von Krankenhausbetrieben ausglichen[851].

### Evangelischer Diakonieverein Berlin

Zunehmende Kritik am Mutterhaussystem hinsichtlich der billigen Arbeitskräfte schadete dem Ansehen des Berufsbildes der Diakonisse in der Öffentlichkeit und begünstigte die Entstehung eines neuen diakonischen Frauenbundes. Als sich ausgehend von Fliedners missionarischer Bewegung zunehmend Mutterhäuser in den Gebieten der heutigen Bundesrepublik etablierten, gründete der Theologe Friedrich Zimmer den *Verein zur Sicherstellung der Dienstleistung der evangelischen Diakonie*, der seit dem Jahr 1900 unter dem Namen *Evangelischer Diakonieverein* in der Öffentlichkeit auftritt. Im Gegensatz zu den Kaiserswerther Diakonissen ist es den Frauen der 1894 gegründeten Schwesternschaft des *Zehlendorfer Diakonievereins* möglich zu heiraten und ein Leben außerhalb des Mutterhauses zu führen. In eigenen Ausbildungsseminaren verfolgt man das Ziel, die Diakonieschwestern für die Ausübung eines Berufes im Bereich Diakonie zu qualifizieren. Die Satzung des Diakonievereins gibt zum Zweck der Vereinigung detailliert Auskunft: „Er [i. e. der Verein] dient Hilfebedürftigen durch Kranken-, Kinderkranken- und Altenpflege, Gesundheitspflege, Gemeindepflege und heilpädagogische Arbeit. Die Durchführung dieser Zwecke geschieht insbesondere durch die Aus-, Fort- und Weiterbildung, die Unterhaltung einer Schwesternschaft, ferner durch Abschluss von Verträgen, die Arbeit der Schwestern ordnen, sowie durch die Erwerbung, Geringachtung, Unterhaltung und Verpachtung von Einrichtungen und die Beteiligung an solchen."[852] Heute bildet der Verein an 15 Standorten in der Bundesrepublik über 500 Menschen in der Pflege aus, er ist alleiniger Träger eines Kreiskrankenhauses, einer Fachstelle für Suchtprävention und einer Einrichtung der Kinder- und Jugendhilfe sowie einer Diakoniestation[853]. Im Unterschied zu anderen Modellen der Mutterhausdiakonie haben die Schwestern hier die Option, das Haus

---

850   Vgl. Foucault, M. 1994c, S. 187.
851   Vgl. Kreutzer, S. 2014, S. 51.
852   Evangelischer Diakonieverein Berlin-Zehlendorf e. V. 2011, § 3.
853   Vgl. Evangelischer Diakonieverein Berlin-Zehlendorf e. V. 2014.

wieder zu verlassen, zu heiraten und auch den eigenen weltlichen Namen zu tragen. Infolgedessen vollzieht sich kein Bruch mit der Familie. Im Gegenteil, trotz der räumlichen Trennung von der Ursprungsfamilie setzt das Mutterhaussystem der Diakonieschwestern auf das Familienmodell, zudem verstehen sie einander gegenseitig als Familie.

In den 1950er und 1960er Jahren existierten nur an die Kirchengemeinden angebundene Gemeindeschwesterstationen, deren Aufgaben u. a. in der Kranken-, Familien- und Altenpflege lagen[854]. Diakonissen aus Kaiserswerth oder auch Diakonieschwestern aus Berlin, die sich in den Gemeinden um pflegebedürftige Menschen sorgten, konnten in den Zeiten vor der Pflegeversicherung noch selbst über Art und Umfang der Zuwendung bestimmen[855]. Dies versprach im Gegensatz zum Handlungsspielraum nach 1995 einerseits einen hohen Grad an Autonomie[856] hinsichtlich der Verteilung zeitlicher Ressourcen, aber barg andererseits ein hohes Potenzial an individuell subjektiven Fehlinterpretationen. Kumbruck gewährt Einblick in die alltäglichen Aufgaben der Gemeindepflege: „Wenn es sich um den Posten einer Gemeindeschwester handelte, hatte sie [i. e. die Gemeindeschwester] zwar dem Pastor der Kirchengemeinde zuzuarbeiten, aber letztendlich war nur die Oberin des Mutterhauses weisungsberechtigt. Ihre Tätigkeit in der Gemeinde bestand nur teilweise aus der Krankenpflege; sie hatte auch kirchliche Aufgaben, wie die Gottesdienstgestaltung oder religiöse Betreuung der Patienten und häufig auch Kinderbetreuung, beispielsweise in Sonntagsschulen, wahrzunehmen."[857] Zu Zeiten der Gemeindeschwester wurde die für den Pflegebedürftigen aufgebrachte Zeit weder vergütet, noch war sie durch Arbeitszeitmodelle in irgendeiner Art und Weise gesetzlich reglementiert, kontrolliert oder dokumentiert. Heutzutage hingegen unterliegen Pflegende in der Gemeindepflege diesbezüglich erheblichen rechtlichen und ökonomischen Anforderungen. Das Gemeindeschwestermodell und dessen Tätigkeiten waren hingegen, so Wegener, kaum von ökonomischen Überlegungen geprägt[858].

Bis zu diesem Zeitpunkt stellte die Einheit von Leib- und Seelenpflege den Kern des diakonischen Pflegeverständnisses dar[859], aber man verabschiedete sich, z. B. im Falle des Mutterhauses der Henriettenstiftung, sukzessive von

---

854 Vgl. Werner, B. 2014, S. 42.
855 Vgl. Rinderspacher, J. et al. 2009, S. 236.
856 Der Autonomiebegriff umfasst in diesem Fall die Fähigkeit, eigenständig Entscheidungen treffen zu können und diese auch umzusetzen.
857 Kumbruck, C. 2009, S. 29.
858 Vgl. Wegner, G. 2008, S. 12.
859 Vgl. Kreutzer, S. 2014, S. 15 f.

dieser Ausrichtung[860]. Das Leitbild des Liebesdienstes geriet in der zweiten Hälfte der 1950er Jahre zunehmend ins Wanken[861]. Kreutzer, die im Rahmen ihrer Habilitationsschrift[862] den Niedergang mutterhausgebundener Pflege im Hinblick auf seine Ursachen und dessen Folgen für die Organisationen ambulanter und stationärer Krankenversorgung am Beispiel der Henriettenstiftung Hannover untersucht, hebt hervor, dass sich insbesondere bei der Arbeit des Pflegepersonals in der ambulanten Gemeindepflege das konzeptionelle Verständnis von Pflege als Liebesdienst vor dem Hintergrund der Einheit von Leib- und Seelenpflege sehr prägnant äußert: „Hier übernahmen die Schwestern ein breites Aufgabenfeld kranken- und altenpflegerischer, sozialfürsorglicher und seelenpflegerischer Tätigkeiten. Die Gemeindeschwestern waren nicht nur für die kranken und alten Menschen, sondern auch für alle »Traurigen und Angefochtenen« zuständig."[863]

### Ökonomischer Druck und struktureller Wandel

In den 1950er Jahren begann sich diakonische Gemeindepflege u. a. durch Spezialisierungen, durch die Etablierung eines naturwissenschaftlich-technischen Medizinverständnisses, durch eine allgemeine Technisierung und Verwissenschaftlichung, aber auch durch organisatorische Veränderungen wie die Reduzierung der Wochenarbeitszeit der Diakonissen grundlegend zu wandeln[864]. Angesicht des Mangels an Pflegepersonal gelang es in der Praxis selten, die Begrenzung der Arbeitszeit auf eine 48-Stundenwoche umzusetzen[865]. Der disziplinäre Charakter wird an dieser Stelle sichtbar. Es geht weniger um die Entwicklung einer Dienstleistung denn um die Zwangsbindung an einen Machtapparat und den Erhalt produktiver Arbeitskräfte. Foucault führt diesen Effekt als erschöpfende Ausnutzung an, deren Funktionsweise er folgendermaßen beschreibt: „Der traditionellen Zeitregelung lag ein wesenhaft negatives Prinzip zugrunde: das Prinzip des Nicht-Müßiggangs. Es ist verboten, eine Zeit zu verlieren, die von Gott gezählt und von den Menschen bezahlt wird. Der Stundenplan sollte die Gefahr der Verschwendung – eine moralische Schuld und eine wirtschaftliche Unredlichkeit – bannen. Die Disziplin hingegen organisiert eine

---

860   Vgl. Kreutzer, S. 2014, S. 88 f.
861   Vgl. Kreutzer, S. 2014, S. 16.
862   Kreutzer, S. 2014.
863   Kreutzer, S. 2014, S. 89.
864   Vgl. Kreutzer, S. 2014, S. 95 f.
865   Vgl. Kreutzer, S. 2014, S. 119.

positive Ökonomie. Sie setzt auf das Prinzip einer theoretisch endlos wachsenden Zeitnutzung."[866]

Auch Kreutzer kommt zu dem Schluss: „Aus der Schwester als Handlangerin Gottes wird immer mehr ein Produktionsfaktor. Bis dahin galten Diakonissen nicht als Arbeitnehmerinnen im klassischen Sinne, da evangelische Mutterhäuser eine arbeitsrechtliche Sonderstellung einnahmen und ihre Mitglieder unter keinerlei arbeits- und tarifrechtliche Regulierung fielen." Evangelischer Liebesdienst am Nächsten, so Kreutzer weiter, lässt sich im Sinne des tradierten Selbstverständnisses der Mutterhausdiakonie nicht in ein Korsett arbeitsrechtlicher Regulierungen pressen[867]. Gemeindeschwestern waren oft ohne Schichtwechsel rund um die Uhr für die Versorgung der ihnen anvertrauten Menschen zuständig[868]. Indem die Pflege aus dem religiösen Deutungskontext herausgelöst und in den Sinnzusammenhang industrieller Produktionsweise überführt wurde, öffnete sich das Berufsfeld für die Logik ökonomischer Kosten-Nutzenkalkulation."[869] Nichtsdestotrotz mangelte es bereits zu dieser Zeit an einer verlässlichen Finanzierungsgrundlage[870], was mit Zuschüssen der Landeskirchen an die Gemeindestationen ausgeglichen wurde[871]. Zudem verlor bereits zu Beginn der 1950er Jahre das Konzept des Liebesdienstes bei jüngeren Frauen an Attraktivität, woraus in der Folge zurückgehende Zahlen des Pflegenachwuchs resultierten[872]. In den 1960er Jahren schließlich vollzog sich eine entscheidende Wendung im Selbstverständnis der Diakonissen-Mutterschaft, was Kreutzer anhand der Henriettenstiftung veranschaulicht. Sie stellt fest, dass der Gehorsamsbegriff in den Entsendungsverhandlungen nicht mehr auftauchte[873].

**Neugründungen von Diakonie-/Sozialstationen**

Ab den 1970er Jahren wurden bundesweit in Zusammenarbeit mit den jeweiligen Landessozialministerien und den großen Wohlfahrtsverbänden Gemeindepflege- bzw. Sozialstationen gegründet. In den evangelischen Diakonie-/Sozialstationen, insofern sie Diakonissen oder Diakonieschwestern beschäftigten, waren die meist weiblichen Mitarbeiter von jeher dem Mutterhaus bzw. der

---

866  Foucault, M. 1994c, S. 198.
867  Kreutzer, S. 2014, S. 138.
868  Vgl. Kreutzer, S. 2014, S. 113.
869  Kreutzer, S. 2014, S. 96.
870  Vgl. Kreutzer, S. 2014, S. 116.
871  Vgl. Kreutzer, S. 2014, S. 119.
872  Vgl. Kreutzer, S. 2014, S. 149.
873  Vgl. Kreutzer, S. 2014, S. 255.

Oberin sowie dem ortsansässigen Pastor bzw. dem Kirchenvorstand in einem patriarchalischen System von Unter- und Überordnungsverhältnissen unterstellt. Für die mutterhausgebundenen Frauen präsentierte sich diakonische Gemeindepflege weiterhin als erschöpfender Disziplinarapparat, der sich auf ihre physische Dressur, ihre Arbeitseignung, ihre moralische Einstellung sowie ihre Anlagen bezieht[874]. Die beschriebenen Veränderungen durch die zuständigen Sozialministerien führten in den beiden letzten Jahrzehnten vor Inkrafttreten der Pflegeversicherung zu einem flächendeckenden Netz ambulanter Pflegedienste in der Bundesrepublik. Auf eine Diakonie-/Sozialstation kamen etwa 25.000 Einwohner. Der Kontakt zu den lokalen Kirchengemeinden verlor sich schon zu diesem Zeitpunkt bei den meisten Einrichtungen. Bei Kumbruck ist in diesem Zusammenhang nachzulesen: „Diakoniestationen entstanden im Kontext sozialstaatlichen Ausbaus. Sie sind nicht einfach räumliche Konzentrationspunkte der Gemeindeschwestern alter Prägung. Das drückt sich in ihrer äußerst losen Bindung zur lokalen Kirchengemeinde aus."[875] Anfang der 1980er Jahre ging ein weiterer Schub der ökonomischen Rationalisierung durch die sich bereits von den Kirchengemeinden immer mehr entfernenden Diakonie-/Sozialstationen, d. h., Pflege wurde in Ansätzen übersichtlicher organisiert, um sie somit besser kontrollierbar zu machen und generell einen Zugriff auf die Ökonomie zu ermöglichen[876]. Im Hinblick auf ihre Trägerschaft begann sich die Versorgungslandschaft für den Bereich der ambulanten Pflege im Allgemeinen zu diversifizieren. Neben den ursprünglich durch die christlichen Kirchen getragenen Einrichtungen existierten Pflegeunternehmen anderer Wohlfahrtsverbände, wie das Deutsche Rote Kreuz, die Arbeiterwohlfahrt, der Arbeiter-Samariter-Bund oder auch der Paritätische Dienst, sowie eine nicht geringe und stetig steigende Anzahl an privatwirtschaftlich organisierten Einrichtungen.

Diakonie-/Sozialstationen, wie sie heute existieren, gehen auf sozialstaatlich initiierte und auf Länderebene durch Runderlässe und Verordnungen der entsprechenden Sozialministerien forcierte Ausgründungen ambulanter Pflegedienste zurück[877]. Neben Diakonie-/Sozialstationen, die aus diesen staatlichen Initiativen entstanden sind, findet man heute aber auch noch immer solche Einrichtungen, die seit über 100 Jahren von sogenannten Krankenpflegevereinen betrieben werden und neben den klassischen Tätigkeiten der Gemeindepflege kirchennahe Aufgaben erfüllen. So kann z. B. der Krankenpflegeverein Her-

---

874    Vgl. Foucault, M. 1994c, S. 301.
875    Kumbruck, C. 2009, S. 90.
876    Vgl. Wegner, G. 2008, S. 12.
877    Vgl. Niedersächsisches Sozialministerium 1976.

mannsburg e. V. auf eine traditionsreiche Geschichte zurückblicken. Zu seinen Aufgaben gehören derzeit nicht nur die Gemeindpflege, sondern auch die Übernahme von Grabpflegeverträgen, diejenige von Haus- und Familienpflege, eine ambulante Suchtkrankenhilfe, das Betreiben einer Altenwohnanlage und die Organisation einer entsprechenden Anlage speziell für ältere Menschen. Der Verein finanziert sich seit 1913 über Mitgliedsbeiträge und zählt aktuell 800 Mitglieder. Sein Anspruch, die öffentliche Gesundheitspflege im Kirchspiel[878] Hermannsburg zu fördern, zeigte sich zwischen 1954 und 1981 besonders in der Namensgebung: Der Krankenpflegeverein nannte sich zu dieser Zeit *Verein zur Förderung der öffentlichen Gesundheitspflege im Kirchspiel Hermannburg e. V.*[879].

Während der zurückliegenden Jahrzehnte ist ausgehend vom Inkrafttreten der Pflegeversicherung im Jahr 1995 sowie dem damit verbundenen Versuch, einen Pflegemarkt zu etablieren, zunehmend ein sukzessives Zurückdrängen christlicher Einrichtungen zugunsten privatwirtschaftlicher Anbieter zu beobachten. Aus der Perspektive der Wohlfahrtsverbände ist dieser Prozess dadurch gekennzeichnet, dass die überlegene, machtvolle Position der christlichen Kirchen bzw. ihrer Sozialunternehmen zugunsten privatwirtschaftlich organisierter Leistungsanbieter bzw. deren Interessenverbänden verloren geht. Seit der Einführung der Pflegeversicherung strömen immer mehr private Unternehmen auf den Markt. Augenscheinlich wird das Verschwinden diakonischer Gemeindpflege schon allein durch das fast vollständige Fehlen ordensgebundener Pflegekräfte evident. So sind Diakonissen in der diakonischen Gemeindpflege heutzutage nur noch historische Relikte – und in naher Zukunft bei gleichbleibenden gesellschaftlichen Rahmenbedingungen sicherlich gänzlich aus der Pflegepraxis verschwunden. Dennoch existieren bundesweit auch heute noch Mutterhäuser; so kann beispielsweise das 1864 im kurhessischen Kassel gegründete und in der Rechtsform einer Stiftung betriebene Diakonissenhaus durchaus exemplarisch ins Feld geführt werden. Die Stiftung betreibt derzeit zwei stationäre Altenhilfeeinrichtungen, eine für betreutes Wohnen, ein Diakoniezentrum für Schädel-Hirn-Verletzte sowie eine Wohn- und Pflegeeinrichtung für die dort versorgten Menschen. Vor Ort widmen sich neben ungebundenem Pflegepersonal insgesamt kaum mehr als 30 evangelische Ordensschwestern in den Bereichen Religionspädagogik, Kinder-, Jugend- und Altenhilfe dem Dienst am Menschen im christlichen Auftrag[880]. Blickt man auf die

---

878 Als Kirchspiel wurde ursprünglich ein Pfarrbezirk bezeichnet, in dem die Orte bestimmten Pfarrkirchen und deren Pfarrer zugeordnet waren.
879 Vgl. Krankenpflegeverein Hermannsburg e. V 2013, S. 9 ff.
880 Vgl. Kurhessisches Diakonissenhaus Kassel 2014.

fehlende christliche Sozialisation haupt- sowie ehrenamtlicher Mitarbeiter in diakonischen Diensten, so ist der Nutzen der Traditionspflege für aktuelle und zukünftige Herausforderungen in der Diakonie sicherlich von unschätzbarem Wert.

**Auf dem Weg zur Pflegeversicherung**

Schütte beschreibt exemplarisch am Beispiel Schleswig-Holsteins, mit welchen Schwierigkeiten Gemeindepflegestationen bereits vor Einführung der Pflegeversicherung zu kämpfen hatten. Die Situation lässt sich anhand dreier Aspekte festmachen: a) an einer generell rückläufigen Entwicklung der traditionellen Gemeindepflegestationen, b) an organisatorischen Schwierigkeiten in der Hauspflege und c) an einem Wandel in der Auffassung bezüglich guter Versorgung im Alter. Alte Menschen bleiben laut Schütte auch weiterhin lieber im eigenen Heim. Aufgrund dieser Tatsache ist es notwendig, die ambulante Versorgungssituation auszubauen, das Dienstleistungsangebot zu verbessen, neue Organisationsmodelle zu erproben und schlussendlich Finanzierungsmöglichkeiten zu überdenken. Das schleswig-holsteinische Sozialministerium entschied sich daher, zunächst 14 Sozialstationen zu gründen. Bis zum 31. Dezember 1980 existierten in dem Bundesland 39 dieser Sozialstationen, 1990 waren es bereits 157 und 1991 stieg die Zahl auf 165, wovon sich 78 in Trägerschaft des Diakonischen Werkes befanden[881]. Am Beispiel Schleswig-Holsteins zeigt sich, wie die (Kirchen-)Politik den Anspruch, eine flächendeckende Versorgung für kranke und pflegebedürftige Menschen zu gewährleisten, erkannt und darauf reagiert hat. Dies bedeutet im Konkreten, dass man sich vom Modell der Gemeindeschwester, die einzelnen Kirchengemeinden zugeordnet ist, abgewandt hat und sukzessiv größere Gemeindepflegestationen gegründet wurden.

Bis 1995 hatte dieses Netz nahezu eine Monopolstellung inne[882]. Vergütungen und Leistungsentgelte waren im Wesentlichen eine Refinanzierung der nachgewiesenen Selbstkosten, die durch Verträge mit den Kommunen und Krankenkassen, aber auch durch kirchliche Zuschüsse gewährleistet wurden. Ambulante Pflege etablierte sich als Teil der Daseinsvorsorge[883]. Obschon

---

881  Vgl. Schütte, F. 2004, S. 212 ff.
882  In Schleswig-Holstein existierten im Jahr 1974 insgesamt 449 Gemeindepflegestationen, deren Trägerschaft sich auf die Wohlfahrtsverbände und Kommunen verteilte. Fast 50 Prozent der Pflegestationen befanden sich in Trägerschaft des Diakonischen Werkes (Diakonisches Werk 223/49,7 %, Deutsches Rotes Kreuz 89/19,8 %, Deutscher Paritätischer Wohlfahrtsverband 18/4 %, Caritasverband 12/2,7 %, Arbeiterwohlfahrt 11/2,5 %, Kommunal 96/21,3 %) (vgl. Schütte, F. 2004, S. 207).
883  Vgl. Sauter, W. 2008.

pflegerische Tätigkeiten keineswegs als marktkonform beschrieben werden können, hat die Einführung der Pflegeversicherung im Jahr 1995 den Weg hin zu einer marktorientierten Umgestaltung des bisher bestehenden Versorgungssystems pflegerischer Leistungen im häuslichen Umfeld geebnet und so zu einer weiteren Verkleinerung der Differenz zwischen Ökonomie und Sozialem in der Gemeindpflege beigetragen. Mit der Einführung der Pflegeversicherung entstand bundesweit ein Netz von mittlerweile über 10.000 ambulanten Pflegediensten in unterschiedlicher Trägerschaft. Noch zu diesem Zeitpunkt ging die Diakonie davon aus, dass Diakonissen aus dem Alltagsbild nicht wegzudenken seien und in der Wirklichkeit kirchlicher wie auch gesellschaftlicher Öffentlichkeit einen festen Platz hätten[884]. Doch schon kurze Zeit später lässt sich ein ganz anderes Bild ambulanter Pflege zeichnen: In der Bundesrepublik Deutschland existieren nur noch 1.031 diakonische Pflegedienste[885], auf die sich insgesamt 17.155 hauptamtliche Stellen mit 25.315 Arbeitern[886] verteilen[887].

**Wirtschaftliche Steuerungselemente in Diakonie- und Sozialstationen**

Vor dem Hintergrund der Pflegeversicherung und dem damit einhergehenden Pflegemarkt erkannten die Verantwortlichen in den Diakonie- und Sozialstationen im ausgehenden 20. Jahrhundert die Notwendigkeit, Organisationsstrukturen weiterzuentwickeln, was u. a. zur Auflösung der ursprünglich nicht selten als Arbeitsgemeinschaften betriebenen Pflegediensten und deren Überführung in die Rechtsform der gGmbH geführt hat. Die meisten der ehemaligen Gemeindeschwesterstationen formten sich aufgrund von ökonomischen und rechtlichen Gesichtspunkten in eine gGmbH um. Nicht selten wurden dabei für die Umstrukturierungen haftungsrechtliche Gründe ins Feld geführt, da im Fall einer Insolvenz, so die gängige Argumentation, von Kirchengemeinden respektive von Kirchenkreisen das finanzielle Risiko abgewendet werden könne.

---

884  Vgl. Smid, M. 1995, S. 27.
885  Wird ein Blick auf ambulante diakonische Pflegedienste geworfen, so lässt sich in Bezug auf ihren Anteil an der Gesamtanzahl aller Pflegedienste in der Bundesrepublik ein rückläufiger Trend beobachten. Im Jahr 2007 gab es insgesamt 11.529 ambulante Pflegedienste. In diakonischer Trägerschaft befanden sich 1.392, was einem Anteil von 12,1 Prozent an allen ambulanten Pflegediensten und 31 Prozent aller in freigemeinnütziger Trägerschaft befindlichen Pflegedienste entspricht. Der Prozentsatz diakonischer Dienste ist zwischen 2003 und 2007 in Relation zu allen anderen Diensten gesunken (2003: 13,4 %, 2005: 12,6 %, 2007: 12,01 %). Was die Anzahl der Pflegebedürftigen betrifft, so versorgen diakonische Pflegedienste in diesem Zeitraum im Durchschnitt 64 und alle anderen Pflegedienste 43,7 Pflegebedürftige (vgl. Diakonisches Werk der EKD e. V. 2009; Diakonie Wissensportal 2010).
886  Von den 25.315 Mitarbeitern befinden sich 4.759 in einer Voll- und 20.556 in einer Teilzeitbeschäftigung.
887  Vgl. Diakonie Deutschland 2013, S. 28.

Obendrein galt es für die diakonische Gemeindepflege, sich mit Einführung der Pflegeversicherung im Jahr 1995 auf dem neu entstehenden Pflegemarkt zu behaupten und die Einrichtungen optimal auf diesen vorzubereiten. Die Modernisierung des Leistungsgeschehens vollzog sich von innen wie von außen. In den Diakonie-/Sozialstationen wurde begonnen, marktförmige Instrumente zu operationalisieren, was von einer input- zu einer outputorientierten Steuerung von Pflege führte. Ursprünglich aus der Reorganisation der Kommunalverwaltung stammende Ansätze und Methoden wurden schonungslos übernommen. Auch überinstitutionelle Instrumente wie Leistungsvereinbarungen mit den Pflege- und Krankenkassen, Qualitätsgrundsätze und Maßstäbe oder Einzel- bzw. Komplexleistungsvergütungen besaßen unmittelbare Wirkung auf die diakonische Gemeindekrankenpflege und simulierten einen Pflegemarkt.

Dem Druck des Marktes sahen sich Diakonie-/Sozialstationen in immer höherem Maße ausgesetzt, wodurch in den Pflegediensten weiter entschiedene Maßnahmen zur Umstrukturierung und betriebswirtschaftlichen Optimierung ergriffen wurden. Aus den ehemaligen Gemeindepflegestationen entwickelten sich einer marktwirtschaftlichen Logik folgend funktionierende Unternehmen, die immer mehr größeren diakonischen Holdingstrukturen oder Stiftungen, z. T. forciert durch Netzwerkinitiativen der Landeskirchen und der Diakonischen Werke, so in Niedersachsen beispielsweise mit dem *Netzwerk Zukunftsfähige diakonische Einrichtungen* (Netzwerk ZdE[888]), angeschlossenen bzw. von diakonischen Aktiengesellschaften, wie z. B. der Agaplesion AG, aufgekauft wurden. Letztere ist ein deutschlandweit agierender evangelischer Großkonzern, bezeichnenderweise mit Sitz in der Finanzmetropole Frankfurt am Main; eine Stadt, die als wichtiger internationaler Finanzplatz namhaften Institutionen wie der Europäischen Zentralbank, der Deutschen Bundesbank und der Frankfurter Wertpapierbörse Platz bietet. Die Agaplesion AG verfügt derzeit über 100 Einrichtungen, zu denen u. a. Krankenhäuser, medizinische Versorgungszentren, Einrichtungen zum Wohnen und Pflegen, Krankenpflegeschulen, Hospize, Akademien sowie Diakonie-/Sozialstationen gehören. Ihr Vermögen wird mit 990,5 Millionen Euro angegeben[889].

---

888   Ursprünglich war das Ziel, mit dem Netzwerk einerseits regionale Holdingstrukturen zu etablieren und andererseits durch überregionale Kooperation von diakonischen Diensten eine umfassende Verbesserung hinsichtlich der Dienstleistungserstellung sowie der zu erbringenden Qualität zu gewährleisten. Hierzu sollten gemeinsam Standards und Verfahren erarbeitet werden, an die sich alle teilnehmenden Einrichtungen durch das Unterzeichnen einer Netzwerkvereinbarung binden.

889   Vgl. Agaplesion 2014.

**Weitere Entwicklungen und Auswirkungen**

Spätestens seit dem Inkrafttreten der Pflegeversicherung hielt die Ökonomie Einzug in die diakonische Gemeindepflege. Worte wie Nächstenliebe, Mitleid oder Barmherzigkeit wurden sukzessive durch betriebswirtschaftliches Vokabular ersetzt. Die verantwortlichen Pflegefachkräfte sahen sich zusehends mit einer Sprache konfrontiert, die mit Begriffen wie Wettbewerbsfähigkeit, Wachstum, *Break-Even-Point* oder *Return-on-Investment* jongliert. Zu Beginn des 21. Jahrhunderts hat sich die Kostensituation der einzelnen Diakonie-/Sozialstationen dennoch nicht grundlegend verändert: Etwa 20 Prozent der Einrichtungen weisen ein negatives Ergebnis auf, die anderen 80 Prozent können nur knapp die entstehenden Kosten decken und bleiben auf Zuschüsse angewiesen. Im Jahr 2004 wurden für die innerhalb der evangelischen Landeskirche Hannovers agierenden Diakonie-/Sozialstationen 2,3 Millionen Euro aufgewendet, da auf keinerlei Rücklagen mehr zurückgegriffen werden konnte[890].

In der Gesamtheit bleibt festzustellen, dass die Pflegeversicherung einen quasimarktwirtschaftlichen[891] Wettbewerb unter den Anbietern ambulanter Pflegedienstleistungen angestoßen hat, der zu steigenden Kosten, einer höheren Komplexität im Dienstleistungsgeschehen und diakonischen Unternehmenskonzentrationen führte. Schulz-Nieswandt greift den Balanceakt zwischen Ökonomie und Patientenorientierung für Sozialunternehmen auf und stellt fest, dass einerseits die Formalziele durch betriebliche Kennziffern und strategisches Management und anderseits sachzielorientierte Arbeitsbedingungen und Versorgungsstrukturen sowie Stakeholderorientierung dominieren[892]. Dies trifft gleichermaßen auf die diakonische Gemeindepflege zu. Im Zuge einer sukzessiven Ablösung eines religiösen durch einen ökonomischen Imperativ haben unternehmensorientierte neue Steuerungsinstrumente wie Qualitätssicherung, Selbstverwaltung, Benchmarking, Leitbilder, Visionen oder Zielvereinbarungen eine unmittelbare Wirkung auf diakonische Gemeindepflege entfaltet. Hinlänglich bekannte und viel diskutierte Verfahren zur Qualitätskontrolle, -überprüfung und -sicherung[893] führen zu einer Verdichtung der Arbeit, steigern das Ar-

---

890 Vgl. Wegner, G. 2008, S. 7.
891 Pflegebedürftige befinden sich in einer existenziellen Ausnahmesituation. Von rationalen Käufern, die rationale Entscheidungen treffen, kann in diesem Zusammenhang nicht gesprochen werden.
892 Vgl. Schulz-Nieswandt, F. 2006.
893 In der sozialen Pflegeversicherung werden gesetzliche Anforderungen und Regelungen an die Qualitätssicherung festgelegt, die sich z. T. in Richtlinien (z. B. Pflegetransparenzvereinbarung), Standards (z. B. Expertenstandards) und Vereinbarungen (z. B. Maßstäbe und Grundsätze für die Qualität oder Qualitätssicherung sowie für die Entwicklung eines einrich-

beitstempo und schaffen einen gläsernen Arbeitsprozess. Durch die neuen Steuerungsinstrumente werden Pflegende in verschiedenen Formen überwacht, dokumentiert und dazu angehalten, immer effizienter zu arbeiten. Notwendig werden diese Maßnahmen durch die Abkehr vom Selbstkostendeckungsprinzip und einer generellen Hinwendung zur Ökonomie.

**Kontrolle und Überwachung**

Wie im bisher Gesagten dargelegt, ist die Arbeitsweise im Feld diakonischer Gemeindepflege in einem stetigen Wandel begriffen. Man kann mit Foucault auch für diesen Bereich gesellschaftlicher Wirklichkeit Folgendes feststellen: „[J]e höher die Zahl der Mitarbeiter und der Grad der Arbeitsteilung steigen, um so dringlicher und schwieriger werden die Kontrollaufgaben. Die Überwachung wird zu einer eigenen Funktion, die aber integrierendes Element des Produktionsprozesses sein muß und ihn in seinem ganzen Verlauf begleiten muß."[894] Auch Friesacher kommt zu dem Schluss, dass eine zunehmend an ökonomischen Kriterien ausgerichtete Fokussierung die Pflege und deren Handlungsrationalitäten in umfassender Weise beeinflusst[895]. Überwachung wird zu einem entscheidenden Faktor im Produktionsapparat; zu einem Rädchen innerhalb der Disziplinargewalt[896]. In hierarchischen Überwachungen der Disziplinen ist Macht keine Sache, die eine Person besitzt, sie ist kein Eigentum, das man auf jemand anderen übertragen kann, sondern eine Maschinerie: eine, die funktioniert[897].

In der klassischen Managementlehre haben sich Handlungskategorien herausgebildet, die sich in theoretischen Managementprozessmodellen wiederfinden und auf praktischer Handlungsebene für leitende Pflegefachkräfte maßgeblich an Bedeutung gewinnen. Die fünf Handlungskategorien Planung, Organisation, Personaleinsatz, Führung und Kontrolle orientieren sich am kybernetischen Regelkreislauf und besitzen für die Managementlehre bis heute Gültigkeit[898]. Friesacher beschreibt die kybernetische Idee[899] mit dem Prinzip des Re-

---

tungsinternen Qualitätsmanagements) hinsichtlich der ambulanten Gemeindepflege konkretisieren und verbindlichen Charakter entfalten.

894   Foucault, M. 1994c, S. 226.
895   Vgl. Friesacher, H. 2008, S. 94.
896   Vgl. Foucault, M. 1994c, S. 226 f.
897   Vgl. Foucault, M. 1994c, S. 228 f.
898   Vgl. Wöhrle, A. 2003, S. 48.
899   Der Begriff der Kybernetik stammt aus dem Griechischen und kann mit Steuermannskunst übersetzt werden. Alles, was untersucht wird, muss dabei als System verstanden werden. Der Kybernetiker nimmt eine übergeordnete Perspektive ein, die als Wissenschaft der Systeme umschrieben werden kann. Es handelt sich um eine Tätigkeit, mit deren Hilfe Dinge oder

gelkreislaufs am Beispiel Krankenhaus[900]. Er stellt die These auf, dass der universelle Theorieansatz der Kybernetik auch im Human- und Gesundheitsbereich eine nicht zu unterschätzende Renaissance erlebt[901]: „Das Subjekt hat dabei seinen Platz in der Umwelt des Systems und wird gelenkt, überwacht und gesteuert. Die Steuerung erfolgt aber nicht im Sinne einer einfachen Determinierung durch das System oder mittels disziplinierender Praktiken. (...) in foucaultscher Leseart würden wir von flexibler Normalisierung[902] sprechen, bei der die Normalitätszone maximal ausgeweitet und dynamisiert wird. Die Normalisierungsgrenze ist demnach stets in Bewegung und reversibel, statt Außenlenkung wird an die Bereitschaft zur Selbst-Normalisierung und Selbst-Justierung appelliert. Normalisierung in diesem Sinne heißt dann beobachten, differenzieren, justieren und korrigieren."[903] Mit der Kybernetisierung[904] werden Ideen des kybernetischen Kapitalismus schleichend in den Bereich des Gesundheitswesens und der Pflege übertragen[905] – wie sich anhand von Managementprozessen, Qualitätsmanagement, Pflegeprozessen bzw. Case Management oder der integrierten Versorgung aufzeigen lässt[906].

---

Menschen gesteuert bzw. gelenkt werden können. Zur Zukunft der Kybernetik bemerkt Heidegger vor über 40 Jahren: „Es bedarf keiner Prophetie, um zu erkennen, daß die sich einrichtenden Wissenschaften alsbald von der neuen Grundwissenschaft bestimmt und gesteuert werden, die Kybernetik heißt. Diese Wissenschaft entspricht der Bestimmung des Menschen als des handelnd-gesellschaftlichen Wesens. Denn sie ist die Theorie der Steuerung des Planens und Einrichtens menschlicher Arbeit." (Heidegger, M. 1969, S. 64) Zur Kybernetik siehe auch Kapitel *4.2 Diskursive Praktiken und ihre Sichtbarkeiten.*

900   Vgl. Friesacher, H. 2011, S. 349.
901   Vgl. Friesacher, H. 2011, S. 349 ff.
902   Zur Normalisierung siehe auch Kapitel *4.2 Diskursive Praktiken und ihre Sichtbarkeiten.*
903   Friesacher, H. 2011, S. 350.
904   Zur Kybernetik siehe Kapitel *4.2 Diskursive Praktiken und ihre Sichtbarkeiten.*
905   Vgl. Friesacher, H. 2010, S. 61 f. und Friesacher, H. 2011, S. 362.
906   Die Nähe des *Case Managements* zum Pflegeprozess ist unverkennbar (vgl. Friesacher, H. 2011, S. 357). Wirft man einen Blick auf dessen Organisationsstruktur, so wird deutlich, dass mit modernen Methoden der Diagnostik und durch interprofessionelle Assessmentverfahren Daten nicht wie im Rahmen der Regelversorgung eines kranken- bzw. pflegebedürftigen Menschen bei einzelnen Behandlungen verbleiben, vielmehr werden hier gezielt Daten im Zuge von Bestrebungen, eine bessere Wirtschaftlichkeit und Qualität im Behandlungsprozess zu erreichen, systematisch miteinander verknüpft. Auch über diverse Kostenträger wie die Kranken-, Pflege-, Renten- oder auch die Unfallversicherung kommt es zu einem gläsernen Versorgungsprozedere. Besondere Beachtung wird in diesem Zusammenhang dem einzelnen Menschen in seiner Mehrdimensionalität auf individueller und sozialer Ebene geschenkt. „Die als Prüfung und Normalisierungsapparat angelegte Konzeption operiert mit einem bestimmten Typus der Machtausübung, die sowohl Elemente der Disziplinierung enthält, als auch das Selbstmanagement der Betroffenen ins Zentrum rückt. Der Case Manager fungiert dabei als guter Hirte, der das Feld eventuellen Handelns der anderen strukturiert. Dieses wird ermöglicht durch die Anlage des gesamten Prozesses als Prüfung, die Foucault als eine be-

## Kirchengemeinde und Diakonie-/Sozialstation entfernen sich voneinander

In diesem Kapitel wurden übersichtsartig strukturelle Veränderungen in der diakonischen Gemeindepflege angeschnitten. Hierbei handelt es sich einerseits um den vollzogenen Rechtsformwechsel und andererseits um Veränderungen in der Lenkung und Steuerung der in der Gemeindepflege tätigen Subjekte. Aufgrund dieser Entwicklungen ist die Zusammenarbeit von Pflegediensten und Kirchengemeinden nun nicht mehr ausschließlich an formale Bindungen oder traditionell gemeinsam gelebte Werte, Rollen, Rituale und Symbole geknüpft, sie war und ist darauf angewiesen, dass sich beide Seiten für ein Miteinander engagieren. Dies belegt auch eine Studie des SI EKD.

Da die Intensität der Zusammenarbeit zwischen Diakonie-/Sozialstationen und Kirchengemeinden immer noch sehr unterschiedlich ausfällt, sind einheitliche feste Regelungen für Kooperationen oder wechselseitige Unterstützung nicht der Regelfall[907]. Kumbruck bestätigt diese Beobachtung: „Diakoniestationen (...), die keine Diakonissen und Diakonieschwestern mehr haben, tun sich heute vielfach schwer damit, ihre Mitarbeiterinnen dazu zu bewegen, den Bezug zu Kirche und Spiritualität herzustellen. Solange Diakonissen und Diakonieschwestern vor Ort sind (...), sind sowohl in organisatorischen Leitbildern als auch in den alltäglichen Praktiken religiöse Elemente präsent, sei es, dass alle Mitarbeiter zum Ansingen christlicher Gesänge eines Jubilars zusammengerufen werden, sei es, dass christliche Losungen und Erklärungen in kritischen Situationen mit sinnstiftender Funktion genutzt werden, sei es, dass Pastoren supervidierend wirken."[908]

Es ist davon auszugehen, dass diakonische Arbeit durch die Ökonomisierung des Sozialen, die rechtliche Ausdifferenzierung von Hilfe- und Unterstützungssystemen und die Säkularisierung der Gesellschaft starken Veränderungen unterliegt[909]. Mit der zunehmenden Ökonomisierung und Verbetriebswirtschaftlichung des Pflegegeschehens geht, das hat sich im Verlauf des Kapitels herausgestellt, die Tendenz einher, dass sich diakonische Gemeindepflege sukzessive organisatorisch und räumlich von den lokalen Kirchengemeinden entfernt. Gemeinsame Verantwortung für kranke, pflegebedürftige Mitglieder der Gemeinde und deren Familien war noch zu Zeiten der Gemeindeschwestern selbstverständlich. Heutzutage gerät die Arbeit der Diakonie-/Sozialstationen

---

stimmte Form der Machtausübung und Wissensformierung beschreibt." (Friesacher, H. 2011, S. 358).

907   Vgl. Ahrens, P. 2007, S. 17.
908   Kumbruck, C. 2009, S. 49 f.
909   Vgl. Hübner, I. 2008, S. 5.

auf Gemeinde- und Kirchenkreisebene zunehmend aus dem Blick. Traditionell starke Unternehmenskulturen sind geschwächt, wenn nach unterschiedlichen Paradigmen oder Leitwerten wie Wirtschaftlichkeit, Professionalität[910] und Nächstenliebe gehandelt wird.

## 3.2 Die Debatte um Sorgende Gemeinschaften am Beispiel Caring Community

In diesem Kapitel soll die Diskussion um das Konzept der *Caring Community* im Mittelpunkt stehen. In einem ersten Schritt zeichne ich zu diesem Zweck die theoretische Debatte über *Sorgende Gemeinschaften* in der Bundesrepublik Deutschland für den Bereich der Altenhilfe nach und arbeite grundlegende Aspekte heraus. In einem zweiten Schritt lege ich ausgehend von Wegners Fachvortrag zum Projekt *Diakonisch auf gutem Grund*[911] dar, welche Unterschiede und Modifikationen in der Konfiguration des Konzepts im Hinblick auf seine Verwendung für den Bereich der diakonischen Gemeindepflege existieren. Wegners Beitrag, der den Titel *Enttäuschte Begeisterung. Diakonie-/Sozialstationen im Spannungsfeld christlicher Nächstenliebe und sozialpolitischer Entwicklungen* trägt, bildet gewissermaßen den Ausgangspunkt für die sich anschließenden Überlegungen zur Rezeption des Konzepts *Sorgende Gemeinschaften* durch evangelisch konnotierte Wissenschaft und Praxis.

### *Sorgende Gemeinschaften* im Hilfemix

Demografische Entwicklungen, gesellschaftlicher Wandel und Ressourcenknappheit sind Gemeinplätze in öffentlichen Diskussionen, denen man heute auch im Bereich der Pflege begegnen muss. Lebenslagen und Lebensstile sowie zeitliche Ressourcen sind in unserer individualisierten Gesellschaft stetigen Veränderungen und Unsicherheiten unterworfen, sodass klassische stationäre Versorgungs- und Betreuungsangebote für hilfe- oder pflegebedürftige Menschen innerhalb der existierenden institutionalisierten Grenzen und der den Markt rahmenden rechtlichen Bestimmungen der Pflegeversicherung dem Anspruch an ein gutes Leben im Alter bzw. an gute Pflege nicht mehr gerecht werden können. Aus diesen Gründen ist die Notwendigkeit einer Entwicklung sowie des Ausbaus ambulanter sozialraumorientierter Versorgungsmodelle in Fachkreisen unumstritten. Namhafte Institutionen wie das Kuratorium Deut-

---

910  Vgl. Hofmann, B. 2008, S. 5.
911  Zum Projekt Diakonisch auf gutem Grund siehe Kapitel *1.2 Thesen, Leitfragen und Ziele der Untersuchung*.

sche Altershilfe (KDA) oder die Friedrich-Ebert-Stiftung (FES) sprechen sich diesbezüglich für ein umsetzungsfähiges Gesamtkonzept in Bezug auf Teilhabe, Betreuung und Pflege hilfebedürftiger Menschen aus. Dieses setzt eine inklusionsorientierte[912] Versorgungslandschaft auf der Grundlage eines an Ressourcen ausgerichteten Hilfemixes von professionellen und zivilgesellschaftlichen Personalressourcen voraus. Der Inklusionsbegriff zielt in diesem Zusammenhang auf Deinstitutionalisierung. Er ist zu begreifen als radikale Umformulierung des Paradigmas *ambulant vor stationär* in *ambulant statt stationär* durch Vernetzung auf kommunaler Ebene[913]. Die Pflege und Betreuung von hilfebedürftigen Menschen kann in einer derartigen Ausgestaltung von Hilfe vor Ort in den Kommunen gesteuert werden, um eine wohnortnahe, personen- sowie beteiligungsorientierte Versorgung im örtlichen Verbund zu gewährleisten. Sozialraumorientierung wird so durch ein transparentes, vernetztes Hilfeangebot sowie durch geeignete örtliche Infrastruktur, insbesondere durch ambulante Angebote, realisiert; auf diese Weise entsteht eine Aufgabe infrastruktureller Gestaltung von Quartieren und Dorfgemeinschaften[914].

Innovative sozialraumorientierte Konzepte, wie das in den letzten Jahren zu einer gewissen Popularität gelangte Leitbild der *Sorgenden Gemeinschaft*, fügen sich als Puzzleteil in die soeben skizzierte Versorgungslandschaft ein, die

---

912  Die Inklusionsthematik findet sowohl über die UN-Behindertenrechtskonvention als auch über die durch die EU und deren in nationalem Recht umzusetzenden Verordnungen und Richtlinien Einzug in das deutsche Sozialwesen. Mit der Verabschiedung der UN-Behindertenrechtskonvention im Jahr 2006 wurden die Rechte von Menschen mit Behinderungen völkerrechtlich und behindertenpolitisch planmäßig geordnet. In Art. 3 der gemeinsamen Bestimmungen des Vertrages der Wirtschaftsgemeinschaft der EU für den supranationalen Staatenbund ist die Zielsetzung Inklusion folgendermaßen in den Umsetzungskatalog aufgenommen: „Ziel der Union ist es, den Frieden, ihre Werte und das Wohlergehen ihrer Völker zu fördern. (...) Sie bekämpft soziale Ausgrenzung und Diskriminierung und fördert soziale Gerechtigkeit und sozialen Schutz. (...) Sie fördert den wirtschaftlichen, sozialen und territorialen Zusammenhalt und die Solidarität zwischen den Mitgliedstaaten." (Europäische Union 2008, Art. 3. Abs. 1) In welchen Dimensionen der Inklusionsbegriff durch die EU als „(...) Exekutivmacht des Kapitals (...)" (vgl. Badiou, A. 2014a, S. 1; Badiou, A. 2014b, S. 52) gedacht, gelebt und umgesetzt wird, zeigt sich beim Blick auf die verschiedenen Ebenen, auf denen der Inklusionsbegriff national diskutiert wird. Im politischen, sozialen und wirtschaftlichem Rahmen findet diesbezüglich im Wesentlichen eine Auseinandersetzung um a) soziale Eingliederung derjenigen statt, die am weitesten vom Arbeitsmarkt entfernt sind, b) den Zugang zu sozialen Hilfen für diejenigen, die am stärksten von Armut und sozialer Ausgrenzung betroffen sind, c) den Zusammenhang zwischen Wirtschaftswachstum/ Beschäftigung und sozialen Inklusionsfolgen sowie d) die Gleichstellung der Geschlechter (vgl. Huster, E./Bourcarde, K. 2012, S. 29).

913  Vgl. Schulz-Nieswandt, F. 2012, S. 594.

914  Vgl. Kuratorium Deutsche Altershilfe/Friedrich-Ebert-Stiftung 2013, S. 8 ff.

den vom KDA oder von der FES und der Gesellschaft[915] artikulierten Anforderungen an einen sozialraumorientierten inklusiven Umgang mit alten Menschen Rechnung trägt. Unter dem Schlagwort *Sorgende Gemeinschaft* tauchte im sozialen Bereich in den letzten Jahren eine überschaubare Zahl an Konzepten auf, die sich im Zuge demografischer sowie auch sozialpolitischer Entwicklungen mit der Versorgung, Betreuung und Begleitung hilfebedürftiger Menschen im Bereich der Behindertenhilfe[916], der kommunalen Pflegepolitik[917], der Palliativ- und Hospizarbeit[918], der kirchengemeindlichen Arbeit[919], den psychiatrischen Diensten[920], feministischen Räumen[921], der Familienpolitik[922], der Arbeit mit älteren Migranten[923], aber auch generell mit der Versorgung, Betreuung und Pflege von alten Menschen in der Kommune[924] und im Zusammenhang mit diakonischer Gemeindepflege[925] unter dem Begriffspaar *Sorgende Gemeinschaften* bzw. *Caring Community* beschäftigen.

---

915  Gesellschaft verstehe ich in diesem Zusammenhang in Anlehnung an Bourdieu als *Feld* bzw. Handlungsraum sozialer Interaktionen. Dort bewegen sich Individuen wie Spieler, sie interagieren und kämpfen mit- und gegeneinander. Die Position des Einzelnen bestimmt sich durch das unterschiedlich hohe kulturelle, soziale und ökonomische Kapital (zum Sozialkapital siehe Kapitel *3.3 Praxisbeispiel Netzwerkorganisation: Betreuungsleistungen und Sozialkapital*). Bourdieu definiert: „Ein Feld ist ein strukturierter gesellschaftlicher Raum, ein Kräftefeld, es gibt Herrscher und Beherrschte, es gibt konstante, ständige Ungleichbeziehungen in diesem Raum, und es ist auch eine Arena, in der um Veränderung oder Erhaltung dieses Kräftefeldes gekämpft wird. In diesem Universum bringt jeder die (relative) Kraft, über die er verfügt und die seine Position im Feld, folglich seine Strategie bestimmt, in die Konkurrenz mit den anderen ein." (Bourdieu, P. 1998b, S. 57) Strukturen und akkumuliertes Kapital bestimmen demnach das Spiel als Lebenswirklichkeit der Akteure und determinieren deren Handlungsmöglichkeiten und Veränderungspotenzial hinsichtlich sozialer Positionen. Forschungspraktische Anwendung findet Bourdieus Modell zu kulturellem, ökonomischem und sozialem Kapital, zu Agenten, Aktionen, Präferenzen und Bedürfnissen u. a. im ökonomischen Bereich, der sich durch ein öffentlich zielgerichtetes Streben nach Maximierung des individuellen materiellen Profits auszeichnet (vgl. Bourdieu, P. et al. 2002, S. 189). Seine Forschungen zur Produktion und Vermarktung von Eigenheimen stellen diesbezüglich nicht nur anthropologische Voraussetzungen der ökonomischen Orthodoxie auf die Probe (vgl. Bourdieu, P. et al. 2002, S. 185), sondern sorgen zudem für eine breite Öffentlichkeit seiner Feldtheorie.
916  Vgl. Aselmeier, L. 2008; Aselmeier, L. 2009; Schablon, K. 2003; Schablon, K. 2009.
917  Vgl. Klie, T. 2010.
918  Vgl. BMFSFJ 2012, S. 102.
919  Vgl. Klie, T. 2013; Horstmann, M. 2010a; Horstmann, M. 2011.
920  Vgl. Bauer, M. 1981; Trojan, A. 1980; Berghold, J. 1993.
921  Vgl. unbekannter Autor 2014.
922  Vgl. BMFSFJ 2012.
923  Vgl. Alisch, M./May, M. 2013.
924  Vgl. Bundesregierung 2012; Bundesregierung 2013.
925  Vgl. Wegner, G. 2008.

Auf politischer Ebene wird der Terminus *Sorgende Gemeinschaft* von der Bundesregierung, aber auch von ihren Ministerien verwendet. Aktuell wird beispielsweise im Achten Familienbericht des Bundesministeriums für Familien, Senioren, Frauen und Jugend[926], festgehalten, dass im Rahmen des Aktionsprogramms *Mehrgenerationenhäuser*, Kooperationen zwischen der Alzheimer Gesellschaft und Mehrgenerationenhäusern erfolgen sollen, um demenzspezifische Begegnungs- und Hilfeangebote bereitzustellen. In diesem Zusammenhang sollen im Lebensumfeld der Betroffenen Allianzen für Menschen mit Demenz geschlossen werden; es gilt, lokale Hilfenetzwerke einzurichten bzw. auszubauen, die sich gezielt als zukunftsweisende Angebotsstrukturen vor Ort im Sinn einer *Caring Community* etablieren[927]. Das BMFSFJ hält fest: „Sorgende Gemeinschaften organisieren sich auf kommunaler Ebene und setzen sich aus öffentlichen Einrichtungen, privatwirtschaftlich orientierten Dienstleistern, gemeinnützigen Organisationen, ehrenamtlichen Mitarbeitern und nicht zuletzt den Menschen im Wohnviertel zusammen. Gemeinsam erbringen sie besondere Leistungskombinationen, maßgeschneiderte Dienstleistungen oder neue Akteurskooperationen; allgemein finden sie ihren Ausdruck in Orten, Verfahren und Menschen, die sich dafür engagieren. Sorgende Gemeinschaften umfassen alle Generationen. Bezogen auf ältere Menschen leisten sie Beiträge zu Unterstützung und Pflege und bieten gleichzeitig Gelegenheit zu Aktivität und Engagement."[928]

Alle Entwürfe des Ansatzes der *Sorgenden Gemeinschaft* fokussieren – trotz unterschiedlicher sozialgesetzlicher Strukturvorgaben – auf die Sorge um Menschen in besonders verletzlichen Lebenssituationen. Im Zusammenhang mit Behinderung, Pflegebedürftigkeit, Demenz oder dem Sterbeprozess am Lebensende setzt die Idee einer *Sorgenden Gemeinschaft* in ihrer konzeptionellen Ausgestaltung auf bürgerschaftliches Engagement[929], auf professionelle Dienstleistungen sowie auf staatliche Rahmenbedingungen und deren Vernetzung. Sorge kann dabei sowohl als längerfristige Intervention aber auch als akuter Eingriff verstanden werden. Trojan, Berghold und Bauer sehen *Caring Com-*

---

926   Das Bundesministerium für Familie, Senioren, Frauen und Jugend wird im Folgenden mit BMFSFJ abgekürzt.
927   Vgl. BMFSFJ 2012, S. XXI.
928   BMFSFJ 2013, S. 23.
929   Klie differenziert zwischen einem professionellen und einem nichtprofessionellen Hilfesektor, indem er sprachlich zwischen *Cure* und *Care* unterscheidet. Auf diese Weise differenziert er eine auf Behandlungsnotwendigkeiten ausgerichtete Pflege von einer dem sozialen Umfeld zugesprochenen Fürsorgefunktion. Eine solche Unterscheidung ist in keinem der anderen Modelle zu finden. Sie ist pflegewissenschaftlicherseits von harscher Kritik begleitet. Siehe hierzu Kapitel *4.1 Allgemeine Kritik am Konzept und eigenes Kritikverständnis.*

*munity* beispielsweise als Möglichkeit der stadtteilbezogenen ambulanten Kriseninterventio in der Psychiatrie[930]. Gemeinsamer Nenner aller Rezeptionen und Konzeptionen ist der handlungspraktische Aspekt von sozialer Sorge in einer Gemeinschaft. Wird *Community* mit den Begriffen Gemeinschaft, Gemeinde oder Gemeinwesen und *Caring* mit Sorge übersetzt, so lässt sich *Caring Community* insgesamt als die Übernahme sozialer Aufgaben durch andere Menschen in lokal begrenzten sozialen Räumen verstehen. In diesem Kontext hat sich der Begriff *Sozialraum* eingebürgert, dessen sich auch diese Arbeit bedienen will[931]. Konzeptionell begründet übernimmt das Gemeinwesen, die Gemeinde, der Sozialraum oder auch eine Gemeinschaft Verantwortung für hilfebedürftige Menschen in marginalisierten Lebenssituationen.

Neben der Sorge birgt die Idee einer *Sorgenden Gemeinschaften* aber auch andere Aspekte, die exemplarisch im Rahmen einer Tagung des Instituts für Sozialarbeit und Sozialpädagogik[932] in Frankfurt in einer abschließenden Arbeitsgruppe herausgearbeitet wurden: Es geht dabei um die Selbstorganisation des Sozialen, wobei der Begriff des Selbst und dessen Ausgestaltung einen Aushandlungsgegenstand aller für *Sorgende Gemeinschaften* vor Ort relevanten Akteure darstellt[933]. Darüber hinaus soll sich Gemeinwesen durch Rekommunalisierung ausformen. Inhaltliche Überlappungen mit dem Konzept der Bürgergesellschaft[934], insbesondere mit dem tief im Kommunitarismus[935] verankerten

---

930  Trojan, A. 1980; Bauer, M. 1981; Berghold, J. 1993.
931  Vgl. Aselmeier, M. 2008, S. 65.
932  Das Institut für Sozialarbeit und Sozialpädagogik wird im Folgenden mit ISS abgekürzt.
933  Vgl. ISS 2014a, S. 51.
934  Eng mit dem Begriff der Bürgergesellschaft ist die politische Philosophie Kommunitarismus (Kommunitarismus siehe Fußnote *935*) verbunden. Im Kern geht es um die Idee gesellschaftlichen Miteinanders, das weder vom Staat noch vom Markt getragen wird und in dem das einzelne Individuum Verantwortung gegenüber seiner sozialen Umwelt übernimmt. Von Seiten der Bundesregierung ist dieser Gedanke in Anlehnung an kommunitaristische Ideen sozialen Miteinanders respektive an die ihnen zugrunde liegende Gemeinwohlorientierung in der eigens zur Förderung freiwilligen und gemeinwohlorientierten Engagements bundesdeutscher Bürger eingerichteten Enquete-Kommission *Zukunft des Bürgerschaftlichen Engagements* institutionalisiert. Im Gegensatz zur familiären Hilfe stellt die Bürgergesellschaft das Ideal einer Gemeinschaft auf der Basis freiwilliger, selbst organisierter Zusammenschlüsse dar, die neben Staat, Wirtschaft und Familie das Gemeinwesen aufrechterhalten. Als Beispiel staatlich forcierter Maßnahmen, die auf die Errichtung einer Bürgergesellschaft zielen, kann das *Aktionsprogramm Mehrgenerationenhäuser* ins Feld geführt werden. Als potenzieller Initialzünder für Veränderungen gegen Individualisierung, Auflösung traditioneller Netzwerke oder steigende Komplexität multipler Problemlagen und gegen die daraus resultierenden diversifizierten, durch Intransparenz gekennzeichneten Leistungsangeboten sollen Mehrgenerationenhäuser als Schnittstelle zwischen den Sektoren Staat, Markt und Zivilgesellschaft fungieren und durch Vernetzung und Kooperation zur Entsäulung der Hilfeangebote beitragen (vgl. Jablonski, N/Gees, C. 2012, S. 41 f.). Mit dem durch das BMFSFJ ins Leben gerufene

Aktionsprogramm konnten bisher bundesweit etwa 500 Einrichtungen dieser Art gefördert werden. Die Etablierung eines bundesweiten Netzes aus Mehrgenerationenhäusern lässt sich mit der Tatsache begründen, dass aufgrund des demografischen Wandels und infrastruktureller Veränderungsprozesse Handlungsbedarf im Sozialraum besteht. Jablonski und Gees bemerken hierzu, dass auch die Mehrgenerationenhäuser auf diese gesellschaftlichen Herausforderungen regieren und sie die steigende sowie veränderte Nachfrage z. B. nach pflege- und demenzbezogenen Angeboten bereits erkannt und aufgriffen hätten (vgl. Jablonski, N/Gees, C. 2012, S. 113). Thematisch beschäftigen sich Mehrgenerationenhäuser u. a. auffallend häufig mit der Betreuung demenziell erkrankter Menschen. In mehr als zwei Dritteln der aktuell existierenden Mehrgenerationenhäuser, die im Bereich der Pflege und Demenz aktiv sind, können demenzbezogene Angebote kategorisiert werden in a) direkt pflege- oder demenzbezogene Angebote, die sich in ihrem Leistungsprofil ausschließlich an Pflegebedürftige, Demenzkranke und pflegende Angehörige richten, b) indirekt pflege- oder demenzbezogene Angebote, die sich nicht ausschließlich an diese Zielgruppen als Hauptnutzergruppe wenden, selbst wenn diese am stärksten von derartigen Angeboten profitieren. Im Bereich der Demenz tätige Mehrgenerationenhäuser erbringen und koordinieren deutschlandweit etwa 200 pflege- und demenzbezogene Angebote. Jablonski und Gees gehen davon aus, dass entsprechend ihres ursprünglichen Prototyps die Einrichtungen unterschiedliche Angebote aufweisen. Häuser des Typs Kirchengemeinde/Bürgertreff plus verfügen vielfach über Vorerfahrungen in der Arbeit mit Senioren, was erklärt, warum für diese Häuser ein diesbezüglich überdurchschnittliches Engagement belegt ist (vgl. Jablonski, N./Gees, C. 2012, S. 131). Neben dem Prototyp Kirchengemeinde/Bürgertreff plus (20%) finden sich unter den Mehrgenerationenhäusern auch Familienbildungsstätten, Mütterzentren, Seniorenbildungsstätten, Seniorentreffs, Eltern-Kind-Zentren, Kindertagesstätten, Schulen, Sportvereine oder auch Kultureinrichtungen, die durch das Aktionsprogramm Mehrgenerationenhäuser gefördert werden (vgl. Staats, M. et al. 2012, S. 15).

935    Der Kommunitarismus als eine am Gemeinwohl orientierte Denkweise kann je nach Lesart in seiner in sich begründenden Liberalismuskritik als Ergänzung oder Alternative zum Liberalismus verstanden werden (vgl. Kaiser, A. 2007, S. 25 f.). Eine Fokussierung auf das Gemeinwohl, wie es der Kommunitarismus lehrt, impliziert die Einbindung des Einzelnen in eine Gemeinschaft, was eine Abgrenzung zu liberalistischen Gesellschaftsformen darstellt. Ursprünglich aus den Vereinigten Staaten von Amerika kommend, betont der Kommunitarismus im Gegensatz zu existenzialistischen Seinsweisen die Eigenverantwortung des Einzelnen in Bezug auf die Gemeinschaft. Der kommunitaristischen Theorie zufolge geht es primär um die Rekonstruktion von Gemeinschaften, um die Herstellung einer Bürgergesellschaft und die Wiederbelebung bzw. Stärkung moralischer Grundlagen, Tugenden und des Verantwortungsbewusstseins des Einzelnen in der Gesellschaft (Etzioni, A. 1995). Staub bringt die ideologische Ausrichtung des Kommunitarismus treffend auf den Punkt: „Jedes Mitglied der Gesellschaft schuldet allen übrigen etwas, und die Gemeinschaft schuldet jedem ihrer Mitglieder etwas. Gerechtigkeit setzt verantwortliche Individuen in einer aufgeschlossenen Gemeinschaft voraus. Die ausschließliche Verfolgung eigener Interessen ist noch nicht einmal für den Markplatz eine gute Empfehlung, denn keine soziale, politische, wirtschaftliche oder moralische Ordnung, kann auf diese Weise überleben. Ein gewisses Maß an Fürsorge und Teilen ist von wesentlicher Bedeutung, wenn wir nicht die Zuständigkeiten von Verwaltungsbehörden erweitern und bürokratisierte Wohlfahrtsbehörden und aufgeblähte Reglements haben wollen." (Staub, S. 2004, S. 4) Entgegen allen individualisierenden gesellschaftlichen Tendenzen steht der Kommunitarismus in einer sozialphilosophischen Tradition zur Förderung sozialer Gemeinschaften. Als Schlüsselelemente können das spezifische Bedingungsverhältnis von individueller Freiheit, das Autonomieverständnis und die Ausbildung und

Terminus der Gemeinde, verstanden als eine „(...) Rückbesinnung auf rationelle, besonders religiöse Werte (...)"[936], sind nicht von der Hand zu weisen. So wird in allen Bereichen, die sich durch den Kommunitarismus bietende Möglichkeit genutzt, Probleme und Überforderungen des Sozialstaates mittels Eigeninitiative, Selbstverantwortung und Subsidiarität zu lösen[937].

*Community* kann begriffsbezogen in dreierlei Hinsicht verwendet werden: a) als rechtlich-politische Gemeinde, als Kommune bzw. als politische Verwaltungseinheit oder Gebietskörperschaft, b) als räumliches Gemeinwesen, als Stadtteil oder Wohneinheit und c) als formelle bzw. informelle soziale Gruppe, in der sich ein Mensch bewegt sowie sich kommunikativ und auch handlungspraktisch einbringt. Der *Community*-Begriff enthält also einerseits eine rechtlich-politische Dimension, wenn damit Gemeinwesen oder Kommune als politische Verwaltungseinheit gemeint ist. Er umfasst aber weiterhin andererseits auch eine räumliche Dimension und bezieht sich auf einen Stadtteil bzw. eine Wohngemeinde mit ihren spezifischen Gegebenheiten und ihrer Infrastruktur.

Oft wird das Konzept mit dem Begriffspaar *Caring Community* oder alternativ *Fürsorgliche Gemeinschaft* bzw. *Sorgende Gemeinschaft* betitelt. Zu welchen Verwirrungen diese sprachliche Uneinheitlichkeit führen kann, zeigt sich im Achten Familienbericht der Bundesregierung, in dem von *Caring Community, Fürsorglichen Gemeinschaften* und *Sorgenden Gemeinschaften* in ein und demselben Kontext gesprochen wird[938]. Eine einheitliche Verwendung der Begrifflichkeiten ist in der bundesdeutschen Debatte nicht zu erkennen. *Sorgende Gemeinschaften* werden nicht nur in unterschiedlichen Sprachvarianten diskutiert, sie erfahren zudem die Zuschreibungen Paradigma[939], Projekt[940], Leitbild[941], Versorgungsnetzwerk[942], Kultur der Sorge[943], lokales Hilfenetzwerk[944], Vision[945], Rechtsgenossenschaft[946], Gesellschaftsentwurf[947], Ankerpunkt sozia-

---

Praktizierung von gemeinschaftsorientierten Tugenden benannt werden (vgl. Schulz-Nieswandt, F./Köstler, U. 2009, S. 36).
936    Kaiser, A. 2007, S. 126.
937    Vgl. Kaiser, A. 2007, S. 300.
938    Vgl. BMFSFJ 2012, S. 102.
939    Vgl. Schablon, K. 2009; Aselmeier, L. 2009.
940    Vgl. Schäper, S. 2010.
941    Vgl. Klie, T. 2010; Klie, T. 2013; Klie, T. 2014a; Klie, T. 2014b; Klie, T. 2014c und Berner, F. 2015a.
942    Vgl. Klie, T. 2011.
943    Vgl. Brandenburg, H. 2014; Hackler, D. 2014.
944    Vgl. BMFSFJ 2012, S. XXI.
945    Vgl. Wegner, G. 2008.
946    Vgl. ISS 2014b.
947    Vgl. Berner, F. 2015b.

len Miteinanders[948], generationenübergreifende Sorgekultur[949], Lebenskonzept[950], Gedanke[951], (Leit-)Idee[952] oder auch Zielvorgabe[953]. Alle aufgezählten Bezeichnungen bzw. deren Reflexionen beziehen sich auf Überlegungen zum Zusammenspiel von Markt, Staat und Zivilgesellschaft, mit den ihnen je eigenen unterschiedlichen Schattierungen und Schwerpunkten. In seiner konzeptionellen sowie strukturellen Ausrichtung geht es beim Konzept *Sorgende Gemeinschaften* aber immer um Menschen in vulnerablen Lebenssituationen. *Sorgende Gemeinschaften* stehen für a) ein Konzept von mehr Sorgeverantwortung und einer kraftvollen Sorgenden Gemeinschaft[954] und b) für eine Organisation auf kommunaler Ebene, die sich aus öffentlichen Einrichtungen, privatwirtschaftlich orientierten Dienstleistern, gemeinnützigen Organisationen, ehrenamtlichen Arbeitern und den Menschen in Wohnvierteln zusammensetzt. Sie stehen für besondere Leistungskombinationen, maßgeschneiderte Dienstleistungen oder auch neue Akteurskooperationen und finden ihren Ausdruck in Orten, Einrichtungen, Verfahren, Angeboten und nicht zuletzt Menschen, die sich für *Sorgende Gemeinschaften* engagieren[955]. Ferner meint *Sorgende Gemeinschaften* c) eine Unterstützung, die neben institutionellen Betreuungsmöglichkeiten auch durch Nachbarschaftshilfen und Netzwerke sowie durch Familienunterstützung, -patenschaften oder -hilfestellungen erfahren werden kann[956]. Im Kern haben alle Konzepte, die mit der Begrifflichkeit *Sorgende Gemeinschaften* hantieren, eine Gemeinsamkeit: Es handelt sich um ein Zusammenspiel von zivilgesellschaftlichen Engagements, professionellen Dienstleistern und dem Staat. Diese drei Elemente vernetzen sich im lokalen Raum, um für hilfebedürftige Menschen Sorge zu tragen.

**Community Care – ein neues Paradigma in der Behindertenhilfe**

Nachdem in groben Zügen erläutert worden ist, was sich hinter dem Begriff *Sorgende Gemeinschaften* verbirgt, erörtere ich nun, ausgehend vom aus der Behindertenhilfe stammenden *Community-Care*-Paradigma, die sich daran anschließenden konzeptionellen Überlegungen sowie die Übernahme des Kon-

---

948  Vgl. Bundesregierung 2013.
949  Vgl. Klie, T. 2014a.
950  Vgl. Schablon, K. 2009.
951  Vgl. BMFSFJ 2012, S. 143.
952  Vgl. Berner, F. 2015a; Berner, F. 2015b.
953  Vgl. Aselmeier, L. 2009.
954  Vgl. Bundesgemeinschaft Seniorenbüros 2015, S. 5.
955  Vgl. Bundesregierung (2012), S. 1.
956  Vgl. BMFSFJ 2012, S. 84.

zepts in sozialpolitische Leitbilder und Strategien. Daran anknüpfend zeige ich die Adaption des Entwurfs als eine religiöse Vision sorgenden Zusammenseins auf und schildere strukturelle Gemeinsamkeiten sowie Unterschiede zum Ursprungskonzept der Sorgenden Gemeinschaften.

In der Bundesrepublik Deutschland taucht im Bereich der Behindertenhilfe unter dem Begriff *Community Care* erstmalig ein Konzept auf, das in seinen Grundzügen auf Dezentralisierung, Inklusion und Teilhabe zielt und professionelle Dienstleister mit öffentlichem Gemeinwesen zu vernetzen sucht. Nicht nur sprachlich, sondern auch inhaltlich liegen die Bezeichnungen *Community Care* und *Caring Community* sehr dicht beieinander. Der in der Literatur meist als Paradigma bezeichnete Begriff *Community Care* stammt ursprünglich aus dem Kontext der Behindertenhilfe und ist untrennbar mit Rekommunalisierungsprozessen[957], Ambulantisierungen und Dezentralisierungen sozialer Dienstleistungen verbunden[958]. Erste erwähnenswerte *Community-Care*-Ansätze finden sich vorwiegend in den Vereinigten Staaten und Großbritannien in den 80er und 90er Jahren des 20. Jahrhunderts. Im Fokus stand seinerzeit vor allem der Zugang zu sozialen Hilfen für Ältere, körperlich, psychisch und geistig Behinderte, HIV-Infizierte, AIDS-Kranke, Wohnungslose oder straffällig gewordene Menschen. In der praktischen Umsetzung von *Community Care* sind insbesondere die Sozialbehörden der Gemeinden dazu verpflichtet, im Sinne der Betroffenen einen sogenannten *Community-Care*-Plan zu erarbeiten und die entsprechenden Hilfen mit weiteren Behörden abzusprechen[959]. Das heute in der Sozialen Arbeit praktizierte *Case Management*[960] findet hier in Form des *Case Work* seinen Ausgangspunkt. Ein Leitgedanke hierbei war, dass *Community Care* im Bereich der Behindertenhilfe das Paradigma der professionellen Rehabilitation ablösen soll, um es Menschen zu ermöglichen, ehrenamtlich bzw. bürgerschaftlich für das Wohl und die Gleichberechtigung von Personen mit Assistenzbedarf in marginalisierten Lebenssituationen zu arbeiten. *Community Care* als Lebenskonzept in der Gemeinde kann soziale Fürsorgeleistungen bezeichnen, die im Gemeinwesen entwickelt werden, auch dort in ihrer Umsetzung verortet sind und reale Gestalt annehmen. Interpretationen

---

957  Wird das Konzept ernst genommen und als Modell des Lebens in der Gemeinde als Teil desjenigen von Menschen mit Behinderung angesehen, ist *Community Care* ein Konzept zur Rekommunalisierung der Gemeinden (vgl. Wunder, M. 2006, S. 8).

958  Vgl. Aselmeier, M. 2008; Aselmeier, M. 2009; Schäper, S. 2010; Schablon, K. 2003; Schablon, K. 2009; Thiersch, H. 2006; Tüllmann, M. 2009; Wunder, M. 2006.

959  Vgl. Schablon, K. 2009, S. 29.

960  Zum *Case Management* siehe auch Fußnote *906* und *1032*.

können hinsichtlich Integration, *Patchwork* oder *Importmix*[961] als von außen kommende Veränderungen sowie im Hinblick auf eine tief im Inklusionsgedanken verankerte Gemeinwesenorientierung vorgenommen werden[962].

Ein Großteil der Veröffentlichungen zum Thema *Community Care* in der Behindertenhilfe geht in der Bundesrepublik auf die Evangelische Stiftung Alsterdorf in Hamburg zurück. Innerhalb der Behindertenhilfe gehört diese zu einem der großen Träger, der sich federführend am Leitgedanken *Community Care* orientiert. Im Jahr 1998 schloss sich die Stiftung einem Projekt der Europäischen Union an, welches das Ziel verfolgt, die gesellschaftliche Teilhabe behinderter Menschen in der Gesellschaft zu verbessern. Von hier aus findet *Community Care* Verbreitung in diakonischen Einrichtungen. Ein Teilprojekt war u. a., *Community Care* als neues Dienstleistungskonzept zu realisieren. Das *Rauhe Haus*, eine Stiftung der Diakonie in Hamburg, veröffentlichte im Herbst 2004 eine praxisorientierte Broschüre zu diskriminierungsfreien Konzepten in der Behindertenhilfe. Die Texte thematisierten *Community Care* erstmals öffentlich. Auch die *Aktion Menschenstadt*[963], ein Konzept des Behindertenreferats des Evangelischen Stadtkirchenverbandes Essens, basiert auf den zentralen Zielbegriffen Gleichheit und Verschiedenheit sowie auf dem Gedanken des miteinander Lebens und Lernens. Schablon rekurriert diesbezüglich auf den *Community-Care*-Ansatz der Evangelischen Stiftung Alsterdorf, anhand dessen er eigene Definitionsansätze zu entwickeln sucht. Neben der evangelischen Stiftung nutzt er ebenso den praxisorientierten *Community-Care*-Ansatz des *Rauhen Hauses* Hamburg sowie der *Aktion Menschenstadt*. Seine Überlegungen zielen darauf, zu eruieren, inwieweit ein solcher Ansatz orientierten pädagogischen Handelns unter Einbezug des Gemeinwesens zu einer Steigerung der Teilhabe und Teilhabequalität geistig behinderter Menschen beitragen kann[964].

Aus der Sicht der Behindertenhilfe wirft Aselmeier einen Blick auf die Herkunft des *Community-Care*-Begriffs: Grundzüge des Modells, die deutsche Rezeption, aber auch Grenzen sowie Herausforderungen werden diskutiert, um den *Community-Care*-Ansatz als Modell für die Gemeinwesenbildung zu etab-

---

961  *Community Care*, verstanden als *Patchwork* oder *Importmix*, reißt verschiedene *Community-Care*-Bausteine aus ihrem Kontext und überträgt sie auf das deutsche Sozialwesen.

962  Vgl. Tüllmann, M. 2009, S. 1.

963  Das Konzept *Aktion Menschenstadt* gilt als Leitmotiv für Projekte der EKD auf dem Gebiet der Behindertenhilfe. Die als offene Hilfen geplanten Dienstleistungen haben dabei eine doppelte Zielsetzung: a) Begegnung und Gemeinschaftsangebote als Bestandteil allgemeinen Zusammenlebens aufzubauen und b) selbstbestimmte Lebensgestaltung von Menschen mit Behinderung durch Assistenzdienstleistungen zu ermöglichen (vgl. Evangelische Kirche Essen 2014).

964  Vgl. Schablon, K. 2009.

lieren[965]. Er und auch Schablon sind sich einig, dass *Community Care* als philosophisch-politisches Leitbild[966] und politisch-sozialistisches Projekt[967], aber vor allem als ein praktisches Handlungsmodell für Menschen mit Behinderung entwickelt wurde, um eine Harmonisierung der Lebensverhältnisse in der Gemeinde anzustreben. Der *Community-Care*-Ansatz geht davon aus, dass sich die Gesellschaft insgesamt verändert, wenn Prozesse der Dezentralisierung und Ambulantisierung erfolgreich verlaufen.

### *Sorgende Gemeinschaften* – kleinräumige Hilfe- und Unterstützungssysteme

Zu Beginn des 21. Jahrhunderts tauchen im bundesdeutschen Sozial- und Gesundheitswesen – neben dem geschilderten *Community-Care*-Paradigma – vermehrt ähnliche Konzepte auf, die unter der Bezeichnung *Sorgende Gemeinschaft* oder *Caring Community* firmieren, sich aber nicht ausschließlich auf den Bereich der Behindertenhilfe beziehen. May und Alisch beschäftigen sich beispielsweise mit Formen der Selbstorganisation älterer Menschen in benachteiligten Lebenslagen als Basis *Sorgender Gemeinschaften*, sie fokussieren dabei auf ältere Migranten in der Engagementforschung. Die Autoren stellen in ihrem Artikel fest, dass es auch Menschen in diesem Bereich gibt, die unterschiedliche Ressourcen nutzen, die aus einer bloßen räumlichen Gemeinschaft eine Interessengemeinschaft entstehen lassen und so ein auf gegenseitige Sorgeleistungen gerichtetes Gemeinwesen ermöglichen[968]. Ein anderes Beispiel aus den Weiten des Internets zeigt, dass sich *Caring Community* auch außerhalb der sozialversicherungsrechtlichen Debatten etabliert: Ein Artikel einer nicht mit Klarnamen publizierenden Person thematisiert auf der Seite *maedchenmannschaft.net* das Konzept *Caring Community* mit einem Raumbezug. Im Zusammenhang mit *queer*[969]-feministischen Räumen geht es darum, Solidarität und Verbundensein zu praktizieren. Die Auseinandersetzung mit der Frage, wie Räume geschaffen werden, in denen Menschen für sich sorgen können, reißt in diesem Text neben dem Thema Solidarität auch die Frage nach einer möglichen Sorgestruktur an[970]. *Caring Communities,* so der Autor, sind kein utopischer

---

965   Vgl. Aselmeier, M. 2008.
966   Vgl. Schablon, K. 2009, S. 295.
967   Vgl. Schäper, S. 2010, S. 96.
968   Vgl. Alisch, M./May, M. 2013, S. 3 ff.
969   Mit dem englischen Wort *queer* werden Personen oder auch Dinge bezeichnet, die von irgendeiner Norm abweichen.
970   Es wird danach gefragt, wie man anderen ein guter Verbündeter in Fragen der Selbstfürsorge sein kann (vgl. unbekannter Autor 2014, S. 3).

Traum, sondern eine alltägliche Konfrontation mit der Frage, wie man mit anderen in Beziehung treten kann und wie Widersprüchen, Fehlern und Ambivalenzen im Schaffen von feministischen Räumen und Praxen begegnet werden sollte. Der Begriff verweist auf das Schaffen von Räumen, in denen sich Menschen wohlfühlen können, in denen sie sich zu Hause fühlen. Es werden diesbezüglich Fragen der Sicherheit, aber auch machttheoretische Aspekte im Ansatz thematisiert[971].

Auf politischer Ebene findet sich das Konzept *Sorgende Gemeinschaften* in der Demografiestrategie der Bundesregierung[972], dem Sechsten Altenbericht[973], der Koalitionsvereinbarung der Bundesregierung[974] sowie implizit im Siebten Altenbericht. Die in der 17. Legislaturperiode (2009-2013) entwickelte Demografiestrategie der Bundesregierung sieht in einem selbstbestimmten Leben im Alter unter dem Leitbild einer *Sorgenden Gemeinschaft* die Möglichkeit gesellschaftlicher Teilhabe vor[975]. Von größtmöglicher Bedeutung sei angesichts der demografischen Entwicklungen vor Ort, so die Autoren der Demografiestrategie, eine bedarfs-und sachgerechte Sozialraumgestaltung unter Einbeziehung der Zivilgesellschaft[976]. Darüber hinaus hält *Caring Community* Einzug in den Koalitionsvertrag für die 18. Legislaturperiode (2013-2017): Die große Koalition merkt im Zusammenhang mit dem Thema selbstbestimmtes Leben im Alter zu Mehrgenerationenhäusern an, dass diese sich in ihrer individuellen Ausprägung zu einem übergreifenden Dach- und Ankerpunkt des sozialen Miteinanders und der Teilhabe vor Ort verstehen sollten und sich u. a. durch

---

971 Der Autor geht der Frage nach, ob es Konzepte von geschützten Räumen gibt, die von verwobenen Machtverhältnissen ausgehen und Mehrfachdiskriminierungen mitdenken (vgl. unbekannter Autor 2014, S. 2).

972 Vgl. Bundesregierung 2012, S. 23-25; 29 und 51.

973 Der Altenbericht geht auf einen Beschluss des Deutschen Bundestages aus dem Jahr 1994 zurück. In diesem wird verfügt, dass die Bundesregierung in jeder Legislaturperiode einen Bericht zur Lebenssituation von älteren Menschen in der Bundesrepublik vorzulegen hat. Der Bericht wird von einer unabhängigen Sachverständigenkommission erstellt, die mit Experten unterschiedlicher Fachrichtungen besetzt ist (vgl. BMFSFJ 2015, S. 33). Bis zum heutigen Tag sind sieben Altenberichte veröffentlicht worden: Die Lebenssituation älterer Menschen in Deutschland (1993), Wohnen im Alter (1998), Alter und Gesellschaft (2001), Risiken, Lebensqualität und Versorgung Hochaltriger unter besonderer Berücksichtigung demenzieller Erkrankungen (2002), Potenziale des Alters in Wirtschaft und Gesellschaft – Der Beitrag älterer Menschen zum Zusammenhalt der Generationen. Altersbilder in der Gesellschaft (2010) und Sorge und Mitverantwortung in der Kommune – Aufbau und Sicherung zukunftsfähiger Gemeinschaften (2017). Zur Zusammensetzung der sechsten Altenberichtskommission, die sich mit Sorgenden Gemeinschaften auseinander gesetzt hat, siehe Fußnote *1004*.

974 Vgl. Bundesregierung 2013, S. 76.

975 Vgl. Bundesregierung 2012, S. 23.

976 Vgl. Bundesregierung 2012, S. 24.

die Zusammenarbeit mit Pflegestützpunkten zu *Sorgenden Gemeinschaften* entwickeln könnten[977]. Auch ein Expertenworkshop im Auftrag des BMFSFJ, der vom Institut für Sozialarbeit und Sozialpädagogik e. V. Ende 2013 als *Sorgende Gemeinschaften – Vom Leitbild zu Handlungsansätzen* veranstaltet wurde, widmete sich den *Sorgenden Gemeinschaften*. Als Grundlage dienten hierbei u. a. Sekundäranalysen und Interviews mit ausgewiesenen Experten[978].

Unter dem Titel *Sorge und Mitverantwortung in der Kommune – Aufbau und Sicherung zukunftsfähiger Gemeinschaften* hatte die siebte Altenberichtskommission der Bundesregierung den Auftrag erhalten, herauszuarbeiten, welchen Beitrag Kommunen und örtliche Gemeinschaften zu einem würdigen und selbstbestimmten Älterwerden in der gewohnten Umgebung leisten könnten[979]. Bereits im Vorfeld der Veröffentlichung zeigt Kruse auf einer Fachtagung zum Siebten Altenbericht[980] auf, dass der Gemeinschaftsgedanke ein Merkmal christlichen Glaubens sei und die *Sorgende Gemeinschaft* als handlungsleitend für Kirche, Caritas und Diakonie gelten müsse. Aus einer Glaubensperspektive, so Kruse weiter, gewinne der Begriff zusätzlich an Bedeutung, wenn es darum gehe, Menschen in ihrer Verletzlichkeit und Endlichkeit wahr- und anzunehmen. Als Fundament der Sorgestruktur sollte man sich auf das Prinzip der Subsidiarität besinnen. Letztendlich stellt Kruse heraus, dass für das Gelingen *Sorgender Gemeinschaften* die Faktoren Gerechtigkeit und Solidarität von hoher Bedeutung seien[981].

---

977 Vgl. Bundesregierung 2013, S. 76 f.
978 Vgl. ISS 2014b, S. 3. Die vom ISS durchgeführte Analyse zur Vorbereitung des Workshops vollzog sich in zwei Runden: Im ersten Durchgang nahmen teil: Prof. Dr. Adalbert Evers von der Universität Gießen, Konstantin Kehl von der Universität Heidelberg, Prof. Dr. Thomas Klie von der Evangelischen Hochschule Freiburg, Prof. Dr. Andreas Kruse von der Universität Heidelberg, Dr. Eckard Priller vom Wissenschaftszentrum Berlin und Prof. Dr. Annette Zimmer von der Universität Münster. Im zweiten Durchgang wurden Leiterinnen von Mehrgenerationenhäusern (Elke Arenskrieger vom MGH Stuttgart/ Eltern-Kind-Zentrum, Brigitte Kleine-Weitzel vom MGH Ingelheim und Christiane Kompch-Maneshkarimi vom MGH Oestrich-Winkel sowie ein Vertreter der wissenschaftlichen Begleitung des Aktionsprogramms Mehrgenerationenhäuser II befragt (vgl. ISS 2014b, S. 24).
979 Vgl. Schwesig, M. 2014, S. 1.
980 Im Siebten Altenbericht wird die zukünftige Rolle der Kommunen im Zusammenhang mit der Forderung nach kleinräumig gedachten quartiersorientierten Konzepten gestärkt, indem ihnen mehr Steuerungsmacht übertragen werden soll (Zulassungsfunktion, Regiefunktion) um Sorgende Gemeinschaften zu etablieren. In der Zukunft sollen die Kommunen verantwortlich für die örtlichen Pflegestrukturen sein und auch die Altenhilfe, das Ehrenamt und die Eingliederungshilfe sektorenübergreifend koordinieren.
981 Vgl. Kruse, A. 2014, S. 14.

Klie[982], Professor an der Evangelischen Hochschule Freiburg, setzt sich in zahlreichen Publikationen mit *Caring Community*[983] auseinander. Er spricht in diesem Zusammenhang von einem Leitbild für Kirchengemeinden bzw. von einem politisch aufgeladenen Leitbegriff, der für eine neue Weise von Verbindung sozialstaatlicher Verantwortung und persönlichem Engagement steht[984]. Leitbilder formulierten Zielzustände und könnten motivierend wirken; sie setzten einen normativen Rahmen, an dem sich die beteiligten Akteure in ihren Handlungen ausrichten könnten. *Caring Community* soll auf diesem Wege eine Strahlwirkung entfalten und so die konzeptionelle Grundlage für den Ausbau von Sorgefähigkeit der Gesellschaften stellen. Organisatorisch bilden sich *Caring Communities* in Klies Verständnis über Gemeinschaften wie diejenige der Familie, der Nachbarschaft, der Freundschaft, der Genossenschaft oder der Glaubensgemeinschaft[985]. Unter dem Motto *Caring Community – die sorgende Gemeinde* zeigt Klie in einem Text Perspektiven für die Praxis kommunaler Pflegepolitik auf, die es ermöglichen, den Herausforderungen, welche sich aus den steigenden Fallzahlen von Menschen mit Demenz ergeben, auf kommunaler Ebene unter Beachtung des Leitbildes *Caring Community* zu begegnen. Er schreibt *Caring Community* gute Erfolgschancen zu und bemerkt: „Das Leitbild *Caring Community*[986], einer sich sorgenden Gemeinschaft, scheint für die Zukunft ein geeignetes Leitbild zu sein. Das gilt sowohl kulturell als auch finanziell: kulturell deswegen, weil wir eine sorgende Grundhaltung für die Angehörigen, für Nachbar/innen, für Bürger/innen zu entwickeln haben, wenn wir den Herausforderungen der Zukunft begegnen wollen – ohne Exklusion, ohne breite Institutionalisierung von Menschen mit Pflegebedarf, und finanziell deswegen, weil es keine Antworten auf die Herausforderung der Pflege gibt, die allein durch soziale Transferleistungen gegeben werden.“[987] Klie kehrt mehrfach den sozialpolitischen Grundsatz der Subsidiarität[988] hervor, nicht, um den Rückzug

---

982  Klie ist Professor für Rechts- und Verwaltungswissenschaften sowie Gerontologie und Leiter des Kompetenzzentrums für zivilgesellschaftliche Entwicklung sowie des Arbeitsschwerpunktes Gerontologie und Pflege an der Hochschule Freiburg.
983  Vgl. Klie, T. 2010; Klie, T. 2013; Klie, T. 2014a; Klie, T. 2014b und Klie, T. 2014c.
984  Vgl. Klie, T. 2010; 2013; 2014. S. o.
985  Vgl. Klie, T. 2014a, S. 22.
986  Hervorhebung des Verfassers.
987  Klie, T. 2010, S. 198 f.
988  Der Begriff *Subsidiarität* stammt aus dem Lateinischen (*subsidium*) und wird mit Unterstützung, Hilfe oder Reserve übersetzt. Das sozialpolitische Prinzip der Subsidiarität nimmt seinen Ursprung in der katholischen Soziallehre und ist als elementares Strukturmerkmal bundesdeutscher Sozialordnung im Grundgesetz festgeschrieben. Art. 23, Abs. 1 GG legt fest, dass zur Verwirklichung eines vereinten Europas die Bundesrepublik Deutschland bei der Entwicklung der Europäischen Union neben demokratischen, sozialen und föderativen

des Staates oder der Kommunen aus sozialstaatlicher Verantwortung zu forcieren, sondern vielmehr als Flankierung und Unterstützung von Familien, von Nachbarschaften, von genossenschaftlichen Wegen der Verantwortung für Pflege bzw. um generelle Unterstützung und Betreuung durch kleine Einheiten zu gewährleisten. Im Sinne einer sorgenden Gemeinde baut *Caring Community* bei Klie auch auf zivilgesellschaftlichem Engagement auf, das sich auf Hilfeleistungen für pflege- bzw. betreuungsbedürftige Menschen bezieht und sich bereits erfolgreich in der Umsetzung von Betreuungsgruppen für Menschen mit Demenz bewährt hat.

Im Gegensatz zu anderen Ansätzen, die sich des Konzepts bedienen, schlägt er vor, fachliche, handwerkliche oder auch beratende Hilfen durch Fachkräfte der Pflege von den alltagsunterstützenden und auf die Sorge um die Person bezogenen Tätigkeiten, die überwiegend durch Familienangehörige erbracht werden, durch die Begriffe *Cure* und *Care* zu unterscheiden[989]. Nicht hilfreich sei hierbei die Verwendung des Begriffs der Fürsorge, so Klie, da dieser mit sozialer Deklassierung verbunden sei[990]. Den Begriff der Sorge, den er als vorausschauende, anteilnehmende Verantwortungsübernahme definiert[991], als deutsche Entsprechung von *Care* zu verwenden und ihn zum Leitbegriff zu machen, böte sich an. Ziel wäre es dementsprechend, dass auf kommunaler Ebene Menschen ohne Hilfebedarf Sorge für Menschen mit Hilfebedarf im Sinne eines auf Subsidiarität gerichteten Verständnisses von sozialer Sicherung tragen[992]. Auch im Zusammenhang mit Fragen des ärztlich assistierten Suizids verwendet Klie im Rahmen eines Interviews mit dem Deutschen Hospiz- und Palliativverbandes den Begriff der *Caring Community*. Diese stellt er als ideales Versorgungsnetzwerk in der Begleitung sterbender Menschen heraus. Sein von bürgerschaftlichem Engagement geprägtes Leitbild soll Perspektiven in kommunaler Pflegepolitik eröffnen. *Caring Communities* werden als Teil einer sorgenden Gesellschaft präsentiert, in der für schwerstkranke und sterbende

---

Grundsätzen auch denjenigen der Subsidiarität verpflichtet ist. Letztere bezeichnet im sozialen Zusammenhang das Gebot, auf individueller Ebene den Bezug zu Selbstbestimmung und Eigenverantwortung des Einzelnen herzustellen. So weit wie möglich sollen Problematiken auf individueller Ebene gelöst werden. Übergeordnete Organisationen der öffentlichen Hand werden subsidiär, also einspringend oder unterstützend erst in dem Moment tätig, wenn z. B. die Pflege eines Pflegebedürftigen nicht durch Angehörige, die Nachbarschaft oder die Gemeinde gewährleistet werden kann.

989  Vgl. Klie, T. 2010, S. 198 f.; Hoberg, R. et al. 2016.
990  Vgl. Klie, T. 2013, S. 18 f.
991  Vgl. Klie, T. 2014a, S. 13; 2014b, S. 34, 2014c, S. 117.
992  Vgl. Klie, T. 2010.

Menschen nicht nur fachliche Begleitung in gut geführten Diensten ermöglicht, sondern auch Verbundenheit und Solidarität gelebt wird[993].

## Kirchengemeinden als Teil der Sorgenden Gemeinschaft

Es hat sich gezeigt, dass neben den zentralen Elementen einer Sorgenden Gemeinschaft, die a) Staat, b) Markt und c) Zivilgesellschaft determinieren, weitere charakteristische Aspekte relevant sind, so z. B. Subsidiarität, Solidarität, Sorge, Gerechtigkeit, Inklusion, Teilhabe, Mitverantwortung, Gerechtigkeit, Deinstitutionalisierung oder Dezentralisierung. Diese Aspekte kamen auch bereits im Zusammenhang mit dem Paradigma *Community Care* in der Behindertenhilfe zum Tragen. Neben den rein säkularen Anwendungsfeldern des Konzepts eröffnet Klie eine weitere Nutzung des Begriffs *Sorgende Gemeinschaft* für den Bereich der evangelischen Kirchen. Klie sowie Horstmann und Wegner diskutieren *Sorgende Gemeinschaft* für den Einflussbereich der evangelischen Kirche und ihrer Diakonie als *Caring Community*. Alle drei Personen arbeiten für evangelische Institutionen. Klie als Professor an der Evangelischen Hochschule Freiburg, Horstmann u. a. als wissenschaftlicher Mitarbeiter am SI EKD und Wegner als Direktor desselbigen. Die Essenz der jeweiligen Vorstellungen zu *Caring Community* dieser drei Wissenschaftlicher lege ich im weiteren Verlauf dar.

In seinem Beitrag *Caring Community – Leitbild für Kirchengemeinden in einer Gesellschaft des langen Lebens?* arbeitet Klie die Bedeutung von *Caring Communities* im Kontext von sorgenden und pflegerischen Hilfen für alte Menschen heraus und beleuchtet deren inhaltliche Verbindungen zu den diakonischen Aufgaben evangelischer Kirchengemeinden. Er fokussiert dabei auf die Gemeinden im ländlichen Raum sowie auf die Aspekte der Teilhabe und Pflege mit Blick auf Sorge als Betreuung bzw. als sich Einsetzen und Einstehen für andere[994]. Zum Kern kirchlichen Engagements, so Klie, gehöre es insbesondere, nicht nur für Bedürftige zu sorgen, sondern die Befähigung zur Selbstsorge und Solidarität zu fördern[995]. Sein Verständnis gründet sich neben dem Konnex zur Kirchengemeinde wie bei allen anderen Ausführungen zum Konzept der *Sorgenden Gemeinschaften* auf Aspekte eines modernen Hilfemixes als Zusammenwirken von Staat, marktorientierten Dienstleistern, Nachbarschaft bzw. Angehörigen/freiwillig Engagierten, Subsidiarität, Verantwortung sowie auf Formen der Selbstorganisation. Geteilte Verantwortung, so Klie, heißt dabei

---

993  Vgl. Klie, T. 2011.
994  Vgl. Klie, T. 2013, S. 18.
995  Vgl. Klie, T. 2013, S. 20.

aber nicht, dass der Mix die Gemeinschaft bilde, vielmehr baue geteilte Verantwortung auf einem intelligenten Zusammenwirken einer Kultur der Verständigung und Aushandlung sowie ökonomischer Effizienz des Arrangements auf[996].

Wegner präsentiert in seinem Fachbeitrag Enttäuschte Begeisterung. Diakonie-/Sozial-stationen im Spannungsfeld christlicher Nächstenliebe und sozialpolitischer Entwicklungen ein Konzept von Caring Community, in dem sich Diakonie-/Sozialstationen und lokale Kirchengemeinden aneinander annähern, zusammenarbeiten und sich gegenseitig ergänzen, um so im Verbund trotz sozialpolitischer Spannungsfelder am diakonischen Auftrag zu arbeiten. Diakonie-/Sozialstationen, wie sie von Wegner als Teil eines Versorgungsmodells sozialer Dienstleistungen beschrieben werden, sind meist den geografisch zuständigen Diakonischen Werken, Landeskirchen und schließlich der Evangelischen Kirche in Deutschland[997] untergeordnet, die wiederum Mitglied in der Arbeitsgemeinschaft Christlicher Kirchen ist. Die unter dem Dach der Diakonie auf dem Pflegemarkt agierenden Diakonie-/Sozialstationen sind überregional im Spitzenverband der freien Wohlfahrtspflege durch Diakonische Werke innerhalb der einzelnen selbstständigen Landes- und Gliedkirchen organisiert. Einer der von Wegner zu Beginn seiner Ausführungen ausgeführten Punkte wirbt dafür, dass Diakonie und Kirchengemeinden als Caring Community eine hervorragende Gemeinschaft bilden, in der niemand verloren gehen muss. Die Kraft der Diakoniestationen zur Selbstorganisation als grundlegende Voraussetzung für ein Gelingen von Caring Community, so Wegner weiter, hängt vom Geist ab, der in ihnen wirkt[998].

Wegner führt aus: „Eine wachsende Bedeutung wird die Kooperation Diakoniestation und Kirchengemeinde – wie gesagt: auch aus ökonomischen Gründen – haben. Die Chancen, die hier für eine wechselseitige Stärkung bei-

---

996   Vgl. Klie, T. 2014b, S. 35 ff.
997   Derzeit gliedert sich die EKD in 25 sogenannte Gliedkirchen: die Evangelische Landeskirche Anhalt, die Evangelische Landeskirche in Baden, die Evangelisch-lutherische Kirche in Bayern, die Evangelische Kirche in Berlin-Brandenburg-schlesische Oberlausitz, die Evangelisch-lutherische Landeskirche Braunschweig, die Bremische Evangelische Kirche, die Evangelisch-lutherische Landeskirche Hannovers, die Evangelische Kirche in Hessen und Nassau, die Evangelische Kirche von Kurhessen-Waldeck, die Lippische Landeskirche, die Evangelische Kirche in Mitteldeutschland, die Evangelisch-lutherische Kirche in Norddeutschland (Nordkirche), die Evangelisch-lutherische Kirche in Oldenburg, die Evangelische Kirche in der Pfalz, die Evangelisch-reformierte Kirche, die Evangelische Kirche im Rheinland, die Evangelisch-lutherische Landeskirche Sachsens, die Evangelisch-lutherische Landeskirche Schaumburg-Lippe, die Evangelische Kirche von Westfalen sowie die Evangelische Landeskirche in Württemberg.
998   Vgl. Wegner, G. 2008, S. 2.

der liegen, sind noch vielfach längst nicht ausgenutzt. Denn gemeinsam könnten Kirchengemeinden und diakonische Einrichtungen so etwas wie eine »*Caring Community*⁹⁹⁹« bilden – man kann das auf Deutsch kaum besser ausdrücken: eine fürsorgende Gemeinschaft, in der sich Menschen in einem umfassenden Sinne umeinander »kümmern«. Dazu gehören zuallererst Menschen, die sich in diesem Bereich mit ihren Möglichkeiten engagieren und Zeit für andere spenden. Dazu zählen auch konkrete infrastrukturpolitische Projekte, wie das Aktionsprogramm Mehrgenerationenhäuser, geförderte Einrichtungen, Wohngemeinschaften für Ältere, Demenzcafés – und vieles mehr. Es entsteht dann so etwas wie ein solidarisches *Community Building*¹⁰⁰⁰. Ein wesentlicher Punkt in diesem Zusammenhang wäre, dass einige der Leistungen, die heute in der Pflege unter Druck stehen, von Freiwilligen – nach entsprechender Schulung übernommen – werden könnten – ganz abgesehen davon, dass es eine engere Zusammenarbeit von Diakoniestationen und Pastoren und Pastorinnen geben würde. Es käme zu einer breiten Förderung einer sozialpflegerischen Infrastruktur. Man könnte über die Einrichtung von Minijobbörsen kleinere Hilfen jeder Art vermitteln und damit möglicherweise auch Arbeitslose beschäftigen. Angehörige von zu Pflegenden bekämen Beratung und Schulung. Ich meine, dass dies eine große und tragfähige Vision für Kirche und Diakonie der Zukunft ist: eine Kirche, die in Freiheit Gemeinschaft und Solidarität organisiert und damit ein Ethos im Kleinen, im Stadtteil, im Dorf realisiert, das der Gesellschaft im Großen möglicherweise längst abhandengekommen ist. Ein wenig erinnert dies an amerikanische Gemeinden, in denen sich solche Aktivitäten ganz selbstverständlich finden. In ihnen ist oft auch der Gottesdienst ein lebendiges Zentrum, den man sonntags nicht versäumt, weil man die mit ihm verbundenen sozialen Kontakte sucht und ihn braucht, um Kraft zu finden, um durch die Woche zu kommen. Der Gottesdienst hat selbst soziale Kraft und strahlt deswegen diakonische Begeisterung aus. In solchen Zusammenhängen vor Ort könnte der Geschenk – bzw. der Gabe-Charakter der Pflege, der in den Prozessen der reinen Ökonomisierung unterbewertet wird, neu an Geltung und Gewicht gewinnen. Indem sich Menschen in den *Caring Communities*¹⁰⁰¹ gegenseitig Aufmerksamkeit und Anerkennung, Hilfe und Zeit schenken, setzt sich etwas über das ökonomisch Verrechenbare, Überschießende durch: Es bildet sich Gemeinschaft und Solidarität heraus, in der die Freiheit des Evangeliums konkrete Gestalt gewinnt. Etwas pathetisch gesagt: In den Zeiten eines immer turbulenter

---

999  Hervorhebung des Verfassers.
1000 Hervorhebung des Verfassers.
1001 Hervorhebung des Verfassers.

werdenden globalen kalten Kapitalismus bildet sich hier eine warme Gegenwelt heraus, in der Menschen Heimat finden können. Nicht zuletzt könnten so praktische Antworten auf die Herausforderungen der demografischen Situation gefunden werden. Dafür braucht es christlichen Geist – und gute Organisation."[1002]

Abgesehen von einer Beseelung der Gemeinschaft mit dem Heiligen Geist wird die effiziente Ausgestaltung der Leistungserstellung von Seiten der Diakonie-/Sozialstationen, die sich aus dem Rationalitätsprinzip der Betriebswirtschaftslehre ableiten lässt, prominent hervorgehoben. Es kristallisiert sich heraus, dass neben den zentralen Elementen Staat, Markt und Zivilgesellschaft und den bereits benannten Aspekten wie Teilhabe, Subsidiarität, Solidarität, Sorge, Gerechtigkeit, Inklusion, Mitverantwortung, Gerechtigkeit, Deinstitutionalisierung und Dezentralisierung bei der protestantischen Rezeption weitere Aspekte wie Selbstorganisation, Sozialkapitalbildung, Gemeinschaft, Netzwerk und Effizienz in Verbindung mit Religiosität als wichtig erachtet werden. Es liegt aber auch auf der Hand, dass sich dort, wo Menschen miteinander in Beziehung treten, Gemeinschaft bildet; bei *Caring Community* ist dies eine besondere Form religiös-spiritueller Verbundenheit. Obendrein wird der kollektive Wert sozialer Netzwerke betont, da dieser die Gesamtheit potenzieller Ressourcen darstellt. Das Sozialkapital bietet so für die Akteure einen Zugang zu den Ressourcen der *Caring Community*, die, getragen durch den christlichen Geist, Pflegeleistungen nicht marktüblich über Tauschbeziehungen, sondern als Gabe zur Verfügung stellt. Auf den Sozialkapital generierenden Charakter von *Caring Community* gehe ich gesondert in Kapitel 3.3. ein.

Insgesamt ist die Debatte über *Sorgende Gemeinschaft* bzw. *Caring Community* in der Bundesrepublik Deutschland auf politischer und wissenschaftlicher Ebene stark durch evangelische Vertreter und Institutionen geprägt, wohingegen sich Repräsentanten der katholischen Kirche bzw. ihrer Caritas scheinbar kaum bis gar nicht zu Wort melden[1003]. Klie und Wegner waren Mitglieder der sechsten Altenberichtskommission[1004] und wie bereits erwähnt, ar-

---

1002 Wegner, G. 2008, S. 23 f.
1003 Siehe Kapitel *3.2 Die Debatte um Sorgende Gemeinschaften am Beispiel Caring Community.*
1004 Den Altenberichtskommissionen gehören Experten verschiedener wissenschaftlicher Disziplinen an. Neben Gerhard Wegner als Vertreter der Theologie und Sozialwissenschaft und Thomas Klie als Repräsentant der Rechts- und Verwaltungswissenschaft sind am Sechsten Altenbericht Prof. Dr. Wolfgang Bergsdorf (Politikwissenschaft), Prof. Dr. Peter Borscheid (Sozial- und Wirtschaftsgeschichte), Prof. Dr. Andrea Gröppel-Klein (Konsum und Verhaltensforschung), Prof. Dr. Andreas Kruse (Psychologie und Gerontologie), Prof. Dr. Gerhard Naegele (Soziale Gerontologie und Sozialpolitik), Prof. Clemens Tesch-Römer (Psychologie und Gerontologie), Prof. Dr. Caja Thimm (Kommunikations- und Medienwissenschaften),

beiten beide für wissenschaftliche Institutionen in evangelischer Trägerschaft. Klie war darüber hinaus auch in der siebten Altenberichtskommission[1005], die sich explizit mit dem Thema *Sorgende Gemeinschaften* auseinandersetzt hat. Klie wie auch Wegner nehmen also Anteil an der Debatte um *Sorgende Gemeinschaften* in der Bundesrepublik und haben diesbezüglich auch im vorpolitischen, wissenschaftlichen und kirchlichen Raum eine wichtige Rolle inne, die sich auf die Gestaltung der Zukunft des Alterns in der Bundesrepublik auswirkt.

### Zusammenfassung und Ausblick

*Abbildung 5* stellt noch einmal das Konzept der *Sorgenden Gemeinschaft,* das ein ein Zusammenspiel von Markt, Staat und Zivilgesellschaft zeigt, und dessen Rezeption als *Caring Community* gegenüber. Auf dieser konzeptionellen Grundlage soll das im Anschluss vorgestellte Praxisbeispiel einer Vernetzung auf der Organisationsebene von Kirchengemeinde und Diakonie-/Sozialstation rekonstruiert werden. In beiden Entwürfen geht es um die Verzahnung professioneller Dienstleistungen und ergänzender zivilgesellschaftlicher Unterstützungsangebote in sozialräumlich begrenzten Umgebungen, in deren Kontext lokale Gemeinschaften vom Staat durch die Pflegeversicherung gerahmt Bedarfe hilfebedürftiger alter Menschen in den Blick nehmen. Diese, in der folgenden Abbildung dargestellten Aspekte bilden gewissermaßen den gemeinsamen Nenner.

---

Prof. Rudolf Tippelt (Pädagogik und Bildungsforschung), Karin Vanis (Journalistin), Prof. Dr. Ulla Walter (Gesundheitswissenschaften) und Prof. Dr. Harm-Peer Zimmermann (Europäische Ethnologie und Kulturwissenschaften) beteiligt (vgl. BMFSFJ 2015, S. 32).

1005 Der siebten Altenberichtskommission gehörten Prof. Dr. Monika Alisch (Soziologie), Prof. Dr. Peter Dehne (Planungs- und Baurecht), Prof. Dr. Rolf Heinze (Soziologie), Prof. Dr. Thomas Klie (Rechtswissenschaften und Gerontologie), Prof. Dr. Andreas Kruse (Psychologie und Gerontologie), Prof. Dr. Susanne Kümpers (Gesundheitsforschung und Public Health), Prof. Dipl.-Ing. Elke Pahl-Weber (Stadt- und Regionalplanung), Wilhelm Schmidt (AWO-Bundesverband und Deutscher Verein für öffentliche Fürsorge), Prof. Dr. Wolfgang Schuster (Oberbürgermeister a. D. der Landeshauptstadt Stuttgart), Prof. Dr. Clemens Tesch-Römer (Psychologie und Gerontologie) und Prof. Dr. Kerstin Wessig (Medizin) an.

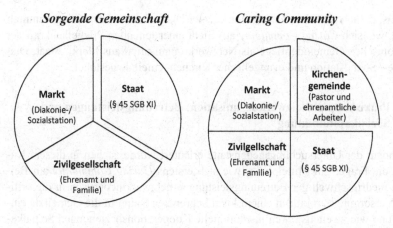

*Abbildung 5:*    *Sorgende Gemeinschaft* und *Caring Community*

Aus dem vorher Erläuterten lässt sich schließen, dass die Begriffspaare *Sorgende Gemeinschaft* und *Caring Community* in Fachkreisen des deutschen Sozial- und Gesundheitswesens und in der Politik nach nunmehr etwa 20 Jahren fest verankert und etabliert sind. Durch die Ausrichtung des Siebten Altenberichts auf lokale Sorgestrukturen, Selbstorganisation und Selbstbestimmung in der Kommune erfährt das Konzept erneut sozialpolitische Strahlwirkung. Die Siebte Altenberichtskommission gibt 45 Empfehlungen zur Frage, wie wir in Zukunft leben wollen und was dafür getan werden kann. Zentral zeigen sich hier die Begriffe Daseinsvorsorge, Solidarität und lokale Seniorenpolitik. Auch im Rahmen der anstehenden Pflegereformen liegt der Fokus auf einer Stärkung der Kommunen[1006]. Im evangelischen Kontext wird über das Konzept der *Sorgenden Gemeinschaft* meist als *Caring Community* gesprochen. Ausgehend von Behinderteneinrichtungen der Diakonie, wie der Stiftung Alsterdorf, dem Rauhen Haus oder dem Stadtkirchenverband Essen, die sich allesamt dem *Community-Care*-Paradigma verschrieben haben, wird das hieran angelehnte Leitbild der *Caring Community* durch die Wissenschaft, deren Akteure und Institutionen wie dem SI EKD für den Bereich der Altenhilfe bzw. der diakonischen Gemeindepflege mit den Schwerpunkten Religiosität und Ökonomie diskutiert.

Im Anschluss an die hier erfolgten theoretischen Ausführungen zum Konzept *Sorgende Gemeinschaften* und *Caring Community* ist das nächste Kapitel praxisorientiert angelegt. Ich schildere z. T. aus meinen eigenen Erfahrungen

---

1006  Vgl. Hoberg, R. et al. 2016, S. 1.

heraus, die ich als Pflegedienstleiter in einer Diakonie-/Sozialstation gesammelt habe, wie sich *Caring Community* aus Sicht einer leitenden Pflegefachkraft der diakonischen Gemeindepflege als Netzwerkorganisation aus Markt, Staat, Diakonie-/ Sozialstation und evangelischer Kirchengemeinde gestaltet.

## 3.3  Praxisbeispiel Netzwerkorganisation: Betreuungsleistungen und Sozialkapitalbildung

Nachdem der Untersuchungsgegenstand erläutert wurde, stehen in diesem Kapitel die Fragen im Mittelpunkt, wie sich erstens *Caring Community* am Beispiel niedrigschwelliger Betreuungsleistungen netzwerktheoretisch in die örtliche Versorgungsstruktur in einem lokal begrenzten Raum in die Gemeinde einfügt und wie zweitens durch institutionelle Kooperationsbeziehungen Sozialkapital, insbesondere mit Blick auf die religiöse Infrastruktur, gebildet wird. Unter niedrigschwelligen Betreuungsangeboten werden Angebote verstanden, im Rahmen derer ehrenamtlich geschulte Helfer unter pflegefachlicher Anleitung die Betreuung von demenziell erkrankten Menschen in Gruppen oder im häuslichen Umfeld übernehmen und dadurch die an der Pflege beteiligten Personen entlasten. In der Regel sind diese Maßnahmen kostengünstiger als professionelle Dienstleistungen, da sie hauptsächlich von Ehrenamtlichen erbracht werden. Im nächsten Absatz sollen zum besseren Verständnis zunächst überblicksartig rahmenrechtliche Bedingungen und Voraussetzungen gemeinsamer Dienstleistungserstellung im Bereich der Betreuung demenziell erkrankter Personen erläutert werden.

### Rechtliche Rahmenbedingungen der Sozialgesetzgebung

Neben der gesetzlichen Rentenversicherung, der gesetzlichen Krankenversicherung, der Arbeitslosenversicherung und der gesetzlichen Unfallversicherung wurde zum 1. Januar 1995 die Pflegeversicherung als Teil der Gesundheitsversorgung und als fünfte Säule im Sozialversicherungssystem eingeführt: Als Pflichtversicherung hat die Pflegeversicherung die Aufgabe, das Risiko der Pflegebedürftigkeit finanziell aufzufangen. Hilfen werden je nach Grad der Pflegebedürftigkeit in Form von Pflegegeld, häuslicher Pflege durch ambulante Pflegedienste, Tages- oder Nachtpflege, zusätzliche Betreuungsleistungen, Verhinderungspflege, Kurzzeitpflege, vollstationäre Pflege, Pflegehilfsmittel, Pflegekurse, Maßnahmen zur Wohnumfeldverbesserung, Unfallversicherung der Pflegeperson oder durch Beiträge zur gesetzlichen Rentenversicherung der Pflegeperson gewährt. Mangelnde Finanzierung und Kostensenkung sind seit

Mitte des 20. Jahrhunderts wesentliche Determinanten im Pflegesektor. Schon mit der ersten Pflegesatzverordnung von 1954 sollte eine stärkere Belastung der Wirtschaft aufgrund steigender Krankenkassenbeiträge auf jeden Fall verhindert werden[1007]. Dies bedeutete damals wie heute, dass anstatt persönlicher Zuwendungen immer stärker wirtschaftliche Faktoren ins Blickfeld geraten und Leistungen zugunsten einer garantierten Beitragsstabilität gekürzt werden, was den Sog von wettbewerbs- und kapitalorientierten Unternehmen auf dem Pflegemarkt verstärkt. Die gesetzlichen Regelungen sind im Bereich der Pflegeversicherung derart ausgelegt, dass sie Wettbewerb und Markt generell fördern. Allgemein kann dem deutschen Gesundheitswesen eine konservative, durch die katholische Soziallehre, durch protestantische Leistungsorientierung sowie durch staats- und unternehmensorientierten Paternalismus geprägte Ideologie attestiert werden[1008].

Bereits vor Inkrafttreten des Pflegeleistungs-Ergänzungsgesetzes im Jahr 2002 forderte Klie eine Regelung, die zum einen die Betreuungs- und Versorgungssituationen von Menschen mit Demenz verbessert und zum anderen das öffentliche Bewusstsein und die Gesellschaft dafür sensibilisiert, welchen Schwierigkeiten und Hemmnissen Menschen mit Demenz bzw. Personen mit einem erhöhten Betreuungsbedarf ausgesetzt sind[1009]. Mit dem Pflegeleistungs-Ergänzungsgesetz und dem § 45a-d SGB XI (Sozialgesetzbuch – Elftes Buch – die soziale Pflegeversicherung) wurde ein zusätzlicher Leistungsanspruch für den versicherten Personenkreis der Demenzerkrankten geschaffen. Leistungsberechtigt sind von nun an versicherte Personen, bei denen ein erheblicher Bedarf an allgemeiner Beaufsichtigung und Betreuung festgestellt worden ist. Diese Personen sind berechtigt, im Rahmen eines ihnen zusätzlich zur Verfügung stehenden Budgets monatlich außerordentliche Betreuungsleistungen durch anerkannte Einrichtungen für sich zu reklamieren. Nach § 5 SGB XI können qualitätsgesicherte Betreuungsleistungen der Tagesbetreuung, der Helferkreise, der Tagespflege sowie zusätzliche und niedrigschwellige Betreuungsleistungen unterschieden werden. Niedrigschwellige Betreuungsleistungen umfassen Angebote durch ausgewiesene Dienste[1010], in denen ehrenamtliche bzw. freiwillige Mitarbeiter unter pflegefachlicher Anleitung die Betreuung von

---

1007 Vgl. Friesacher, H. 2008.
1008 Vgl. Rosenbrock, R. 2000.
1009 Vgl. Klie, T. 2001, S. 2.
1010 Liegt eine Anerkennung des niedrigschwelligen Betreuungsangebotes nach Landesrecht vor, so kann der Dienst mit der Pflegekasse abgerechnet und ggf. eine Förderung beantragt werden.

Pflegebedürftigen mit erheblichem Bedarf an allgemeiner Beaufsichtigung in Gruppen oder im häuslichen Umfeld übernehmen.

## Betreuungsleistungen für Menschen mit Demenz im häuslichen Umfeld

Lange Zeit fand das Thema Demenz in der Öffentlichkeit keinen großen Widerhall, dies hat sich in den letzten Jahren signifikant verändert. Nicht nur in gesellschaftlichen Diskussionen, auch in wissenschaftlichen Auseinandersetzungen hat es sich zu einer Problematik mit hoher Präsenz entwickelt, was auf die Medikalisierung von Demenz, die daraus resultierende steigende Zahl und die hiermit verbundenen versorgungs- und betreuungsrelevanten ökonomischen Fragestellungen bzw. die somit entstehenden Kosten zurückzuführen ist[1011].

Zudem bezeichnet die Bundesregierung das psychiatrische Syndrom Demenz als eines der dringendsten altenpolitischen Themen und setzt damit eine breite Debatte in Gang, die sich u. a. in der Novellierung des Pflegeversicherungsgesetzes im Jahr 2001, in neuen Wohn- und Betreuungsformen wie ambulanten Wohngemeinschaften oder niedrigschwelligen Betreuungsleistungen zeigt. Die ambulante Betreuungs- und Versorgungssituation von Menschen mit Demenz präsentiert sich diesbezüglich als ein relativ jungfräuliches Feld pflegewissenschaftlicher Forschungsbemühungen, wohingegen ihre Bezugsdiszip-

---

1011 Für die steigende Zahl von Menschen mit Demenz können zwei mögliche Erklärungen ins Feld geführt werden: Aus empirischer Perspektive ist bereits aufgrund der erhöhten Anzahl von Personen, die zur Gruppe der Älteren und Hochbetagten gerechnet werden, mit einem Anstieg der Erkrankten zu rechnen. Vorausgesetzt eine Verbesserung hinsichtlich Prävention und Behandlung bleibt aus, werden bei gleichbleibenden altersspezifischen Prävalenzzahlen im Jahr 2050 etwa 2.290.000 Menschen an einer Demenzerkrankung leiden. Die Inzidenz steigt von 0,4 Prozent in der Altersgruppe der 65- bis 69-Jährigen auf über 10 Prozent bei den über 90-Jährigen. Es treten jährlich mehr als 280.000 Neuerkrankungen auf (vgl. Bickel, H. 2008, S. 2). Etwa zwei Drittel der Menschen mit Demenz werden in ihrem häuslichen Umfeld von Angehörigen bzw. einem Pflegedienst versorgt. Von den durchschnittlichen Jahreskosten einer Altersdemenz von circa 43.767 Euro fallen 2,5 Prozent auf die gesetzliche Krankenversicherung und 29,6 Prozent auf die soziale Pflegeversicherung. Der Hauptanteil von 67 Prozent wird von pflegenden Angehörigen getragen, wobei sich infolgedessen 27.700 Euro, also rund 61 Prozent, als indirekte Kosten monetär nicht wirksam machen. Eine zweite Erklärung für die hohe Anzahl von Menschen mit Demenz liefert Gronemeyer. Er beleuchtet Demenz vor einem gesamtgesellschaftlichen Hintergrund. Die Diagnose Alzheimer wird über eine wachsende Gruppe Verwirrter gestülpt; Medikalisierung ist an der Tagesordnung. In der Medizin, so Gronemeyer weiter, gibt es inzwischen soliden Widerspruch gegen die Behauptung, Demenz sei eine Krankheit. Als Gründe für die Vergrößerung der Klientengruppe führt der Autor wirtschaftliche Interessen ins Feld. Der Ausbau eines biomedizinisch-industriellen Demenzkomplexes ermöglicht – im Schulterschluss mit der Pharmaindustrie – eine profitable Ökonomisierung des Demenzthemas (vgl. Gronemeyer, R. 2015, S. 28 f. Zur epidemiologischen Entwicklung und zu den mit Demenzerkrankungen verbundenen Kosten siehe auch Bickel, H. 2008; Förstl, H. 2009; Statistisches Bundesamt 2003; Statistisches Bundesamt 2010).

linen wie z. B. die medizinische Erforschung auf eine wissenschaftliche Historie zurückblicken können, die in der Entdeckung der Alzheimer-Krankheit bzw. der damit einhergehenden Gedächtnisschwäche zu Anfang des 19. Jahrhunderts ihren Ausgangspunkt nimmt. Gerontologische Studien haben sich mit den vielfältigen Belastungen beschäftigt, denen pflegende Angehörige im Rahmen der ambulanten Versorgung und Betreuung von Menschen mit Demenz ausgesetzt sind[1012]. Aber auch versorgungsstrukturelle Fragestellungen ambulanter Wohngemeinschaften oder niedrigschwellige Betreuungsleistungen lassen sich finden[1013].

**Ambulante Versorgungssituation**

Schon zu Beginn des 20. Jahrhunderts wurden in der Bundesrepublik Versorgungsstrukturen durch ambulante Pflegedienste flächendeckend gesichert bzw. ausgebaut[1014]. Diakonie-/Sozialstationen, also kirchlich getragene ambulante Pflegeunternehmen, werden unter dem Begriff der *Non-Profit-Organisation* subsumiert. Dieser Terminus bezeichnet all diejenigen Organisationen, die a) über eine formale Organisation verfügen, b) organisatorisch unabhängig vom Staat agieren, c) Gewinnziele nicht zu Einkommenszielen verfolgen, d) in ihrem Management autonom sind und e) zu einem gewissen Grad durch freiwillige Beiträge finanziert werden[1015]. Von den insgesamt fast 12.000 zugelassenen ambulanten Pflegediensten in der Bundesrepublik Deutschland ist die Mehrzahl der Einrichtungen mittlerweile in privater Trägerschaft (7.400 bzw. 62 %). Der Anteil der auf dem Pflegemarkt Dienstleistungen erbringenden freigemeinnützigen christlichen Anbieter wie Diakonie oder Caritas liegt bei lediglich 37 Prozent[1016]. Schneekloth führt aus, dass trotz einer quantitativ zufriedenstellenden Versorgungslandschaft die Flexibilität des Versorgungsangebotes sowie die

---

1012 Vgl. Adler, C. et al. 1996; Winkler, I. et al. 2006; Schäufele, M. 2007; Vetter, P. et al. 1997; Zank, S. et al. 2007.
1013 Mit Fragen der Versorgungsstruktur ambulanter Wohngemeinschaften und niedrigschwelliger Betreuungsleistungen von Menschen mit Demenz beschäftigten sich nach Inkrafttreten des Pflegeleistungs-Ergänzungsgesetzes u. a. Schmidt, R. 2002; Wenng, S./Herkert, B. 2003; Hallersleben, J./Jaskulewicz, G. 2005; Reggentin, H. 2005; Schrön, J. 2005; Grass-Kapanke, B. et al. 2008; Hallersleben, J. 2008; Rieckmann, N. et al. 2009. Immer stärker rücken in diesem Bereich aber auch pflegepraktische Interventionen in den Fokus der Pflegeforschung: Lautenschläger et al. haben das subjektive Erleben pflegender Angehöriger hinsichtlich der Auswirkungen musikalischer Interventionen auf Menschen mit Demenz in niedrigschwelligen Betreuungsgruppen untersucht und konnten positive Effekte nachweisen (vgl. Lautenschläger, M. et al. 2014).
1014 Vgl. Engels, D./Pfeuffer, F. 2004, S. 104; Schneekloth, U. 2005b, S. 13.
1015 Vgl. Arnold, U. 2003.
1016 Vgl. Statistisches Bundesamt 2011, S. 9S. 9.

ungenügende Vernetzung verschiedener Akteure und Leistungsanbieter untereinander problematisch sei[1017].

Bestimmend für die Situation hilfe- und pflegebedürftiger Menschen in Privathaushalten ist nachgewiesenermaßen der Entwicklungsstand lokaler Versorgungsstrukturen sowie die Infrastruktur im Wohnumfeld[1018]. Neben klassischen Versorgungsleistungen ambulanter Pflegedienste wie Pflegesachleistungen, Behandlungspflege oder auch dem Menüservice existiert seit der Einführung des Pflegeleistungs-Ergänzungsgesetzes[1019] im Jahr 2002 für Menschen mit Demenz die Möglichkeit, zusätzliche Betreuungsleistungen in Anspruch zu nehmen. Obgleich Engels und Pfeuffer professionellen Leistungsanbietern eine auf administrative sowie wirtschaftliche Hindernisse zurückzuführende Zurückhaltung auf dem Gebiet dieser Betreuungsleistungen attestieren[1020], kann bereits für den Zeitraum der Untersuchung exemplarisch anhand des Bundeslandes Niedersachsen eine breite Streuung niedrigschwelliger Betreuungsleistungen belegt werden. Gemäß den Erhebungen des Niedersächsischen Landesamtes für Soziales, Jugend und Familie halten im Jahr 2012 55 der 144 dem Diakonischen Werk angeschlossenen Pflegedienste ein anerkanntes niedrigschwelliges[1021] Betreuungsangebot für Menschen mit Demenz nach § 45

---

1017 Vgl. Schneekloth, U. 2005b, S. 13.

1018 Vgl. Engels, D./Pfeuffer, F. 2004, S. 9.

1019 In einer Stellungnahme zum Referentenentwurf des Pflegeleistungs-Ergänzungsgesetzes fordert Klie eine Regelung, die zum einen die Betreuungs- und Versorgungssituation von Menschen mit Demenz verbessert und zum anderen das öffentliche Bewusstsein und die Wahrnehmung auf die besondere Situation lenkt, welcher Menschen mit Demenz ausgesetzt sind (vgl. Klie, T. 2001, S.2). Mit dem Pflegeleistungs-Ergänzungsgesetz und den in ihm enthaltenen § 45a-d ist ein zusätzlicher Leistungsanspruch für den versicherten Personenkreis der Menschen mit Demenz geschaffen worden. Leistungsberechtigt sind versicherte Personen, bei denen ein erheblicher Bedarf an allgemeiner Beaufsichtigung und Betreuung durch den Medizinischen Dienst der Krankenkassen festgestellt worden ist. Personen, bei denen eine eingeschränkte Alltagskompetenz erkannt wird, sind berechtigt, gegebenenfalls zusätzlich zu Ansprüchen aus einer Pflegestufe Betreuung durch anerkannte Einrichtungen einzukaufen.

1020 Vgl. Engels, D./Pfeuffer, F. 2004, S. 105.

1021 Der Begriff *Niedrigschwelligkeit* stammt ursprünglich aus dem Feld der Sozialen Arbeit; mit dem Pflegeleistungs-Ergänzungsgesetz hat er Einzug in die pflegerelevante Gesetzgebung gefunden. In der Sozialen Arbeit bezeichnet er die Minimalisierung von Zugangsvoraussetzungen bezüglich eines Hilfeangebotes, um Hemmschwellen potenzieller Adressaten entgegenzuwirken. Als Abgrenzungsmerkmal für Niedrigschwelligkeit formuliert der Deutsche Verein für öffentliche und private Fürsorge e. V. aus der Perspektive von Familien Kriterien, die eine Niedrigschwelligkeit bedingen. Diese sind: Alltagsnähe, familienfreundliche Öffnungszeiten, Zugangsmöglichkeiten, Frühzeitigkeit, Freiwilligkeit, Anonymität und Vertraulichkeit, Beachtung des kulturellen Hintergrunds und des Geschlechts sowie das Absichern von Anschlussfähigkeit bzw. Durchlässigkeit (vgl. Deutscher Verein für öffentliche und private Fürsorge e. V. 2005).

SGB XI vor[1022]. Hier betreuen und organisieren hauptsächlich weibliche ehrenamtliche Mitarbeiter; die Finanzierungsgrundlage liefert zumeist die soziale Pflegeversicherung.

**Ehrenamt im Kontext niedrigschwelliger Betreuungsleistungen**

Ehrenamtliche Arbeit, wie sie konzeptionell von Seiten der Pflegeversicherung für die Realisierung niedrigschwelliger Betreuungsleistungen vorgesehen ist und ich sie im für die Zusammenarbeit von Diakonie-/Sozialstationen und evangelische Kirchengemeinden beschreibe, hat in Deutschland seinen Ursprung in der kommunalen Selbstverwaltung, der bürgerlichen Vereinskultur und der öffentlichen Armenpflege des 19. Jahrhunderts. Im Zuge der Verwaltungsreform durch die preußische Städteverordnung von 1808 und der damit verbundenen Einführung gemeindlicher Selbstverwaltung wurden bestimmte verwaltungstechnische Aufgaben unentgeltlich – als Ehrenamt – an ausgewählte Bürger übertragen. Die mehr oder weniger freiwillige Übernahme dieser staatlichen Aufgaben war für die betreffenden Bürger verpflichtend, die Würdigung bestand in der gesellschaftlichen Anerkennung und dem damit verbundenen Ehrgewinn[1023].

Soziales Ehrenamt entspringt zudem der religiös motivierten, meist weiblichen Hilfstätigkeit gegenüber Armen im späten 18. und frühen 19. Jahrhundert und überdauert als Tradition diakonischen Handelns die Zeit. Demgegenüber stehen politisch sozialadministrative Ehrenämter, die den männlichen Bürgern die Möglichkeit zu symbolischen Macht- und Entscheidungsteilhaben boten. Im Allgemeinen kann man dennoch behaupten, dass soziales Ehrenamt damals wie heute weiblich ist. Neben der staatlichen Armenpflege entwickelten sich im Laufe des 19. Jahrhunderts Formen privater Wohltätigkeit in Vereinigungen und Verbindungen, wie z. B. in der evangelischen Kirche, in Rettungs- und Armenkinderanstalten und in Jünglingsvereinen. In erster Linie ging es darum, einen Beitrag zur Erneuerung des geistig-sittlichen Lebens zu leisten. Zudem spielten aber auch patriotisch motivierte Hilfsaktionen eine zentrale Rolle: Die vaterländischen Frauenvereine wurden gegründet, um sowohl bei externen Ausnahmesituationen wie Kriegen als auch bei internen Gefahren wie Revolutionen und Katastrophen Hilfe zu leisten. In der zweiten Hälfte des 19. Jahrhunderts formten sich vor allem in den deutschen Städten zahlreiche privatwohltätige Vereine heraus.

---

1022  Vgl. Informationsbüro für niedrigschwellige Betreuungsleistungen 2012.
1023  Vgl. Sachße, C. 1988, S. 53 f.; Wessels, C. 1994, S. 16.

Kreutzer berichtet für den Bereich der evangelischen Pflege bereits in den frühen 1950er Jahren von aufkommenden Ehrenamtsanwerbungen, mit denen Überbelastungen kompensiert werden sollten. Sie schreibt: „Ebenfalls im Zeichen des Liebesdienstes standen die Bemühungen, mit denen ab 1954 Mädchen bzw. junge Mädchen zur ehrenamtlichen Mitarbeit in den Krankenanstalten mobilisiert werden sollten. Pfarrer, Religionslehrer oder Gemeindeschwestern warben für einen sonntäglichen Hilfsdiensteinsatz, in dem Jugendliche teilweise von morgens 6 Uhr 30 bis abends 19 Uhr auf den Stationen mitarbeiteten."[1024] Heutzutage sieht die Situation nicht anders aus. Schulz-Nieswandt und Köstler belegen mit Ergebnissen des zweiten Freiwilligensurveys, dass ohne ein Ehrenamt als Kern bürgerschaftlichen Engagements kein funktionierender Sozialstaat – wie wir ihn aus der Geschichte und der heutigen Zeit kennen – möglich wäre. Professionelle soziale Dienstleistungen waren immer schon auf die Kooperationsbereitschaft betroffener Personen, ihrer Angehörigen oder eines haushaltsübergreifenden Netzwerkes angewiesen[1025].

Das im Rahmen niedrigschwelliger Betreuungsleistungen konzipierte Ehrenamt richtet sich an Menschen, die sich aus Überzeugung einer bestehenden Institution anschließen und sich unentgeltlich durch freiwilliges Engagement, durch Bereitstellung von zeitweiser Arbeitsleistung an der Betreuung von Personen mit demenziellen Einschränkungen beteiligen[1026]. Horstmann fand in einer repräsentativen Studie zu ehrenamtlichen Mitarbeitern in evangelischen Kirchengemeinden heraus, dass das Durchschnittsalter der im Bereich der Gemeindediakonie aktiven Menschen bei 65 Jahren liegt und die Gemeindediakonie vorwiegend weiblich ist[1027]. Eine Arbeitsmarktnähe einer solchen freiwilligen Arbeit liegt darin begründet, dass Betreuungstätigkeiten mit einem ähnlichen Arbeitsspektrum freiwillig und bezahlt neben regulären sozialversicherungsrechtlich geregelten Arbeitsverhältnissen durchgeführt werden. Ehrenamtliche, die im Rahmen niedrigschwelliger Betreuungsleistungen demenziell erkrankte Menschen betreuen, erhalten z. T. eine Aufwandsentschädigung in Höhe des gesetzlichen Mindestlohns, auf den aus sozial schwachem Umfeld kommende Personen finanziell angewiesen sind.

---

1024 Kreutzer, S. 2005, S. 23.
1025 Vgl. Schulz-Nieswandt, F./Köstler, U. 2009.
1026 Vgl. Meyer, S. 2004, S. 110 ff.
1027 Vgl. Horstmann, M. 2013, S. 16 f.

**Verknüpfungen auf der Netzwerkebene**

Sozialraumorientierung und Netzwerkarbeit haben zum Ziel, die Lebensbedingungen in der Gemeinde im Allgemeinen und von hilfe- und pflegebedürftigen Menschen im Besonderen zu erfassen, um an passender Stelle zu handeln. Es gilt, ein gutes Leben für alle Beteiligten zu gewährleisten. Durch derartige Modernisierungseffekte erzeugt oder durch Innovationen eingeleitet, stellen Netzwerke häufig eine Antwort auf gesellschaftliche Trends dar[1028]. Infolgedessen kann davon ausgegangen werden, dass im Zuge neoliberaler Überlegungen unter den Schlagworten Kooperation, Koordination und/oder Vernetzung auch vielerorts Überlegungen zur Verbesserung bzw. Effektivitäts- und Effizienzsteigerung sozialer Dienstleistungen angestellt werden.

Im Zusammenhang mit Netzwerken kann zwischen Kooperation und Vernetzung unterschieden werden. Die Kooperation kann, als schwächste Form der Zusammenarbeit mit dem Ziel, Erfolgsaussichten zu erhöhen, lediglich auf einen strukturellen Abstimmungsprozess hin ausgerichtet sein, wohingegen Vernetzung bereits auf Interaktions- und Austauschprozesse autonomer, strategiefähiger Akteure abzielt, die ein spezifisches Interesse an der Strukturierung und Kontrolle ihrer Umwelt hegen. Im Gegensatz hierzu definiert sich ein Netzwerk über Akteure, die Vereinbartes durch koordiniertes Handeln gemeinsam erreichen und Prozesse zum Erfolg führen wollen[1029]. Koordination kann z. B. im Zusammenhang mit Altenhilfe als eine alle Segmente, Kosten und Leistungsgrenzen übergreifende Koordination von Netzwerken im Sinne einer regionalen Moderation, Planung und Steuerung verstanden werden[1030]. Ein Beispiel hierfür ist die angestrebte planvolle und kontinuierliche Versorgungssteuerung in allen Landkreisen der Bundesrepublik, die durch Seniorenservicebüros, kommunale Planungsstellen oder auch Pflegestützpunkte betrieben werden soll. Mit der Bildung eines Netzwerkes geht auch immer die Erwartung einer Qualitätssteigerung einher. Klaes et al. sehen hier das zentrale Motiv für Vernetzung, die durch organisationsstrukturelle, verfahrensoptimierende und individualtherapeutische Methoden auf den bestmöglichen Einsatz von Ressourcen zielt[1031]. Klaes et al. fassen prägnant zusammen: „Vernetzung ist die Etablierung dauerhafter Kooperationsbeziehungen durch eine verbesserte Koordination bestehender Strukturen des Gesundheitswesens und Altenhilfestrukturen mit den Zwecken einer Strukturveränderung zur Qualitätsverbesserung und Effizienz-

---

1028 Vgl. Teller, M./Longmuß, J. 2007, S. 18.
1029 Vgl. Bassarak, H./Genosko, W. 2002, S. 21 ff.
1030 Vgl. Klaes, L. et al. 2014, S. 10.
1031 Vgl. Klaes, L. et al. 2004, S. 29.

steigerung (*Care Management*[1032]) und/oder einer zielgerichteten Versorgung von bedürftigen Individuen (*Case Management*[1033]).[1034]

### Caring Community als Unternehmensnetzwerk

Um eine angemessene Pflege und Betreuung zu gewährleisten, ist ein stabiles familiäres Hilfenetz sowie dessen Verankerung in ergänzenden Diensten sowie eine Einbindung ehrenamtlicher Mitarbeiter angezeigt. Im Gegensatz zu losen Kooperationsbeziehungen dient die Herausbildung und Aufrechterhaltung kooperativer Arrangements unterschiedlichster Personen oder Institutionen der Sicherstellung einer dauerhaften Versorgungsleistung hilfebedürftiger Menschen[1035]. Auf organisationaler Ebene ist der Prozess der Verknüpfung sektorenübergreifender Versorgungs- und Betreuungsangebote an einige Bedingungen gebunden, die das Verschmelzen gemeinsamer betrieblicher Prozesse so-

---

1032   Hervorhebung des Verfassers. Die Begriffe *Case Management* und *Care Management* werden oft verwechselt, was in der Praxis zu Abgrenzungsschwierigkeiten führt. Ersterer entspringt dem Umfeld von Programmen strukturierter medizinischer Versorgung, mit denen Konzepte wie *Managed Care, Care Maps, Clinical Pathways* oder auch *Disease Management* einhergehen. Sowohl *Case Management* als auch *Disease Management* stellen Instrumente des ihnen übergeordneten *Care Managements* dar. Faß vertritt die Ansicht, dass es sich eher nachteilig auswirkt, in die systemsteuernden Aktivitäten des *Case Managements* noch zusätzlich den Begriff *Care Management* einzuführen. Verwirrungen und einer breiten, bis zur Beliebigkeit reichenden Gestaltung des Terminus *Case Management* wären auf der Systemebene Tür und Tor geöffnet (vgl. Faß, R. 2010, S. 43). Wird ein Blick auf die Erfahrungen in Großbritannien geworfen, so zeigt sich, dass sich hier die Aufgaben eines *Care Managers* nicht wesentlich von denen eines *Case Managers* unterscheiden: „Die amtlichen *Care Manager* [Hervorhebung des Verfassers] sind Ansprechpartner für den Bürger und sie stellen das auf den Einzelfall bezogene passende Leistungspaket, das Bündel nötiger Versorgungsleistungen (*package of care* [Hervorhebung des Verfassers]) zusammen." (Wendt, W. 2010, S. 20) Um abzugrenzen, ob es sich nun um *Case Management* oder *Care Management* handelt, schlägt Faß vier Kriterien vor, die erfüllt sein müssen, um eine Unterstützungsleistung als Case Management zu bezeichnen. Es sind nur noch solche Konzepte als *Case Management* zu verstehen, die a) den Einzelfall mit seinen individuellen Bedürfnissen und seinen daraus resultierenden, auf den individuellen Fall spezifisch zugeschnittenen Erfordernissen von Hilfe- und Unterstützungsleistungen im Fokus haben, b) die Hilfe- und Unterstützungsleistung fallweise und vor allem fallbezogen nach den individuellen Bedürfnissen koordinieren, c) die Ausrichtung der Hilfe- und Unterstützungsleistungen nicht allein aus der Sicht des verfügbaren Angebotes, sondern aus dem Blickwinkel der Erfordernisse des individuellen Falls bewerkstelligen, und d) die einzelfallübergreifend, aber aus der Erfahrung der Fälle heraus Leistungen und Vernetzung der Hilfe- und Unterstützungsangebote koordinieren, einfordern, implementieren und verändern (vgl. Faß, R. 2010, S. 44).

1033   Hervorhebung des Verfassers.

1034   Klaes, L. et al. 2004, S. 32.

1035   Vgl. Santen, E. /von Seckinger, M. 2003, S. 29.

wie primärer und unterstützender Aktivitäten[1036] in den Organisationen notwendig machen. Entlang der Wertekette entsteht beispielsweise durch die Zusammenarbeit einer Diakonie-/Sozialstation und einer evangelischen Kirchengemeinde eine Vermengung primärer und unterstützender Aktivitäten in personeller, sachlicher und organisatorischer Hinsicht, ein Unternehmensnetzwerk als Form zwischenbetrieblicher Kooperation. *Caring Communities* formen ein Netzwerk der Weiterentwicklung und Diversifikation bestehender Versorgungsstrukturen in der Altenhilfe, das dem Pflegemarkt im ambulanten Sektor Dienstleistungen für Pflege- und Betreuungsbedürftige zur Verfügung stellt. Sie können als strukturelle Hybride bezeichnet werden. Unter struktureller Hybridität verstehe ich mit Bode, dass einerseits Erwartungen der lokalen Öffentlichkeit und Sozialpolitik erfüllt werden müssen, die auf ein bürgernahes Versorgungsangebot und Partizipationsmöglichkeiten der Angehörigen drängen, aber andererseits, dass auch den Interessen der Angehörigen genüge getan werden muss, die eine verlässliche Versorgungspraxis seitens der professionell Tätigen erhoffen und Kostenträger auf sparsames Wirtschaften mit optimaler Qualität drängen[1037].

Eingedenk der Tatsache, dass alles, was eine Organisation umgibt, als Umwelt bezeichnet werden kann, spiegeln sich Umwelten in Organisationen und beeinflussen deren Prozesse. Umgekehrt bedeutet dies, dass Organisationen ebenso auf sie umgebende Umwelten einwirken. Insofern kann von einem Wechselspiel zwischen Umwelt und Organisation ausgegangen werden. *Caring Communities* konstituieren sich in einem solchen Wechselspiel von Beziehungen zwischen Diakonie-/Sozialstationen, Kirchengemeinden, Markt, Staat und zivilgesellschaftlichem Engagement[1038]. Sie funktionieren wie Netzwerke, die sich aus Institutionen bzw. deren Akteuren zusammensetzen, die eigentlich unterschiedlichen Logiken und Zielsetzungen, verschiedenen rechtlichen, organisatorischen und wirtschaftlichen Strukturen gehorchen. Unternehmensnetzwerke wie das hier besprochene können grundlegend nach ihren Zielsetzungen unterschieden werden: Zum einen existieren gewinnbringende Unternehmen, deren Ziel es ist, den eigenen finanziellen Ertrag zu maximieren; zum anderen gibt es bedarfsdeckende Unternehmen, die danach streben, einen bestimmten

---

1036 Porter unterscheidet in seinem Anfang der 1980er Jahre entwickelten Modell der Wertekette zwischen primären und unterstützenden Aktivitäten. Ursprünglich als analytisches Instrument zur Untersuchung von Ursachen für Wettbewerbsvorteile verwendet, gliedert die Wertekette ein Unternehmen anhand strategisch relevanter Tätigkeiten, um dadurch das Kostenverhalten sowie die vorhandenen und potenziellen Differenzierungsquellen determinieren zu können (vgl. Porter, M. 2000, S. 63).
1037 Vgl. Bode, I. 2014a, S. 143.
1038 Vgl. Abbildung 5: *Sorgende Gemeinschaften* und *Caring Community*.

Bedarf der Gesellschaft oder einzelner Wirtschaftssubjekte zu decken[1039]. Im Zusammenspiel von Diakonie-/Sozialstationen und Kirchengemeinden werden zwei Ziele sichergestellt, einerseits Hilfestellungen im Bedarfsfall und andererseits auch Sinnstiftung, da in Caring Communities der Heilige Geist wirken soll. *Caring Communities* müssen dafür selbstverständlich unter wirtschaftlichen Aspekten arbeiten, um ihr Überleben sichern zu können[1040]. Im Zusammenwirken von Pflegedienst und Kirchengemeinde in Form eines Netzwerks vereinen sich Sorgetätigkeit und Religiosität.

### Netzwerke auf der Individual- und Organisationsebene

Jenseits solcher Kategorisierungen können Netzwerke auf individueller Ebene auch hinsichtlich ihrer sozialen Genese, aus ihrer morphologischen Deskription heraus differenziert werden. Auch hier existieren zwei unterschiedliche Formen: „Einerseits dominiert der ökonomische Ansatz der Nutzenmaximierung (*Idealtypus der strategischen Klugheit*), dem auch die soziologischen *Rational-Choice*-Ansätze entsprechen. Auf der anderen Seite können kulturwissenschaftlich fundierte Ansätze wirksam werden, die Psychologie der personalen Identitätsbildung an rollensoziologische Überlegungen knüpfen (*Idealtypus des Selbst-Seins im sozialen Mitsein*)."[1041] Netzwerke enthalten neben sozialen Aspekten auch immer eine ökonomische Dimension. Im Gegensatz zum *homo reciprocus socialis,* der Netzwerke als Ort personaler Existenz, als Balance zwischen Eigensinn und Gemeinsinn, zwischen Selbstsorge, Du-orientierter Mitsorge und Wir-Sein erlebt, steht beim *homo oeconomicus* die strategische Rationalität im Vordergrund der Aktivitäten[1042].

Auf institutioneller Ebene liegen für evangelische Pflegedienste die Gründe einer Kooperation und Netzwerkbildung auf der Hand: Eine Zusammenarbeit mit den Kirchengemeinden führt zu einer Verknüpfung betrieblicher Auf-

---

1039 Vgl. Schellberg, K. 2008, S. 29.
1040 An erster Stelle forciert das Wirtschaftlichkeitsgebot der sozialen Pflegeversicherung die Notwendigkeit ökonomischen Handelns. So bestimmt § 29 SGB XI, dass das Maß des Notwendigen nicht überstiegen werden darf und Leistungen von den Pflegekassen nicht bewilligt werden, sofern Pflegebedürftige nicht die entsprechenden Voraussetzungen erfüllen. Daneben verpflichten sich Pflegeeinrichtungen mit Abschluss eines Versorgungsvertrages, wirtschaftliche und wirksame Pflegeleistungen zu erbringen. Die Landesverbände der Pflegekassen können diesen Sachverhalt durch Sachverständige im Rahmen von Wirtschaftlichkeitsprüfungen nach § 79 SGB XI verifizieren lassen, insofern tatsächliche Anhaltspunkte dafür bestehen, dass Einrichtungen die sich aus § 72 SGB XI ergebenen Anforderungen an eine wirtschaftliche pflegerische Versorgung ganz oder teilweise nicht erfüllen.
1041 Schulz-Nieswandt, F./Köstler, U. 2011, S. 139.
1042 Vgl. Schulz-Nieswandt, F./Köstler, U. 2011, S. 139 f.

gaben und Prozesse, was in einer gemeinsamen Dienstleistungserstellung mündet und somit der häufig proklamierten Forderung organisatorischer Vernetzung von Versorgungsinstitutionen zur Förderung von Versorgungskonzepten nachkommt. Eine herausgehobene Bedeutung erfährt dabei die Integration von Bürgerengagement, Ehrenamt bzw. Selbsthilfe, die unter Ausschöpfung aller sich ergebenden Synergieeffekte an der Produktion einer Dienstleistung beteiligt sind. Bürgerschaftliches Engagement erscheint als instrumentalisierbare soziale Reserve für die Probleme, die als Modernisierungsfolgen zu bewältigen sind und bei deren Lösung Markt, Staat und Familie aus unterschiedlichen Gründen an ihre Grenzen gestoßen sind[1043]. Angehörige, Nachbarn und Gemeindemitglieder werden Co-Produzenten sozialer Dienstleitungen nach dem Pflegeversicherungsgesetz. Das in diesem Kontext exemplarisch durch den § 45 und dessen Ausführungsbestimmungen[1044] konzipierte Ehrenamt soll den pflegenden Angehörigen durch häusliche Einzelbetreuung und/oder stundenweise Vertretung Entlastung bringen. Geschulte ehrenamtliche bzw. freiwillige Mitarbeiter der Kirchengemeinde können flexibel und nach Absprache in den betroffenen Haushalten eingesetzt werden, sie übernehmen für eine vorab festgelegte Stundenzahl die Betreuung der Erkrankten. Eine stundenweise Tagesbetreuung kann auch in Gruppen zu festen Terminen in Räumen der Kirchengemeinde angeboten werden.

Gemeindepflege zeichnet sich durch parallel agierende sektorale, z. T. kostenträgerübergreifende Versorgungsangebote aus, für deren nachhaltige Vernetzung eine stabile familiäre Struktur eine Grundvoraussetzung darstellt. So zeigt Schneekloth auf, dass die gestiegene Zahl pflegebedürftiger Menschen in privaten Haushalten in der Regel von näheren Angehörigen betreut wird, die sich teilweise bereits selbst in der dritten Lebensphase befinden. Kennzeichnend für diese Situation ist nach wie vor, dass in der Regel eine Person im Haushalt die Rolle der Hauptpflegeperson übernimmt und neue netzwerkbasierte Lösungsansätze sucht. Ein stabiles privates Hilfenetz, so Schneekloth weiter, ist die entscheidende Voraussetzung, um gelingende Versorgungsleistungen zu organisieren bzw. eigenständig erbringen zu können. Eine starke Vernetzung von privater Hilfe und professionellen Leistungsangeboten stärkt nachhaltig Selbsthilfepotenziale und die Bereitschaft der Angehörigen, Pflegebedürftige

---

1043 Vgl. Schulz-Nieswandt, F./Köstler, U. 2009, S. 32.
1044 Neben den Empfehlungen der Spitzenverbände der Pflegekassen und des Verbandes der privaten Krankenversicherung e. V. zur Förderung von niedrigschwelligen Betreuungsangeboten sowie Modellvorhaben zur Erprobung neuer Versorgungskonzepte und Versorgungsstrukturen nach § 45c Abs. 6 SGB XI existieren für jedes Bundesland Landesverordnungen zur Anerkennung, Förderung und Finanzierung.

ambulant zu versorgen[1045]. Auch Döbler stößt bei seinen Überlegungen zu ehrenamtlicher Arbeit hinsichtlich der Versorgung und Betreuung von Menschen mit Demenz auf eine Fülle ineinander übergehender und sich ständig in Bewegung befindlicher Initiativen, Projekte und Aktivitäten. Er beschreibt die Verschränkungen familiärer, professioneller und ehrenamtlicher Unterstützungssysteme als eine Basis für den Erfolg geriatrischer Interventionen[1046].

Vernetzung auf der Individual- und Organisationsebene sorgt für eine gute Versorgung und Betreuung hilfebedürftiger Menschen in ihrer häuslichen Umgebung. Netzwerktheoretische Ansätze können hinsichtlich unterschiedlicher Konfigurationen beleuchtet werden und gestatten somit ein besseres Verständnis verschiedener Netzwerke bzw. eine Analyse von Strukturen, Normen, Interessen oder Rollen in solchen Zusammenschlüssen. Allein die angeführten Beispiele von Vernetzung vermitteln einen Eindruck über die Vielschichtigkeit zusammengekoppelter Versorgungsstrukturen durch *Caring Community*. Als Hilfe zur Selbsthilfe sollen Netzwerke aller Beteiligten in einer Region etabliert werden, um zur Lösung spezifischer Versorgungsaspekte beizutragen und letztendlich die Versorgung pflege- oder hilfebedürftiger Menschen signifikant zu verbessern.

**Sozialkapital durch Netzwerkbildung**

Der nachfolgende Abschnitt greift das Netzwerk aus Zivilgesellschaft, Markt, Staat und Kirchengemeinde mit seinen Synergieeffekten, wie der Sozialkapitalbildung auf, um anhand ihres Zusammenwirkens Aspekte der Vernetzung herauszuarbeiten. *Caring Community* wird dabei weiterhin als institutionalisierte Organisationsform verstanden, die sich durch zwischen ihren Akteuren stattfindende soziale Interaktionen auszeichnet, die in die Produktion sozialer Dienstleistungen auf dem Pflegemarkt eingebettet sind. Ihre Koordination, eine innere Ordnung und einwandfreies Funktionieren gewährleisten ein Ineinandergreifen von Strukturen, die sich in einer gemeinschaftlichen Aufbau- und Ablauforganisation manifestieren. Ein solches Netzwerk führt als soziales System ein gewisses Eigenleben auf dem Markt und in der Gesellschaft[1047].

Ich möchte nun auf den Effekt der Sozialkapitalbildung eingehen. Der Einfluss der gesamtgesellschaftlichen Krise, wie ich sie im ersten Kapitel beschrieben habe, macht auch vor dem Sozialkapital nicht halt: Ein sich stetig verkleinernder Freundes- bzw. Bekanntenkreis vermindert die Sozialkapitalbil-

---

1045 Vgl. Schneekloth, U. 2005a, S. 2 ff.
1046 Vgl. Döbler, J. 2006, S. 164 ff.
1047 Vgl. Becker, H./Langosch, I. 1990, S. 2.

dung, wohingegen ein stetig steigendes Engagement im zivilgesellschaftlichen Raum die Sozialkapitalentstehung eher begünstigt[1048]. Man kann sagen, dass soziales Kapital den kollektiven Wert von Netzwerken, wie ich sie hier am Beispiel niedrigschwelliger Betreuungsleistungen beschreibe, betont.

Soziales Kapital, das ich mit Rekurs auf Bourdieu im Anschluss zum besseren Verständnis kurz definieren möchte, beschreibt gewissermaßen Ressourcen, die über soziale Beziehungen mobilisiert werden. Um die Moderne kulturell sowie anthropologisch zu erfassen und die aufkommende Ökonomisierung aller Lebensbereiche zu bekämpfen, beschäftigt sich Bourdieu schon seit den frühen 1970er Jahren mit der Theoriebildung um kumulierte Arbeit in Form *von kulturellem[1049], ökonomischem[1050] und sozialem Kapital[1051]*. Unterschiede,

---

1048 Vgl. TNS Infratest Sozialforschung 2010, S. 10.

1049 Kulturelles Kapital existiert in verinnerlichtem (inkorporiertem), in objektivem und institutionalisiertem Zustand. Körper- oder auch personengebundenes, also verinnerlichtes Kulturkapital setzt einen Verinnerlichungsprozess voraus, der wiederum Zeit kostet. Dieser Sachverhalt kann anhand von Bildungsprozessen verdeutlicht werden: „Wer an Erwerb von Bildung arbeitet, arbeitet an sich selbst, er »bildet sich«. Das setzt voraus, daß man »mit seiner Person bezahlt«, wie man im Französischem sagt. D. h., man investiert vor allen Dingen Zeit, aber auch eine Form von sozial erschaffener Libido, die *libido sciendi* [Hervorhebung des Verfassers], die alle möglichen Entbehrungen, Versagungen und Opfer mit sich bringen kann." (Bourdieu, P. 2005, S. 55) Als Besitztum kann inkorporiertes kulturelles Kapital ein fester Bestandteil einer Person sein und weder verschenkt noch getauscht werden. Objektiviertes Kulturkapital hingegen hat die Eigenschaft, sich per se durch eine Beziehung zu inkorporiertem Kapital auszuzeichnen. Es besitzt einen materiellen Wert und lässt sich in Geld tauschen. Beispiele sind Objekte wie Gemälde, Bücher, Zeitschriften, Werkzeuge oder Ähnliches. Als dritte Zustandsbeschreibung kulturellen Kapitals lässt sich institutionalisiertes kulturelles Kapital zwangsläufig an der Person des Inhabers festmachen. Mit der Schaffung von Titeln, Zeugnissen oder auch akademischen Abschlüssen wird inkorporiertes Kulturkapital verobjektiviert. Es kann so, unabhängig von der jeweiligen Person, Geltung und Anerkennung erlangen. Auch technisches Kapital, Bourdieu versteht darunter eine über Jahre hinweg akkumulierte und über Ausbildungsstätten angereicherte Kapitalform, kann beispielsweise bei Handwerkern aufgrund ihrer mannigfaltigen Fähigkeiten gewinnbringend bzw. kreditreduzierend zum Erwerb und Bau eines Eigenheims eingesetzt werden (vgl. Bourdieu, P. et al. 2002, S. 169 f.).

1050 Bourdieu unterscheidet ökonomisches von sozialem Kapital und definiert: „Das ökonomische Kapital ist unmittelbar und direkt in Geld konvertierbar und eignet sich besonders zur Institutionalisierung in Form von schulischen Titeln; das soziale Kapital, das Kapital an sozialen Verpflichtungen oder »Beziehungen«, ist unter bestimmten Voraussetzungen ebenfalls in ökonomisches Kapital konvertierbar und eignet sich besonders zur Institutionalisierung von Arbeitstiteln." (Bourdieu, P. 2005, S. 52).

1051 Bourdieu differenziert die Struktur des Kapitalbesitzes aus und unterscheidet in technologisches, juristisches Organisationskapital, kommerzielles, symbolisches und auch finanzielles Kapital (vgl. Bourdieu, P. et al. 2002, S. 192 f.). Symbolisches Kapital bemisst sich nach dem Grad der Komplexität. Es gibt Aufschluss darüber, inwieweit Beziehungen gegenseitigen Anerkennens bestehen, ihm wohnt in Bezug auf andere Kapitalformen ein Multiplikatoreneffekt inne. Infolgedessen kann es als Beschreibungs- und Erklärungsmodell als Schlüssel für

die sich in einer Klassengesellschaft, bestehend aus Ober-, Mittel- und Unterschicht, durch Lebensäußerungen wie Essen, Kleidung, Wohnen oder auch Kunstgeschmack artikulieren, sind abhängig von der sozialen Position, die sich der einzelne Mensch durch den Einsatz seiner Ressourcen erstreiten muss. Als Kapital bezeichnet Bourdieu in diesem Zusammenhang alles, was in Form von Ressourcen in seiner Gesamtheit sozial erforderlich ist, um Handlungsoptionen zu ergreifen. Er unterscheidet verschiedene Kapitalarten, mit deren Hilfe sich Individuen auf einer Art sozialer Spielwiese durch Interagieren miteinander in soziale Positionen manövrieren. Bourdieus jahrelange Analysen kulturellen Konsums in Abhängigkeit zur sozialen Klasse resultierten in einer umfassenden Kulturtheorie, aus der der Begriff des Sozialkapitals und seiner Wechselwirkungen erwächst.

Bourdieu, Coleman und Putnam verhalfen dem Konzept des Sozialkapitals seit den 1980er Jahren zu einer anhaltenden Popularität im akademischen wie auch im öffentlichen nicht wissenschaftlichen Raum[1052]. Franzen und Freitag zeigen für die wissenschaftliche Diskursebene mithilfe des *Social Science Citation Index* (SSCI) auf, dass eine stetig steigende Zahl von Artikeln das Konzept des Sozialkapitals aufgreift[1053]. Dieses ist nicht zuletzt auf die drei benannten Wissenschaftler, aber insbesondere auf Bourdieu zurückzuführen. Auf der Grundlage ihrer Überlegungen gelang dem Sozialkapital sogar der Sprung in die populärwissenschaftliche Öffentlichkeit. Franzen und Freitag kommen zu dem Ergebnis, dass in der sozialwissenschaftlichen Literatur unter Sozialkapital drei verschiedene Sachverhalte subsumiert werden: Erstens wird Sozialkapital als Ressource aufgefasst, auf die ein Individuum aufgrund seiner Zugehörigkeit zu einem Netzwerk zugreifen kann. Zweitens handelt es sich um generalisiertes Vertrauen[1054] in Personen und Institutionen und drittens werden unter dem Be-

---

die Beschreibung kirchlicher Arbeit dienlich sein (vgl. Reitz-Dinse, A./Grünberg, W. 2010, S. 106).

1052 Vgl. Bourdieu, P. 1982; Bourdieu, P. 1983; Bourdieu, P. 1991; Bourdieu, P. 1998a; Bourdieu, P. 1998b; 2005; Bourdieu, P. et al. 2002; Coleman, J. 1988 und 1990; Putnam, R. 1993; 1995a; 1995b und 2000.

1053 Vgl. Franzen, A./Freitag, M. 2007, S. 91.

1054 Bekannt geworden ist der Begriff des Urvertrauens durch den Psychoanalytiker und Freudschüler Erikson. Seinen Grundüberlegungen folgend, erfährt ein Individuum Urvertrauen bereits in frühester Kindheit in der Beziehung zu seiner Mutter. Dies bedeutet, dass das Neugeborene die Erfahrung macht, dass es sich auf andere Personen wie auch auf sich selbst verlassen kann. Erikson unterscheidet acht bilateral gegensätzliche Aspekte: Urvertrauen vs. Urmisstrauen, Autonomie vs. Scham und Zweifel, Initiative vs. Schuldgefühl, Leistungen vs. Minderwertigkeitsgefühl, Identität vs. Rollenkonfusion, Intimität vs. Isolierung, zeugende Fähigkeit vs. Stagnation, Ich-Integrität vs. Verzweiflung. Für die feste Prägung dauerhafter Verhaltensformen ist es infolgedessen die pflegerische Aufgabe der Mutter, den Kernkonflikt

griff *Sozialkapital* allgemeine Gesetzmäßigkeiten wie die Fairness- oder Reziprozitätsnorm[1055] versammelt[1056].

## *Caring Community* und Sozialkapitalbildung im religiösen Raum

Aufgrund komplexer Bedarfslagen in Bezug auf chronische Krankheiten, Polymorbidität, funktionelle Einbußen oder auch Behinderungen existieren fragmentierte Lebensräume[1057] statt integrierter Sozialräume, die eine Ohnmacht des *homo patiens* nach sich ziehen[1058]. Was notwendig ist, so Schulz-Nieswandt, ist die Bildung von Netzwerken, die einen Sozialkapitalertrag in Form von sozialer Unterstützung, kultureller Integration und Personalisierung mit sich bringt. Unter Sozialkapital verstehe ich in Anlehnung an Bourdieu die Gesamtheit aktueller und potenzieller Ressourcen, die mit der Teilhabe an einer *Caring Community* als Netz sozialer Beziehungen verbunden sind. Soziales Kapital entsteht in Netzwerken kollektiv geteilter Werte als Ertrag aus Investitionen und Ressourcen, die erst in dem Moment entstehen, in welchem sich das Netzwerk ausbildet. Auf der Grundlage individueller Tauschbeziehungen, denen materielle und auch symbolische Aspekte innewohnen, existieren Sozialkapitalbeziehungen in der Praxis zwischen unterschiedlichen Akteuren erst im gemeinschaftlichen Miteinander. Durch Zusammenarbeit und Kooperation lokaler Kirchengemeinden mit Dienstleistungsunternehmen wie Diakonie-/Sozialstationen im Kontext staatlich reglementierter Betreuungsleistungen für demenziell erkrankte Menschen werden eine formelle und informelle Einbindung aller am Versorgungsprozess Beteiligten, also der Zivilgesellschaft, der im Ehrenamt Tätigen, der Familien und des soziales Umfelds forciert. In ihrer Verbindung repräsentieren alle Akteure auf individueller Ebene ein Beziehungsmuster, welches privaten und auch öffentlichen Nutzen im Hinblick auf die Sozialkapitalbildung stiftet. Der Umfang des Sozialkapitals hängt dabei ent-

---

Urvertrauen vs. Urmissvertrauen in Bezug auf das Leben an sich zu lösen (vgl. Erikson, E 1982, S. 241 f.).

1055 Putnams Definition von Sozialkapital findet oft Anwendung im Zusammenhang mit zivilgesellschaftlichem Engagement. Es setzt sich aus den Dimensionen Vertrauen, soziales Engagement und Reziprozitätserfahrungen zusammen. Unter einem Reziprozitätssystem wird das Gegenseitigkeitsprinzip verstanden, welches aus Geben und Nehmen besteht. Putnam bezieht Aspekte sozialer Organisationen wie die Effizienz von Gesellschaften durch Vertrauen, Normen und Netzwerke mit ein, da sie in seinen Augen die Kooperation an sich fördern (vgl. Putnam, R. 1993, S. 167).

1056 Vgl. Franzen, A./Freitag, M. 2007, S. 71 f.

1057 Mit dem Begriff des Lebensraums wird das soziale Umfeld eines Menschen bezeichnet, er umschreibt ein Setting innerhalb eines sozialen Systems, in welchem das Individuum agiert.

1058 Vgl. Schulz-Nieswandt, F. 2013d.

scheidend sowohl von der Größe des mobilisierbaren Netzwerkes als auch vom Umfang anderer Kapitalarten ab.

An einigen Stellen wird in der Literatur von *Caring Community* als Ort von Sozialkapitalbildung gesprochen[1059]. Sozialkapital wird in diesem Zusammenhang als eine Ressource verstanden, die erst durch die Bildung von Netzwerken entsteht, die sich nicht abnutzt und als individuelles sowie kollektives Gut aufgefasst werden kann. Besteht Klarheit über die Netzwerkpartner und deren Möglichkeiten, kann Sozialkapital in Form potenzieller Ressourcen der am Zusammenschluss beteiligenden Akteure im Sinne der gemeinsamen Zielsetzung generiert werden[1060]. Es kann darüber hinaus insbesondere hinsichtlich seiner Bildung in formellen Netzwerken im religiös-konfessionellen Raum, wie er mit *Caring Community* entsteht, thematisiert werden. Ich gehe davon aus, dass Religion und speziell kirchliche Infrastruktur besondere Auswirkungen auf die Bildung von Sozialkapital nimmt. Religiosität hat im Zusammenhang mit Sozialkapitalgenerierung einen unmittelbaren positiven Einfluss auf die Ausformung von formellen zivilgesellschaftlichen Netzwerken und auf die Entstehung von sozialem Kapital – so Horstmann in einer im Auftrag des SI EKD durchgeführten Studie zur Sozialkapitalbildung, die sich auf Kirchengemeinden als *Caring Communities* fokussiert. Kecskes und Wolf gehen in ihrer Arbeit, die den Titel *Konfession, Religion und soziale Netzwerke* trägt, der Frage von Auswirkungen christlicher Religiosität auf soziale Beziehungsnetzwerke nach[1061]. Es kann, so das Ergebnis ihrer Studie, davon ausgegangen werden, dass sich bis auf wenige Ausnahmen niemand in Deutschland mit den Wechselwirkungen von Sozialkapital und Religion beschäftigt hat[1062]. Traunmüllers Untersuchung *Religion als Ressource sozialen Zusammenhalts? Eine empirische Analyse der religiösen Grundlage sozialen Kapitals in Deutschland* zeigt deutlich auf, dass sowohl subjektive Religiosität als auch öffentliche religiöse Praxis einen positiven Einfluss auf strukturelle Aspekte der Sozialintegration ausüben. Neben der Einbindung in formelle Netzwerke zivilgesellschaftlichen Engagements, vornehmlich im Rahmen christlicher Konfessionen, präpariert Traunmüller den in den Sozialwissenschaften bisher wenig beachteten sozialintegrativen Charakter von Religion heraus. Mit Blick auf die Daten des Sozio-

---

1059  Siehe Kapitel *3.2 Die Debatte Sorgende Gemeinschaft am Beispiel Caring Community.*
1060  Vgl. Hollstein, B. 2007, S. 53.
1061  Vgl. Kecskes, R./Wolf, C. 1996.
1062  Traunmüller verweist hier u. a. auf Franzen, A./Freitag, M. 2007; Lüdicke, J./Diewald, M. 2007 sowie auf Meulemann, H. 2008 (vgl. Traunmüller, R. 2008).

ökonomischen Panels (SOEP)[1063] kommt er zu dem Ergebnis, dass es einen positiven Zusammenhang zwischen Religiosität und Einbindung in formelle zivilgesellschaftliche Netze gibt. Eine These, die auch von Wuthnow bestätigt wird. Innerhalb von Kirchengemeinden, die als lokale Institution religiöser Beteiligung, als Brücke zwischen Menschen mit verschiedenem Status fungieren können, können nun Ziele realisiert werden, die ohne dieses Netzwerk nicht denkmöglich gewesen wären[1064]. Verba et al. gehen sogar so weit, in diesem Zusammenhang von einem Brutkasten zivilgesellschaftlicher Fähigkeiten zu sprechen[1065].

Veer hat am Beispiel ausgewählter Trägereinrichtungen der freien Wohlfahrtspflege den ganzheitlichen Wert bürgerschaftlich engagierter Menschen mit Perspektive auf die organisatorischen Rahmenbedingungen vor Ort exemplarisch aufgezeigt. Er analysierte die Freiwilligenarbeit sowie die Einbindung des freiwilligen Engagements, um eine Quantifizierung der unbezahlten Arbeit im Rahmen einer Kosten-Nutzen-Analyse zu ermöglichen, und kommt hierbei zu dem Ergebnis, dass ehrenamtliche Arbeit innerhalb solider Rahmenbedingungen in wirtschaftlich gut gestellten Einrichtungen stattfindet. Die Ausprägungen der Freiwilligenstrukturen entsprechen in ihrer operativen Ausrichtung weitgehend dem als idealtypisch geltenden Referenzmodell für Freiwilligendienste[1066]. Er stellt die These auf, dass die Besonderheit der Freiwilligenarbeit in dem Reiz zu liegen scheint, keine exakte Rückzahlung für Leistung zu erhalten, sondern in dem Bewusstsein zu agieren, dass die einzelnen Leistungen ein Produkt individueller oder kollektiver Investitionsstrategien sind. Letztere zielen bewusst oder unbewusst auf die Schaffung und Erhaltung von Sozialbeziehungen ab und bilden früher oder später einen unmittelbaren Nutzen aus[1067].

Die erwähnten Studien lassen darauf schließen, dass die vielfach belegten positiven Korrelationen zwischen Religiosität und aktiver Einbindung in formelle Netzwerke der Zivilgesellschaft bestätigt werden können. Insbesondere die beiden großen Konfessionen in Deutschland bieten die Möglichkeit, ihre

---

1063 Das Sozioökonomische Panel wird im Folgenden mit SOEP abgekürzt. Auf der Basis von Daten des SOEP geht Traunmüller der Frage nach, ob und auf welche Weise individuelle Religiosität gegenwärtig zur Generierung und Aufrechterhaltung von Sozialkapital beiträgt und inwieweit sich hierbei Unterschiede zwischen religiösen Traditionen feststellen lassen. Als abhängige Variablen werden neben der Einbindung in formelle Netzwerke zivilgesellschaftlichen Engagements und in informelle Freundschaftsnetzwerke auch die identitäts- und statusüberbrückenden Potenziale der Netzwerke berücksichtigt.
1064 Vgl. Wuthnow, R. 2002.
1065 Vgl. Verba, S. et al. 2002.
1066 Vgl. Veer, T. 2011.
1067 Vgl. Veer, T. 2011, S. 220.

Mitglieder in vorhandene Strukturen bestmöglich zu integrieren. Traunmüller schlussfolgert, dass religiöse Protestanten in stärkerem Maße zivilgesellschaftlich eingebunden sind als religiöse Katholiken. Vor diesem Hintergrund kann der These Horstmanns, die besagt, dass evangelische Kirchengemeinden einen fruchtbareren Nährboden für soziales Engagement und Beteiligung offerieren[1068], zugestimmt werden. Es bleibt festzuhalten, dass Religiosität, insbesondere die Zugehörigkeit zur evangelischen Kirche, im Zusammenhang mit der Bildung von sozialem Kapital in einer *Caring Community* einen entscheidenden, Brücken bildenden Faktor darstellt.

Diesen Sachverhalt greift Horstmann auf und fokussiert in seinen Ausführungen zu *Caring Communities* den Aspekt der Sozialkapitalbildung. Kirchengemeinden fasst er als *Caring Communities*, als sozialkapitalbildende Orte auf, die aufgrund ihrer flächendeckenden Struktur und ihrer möglichen Engagementpotenziale einen guten Nährboden für Sozialkapitel bilden[1069]. Er fragt, inwiefern Kirchengemeinden soziales Kapital generieren und welche Möglichkeiten sie diesbezüglich bieten. Sein Sozialkapitalverständnis fasst er folgendermaßen zusammen: „Sozialkapital ist Teilhabe-Vermögen(...). Kirchengemeinden sollten sich unter diesem Blickwinkel als ein Ort verstehen, der das Teilhabe-Vermögen derjenigen erhöht, die sich innerhalb der Kirchengemeinde bewegen."[1070] Seine Bemühungen, durch das kirchengemeindliche soziale Netzwerk Teilhabe zu realisieren bzw. Menschen in den Beteilungsbefähigungskreislauf einzugliedern, fokussieren sich mit nach innen gerichtetem Blick auf die konkreten Wirklichkeiten in den jeweiligen Kirchengemeinden. Erklärtes Ziel ist es, für die Kirchengemeinden praktikable Entstehungsbedingungen sowie wirksame Mechanismen und Prinzipien zu finden, um der Debatte über Sozialkapital bzw. dessen Anschlussfähigkeit neue Impulse zu geben und so eine kritische Auseinandersetzung mit den zugrunde liegenden Annahmen und Absichten des Sozialkapitalkonzepts in den volkskirchlichen Wirklichkeiten evangelischer Kirchengemeinden zu gewährleisten[1071]. Darüber hinaus ist in den Augen Horstmanns zu hinterfragen, wie Kirchengemeinden stärkere Beteiligung erreichen können und wie möglichst viele Menschen Zugang zu diesem gemeindlichen Netzwerk finden[1072]. Der Autor führt in diesem Zusammenhang strukturelle Aspekte von Kirchengemeinden ins Feld, so z. B. flächendeckende Strukturen, Begegnungsmöglichkeiten und Gelegenheiten, kos-

---

1068 Vgl. Traunmüller, R. 2008.
1069 Vgl. Horstmann, M. 2011.
1070 Horstmann, M. 2011, S. 6.
1071 Vgl. Horstmann, M. 2010.
1072 Vgl. Horstmann, M. 2011, S. 11.

tenlose 'Teilnahme, Möglichkeiten des Engagements sowie vorhandene Infrastrukturen. Ziel seiner Argumentation ist es, aufzuzeigen, dass Kirchengemeinden einen reichen Nährboden für Sozialkapital bereitstellen können[1073]. Kirchengemeinden dienen primär als Opportunitätsstrukturen, in deren Rahmen
sich zwischenmenschliche Interaktionen vollziehen können. Im Verständnis der
EKD liegen besondere Chancen im Zusammenwirken von Kirchengemeinden
und Diakonie, wobei sich vier verschiedene Ausrichtungen unterscheiden lassen: a) für Benachteiligte im Gemeinwesen, b) für Gemeinwesenarbeit[1074], c)
für Kooperation[1075] und d) für Nachhaltigkeit[1076]. Auch Fehrs betont die strukturellen Vorteile von Kirchengemeinden im Hinblick auf das Anteilhaben an
einer *Caring Community*. Kirchengemeinden, so Bischöfin Fehrs, gehören zur
Nachbarschaft und sind gut funktionierende, organisierte Systeme in den Vier-
teln[1077].

Die bisherigen Ausführungen haben deutlich gemacht, wie Kirchengemeinden und Diakonie-/Sozialstationen durch eine Intensivierung ihrer Beziehungen gemeinsam als eine Art Unternehmensnetzwerk unter Einbeziehung
haupt- und ehrenamtlicher Mitarbeiter und einer strukturellen, räumlichen Vernetzung des Angebotes gemeinsam als Dienstleister agieren können. Dies kann
neben der Verzahnung ehrenamtlicher Arbeit konkret geschehen, indem u. a.
gemeinsam mit der Kirchengemeinde Feste und Feiern organisiert werden oder
leer stehende, nicht mehr genutzte Räumlichkeiten der Gemeinde für die Realisierung der Betreuungsgruppen zur Verfügung gestellt werden; auf diese Weise
werden Orte geschaffen, an denen Betreuungsleistungen realisiert werden können, was wiederum einen positiven Einfluss auf die Sozialkapitalbildung ausübt.

---

1073  Vgl. Horstmann, M. 2011.
1074  Siehe hierzu auch diskursive Praktik Gemeinwesendiakonie in Kapitel *4.2 Diskursive Prakti-
      ken und ihre Sichtbarkeiten.*
1075  Kooperationen basieren auf Interaktions- und Austauschprozessen autonomer, strategie-
      fähiger Akteure mit einem spezifischen Interesse an der Strukturierung und Kontrolle der
      z. T. turbulenten und chaotischen Umwelt (vgl. Bassarak, H./Genosko, W. 2001, S. 20).
1076  Vgl. EKD 2007, S. 27.
1077  Vgl. Fehrs, K. 2016, S. 17.

# 4 Kritische Diskussion von *Caring Community*

Mit dem theoretischen Rüstzeug des vorangegangen Kapitels im Hinterkopf, wende ich mich im vierten Kapitel der Kritischen Diskussion von *Caring Community* zu. Im Zentrum stehen a) die Konkretisierung der Thesen der Untersuchung sowie b) die Beantwortung der Fragestellung, ob es sich bei *Caring Community* um eine Heterotopie handelt. Zu Beginn zeige ich in *Kapitel 4.1* die bereits auf wissenschaftlicher Ebene geäußerte Kritik am Konzept der *Sorgenden Gemeinschaft* auf und erörtere daran anschließend, welches Kritikverständnis dieser Untersuchung zugrunde liegt. Im darauffolgenden *Kapitel 4.2* lege ich Teile des *evangelisch-neoliberalen Community-Dispositivs* offen. Im Anschluss widme ich mich in *Kapitel 4.3* einerseits dem heterotopen und andererseits dem exkludierenden Charakter von *Caring Community* und den zugrunde liegenden binären Codierungen. Der letzte Abschnitt, den ich mit Widerstandspunkte im evangelisch-neoliberalem Machtnetz überschrieben habe, bildet den Abschluss dieses Kapitels. Hier eröffne ich eine weite Perspektive, spanne den Bogen zum bisher Gesagten und kehre zu den Ausgangsüberlegungen der Untersuchung zurück. Im Zentrum soll nicht zuletzt die Frage stehen, wie aus *Caring Communities* echte *Sorgende Gemeinschaften* werden können.

## 4.1 Allgemeine Kritik am Konzept und eigenes Kritikverständnis

Es ist eine Selbstverständlichkeit, dass eine vorschnelle, unreflektierte Übernahme neuer Konzepte in die Irre leitet. So berichtet Görres beispielsweise von Plänen Chinas, nach denen in der Zukunft ganze Städte mit 100.000 bis 150.000 Einwohnern ausschließlich für alte Menschen geschaffen werden sollen[1078]. Derartige Konzepte führen, so Wißmann zu einer Inszenierung von Normalität[1079] oder, nach Müller-Hergl, zu Sonderwelten[1080], die für Menschen mit Demenz beispielsweise in eigens dafür vorgesehene Quartiere münden, welche nach dem Vorbild von sogenannten Demenzdörfern wie *De Hogeweyk* bei Amsterdam konzipiert werden. Indem Forscher solche Debatten aufgreifen,

---

1078 Vgl. Görres, S. 2003, S. 6.
1079 Vgl. Wißmann, P./Ganß, M. 2012.
1080 Vgl. Müller-Hergl, C. 2012, S. 44.

© Springer Fachmedien Wiesbaden GmbH, ein Teil von Springer Nature 2018
M. Krisch, *Die Verräumlichung des Evangeliums im Geist des Kapitalismus*, Vallendarer Schriften der Pflegewissenschaft,
https://doi.org/10.1007/978-3-658-23343-3_4

analysieren und problematisieren, werden Widersprüche und Grenzen der durch die Debatten abgesteckten Sag- und Machbarkeitsfelder aufgezeigt. Angebliche Wahrheiten, die als rational oder als über alle Zweifel erhaben präsentiert werden, können so einer Kritik unterzogen werden[1081]. Blickt man beispielsweise unter der Prämisse, Demenz sei eine Behinderung, auf den dem Konzept der Demenzdörfer innewohnenden paradigmatischen Gedanken der Inklusion, so wird recht schnell offenkundig, dass dem scheinbar innovativen Versorgungskonzept durchaus auch ambivalente Aspekte eigen sind. Brandenburg zeigt diesbezüglich auf, dass die Inklusionsthematik von Menschen mit Demenz von Widersprüchen durchzogen ist. Mit dem konzeptionellen Ansatz der Demenzdörfer wird der Begriff der Inklusion im Sinne einer wohnortnahen Einbeziehung in den öffentlichen Raum konterkariert. Erkrankte Personen müssen nicht nur ihre vertraute Wohn- und Lebensumgebung verlassen, sondern entfernen sich, indem sie ein neues Quartier beziehen, auch von ihrem Zuhause[1082].

**Allgemeine Kritik am Konzept der *Sorgenden Gemeinschaft***

Beschäftigt man sich mit den Publikationen zum Thema *Sorgende Gemeinschaften*, so scheint die dem Konzept innewohnende Kombination aus Markt, Staat und Bürgergesellschaft einen Großteil der sich aus der demografischen Schieflage ergebenden Probleme im Bereich sozialer Daseinsvorsorge zu lösen. Dessen ungeachtet melden sich in vereinzelten Publikationen erste kritische Stimmen zu Wort, denen ich Gehör schenken möchte.

Berner vom Deutschen Zentrum für Altersfragen (DZA) kritisiert, dass die Idee der *Sorgenden Gemeinschaft* als Sammelbehälter für Lösungen oder Antworten für eine Vielzahl von Problemen im Bereich der Unterstützung und Versorgung älterer Menschen fungiert[1083]. Er hebt hervor, dass *Caring Community* als Containerbegriff für zahlreiche verschiedene Elemente herhalten muss und somit sehr unterschiedliche Strukturen wie Familien, Genossenschaften, Kommunen, Mehrgenerationenhäuser und Kirchengemeinden auf sich vereint. Die Überladung des Leitbildes führe dazu, dass *das Konzept* eher als Gesellschaftsentwurf zu sehen ist und Gemeinschaften in diesem verklärt werden[1084].

Klie bemerkt, dass das Leitbild Kontroversen auslöse, indem es in einer problematischen Weise konservative Züge einer rückwärtsgewandten Famili-

---

1081 Vgl. Jäger, S. 2011, S. 93.
1082 Vgl. Brandenburg, H. 2014, S. 365.
1083 Vgl. Berner, F. 2015a, S. 7.
1084 Vgl. Berner, F. 2015a, S. 11.

enpolitik in sich trägt und einen verklärenden Umgang mit Nachbarschaft und Quartieren in modernen Gesellschaften propagiert. Zudem entpflichte es den Sozialstaat und unterwerfe die Bürger in immer stärkerem Maße einem Optimierungsgebot in Sachen Engagement und Sorge[1085]. Darüber hinaus macht er auf die Gefahr aufmerksam, dass *Caring Community* vornehmlich bei Mittelschichtsangehörigen und Bildungsbürgern Anklang findet und unterschiedliche Lebenslagen, Handlungsspielräume, soziale Milieus und Lebensstile eine untergeordnete Rolle spielen[1086]. In einer Podiumsdiskussion auf der Tagung zum Siebten Altenbericht kommt Rathofer vom Bundesforum Katholische Seniorenarbeit zu demselben Schluss. Er weist darauf hin, dass die Kirche selbstkritisch der Tatsache ins Auge sehen müsse, dass ihre Angebote zu sehr auf die Mittelschicht ausgerichtet seien; sie müsse zukünftig darauf achten, Angebote für alle Menschen bereitzuhalten, also auch für diejenigen, die sich am Rande der Gesellschaft bewegten[1087]. Als problematisch bei der Wieder- bzw. Neuentdeckung des Sorgebegriffs erweist sich zudem die Dominanz einer ökonomischen Sichtweise, insbesondere die zunehmend ökonomisierten Logiken im Bereich der Sorgeaufgaben und der mit ihnen verbundenen Degradierung des Menschen zum Kunden bzw. zum Empfänger qualitätsgesicherter Dienstleistungen[1088].

In jüngster Zeit werden zunehmend Stimmen laut, die bemerken, dass die Überwindung der ökonomischen Logik eine unabdingbare Voraussetzung für die Umsetzung des Leitbildes ist. In aller Klarheit kritisiert Klie diesbezüglich mit Nachdruck das Diakonische Werk, das sich auf das ökonomische Paradigma des Kunden stützt und Menschen, denen ihre Solidarität gelten sollte, auf ihre Funktion als Dienstleistungsempfänger reduziert[1089]. Darüber hinaus befürchtet Klie einen Wettbewerb zwischen sich dem Leitbild verschließenden diakonischen Sozialunternehmen und neuen Formen zivilgesellschaftlichen Miteinanders, wie es in Gestalt von *Sorgenden Gemeinschaften* praktiziert wird[1090]. Obendrein gilt es, das in lokalen Gemeinschaften entstehende Spannungsverhältnis zwischen Trägern der Wohlfahrtsverantwortung und gesamtgesellschaftlicher Solidarität zu problematisieren[1091]. In eine ähnliche Richtung gehen Überlegungen, die das Institut für Sozialarbeit und Sozialpädagogik an-

---

1085 Vgl. Klie, T. 2004, S. 37.
1086 Vgl. Klie, T. 2014c, S. 125.
1087 Vgl. Rathofer, F. 2014, S. 16.
1088 Vgl. Klie, T. 2014a, S. 13.
1089 Vgl. Klie, T. 2014a, S. 14 ff.
1090 Vgl. Klie, T. 2014a, S. 18.
1091 Vgl. Klie, T. 2014a, S. 19.

stellt. Das Institut berichtet, dass sich nicht nur Institutionen auf kommunaler Ebene, sondern auch andere Einrichtungen freier und privater Trägerschaften von Pflege- und Sorgeleistungen öffnen müssen. Insbesondere die Werteorientierung der freien Wohlfahrt steht im Einklang mit den Überzeugungen von *Sorgenden Gemeinschaften*[1092].

Aus der Perspektive der Altenpflege setzt sich Brandenburg mit dem Konzept *Caring Community* im Hinblick auf Problematiken der Ausgrenzung auseinander. Am Beispiel der Versorgung von Menschen mit Demenz zeigt er auf, dass es sich beim Inklusionsgedanken um einen grundlegenden Wertewandel handelt, auf dem eine neue Kultur der Sorge unter dem Paradigma der *Caring Community* fußen kann. Er bemerkt ferner, dass in Bezug auf demenziell Erkrankte, insofern sie unter der Kategorie der Behinderung erfasst werden, im Zuge des Leitgedankens der Inklusion Spannungsverhältnisse zutage treten, die es zu diskutieren gilt. Ziel seiner Ausführungen ist die Schärfung der Sensibilität und des Bewusstseins für Exklusionsprozesse, die sich vordergründig vor der Folie einer politisch korrekten Sprache präsentieren. Brandenburg verweist unter dem Gesichtspunkt der Sorge auf die Behindertenrechtskonvention der Vereinten Nationen[1093] und den dort verankerten Grundsatz einer wirksamen und vollständigen Teilhabe an der Gesellschaft. Seine These, es handele sich bei der Inklusionsthematik in Bezug auf Menschen mit Demenz um einen Widerspruch, der den Inklusionsgedanken konterkariere, zielt auf die Tatsache, dass diese Personen sowohl aus dem gesellschaftlichen wie aus dem sozialen Umfeld und ihren familiären Bezügen herausgelöst werden[1094], zugleich aber auch in hohem Maße in das Medizin- und Pflegesystem integriert sind. So leben in der Bundesrepublik Deutschland derzeit beispielsweise über zwei Millionen pflege- und betreuungsbedürftige Individuen, die sehr selten im öffentlichen Leben sichtbar werden. Brandenburgs Argumentation stützt sich u. a. auf Ausführungen Foucaults in *Wahnsinn und Gesellschaft*[1095]. Foucault problematisiert hier anhand von Entwicklungen in Frankreich und England Ausgrenzung als einen grundlegenden Strukturwandel des Seinsverständnisses, das mit Rationalismus, Aufklärung und moderner Wissenschaft ein Denken und Handeln erst wirksam macht, welches sich wiederum nur in der Abgrenzung zum Wahnsinn behaupten könne[1096].

---

1092  Vgl. ISS 2014, S. 54 f.
1093  Siehe Fußnote 912.
1094  An Demenz erkrankte Menschen verlassen ihr Wohnumfeld, um entfernt von ihren Stadt-
       oder Wohnvierteln in Demenzdörfer inkludiert zu werden.
1095  Vgl. Foucault, M. 2013c.
1096  Vgl. Brandenburg, H. 2014.

Hülsken-Giesler und Schnabel, die das Konzept der *Sorgenden Gemein-schaften* aus pflegewissenschaftlicher Perspektive kritisieren, stellen drei weite-re Aspekte heraus: Die im Zusammenhang mit *Sorgenden Gemeinschaften* von Klie propagierte Trennung der Sorge in *Care* und *Cure* reißt die Profession Pflege aus ihrer Entstehung. Bemängelt wird des Weiteren die Naturalisie-rung[1097] eines politischen Programms und dessen neoliberale Ideologie. Der erstgenannte Aspekt führt zu einem Eingriff in die berufsständische Autonomie sowie zu einem Rückfall in überholte Zuschreibungen und Wertemuster. Es fehlen wissenschaftliche Erkenntnisse bzw. es werden pflegewissenschaftliche Einsichten zur Identität der Pflege und zum Wesen pflegerischer Dienstleistun-gen missachtet. Die Trennung in *Care* und *Cure* führt laut den Autoren zu einer Deprofessionalisierung von Pflege. Mit dem Konzept *Sorgende Gemeinschaft* wird, so die Kritik, eine von Menschen geschaffene Ordnung beschrieben, die sich aus der Natur der Dinge konstituiert. Die Naturalisierung des Konzepts be-treffend werden vier Implikationen benannt: a) Lebensweltliche Hilfen sind nicht nur tragfähig, sondern auch qualitativ höherrangiger als professionelle, b) Hilfsbereitschaft ist eine belastbare menschliche Eigenschaft, c) das Leben in kleinen lokalen Gemeinschaften entspricht der natürlichen menschlichen Le-bensweise, d) das ursprüngliche Wesen des Menschen taugt als Maßstab für die Existenz in der Moderne und e) das Alte ist besser als das Neue. Darüber hin-aus erkennen Hülsken-Giesler und Schnabel mit Rekurs auf Friesacher, Lesse-nich und Rose die neoliberale Grundstruktur des Konzepts, die sie in folgende vier Punkte zusammenfassen: a) *Sorgende Gemeinschaften* sind Teil eines poli-tischen Trends zur Individualisierung sozialer Probleme und zur Vergemein-schaftung sozialstaatlicher Aufgaben, b) *Sorgende Gemeinschaften* lassen sich in eine Reihe mit anderen Programmen zur Förderung von Eigenverantwortung und Selbststeuerung im Sozial- und Gesundheitswesen stellen, c) die postulierte Natürlichkeit sozialen Engagements ist eine Form der Naturalisierung politi-scher Grenzziehung und d) die *Community* ist eine über die Zugehörigkeit zu Werte- und Identitätsgemeinschaften organisierte Form politischer Menschen-führung[1098].

Es bleibt festzuhalten, dass Kritik am Leitbild *Sorgende Gemeinschaft* vereinzelt, sporadisch und nur ansatzweise geäußert wird. Eine systematische, fundierte Auseinandersetzung bzw. eine detaillierte Ausarbeitung einzelner

---

1097 Unter Naturalisierung wird die Annahme verstanden, dass gesellschaftliche Ordnungen nicht sozial hergestellt, sondern aus der Natur der Dinge heraus gegeben sind.
1098 Vgl. Hülsken-Giesler, M./Schnabel, M. 2016, S. 8 ff.

Kritikpunkte ist bisher nicht erfolgt. *Tabelle 4* fasst die Kernaspekte der vorgebrachten Kritik überblicksartig zusammen:

*Tabelle 4:*    Kritikpunkte am Konzept *Sorgende Gemeinschaften*

| Autor | Kritikpunkte |
|---|---|
| Berner, F. | • Sammelbehälter für Lösungen oder Antworten zu einer Vielzahl von Problemen im Bereich der Unterstützung und Versorgung älterer Menschen<br>• Verklärung von Gemeinschaften |
| Brandenburg, H. | • Exklusionsprozesse |
| Klie, T. | • konservative Ausrichtung<br>• rückwärtsgewandte Familienpolitik<br>• verklärender Umgang mit Nachbarschaft<br>• Entpflichtung des Sozialstaates<br>• Optimierungsgebot in Sachen Sorge und Engagement<br>• Dominanz einer ökonomischen Sichtweise/zunehmend ökonomisierte Logik im Bereich der Sorge<br>• Wettbewerb zwischen diakonischen Sozialunternehmen und *Sorgenden Gemeinschaften*<br>• Spannungsverhältnis zwischen gesamtgesellschaftlicher Solidarität und Trägern von Wohlfahrtsverantwortung<br>• Konzept für das Bildungsbürgertum (Gerechtigkeitsdebatte)<br>• Diakonisches Werk reduziert Menschen auf Kunden |
| Rathofer, F. | • auf die Mittelschicht ausgerichtet; nicht auf Menschen am Rande der Gesellschaft zugeschnitten |
| Hülsken-Giesler, M. /Schnabel, M. | • Trennung von *Care* und *Cure* führt zur Deprofessionalisierung von Pflege<br>• Naturalisierung eines politischen Programms<br>• *Sorgende Gemeinschaften* folgen einem neoliberalen Ideal<br>• Vergemeinschaftung sozialpolitischer Aufgaben |

**Kritik als Kunst, nicht regiert zu werden**

Die drei abschließenden Kapitel nehmen nun thesengeleitet die von Wegner konzipierte Vision der *Caring Community* in den Blick, um sie einer ausführlichen Kritik zu unterziehen. Dieses Vorhaben setzt in einem ersten Schritt voraus, zu verdeutlichen, von welchem Kritikverständnis die weiteren Ausführungen abhängen. Hierzu soll zunächst der Begriff *Kritik* bzw. die damit verbundene Tätigkeit des Kritisierens, den ich, Foucault folgend, als Kunst, nicht regiert zu werden[1099], verstehe, betrachtet werden. Zu diesem Zweck bediene ich mich noch einmal der Gedanken Foucaults, die er in seinem 1978 vor der *Société française de philosophie*[1100] gehaltenen Vortrag *Was ist Kritik?* [1101] äußerte. Ich gehe der Frage nach, inwieweit Foucaults Auffassungen über den Begriff der Kritik[1102] mit denen der Aufklärung und der Kritischen Theorie zusammenhängen, und arbeite auf diese Weise ein für die vorliegende Untersuchung grundlegendes Kritikverständnis heraus.

Aus einer Vielzahl kritischer Theorien ist die foucaultsche Kritikform besonders geeignet für die Analyse von Prozessen im humanwissenschaftlichen Kontext. Die Stärke seines Ansatzes liegt erstens in der Machtanalyse sowie Praxisnähe und zweitens in der möglichen Verbindung und Anschlussfähigkeit an normativ gehaltvolle Varianten kritischer Theorie[1103]. Kritische Wissenschaft kann aus einem solchen Kritikverständnis heraus Vorschläge zur Diskussion stellen, die in sozialen Bewegungen und Praxisfeldern verschiedenster Art diskutiert und auf ihre Umsetzung hin analysiert oder geprüft werden können. Überdies hat diese Kritikform die Aufgabe, die Gehalte von Wissen aufzudecken und Inhalte zu hinterfragen[1104]. Foucaults Kritikverständnis kann dazu dienen, Dinge voneinander zu unterscheiden. Es fungiert quasi als Sieb, wenn man sich die dem Wortsinn von Kritik entsprechende Metapher vor Augen rufen möchte. Im Rahmen dieser Untersuchung ermöglicht Kritik, die Struktur dispositiver Praktiken im Macht-Wissen-Feld *Caring Community* zu analysieren. Mit ihrer Hilfe kann aufzeigt werden, wie sich zwei Wahrheiten, die des Evangeliums und die des Marktes, hegemonial ausbreiten und die Menschen durch ein sozialpolitisches Konzept durch jenseitige Wahrheiten regiert werden.

Foucault hat an einigen Stellen seines Gesamtwerkes ausgeführt, was er genau unter Kritik versteht. Er rekurriert auf Kant, geht zu Beginn des Semesters 1982/1983 in den ersten beiden Vorlesungen auf den Begriff der Aufklärung ein und interpretiert dessen Text *Was ist Aufklärung?*[1105] im Hinblick auf

---

1099 Vgl. Foucault, M. 1992b, S. 12.
1100 Die *Société française de philosophie* ist eine französische Gelehrtengesellschaft.
1101 Vgl. Foucault, M. 1992b.
1102 Das Wort *Kritik* stammt vom griechischen *krinein* ab und kann mit ‚unterscheiden' oder auch ‚sieben' übersetzt werden. Bleiben wir bei der Metapher des Siebes, so zeigt sich, wie mittels Kritik etwas ausgesiebt wird bzw. etwas, was von anderem abweicht, übrig bleibt. Ein Kriterium dient der Unterscheidung von Dingen, die verschieden beschaffen sind.
1103 Vgl. Friesacher, H. 2011, S. 344.
1104 Vgl. Jäger, S. 2008, S. 7 f.
1105 Vgl. Kant, I. 2004.

die Beziehung zwischen Regierung des Selbst und Regierung der Anderen. Diese Vorlesung steht in engem Zusammenhang mit seinem grundlegenden, bereits oben benannten Vortrag (*Was ist Kritik?[1106]*). Neben der Vorlesung vom 5. Januar 1983 existieren zwei Artikel Foucaults mit derselben Überschrift, publiziert zum einen in der Zeitschrift *The Foucault Reader* sowie zum anderen im *Magazine littéraire*. Beide Texte sind im Sammelband *Dits et Ecrits. Schriften 4. 1980 bis 1988* erschienen. Dem frühzeitigen Ableben Foucaults ist es geschuldet, dass der Text *Was ist Kritik?* zunächst nicht in seiner ursprünglichen, nicht redigierten Fassung abgedruckt wurde. Erst im Jahr 1990 erscheint er erstmals in Frankreich, zwei Jahre später wird die Schrift auch in deutscher Sprache veröffentlicht.

Foucault zeigt in seinem Text *Was ist Kritik?[1107]* Gemeinsamkeiten verschiedener Kritikbegriffe auf, als deren gemeinsamer Nenner „(...) eine bestimmt Art zu denken, zu sagen, zu handeln auch, ein bestimmtes Verhältnis zur Gesellschaft, zur Kultur, ein Verhältnis zu den anderen (...)"[1108] bestimmt werden kann. Aufgabe von Kritik ist es demzufolge nicht, über richtig oder falsch zu urteilen, sondern vielmehr dem Zusammenspiel von Macht und Wissensformen und der darauf folgenden Produktion von Wahrheiten, die die Grundlage verschiedener Existenzweisen des einzelnen Individuums bilden, nachzugehen. Schon zu Beginn seines Plädoyers wird dieser Zusammenhang von Regierung, Kritik und Wahrheit deutlich – was es heißt, Kritik zu üben: „Nicht regiert werden wollen heißt schließlich auch: nicht als wahr annehmen, was eine Autorität als wahr ansagt, oder jedenfalls nicht etwas als wahr annehmen, weil eine Autorität es als wahr vorschreibt. Es heißt: etwas nur annehmen, wenn man die Gründe es anzunehmen selber für gut befindet."[1109] Als Wissenschaftler Kritik zu üben, bedeutet demnach, Wahrheit auf ihre Machteffekte hin zu untersuchen. Kritik wird von Foucault als Kunst verstanden, sich nicht durch scheinbare Wahrheiten regieren zu lassen. Er schreibt: „Als Gegenstück zu den Regierungskünsten, gleichzeitig als ihre Partnerin und ihre Widersacherin, als Weise, ihnen zu misstrauen, sie abzulehnen, sie zu begrenzen und sie auf ihr Maß zurückzuführen, sie zu transformieren, ihnen zu entwischen oder sie immerhin zu verschieben zu suchen, als Posten zu ihrer Hinhaltung und doch auch als Linie der Entfaltung der Regierungskünste ist damals in Europa eine Kulturform entstanden, eine moralische und politische Haltung, eine Denkungsart,

1106 Foucault, M. 1992b.
1107 Vgl. Foucault, M. 1992b, S. 12.
1108 Foucault, M. 1992b, S. 8.
1109 Foucault, M. 1992b, S. 14.

welche ich nenne: die Kunst, nicht regiert zu werden bzw. die Kunst, nicht auf diese Weise und um diesen Preis regiert zu werden."[1110]
    Den Begriff der Regierung verwendet Foucault als Technik bzw. Verfahrensweise, die bezweckt, das Verhalten von Menschen zu steuern[1111]. Kritik lässt sich auf eine Bewegung zurückführen, die sich gegen regierende Führungspraktiken wendet, die sich auf das Verhältnis des einzelnen Menschen z. B. zum Evangelium oder zum Markt bezieht. Diese Art von Gegen-Verhalten leitet Foucault historisch her: Als „(...) die Menschenregierung wesentlich eine geistige Kunst war bzw. eine religiöse Praktik, die an die Autorität der Kirche, an das Lehramt der Heiligen Schrift gebunden war, lief der Wille, nicht regiert zu werden, darüber, daß man zur Heiligen Schrift ein anderes Verhältnis suchte als dasjenige, das mit der Lehre von Gott verbunden war; nicht regiert werden wollen hieß, das kirchliche Lehramt verweigern, zurückweisen oder einschränken; es hieß, zur Heiligen Schrift zurückkehren; es hieß sich fragen, was in der Schrift authentisch ist, was in der Schrift tatsächlich geschrieben worden ist, welche Art von Wahrheit von der Schrift gesagt wird, wie man den Zugang zu dieser Wahrheit der Schrift in der Schrift und vielleicht trotz des Geschriebenen findet; schließlich hieß es sogar zu der einfachen Frage vordringen: ist die Schrift wahr?"[1112] In der zweiten Hälfte des Mittelalters bereiteten alle Auseinandersetzungen, die um das Pastorat geführt wurden, die Reformation vor, sie formten im übertragenen Sinne die geschichtliche Schwelle, auf der sich eine kritische Haltung entwickelte[1113]. Foucault hebt den Zusammenhang von Kritik und historischen Geschehnissen hervor: „Wenn es wahr ist, daß die Reformation ohne Zweifel eher eine große pastorale Schlacht als eine große doktrinelle Schlacht war, wenn es wahr ist, daß in der Reformation die Art und Weise auf dem Spiel stand, wie die pastorale Macht ausgeübt wird, dann war das, was aus der Reformation folgte, das heißt eine protestantische Welt oder eine Welt protestantischer Kirchen und die Gegenreformation, dann waren diese beiden Welten, diese Serie von Welten keine Welten ohne Pastorat. Es ist im Gegenteil ei-

---

1110  Foucault, M. 1992b, S. 12. Neben dieser hier verwendeten Definition von Kritik als Kunst, nicht regiert zu werden, bzw. als Kunst, nicht auf diese Weise und um diesen Preis regiert zu werden, verwendet Foucault im Laufe der Zeit verschiedene Formulierungen: a) „(...) der Wille, nicht dermaßen regiert zu werden (...)" (Foucault, M. 1992b, S. 13; 28), b) „(...) Kunst, sich nicht regieren zu lassen (...)" (Foucault, M. 1992b, S. 21), c) (...) vor allem aufgrund eines entschiedenen Willens nicht regiert zu werden, jenes entschiedenen Willens – einer individuellen und zugleich kollektiven Haltung, aus seiner Unmündigkeit herauszutreten (...)" (Foucault, M. 1992b, S. 41).
1111  Zum Begriff Regierung bei Foucault siehe *2.2 Der Machtbegriff bei Michel Foucault.*
1112  Foucault, M. 1992b, S. 13.
1113  Vgl. Foucault, M. 1992b, S. 44.

ne enorme Stärkung der pastoralen Macht aus diesen Serien von Unruhen und Revolten hervorgegangen."[1114]

Wahrheit und Macht sind zwei unterschiedliche Kategorien und Erkenntnisraster, deren Beziehung zueinander durch ihr Netz bzw. ihre Spiele miteinander zu charakterisieren und zu entwirren ist. Die Begriffe Macht, Wahrheit und Subjekt überschreiben auch das kritische Projekt der vorliegenden Arbeit, deren zentrales Anliegen die Analyse von Machtstrukturen im Feld der diakonischen Gemeindepflege ist. Genau in dieser Beziehung sieht auch Foucault den Kern aller Kritik: „Vor allem aber sieht man, daß der Entstehungsherd der Kritik im wesentlichen das Bündel der Beziehungen zwischen Macht, der Wahrheit und dem Subjekt ist."[1115] Kritik, so Foucault weiter, „(...) ist (...) die Bewegung, in welcher sich das Subjekt das Recht herausnimmt, die Wahrheit auf ihre Machteffekte hin zu befragen und die Macht auf ihre Wahrheitsdiskurse hin. Dann ist die Kritik die Kunst der freiwilligen Unknechtschaft, der reflektierten Unfügsamkeit. In dem Spiel, das man die Politik der Wahrheit nennen könnte, hätte die Kritik die Funktion der Entunterwerfung (...)."[1116]

## Zum Zusammenhang von Kritik und Aufklärung

Laut Foucault ist das Ziel der Aufklärung in der Neuverteilung der Beziehung zwischen Regierung des Selbst und des Anderen zu suchen[1117]. Ganz im Sinne Senecas kann auf diese Art der Vernunft und nicht dem Glauben an einen Gott die Steuerung des Lebens anvertraut werden[1118]. Vertraue keiner Autorität, nur dem eigenen Verstand und schon gar nicht Menschen, die von überirdischer Hoffnung künden. So oder so ähnlich könnte heutzutage ein werbewirksamer Slogan der Aufklärung lauten. Der Begriff Aufklärung meint zunächst eine Epoche, die als Beginn der modernen Philosophie verstanden werden kann. Große Denker dieser Zeit wandten sich gegen Religiosität, Gehorsam und Aberglauben, sie betonten den Verstand und die Vernunft des Menschen. Insbesondere Kant und Friedrich der Große, dessen religiöse Toleranz für die Durchsetzung der Aufklärung entscheidend war, prägten den deutschsprachigen Raum mit der Leitidee, dass jeder Mensch für sich allein seinen Weg finden solle. Foucault hebt Friedrichs Rolle hervor und bemerkt: „Friedrich von Preußen ist das Antlitz der Aufklärung selbst, ihr wesentlicher Akteur, der, wie es

---

1114 Foucault, M. 2006b, S. 220.
1115 Foucault, M. 1992b, S. 15.
1116 Foucault, M. 1992b, S. 15.
1117 Vgl. Foucault, M. 2012d, S. 53.
1118 Vgl. Seneca 2007b, S. 235.

sich gehört, das Spiel zwischen Gehorsam und Privatgebrauch, Universalität und öffentlichem Gebrauch neu verteilt."[1119] Europäische Aufklärer wie Isaac Newton, Denis Diderot, Marquês de Pombal, Erasmus Darwin oder Voltaire versuchten in dieser Zeit, die Macht des Glaubens in einer durch die Kirche geprägten Gesellschaft durch die Macht des Wissens zu ersetzen.

Foucaults Kritikverständnis ist ohne Kant undenkbar. Kant definiert in seinem berühmten Aufsatz *Was ist Aufklärung?* wie folgt[1120]: „Aufklärung ist der Ausgang des Menschen aus seiner selbstverschuldeten Unmündigkeit. Unmündigkeit ist das Unvermögen, sich seines Verstandes ohne Leitung eines anderen zu bedienen. Selbstverschuldet ist diese Unmündigkeit, wenn die Ursache derselben nicht am Mangel des Verstandes, sondern der Entschließung und des Mutes liegt, sich seiner ohne Leitung eines andern zu bedienen."[1121] Mit diesen Zeilen definiert Kant, was unter Aufklärung zu verstehen ist. Er erläutert zudem, welche Gründe vorliegen, wenn Menschen sich in einem noch nicht aufgeklärten Zustand befinden. Foucault nimmt Kants Text über die Aufklärung zum Anlass und Ausgangspunkt seiner Begriffsdefinitionen von Kritik und merkt an: „Was Kant als Aufklärung beschrieben hat, ist eben das, was ich als Kritik charakterisiere."[1122] Die implizite Beziehung zwischen Kritik und Aufklärung hat Kant als Wirkung und gleichsam als Widerhall beschrieben[1123]. Kants *„Sapere aude*[1124]! Habe Mut, dich deines eigenen Verstandes zu bedienen!"[1125] wird zum Leitgedanken der Aufklärung und ist gleichzeitig Quell Foucaults Kritikverständnis.

Kant gebraucht in seinem Text das Bild des Gängelwagens, um zu verdeutlichen, dass ein unmündiger Mensch nicht in der Lage ist, seinen Verstand selbstständig zu benutzen. Begründet liegt dieser Mangel nicht in Machtverhältnissen, sondern vielmehr darin, dass der unmündige Mensch nicht imstande ist, sich selbst zu führen – oder dies schlichtweg ablehnt[1126]. Er führt u. a. die Seelsorgebeziehung als Beispiel unmündigen Umgangs der Menschen mit ihrem Verstand an: „Es ist so bequem, unmündig zu sein. Habe ich ein Buch, das für mich Verstand hat, einen Seelsorger, der für mich Gewissen hat, einen Arzt,

---

1119 Foucault, M. 2012d, S. 60.
1120 Kant, I. 2004.
1121 Kant, I. 2004, S. 5.
1122 Foucault, M. 1992b, S. 16.
1123 Vgl. Foucault, M. 2012d, S. 51.
1124 Hervorhebung des Verfassers.
1125 Kant, I. 2004, S. 5.
1126 Vgl. Foucault, M. 2012d, S. 48.

der mich für mich die Diät beurteilt usw., so brauch ich mich ja nicht selbst bemühen."[1127]

Bei Leitung des Gewissens durch einen Geistlichen, wie es bei der Pastoralmacht geschieht, wird der eigene Verstand nicht mehr benutzt, ja, das Subjekt verliert in diesem permanenten Abhängigkeitsverhältnis sogar die Fähigkeit, sich seines eigenen Verstandes zu bedienen. Die Ursachen für diese Art der Regierung erklärt Kant folgendermaßen: „Wenn die Menschen sich in diesem Zustand der Unmündigkeit befinden, wenn sie sich der Leitung anderer unterstellen, dann nicht deshalb, weil die anderen die Macht erobert hätten, und auch nicht, weil man ihnen diese Macht in einem grundlegenden Abkommen verliehen hätte. Der Grund der Unmündigkeit liegt darin, daß die Menschen nicht imstande sind, sich selbst zu führen oder es nicht wollen und daß andere entgegenkommenderweise sich erboten haben, sie unter ihre Führung zu stellen."[1128] Indem das Subjekt in der beschriebenen Art und Weise seinen Verstand durch die Autorität anderer ersetzt, gerät es in den Zustand der unmündigen Abhängigkeit. Diese besteht in dem Maße, wie das Individuum Autoritäten gegenüber sich selbst ins Spiel bringt[1129]. „Faulheit und Feigheit sind die Ursachen, warum ein so großer Teil der Menschen, nachdem sie die Natur längst von fremder Leitung freigesprochen [hat,] (...) dennoch gerne zeitlebens unmündig bleib[t]; und warum es anderen so leicht wird, sich zu deren Vormündern aufzuwerfen."[1130] Eigene vernunftgeleitete Schlussfolgerungen herzustellen, aus diesen wiederum Maximen für das eigenen Handeln abzuleiten, ist in diesem Zustand des Regiertwerdens nicht mehr möglich.

Kant unterscheidet in öffentlichen und privaten Gebrauch persönlicher Vernunft: „Der öffentliche Gebrauch seiner Vernunft muß jederzeit frei sein, und der allein kann Aufklärung unter den Menschen zustande bringen; der Privatgebrauch derselben aber darf öfters sehr eng eingeschränkt sein, ohne doch darum den Fortschritt der Aufklärung sonderlich zu hindern."[1131] Herrscht ein

---

1127 Kant, I. 2004, S. 5.
1128 Foucault, M. 2012d, S. 48.
1129 Vgl. Foucault, M. 2012d, S. 49. „Es ist die Art und Weise, wie es das moralische Gewissen eines Seelsorgers, der ihm sagt, was es zu tun hat, an die Stelle seines eigenen Gewissens setzt. Und schließlich ist es eine bestimmte Art und Weise, sich des eigenen technischen Wissens für das eigene Leben zu bedienen, durch die es das Wissen eines Arztes an die Stelle dessen setzt, was es selbst über sein eigenes Leben wissen, entscheiden und vorhersagen kann." (Foucault, M. 2012c, S. 49).
1130 Kant, I. 2004, S. 5.
1131 Wird dieses Modell auf eine Maschinenlogik von Organisationen übertragen, so versteht sich das einzelne Subjekt als Zahnrad, welches speziell einer Tätigkeit nachkommen muss, damit der gesamte Apparat in produktiver Bewegung bleibt. Unmündigkeit, so Foucaults Interpretation, liegt immer dann vor, wenn das Prinzip des Gehorsams in Organisationen, das mit dem

Gleichgewicht zwischen privatem und öffentlichem Gebrauch, so liegt Mündigkeit vor: „Wenn der vom Gebrauch der Vernunft wohl getrennte Gehorsam gänzlich und unbedingt für den Privatgebrauch gilt (d. h., wenn wir als Staatsbürger, als Beamte, als Soldaten, als Mitglieder einer religiösen Gemeinschaft usw. gehorchen) und wenn andererseits der Gebrauch der Vernunft sich in der Dimension des Universellen abspielt, d. h. in der Öffnung auf ein Publikum, demgegenüber keinerlei Pflicht besteht oder vielmehr keine Beziehung des Gehorsams oder der Autorität."[1132] Einem laizistischen Staat, dessen Bürger sich den Gesetzen unterwerfen, oder einer Religion, deren Glaubenssätze zur unabänderlichen Leitlinie von Menschen werden, stünde ein vernunftgeleitetes Leben, wie es Kant formuliert, nicht entgegen. Freiheit wird in beiden Begriffen als zwingende Bedingung bestimmt: Ohne Freiheit ist keine Aufklärung und auch keine Kritik möglich. Durch Kritik erlangt das unterworfene und regierte Individuum einen immer freiheitlicheren Subjektstatus. Kant betont: „Daß aber ein Publikum sich selbst aufkläre, ist eher möglich; ja es ist, wenn man ihm nur Freiheit läßt, beinahe unausbleiblich."[1133] Kants Freiheitsbegriff ist hier deutlich an den öffentlichen Gebrauch der Vernunft gekoppelt. Zweitgenannte Tätigkeit fällt in den Privatgebrauch der Vernunft. Die Freiheit, so Kant, darf des Öfteren sehr eingeschränkt sein, ohne aber den Fortschritt der Aufklärung zu hindern: „Hier ist es nun freilich nicht erlaubt zu räsonieren; sondern man muß gehorchen."[1134] Wird dieses Modell auf eine Maschinenlogik von Organisationen übertragen, so versteht sich das einzelne Subjekt als Zahnrad, welches speziell einer Tätigkeit nachkommen muss, damit der gesamte Apparat in produktiver Bewegung bleibt. Unmündigkeit, so Foucaults Interpretation, liegt immer dann vor, wenn das Prinzip des Gehorsams in Organisationen, das mit dem Nichtgebrauch der Vernunft einhergeht, nicht nur im privaten Gebrauch, sondern auch den öffentlichen Gebrauch des Verstandes überlagert[1135].

Die Frage, was Kritik sei, beinhaltet ebenso die Frage, was Aufklärung sei. Beide Fragen sind zu jedem Zeitpunkt modern, wenn sich das Subjekt in Bezug auf seine jeweilige Gegenwart positioniert[1136]. Foucault sieht an dieser Stelle

---

Nichtgebrauch der Vernunft einhergeht, nicht nur im privaten Gebrauch, sondern auch den öffentlichen Gebrauch des Verstandes überlagert (Foucault, M. 2012c, S. 17).

1132 Foucault, M. 2012d, S. 58.
1133 Kant, I. 2004, S. 6.
1134 Kant, I. 2004, S. 6.
1135 Foucault, M. 2012c, S. 17.
1136 Als modern werden Dinge bezeichnet, die im Jetzt Aktualität besitzen. Im Frühmittelalter fungierte der Begriff *modernus* als Epochen abgrenzende, wertneutrale Bezeichnung der Gegenwart.

eine Polarität zwischen Antike und Moderne[1137]. Seine Aktualität gewinnt dieses Verhältnis in seiner spezifischen Stellung zur Antike. Handlungsleitend kann die Frage nach einer zu akzeptierenden oder abzulehnenden Autorität bzw. die Überlegenheit der Antike gegenüber der Moderne sein[1138]. Letztere ist also nicht eine Epoche wie das Mittelalter; Foucault interpretiert diesen Modernitätsbezug als Gegenwartszugehörigkeit: „Das bedeutet, daß sich für ihn nicht mehr bloß oder überhaupt nicht mehr die Frage nach seiner Zugehörigkeit zu einer Lehre oder zu einer Tradition stellt, auch nicht mehr die Frage nach seiner Zugehörigkeit zur menschlichen Gemeinschaft im allgemeinen, sondern die Frage nach seiner Zugehörigkeit zu einem bestimmten wir, zu einem wir, das sich in einem mehr oder weniger weiten Sinne auf ein charakteristisches kulturelles Ganzes seiner eigenen Gegenwart bezieht."[1139] Modern ist also, wenn die Gegenwart als geschichtlicher Zeitabschnitt historisch analysiert, bewertet und eingeordnet wird. Die Moderne artikuliert im Gegensatz zur Antike, die etwas Altes aufzeigt, etwas Neues. Moderne Kunst, moderne Literatur oder moderne Wissenschaft – im Sinne von neu Geschaffenem – kann sich dennoch an der Antike und dem Zeitalter der Aufklärung orientieren. Unmündigkeit, aus welcher die Aufklärung herausführen soll, kann durch die verdorbene Beziehung zwischen dem Gebrauch der eigenen Vernunft und der Führung durch andere bestimmt werden[1140].

## Zur Kritischen Theorie der Frankfurter Schule

Abschließend soll im Folgenden die Kritische Theorie und deren Verhältnis zu den zuvorderst erläuterten Begriffen Kritik und Aufklärung angerissen werden. Ausgehend von der Gründung des Instituts für Sozialforschung[1141] in Frankfurt am Main durch den Mäzen Felix Weil, setzten sich zunächst Theodor Adorno, Max Horkheimer, später Jürgen Habermas und Axel Honneth mit Hegel, Marx und Freud und deren Sichtweisen auf gesellschaftliche Prozesse auseinander. Zur Frankfurter Schule gehören neben den benannten Personen auch Denker

---

1137 Vgl. Foucault, M. 2012d, S. 29.
1138 Vgl. Foucault, M. 2012d, S. 31.
1139 Foucault, M. 2012d, S. 29.
1140 Vgl. Foucault, M. 2012d, S. 52.
1141 Das Institut für Sozialforschung wurde 1923 gegründet. Horkheimer übernahm 1931 als Direktor dessen Leitung und emigrierte samt Institut im Jahr 1934 in die Vereinigten Staaten an die Columbia University in New York. Im Jahr 1950 kehrte das Institut für Sozialforschung nach Frankfurt am Main zurück und nahm seine wissenschaftliche Tätigkeit wieder auf. Im Jahr 1959, nachdem Horkheimer emeritiert war, übernahm Adorno die Leitung des Instituts bis zu seinem Tod im Jahr 1969. Bis 2001 wurde das Institut für Sozialforschung durch den Institutsrat geleitet. Seit 2001 bekleidet Axel Honneth die Direktorenposition.

wie Walter Benjamin, Herbert Marcuse oder Erich Fromm. Ansinnen dieser Personen war es, gesellschaftliche Probleme aus marxistischer Perspektive zu analysieren. Die Kritische Theorie der Frankfurter Schule folgt dem aufklärerischen Grundgedanken, der auch Foucaults Kritikbegriff innewohnt. Die Frage nach konstitutiven Elementen der Kritischen Theorie ist nicht einfach zu beantworten. Sie will das bezeichnen, was überwunden werden soll, ohne spekulative Gedanken oder Anleitungen zur Umsetzung zu gebrauchen. Hierzu versucht die Frankfurter Schule Marx und Freud zusammenzudenken. Kritische Theorie, begriffen als ein Projekt in der Tradition der Aufklärung, beschäftigt sich mit den Einschränkungen der Vernunft durch den Kapitalismus. Sie verfolgt dabei das Ziel, die Mündigkeit des Einzelnen sowie rationale gesamtgesellschaftliche Verhältnisse herzustellen.

Mit der *Dialektik der Aufklärung*, einer Essaysammlung, legten Adorno und Horkheimer den Grundstein für die Kritische Theorie der Frankfurter Schule. Geprägt durch die Erfahrungen des Nationalsozialismus gingen sie den Fragen nach, warum die fortschreitende Aufklärung der Gesellschaft nicht in eine bessere Welt mündete, sondern zu den Geschehnissen des sogenannten Dritten Reichs geführt habe, und warum die Linke hier gescheitert sei. Warum ist die Welt so, wie sie ist, und was ist falsch daran? Derartige Fragen sowie eine reflektierte Analyse der bürgerlich-kapitalistischen Gesellschaft stehen im Zentrum der Kritischen Theorie. Nicht der Blick von außen auf die Gesellschaft, sondern die Suche nach der Antwort im Inneren prägte die Überlegungen der deutschen Vordenker der Kritischen Theorie. Auf der Grundlage einer Verwirklichung der Vernunft sollten Freiheit und Gleichheit in der Gesellschaft gewährleistet werden. Kritische Theorie fragt danach, wem etwas nützt und warum die Gesellschaft so ist, wie sie ist. Als Ziel dieser Überlegungen kann die Erziehung des Menschen zu einem mündigen Bürger bezeichnet werden, was voraussetzt, dass die Strukturen der Gesellschaft so beschaffen sind, dass ein Leben selbstbestimmt und in Freiheit möglich ist. Als Lebens- und Denkform beschreibt die Kritische Theorie eine Verweigerungshaltung gegenüber dem bestehenden kapitalistischen System und seinen Missständen. Ihr Anliegen kann prinzipiell als Kritik der bürgerlichen Klasse an den Strukturen der Gesellschaft verstanden werden. Alles, was sich der Totalität gesellschaftlicher Strukturen nicht unterwirft, wie z. B. kranke oder kriminelle Menschen, wird ausgeschlossen – hier setzt die Kritik der Frankfurter Schule an und bezieht sich auf eben diese Totalitätstendenzen der Gesellschaft.

Marcuse geht davon aus, dass es zu den Absichten einer kritischen Theorie gehört, die Wurzeln der gegenwärtigen Entwicklungen in einer Gesellschaft zu erforschen und ihre geschichtlichen Alternativen zu hinterfragen, um auf diesem Wege die menschliche Lage im Allgemeinen zu verbessern[1142]. Das kritische Denken, so Marcuse weiter, ist bestrebt, den irrationalen Charakter der vorhandenen Rationalität und die Tendenzen zu bestimmen, die sie dazu veranlassen, die eigene Transformation hervorzubringen[1143]. Kritik in der Tradition der Frankfurter Schule ist nicht radikal an Änderungen interessiert, sie entwirft keine Utopien, sondern benennt und beschreibt in erster Linie Missstände, die überwunden werden sollen. Ein reines Erfassen von Zuständen kann allerdings zu affirmativer, alternativloser Übernahme bestehender Ordnungen führen. So lernen wir bereits in der Schule unseren demokratischen oder verfassungsrechtlichen Rahmen zu beschreiben, u. a., indem wir einzelne Grundgesetze auswendig aufsagen müssen. Es ist nicht möglich, gegen einzelne Gesetze zu opponieren, die sich innerhalb dieses gesetzten Rahmens befinden. So ist es beispielsweise moralisch und gesetzlich verboten, am demokratischen Grundgerüst Kritik zu üben und sich dagegen aufzulehnen. Kritik hat sich immer innerhalb dieses Rahmens zu bewegen. Radikale Änderungen können aber durch bloße Beschreibungen und Begründungen nicht vorgenommen werden. Aus der Angst heraus, diese Gedanken, Überlegungen und Thesen könnten für gewaltsame Umbrüche nutzbar gemacht werden, lässt sich die eher passive Rolle der Kritischen Theorie, insbesondere mit Blick auf die Erfahrungen mit dem Nationalsozialismus und des Dritten Reichs, erklären.

In einer Vorlesung am *Collège de France* bezieht sich Foucault auf Analysen der Kritischen Theorie der Frankfurter Schule und deren Untersuchungen zu Rationalisierungsphänomenen. Foucault schlägt die Analyse von Machtbeziehungen vor[1144], wobei auch ihm an einer Verbesserung der menschlichen Lage gelegen ist. Man kann sagen, dass Foucaults Vorstellungen von der Freiheit des Menschen in der Tradition der Frankfurter Schule stehen. Im Gegensatz zu den Theoretikern, die die Rationalisierung der Gesellschaft oder der Kultur unter globalen Gesichtspunkten betrachten, schlägt Foucault vor, diese Vorgänge direkt, bezogen auf die gegenwärtige Situation in verschiedenen konkreten Bereichen zu analysieren[1145]. Es war nicht Foucaults Absicht, eine Analyse der Machtphänomene oder die Ausarbeitung der Grundlagen von solchen zu betreiben, sondern vielmehr eine Geschichte der verschiedenen Verfahren zu entwerfen, durch die Menschen zu Subjekten[1146] gemacht werden[1147].

---

1142 Vgl. Marcuse, H. 1994, S. 238.
1143 Vgl. Marcuse, H. 1994, S. 238.
1144 Vgl. Foucault, M. 1994a, S. 189.
1145 Vgl. Foucault, M. 1994a, S. 245.
1146 Subjekt sein heißt, „(...) vermittels Kontrolle und Abhängigkeit jemanden unterworfen sein und durch Bewußtsein und Selbsterkenntnis seiner eigenen Identität verhaften sein. Beide

Foucault wie auch Horkheimer und Adorno, als Vertreter der Kritischen Theorie, beschäftigen sich im aufklärerischen Sinne mit der Herrschaft des Menschen über die Natur sowie mit der Identität des Selbst bzw. dessen Subjektivierungsprozesse.

**Zusammenfassung Kritikverständnis**

„Das Hauptziel besteht heute zweifellos nicht darin, herauszufinden, sondern abzulehnen, was wir sind."[1148] Vor dem Hintergrund dieses Satzes Foucaults und des bisher Gesagten zu seinem Kritikverständnis, der Aufklärung sowie der Kritischen Theorie der Frankfurter Schule veranschaulicht *Abbildung 6*, die für diese Untersuchung herausgearbeitete Auffassung von Kritik. Sie präsentiert die auf den Protestantismus und den Kapitalismus bzw. deren Zusammenspiel zielende Kritik als a) Kunst, nicht regiert zu werden, b) als Fähigkeit vernünftig zu handeln und c) als Analyse gesellschaftlicher Strukturen aus einer inneren Perspektive heraus.

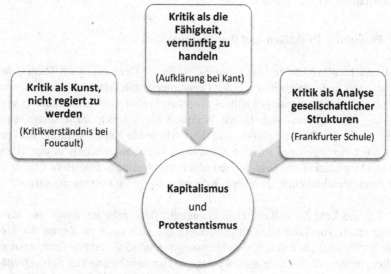

*Abbildung 6:*    Eigenes Kritikverständnis

---

Bedeutungen unterstellen eine Form von Macht, die einen unterwirft und zu jemandes Subjekt macht." (Foucault, M. 1994a, S. 246 f.).
1147  Vgl. Foucault, M. 1994a, S. 243.
1148  Foucault, M. 1994a, S. 250.

In diesem Kapitel wurden zunächst allgemeine Kritikpunkte am Konzept der *Sorgenden Gemeinschaften* zusammengetragen. Im Anschluss habe ich, wie in der oben stehenden Grafik ersichtlich, mein Kritikverständnis dargelegt, welches ein Zusammenspiel aus a) Foucaults Auffassung von Kritik als Kunst, nicht regiert zu werden, ist, b) Kants Vorstellung von Aufklärung als Selbsterziehung zu einem vernunftgeleiteten Menschen und c) in Anlehnung an die Kritische Theorie der Frankfurter Schule als Analyse der kapitalistischen Gesellschaft von innen heraus verstanden werden kann. Auf dieser Grundlage beschäftige ich mich in den folgenden drei Kapiteln mit dem *evangelisch-neoliberalen Community-Dispositiv* bzw. mit den dazugehörigen diskursiven Praktiken und Sichtbarkeiten. Ich zeige *Caring Community* als heterotopen (Sprach-)Raum des Außen auf und diskutiere mögliche Formen des Widerstands gegen scheinbar nicht zu erschütternde Glaubenssätze mit dem Ziel, das Konzept *Caring Community* zu hinterfragen sowie einer Kritik zu unterziehen, wobei ich Kritik hauptsächlich als Ablehnung von ungewollter bzw. unbewusster Verhaltensführung verstehe.

## 4.2 Diskursive Praktiken und ihre Sichtbarkeiten

Diese machtvolle Kehrseite des *Caring-Community*-Denkens ist ein Thema, das bisher noch nicht beleuchtet wurde. Gouvernementale Macht wird in diesem Kontext als das Spannungsverhältnis zwischen Fremd- und Selbstführung verstanden, das wirksam wird, indem Wahrheit die Subjekte dazu anregt, sich selbst zu führen. Dem geschuldet soll das vorliegende Kapitel zentrale strukturelle Veränderungen der sozialen Gestaltung von Gemeinschaft in den Blick nehmen, die anhand von dispositiven Machtstrukturen als diskursive Praktiken und deren Sichtbarkeiten als innere Ordnung von *Caring Community* dargestellt werden.

Für das Feld der diakonischen Gemeindepflege gehe ich davon aus, dass es zugunsten von Disziplinierungseffekten, die sich noch zu Zeiten der Gemeindeschwester als von außen aufgezwungene subjektivierende Prozesse darstellten, heute eher um eine anders gelagerte Hervorbringung von Subjektivitäten geht, die in Gestalt einer Verlagerung der Steuerung auf die Subjekte selbst eine gouvernementale Normierung erzeugt und somit den neoliberal-kapitalistischen Zeitgeist produktiv nutzt, um das Evangelium in die Gemeinde zu tragen. Vor dem Hintergrund ideologischer Wissensbestände erscheint daher die Erzeugung von Wahrheit als Teil eines evangelisch-neoliberalen Regierungsdispositivs. Es wird der Frage nachgegangen, wie durch *Caring Commu-*

*nities* wahres Wissen über das Evangelium mithilfe des Kapitalismus produziert wird. Es handelt sich hierbei um die Analyse komplexer Verknüpfungen personeller, institutioneller und diskursiver Elemente; genauer gesagt und in der Diktion Foucaults: um die Analyse des als ein Netz zu begreifendes Dispositiv. Letzteres verbindet als theoretisches Denkmodell alle Elemente miteinander und gewährleistet die Analyse der Techniken der Wissensproduktion im evangelisch-neoliberalen Dispositiv. Ziel des nachstehenden Kapitels ist es, einen Zusammenhang zwischen Wissen und Macht freizulegen, indem ich das Dispositivkonzept Foucaults als Folie nutze, die ich auf *Caring Community* lege.

Eine solche Analyse, die das ideologische Potenzial von *Caring Community* untersucht, sollte selbstverständlich auch die jeweils angesprochenen Wahrheiten einschließen, Wissen erfassen und beleuchten. Dieses Kapitel möchte daher diskursive Praktiken zur Herstellung und Durchsetzung evangelischen und neoliberalen Wissens im aktuellen soziohistorischen Kontext diakonischer Gemeindepflege aufzeigen und deren Strukturen, Funktionen und Machtwirkungen, die zu einem in sich geschlossenen Netzwerk, einer *Community*, einer Gemeinschaft führen, die nach protestantischen Regeln operiert, entschlüsseln. Es geht im Kern um die Frage, wie sich *Caring Community* in der heutigen Gegenwartsgesellschaft über beispielhaft dargestellte diskursive Praktiken in die lokalen Gemeindeordnungen einschreibt, sowie um die Modalitäten von Macht, ihre Techniken und Funktionsweisen. Denn nur wenn verstanden wird, wie Macht genau funktioniert, ist es möglich, Widerstand zu leisten. Aus diesem Grund möchte ich jetzt die Fokussierung auf das Dispositiv stärken und werde dazu in acht Schritten vorgehen und folgende Aspekte erläutern:

a. Welcher Notstand hat das Dispositiv hervorgebracht?

b. Was ist das *evangelisch-neoliberale Community-Dispositiv*?

c. Gemeinwesendiakonie an der Schnittstelle neoliberaler Gouvernementalität

d. (Dienst-)Gemeinschaft – die Community als Regierungsprinzip

e. Diakonisches Profil und Unternehmenskultur

f. Zwischen Bündnis- und Vertragsbeziehung

g. Effizienz ist christlich – Lehr- und Leitsätze

h. Materialisierungen und Zusammenfassung

Ausgehend von der Tatsache, dass Dispositive die Hauptaufgabe haben, auf einen Notstand zu antworten, werde ich mich zunächst damit befassen, was das *evangelisch-neoliberale Community-Dispositiv* in seinem Kern ausmacht.

### Individualisierung und Säkularisierung als Notstand

Im Rahmen einer Dispositivanalyse ist danach zu fragen, weshalb zu einem bestimmten historischen Zeitpunkt ein konkretes Dispositiv entsteht[1149]. Mit
Foucault wird angenommen, dass die Ausformung von Dispositiven auf einen
Notstand zurückzuführen ist, den Wegner als Geist bzw. Ungeist benennt, der
den auf sich selbst Gestellten und für sich kämpfenden Starken in den Mittelpunkt des Interesses rückt[1150]. Vor dem Hintergrund aktuell politisch korrekter
Argumentationen und Begriffe werden neben der als Individualismus zu bezeichnenden Existenzweise demografische wie auch ökonomische Veränderungen ins Feld geführt, die *Caring Community* notwendig machen. Eine weitere
Voraussetzung, die an die Entstehung des Dispositivs gebunden ist, äußert sich
in der dadurch abnehmenden Sorgefähigkeit der Menschen. Das neoliberale
Wirtschaftssystem zerstört alles Kollektive sowohl innerhalb der Familie als
auch in anderen Gemeinschaften. Eine durch und durch individualisierte Gesellschaft ist nicht mehr in der Lage, den sich in der Zukunft stellenden Herausforderungen adäquat zu begegnen.

Es wird deutlich, dass es sich bei der speziellen gesellschaftlichen Not-
bzw. Problemlage, die als notwendige Voraussetzung für die Existenz des Dispositivs begriffen werden kann, zum einen um ein verbreitendes Gedanken-
und Wertesystem handelt, das den Einzelnen in den Mittelpunkt stellt. Zum anderen kommt es zu einer Säkularisierung breiter Bevölkerungsschichten[1151]. Im
20. und 21. Jahrhundert kann für weite Teile der Bundesrepublik eine fortge-
schrittene und weiterhin unausgesetzte Entkirchlichung diagnostiziert werden,
die eine zwingend erforderliche Bedingung für die Existenz des *evangelisch-
neoliberalen Community-Dispositivs* darstellt. Diese Tatsche zeigt Auswirkungen auch im Feld der Gemeindepflege. Im Gegensatz zu Großbritannien, wo
sich Krankenpflege im Nightingaleschen System als bürgerlicher Frauenberuf
ohne kirchliche Bindung entwickelte, schreitet in der Bundesrepublik auch die
Säkularisierung der historisch christlich geprägten Gemeindepflege[1152] seit Ende des 20. Jahrhunderts voran[1153]. In einer sich zunehmend pluralisierenden Gesellschaft unterschiedlichster Lebensstile geht dieser Prozess mit der Zurück-
drängung kirchlicher Herrschaft und einem Bedeutungsverlust religiöser Institutionen einher, woraus sich wiederum das Dispositiv erklärt. Denn was ist die

---

1149  Vgl. Bührmann, A./Schneider, W. 2013, S. 30.
1150  Vgl. Wegner, G. 2008, S. 6.
1151  Zur Säkularisierung siehe u. a. Kapitel *1.1 Sorgende Gemeinschaften als Reaktion auf den
      Notstand.*
1152  Siehe Kapitel *3.1 Von der Gemeindeschwester zum Sozialkonzern.*
1153  Vgl. Stöcker, G. 2002, S. 17.

evangelische Kirche denn anderes als eine fünfhundertjährige Tradition, die danach strebt, sich selbst ohne Machtverlust für die Nachwelt zu erhalten, um die Botschaft des Evangeliums über die Zeit zu transportieren?

Zudem: Protestantische Imperative führen immer weniger Strahlkraft in die Gemeinden. Mit fortschreitender Verdichtung der Arbeit gehen die traditionell auf religiösem Grund gewachsenen Handlungen diakonischer Gemeindepflege verloren[1154], was die ideologische Einflussnahme der evangelischen Kirche in der Fläche fließend reduziert. Kreutzer bemerkt diesbezüglich, dass schon in den 1950er Jahren die Pastoren ein ganz besonderes Interesse am Erhalt der Schwesternschaften gehabt hätten, denn bei der Kündigung eines Gestellungsvertrages wurde gemeinhin der Verlust kirchlichen Einflusses vor Ort befürchtet. „So bat der Vorstand der Gemeindestation Hameln 1959 die Henriettenstiftung inständig, von der Kündigung des Gestellungsvertrages Abstand zu nehmen, und zwar mit der Begründung, dass »sich die Katholiken jetzt sehr breit dort machen«."[1155] An diesem Beispiel zeigt sich, wie von jeher der Kampf um die konfessionelle Vorherrschaft in den Gemeinden auf dem Rücken der Gemeindepflege ausgetragen wurde. In einem pastoralen Gehorsamkeitsfeld arbeiteten Gemeindeschwestern schon damals in dauerhafter Unterwerfung unter der Autorität des Pastors. Nicht selten hatten Gemeindeschwestern ihren Wohnsitz sogar in räumlicher Nähe zum Pfarramt, wenn sie nicht sogar im selbigen untergebracht waren. Aufgrund des Personalgestellungsvertrages ist die Beziehung zwischen Pastor und Gemeindeschwester neben der Pastoralmacht auch in den Begriffen des Rechts und der Repression zu denken, da es diese Rechtskonstellation erst ermöglicht, anderen zu befehlen und sie zum Gehorsam zu zwingen.

Von den Notständen Individualisierung und Säkularisierung ausgehend, kläre ich, was genau unter dem hier behandelten *evangelisch-neoliberalen Community-Dispositiv* zu verstehen ist, und zeige beispielhaft diskursive Praktiken und deren Sichtbarkeiten auf, wobei sich Letztere jeweils auf das Evangelium und den Kapitalismus beziehen. Abschließend sollen Leerstellen, also das, was nicht gesagt wurde, fokussiert werden.

**Was ist das evangelisch-neoliberale Community-Dispositiv?**

In diesem Abschnitt rekurriere ich auf das in *Kapitel 2.4* erklärte Konzept des Dispositivs, um ein im Feld diakonischer Gemeindepflege entstehendes Netz zu

---

1154 Vgl. Kapitel *3.3 Praxisbeispiel Netzwerkorganisation: Betreuungsleistungen und Sozialkapital.*
1155 Vgl. Kreutzer, S. 2014, S. 110.

beschreiben, das das Evangelium und den Kapitalismus mittels eines sozialpolitischen Konzepts zur Sprache bringt, um Subjekte zu unterwerfen, zu kontrollieren und im Hinblick auf entsprechende evangelische und neoliberale Verhaltensweisen hin zu normen. Als Regierungsdispositiv ist dieses Netz als eine Verschränkung von regelnden Eingriffen und sozialen, kulturellen wie auch ökonomischen Gegebenheiten[1156] in der diakonischen Gemeindepflege erkennbar. Das *evangelisch-neoliberale Community-Dispositiv* bezeichnet hierbei eine Anordnung strategischer Planung, die als Verknüpfung zwischen Institutionen (z. B. wissenschaftliche Institutionen, Pfarrämter, Diakonische Werke, Institute für Qualitätsentwicklung und -sicherung, Landeskirchenämter, Kirchen, Diakonie-/Sozialstationen), Personen (z. B. Pastoren, Wissenschaftler, Diakone, Pflegedienstleiter, Krankenschwestern, Ehrenamtliche), Gesetzen (z. B. Arbeitsvertragsrichtlinien, Mitarbeitergesetz, Loyalitätsrichtlinien, Dienstvertragsordnung, Kirchengesetz, Arbeitsrechtsregelungsgesetz), Aussagen (z. B. diakonische Kultur, das Evangelium ist wahr), Lehrsätzen (z. B. Liebe deinen Nächsten, sei barmherzig, leide mit, Effizienz ist christlich), Diskursen (Evangelium und Neoliberalismus), diskursiven Praktiken (z. B. Vertragsbeziehungen, Gemeinwesendiakonie, Dienstgemeinschaft) und ihren Sichtbarkeiten (z. B. Corporate Identity, diakonisches Profil, Pflegeverträge) zu fassen ist. Die spezifisch evangelische Debatte um das Konzept *Sorgende Gemeinschaften* als *Caring Community* wird in diesem Kapitel als ein Ensemble diskursiver Praktiken und Sichtbarkeiten behandelt, die den Untersuchungsgegenstand an sich konstituieren. Kapitalismus und Protestantismus sind hierdurch unmittelbar mit der Debatte *Caring Community* verbunden. Der Neoliberalismus und das Evangelium wird in Anlehnung an Bührmann und Schneider als ein themenbezogener, disziplinspezifischer Spezialdiskurs mit eigenen Wissensbeständen sowie eigenen Produktionsregeln bestimmt[1157]. Der Dispositivbegriff zielt diesbezüglich auf das komplexe Zusammenspiel der benannten Elemente sowie ihrer institutionellen diskursiven Praktiken. Durch die strukturelle Analyse der dispositiven Struktur rücken Machtinteressen in den Fokus, da den Menschen Wahrheiten oktroyiert werden, die sie in die Verfassung versetzen, sich entsprechend sich selbst gegenüber, den anderen bzw. dem Nächsten gegenüber zu verhalten. Man kann behaupten, das *evangelisch-neoliberale Community-Dispositiv* prägt den Habitus der Subjekte in der Gemeinde nachhaltig.

Nachdem ich grob erläutert habe, was ich unter dem *evangelisch-neoliberalen Community-Dispositiv* verstehe, möchte ich nun nach den diskur-

---

1156 Vgl. Bührmann, A./Schneider, W. 2013, S. 22.
1157 Vgl. Bührmann, A./Schneider, W. 2008, S. 66.

siven Praktiken und deren machtvollen Verbindungen zu den beiden heilsver-
sprechenden Diskursen fragen. Bei der Auswahl der diskursiven Praktiken und
ihrer Sichtbarkeiten stütze ich mich auf Erkenntnisse bzw. Erfahrungen aus
meiner Zeit als Pflegedienstleiter und stelle exemplarisch Praktiken vor, die
sich einerseits auf *Caring Community* sowie andererseits auf den Kapitalismus
und den Protestantismus beziehen. Mit der Analyse von Verschränkung und
Vernetzung des *Kapitalismus und Protestantismus* kann die Mehrschichtigkeit
vollzogener Handlungen – hier gedacht am Beispiel diakonischer Gemeindepflege – erfasst werden. Dieser Schritt zielt auf die Dispositive, er zeigt zudem
auf, wie theologisches Wissen unter Zuhilfenahme von u. a. gouvernementalen
Regierungstechnologien hervorgebracht wird. Gouvernementalität als spezifische neoliberale Form von Macht ist auch in diesem Kontext gekennzeichnet
durch die Möglichkeit, auf den Handlungsbereich von Menschen einzuwirken
und gezielt Verhalten z. B. durch werte- und/oder identitätsstiftende Maßnahmen zu beeinflussen.

**Qualitätsdebatte in der diakonischen Gemeindepflege – das Diakonie-
Siegel Pflege**

Als Erstes möchte ich mich der Qualitätsdebatte und ihrer Verbindung zum
Diskurs des Evangeliums widmen. Mit dem Qualitätsbegriff ist stets eine Nor-
mung sowie eine Verbesserung organisatorischer Abläufe verknüpft. Über den
Qualitätsbegriff hat sich eine neoliberale Gouvernementalität im Denken und
Alltagsleben diakonischer Gemeindepflege verankert, die eine Marktmentalität
propagiert und das gesamte Pflegegeschehen durchökonomisiert. Qualitätsmanagement als ein neoliberaler Ansatz wird alternativlos akzeptiert, was noch
einmal unterstreicht, in welchem Maße sich Gemeindepflege widerspruchslos
Konkurrenzdenken und Leistungsideologie ausliefert. Das Diakonie-Siegel
Pflege, ein diakonieeigenes Zertifizierungsverfahren für Qualität in der Pflege,
verbindet sowohl das politische Steuerungsinstrument Qualitätsmanagement als
auch die Verkündigung evangelischer Glaubenssätze miteinander. Im nachstehenden Abschnitt soll es genau um dieses Zusammenspiel, um das Regieren
über Qualität und deren Management in der *Community* gehen. Am Beispiel
der Qualitätssicherung bzw. des Diakonie-Siegels Pflege, soll dargelegt werden, wie die von gesetzlicher Seite festgesetzten Anforderungen an die zu er-
bringende Qualität diskursiver Praktiken gekoppelt werden, die sich auf das
Evangelium beziehen. Sie produzieren wahres Wissen über das Evangelium
und bringen symbolische Objektivationen wie das Zertifizierungssiegel *Diakonie-Siegel Pflege* hervor.

Hinsichtlich der Qualitätssicherung ambulanter Dienste können generell externe und interne Methoden unterschieden werden: Im Rahmen der externen Qualitätssicherung werden unternehmensferne Instanzen wie z. B. Zertifizierungsunternehmen oder Kostenträger gebeten, im Vorfeld definierte Standards zu kontrollieren. Vor dem Hintergrund diverser gesetzlicher Bestimmungen und in Anbetracht eines durch den Wettbewerb geförderten Drucks des Marktes sind zahlreiche Qualitätsmanagementkonzepte und Zertifikate entstanden. So auch das diakonieinterne *Diakonie-Siegel Pflege*, ein Leitfaden für stationäre und ambulante Altenhilfe in der Diakonie. Das Bundesrahmenhandbuch richtet sich nach der DIN EN ISO 2000:9000 und umfasst diakoniespezifische Kriterien sowie gesetzliche Anforderungen in Bezug auf Qualitätsmanagement. Es dient sowohl als Orientierungshilfe wie auch als Maßstab für die interne Qualitätsentwicklung[1158]. In den sechs Leitsätzen zur diakonischen Pflegequalität werden Aussagen zum Verständnis von Pflege, Betreuung und Versorgung, zur Gestaltung betriebswirtschaftlicher und organisatorischer Rahmenbedingungen sowie zur Personalentwicklung getroffen[1159].

Mit dem *Diakonie-Siegel Pflege* bietet das Diakonische Institut für Qualitätsentwicklung ein Qualitätsmanagementsystem an, das sich durch Verbesserungsprozesse und stetige Optimierungsbestrebungen auszeichnet[1160]. Das Bundesrahmenhandbuch gliedert sich in insgesamt 13 Kapitel. Neben den obligatorischen, auch in der DIN EN ISO festgelegten, Themenfeldern wie Verantwortung der Leitung, Verwaltung, Betriebswirtschaft etc.[1161] finden sich diakoniespezifische Leitsätze zu speziellen Angeboten; so auch dieser: „Wir machen unseren Mitarbeitern regelmäßig Angebote, die die Identifikation mit dem diakonischen Profil unserer Arbeit fördern."[1162] Mit Kapitel 10 *diakonisch-kirchliche Angebote* wird im Hinblick auf weltliche Pflegedienste ein Alleinstellungsmerkmal geschaffen, das gegenüber anderen vergleichbaren Qualitätszertifikaten im Bereich der Gemeindepflege heraussticht. Dieses sich auf das Evangelium beziehende Kapitel umfasst fünf Untergruppen: a) Seelsorge, b) Pflege und Begleitung von Schwerkranken und Sterbenden, c) Angebote für Kunden, d) Angebote für Mitarbeiter und e) ehrenamtliche Mitarbeiter. Seelsorge wird hier als geistliche Betreuung und Lebenshilfe definiert, die insbe-

---

1158 Vgl. EQ Zert 2002, S. 4.
1159 Vgl. EQ Zert 2002, S. 1 des Anhangs.
1160 Vgl. Diakonisches Institut für Qualitätsentwicklung 2016.
1161 Neben den benannten Kapiteln existieren die Abschnitte Qualitätsmanagement, Personal, Aus-, Fort-, und Weiterbildung, Pflege, soziale Betreuung und Beratung, Angehörigenarbeit, Hauswirtschaft, Haustechnik und Marketing/ Öffentlichkeitsarbeit (vgl. EQ Zert 2002).
1162 Vgl. EQ Zert 2002, S. 1 des Anhangs.

sondere die Aspekte Gesprächskompetenz und Einfühlung in spirituelle Bedürfnisse der Kunden, der Angehörigen und der Bezugspersonen sowie der
Mitarbeiter beinhaltet[1163]. Als Zielgruppe von christlicher Seelsorge können
demnach Kunden der Pflegeeinrichtung, Angehörige, aber auch die Mitarbeiter
der jeweiligen Einrichtung angesehen werden. Jenseits der pastoralen Seelsorgepraxis soll die diakonische Kompetenz von Mitarbeitern in Glaubens- und
Seelsorgefragen durch gezielte Schulung gestärkt werden, um mit Kunden und
deren Angehörigen seelsorgerische Gespräche führen zu können. Zum Aufbau
dieser Kompetenz und für die Inanspruchnahme geistlicher Betreuung und Lebenshilfe durch die in dieser Weise Tätigen ist eine Zusammenarbeit mit den
Seelsorgern der örtlichen Kirchengemeinde notwendig. Auch dieses wird durch
das Bundesrahmenhandbuch *Diakonie-Siegel Pflege* geregelt.

   Die Verkündigung des Evangeliums, die Einladung zum Glauben sowie
die Herauskehr des dienenden Charakters von Pflege stehen dabei immer im
Mittelpunkt. Von großer Bedeutung ist in diesem Zusammenhang die seelsorgerische Praxis, die sich im Umgang mit Lebensproblemen, die insbesondere
am Lebensende oder in schwierigen Situationen bei pflegebedürftigen Menschen entstehen, zeigt. Verkündigung meint in diesem Zusammenhang die Verbreitung einer Botschaft; im protestantischen Kontext, genauer bei Martin Luther, ist diese Botschaft das Evangelium. Der Ort der Verkündigung ist das
menschliche Miteinander, es ist erfahrungskonstruktiv durch Gemeinschaft,
Pflege und Betreuung. In der Verbindung von Wort und Tat oder auch verbaler
und nonverbaler Verkündigung wird die Glaubwürdigkeit des christlichen
Glaubens durch die Existenz diakonischer Gemeinschaft bestimmt, in deren
Kreis neue Mitarbeiter z. B. durch Einführungsgottesdienste aufgenommen
werden müssen. Das Landeskirchenamt Hannover verfügt hierzu: „Zu Beginn
ihres Dienstes sollen die Mitarbeiter vorgestellt oder eingestellt werden. Die
kirchlichen Angestellten und Mitarbeiter legen, soweit nicht durch Bestimmungen der beteiligten Kirchen etwas anderes vorgeschrieben ist, das folgende Ge-
löbnis ab: »Ich verspreche, den mir anvertrauten Dienst treu und gewissenhaft
zu erfüllen, Verschwiegenheit zu wahren und mein Leben so zu führen, wie es
von einer Mitarbeiterin der Kirche erwartet werden muss. Ich gelobe es mit
Gottes Hilfe.«"[1164] In einer repräsentativen Studie zu ehrenamtlichen Tätigkeiten in evangelischen Kirchengemeinden hat sich Horstmann mit der geistlichen
Einführung von ehrenamtlichen Mitarbeitern beschäftigt. Eine Einführung, so
Horstmann, geschehe in der Regel in einem Gottesdienst. Diese hat bei einem

---

1163  Vgl. EQ Zert 2002, S. 1 des Kapitels 10.
1164  Landeskirchenamt Hannover 2000, S. 5, § 7.

Großteil der ehrenamtlich tätigen Personen stattgefunden. Darüber hinaus fanden religiöse Unterstützungsmöglichkeiten wie die Fürbitte im Gottesdienst oder die religiöse bzw. spirituelle Stärkung grundsätzlich Zustimmung[1165].

**Kybernetik, Kontrolle und Feedback**

Das *Diakonie-Siegel Pflege* wirkt umfassend auf die Tätigkeiten aller Mitarbeiter in den Diakonie-/Sozialstationen und zielt mit entsprechenden Evaluationstechniken auf organisatorische Selbstpraktiken in Bezug auf ökonomisches und religiöses Verhalten. Qualitätsmanagement, Diakonie und Kirche verschmelzen im *Diakonie-Siegel Pflege*. Auf diese Weise wird Verhalten gefördert, das im Einklang mit dem Evangelium steht, wobei sich evangelisch-neoliberale Normalität durch Soll-Vorgaben, Ist-Analysen, Audits, Evaluationen als rückkoppelnde Feedbackschlaufen in den Einrichtungen etabliert. Abweichungen zwischen angestrebten Soll-Werten und tatsächlich realisierten Ist-Werten werden einander gegenübergestellt, um die an sich bereits transparenten Arbeitsabläufe noch effizienter und den Vorgaben entsprechend gestalten zu können.

Durch Standardisierung, Kontrolle und Vergleich entsteht bei den Mitarbeitern, leitenden Pflegefachkräften sowie unter den einzelnen Diakonie-/Sozialstationen selbst ein Vergleichsdruck, der durch die Übernahme entsprechender Elemente in die interne Diskursstruktur der Diakonie-/Sozialstationen überführt wird. Mithilfe von statistischen Erfassungen wird individuelles Wissen über die Arbeitnehmer und Kunden erlangt. Daraus ergibt sich ein genaues Bild über alle Ressourcen, Eigenschaften und Leistungen[1166]. Es wird Wissen zusammengetragen und Informationen werden zentralisiert, um Wahrscheinlichkeiten, die Arbeitsbelastung, den Arbeitsausfall sowie die Produktivität oder die Auslastung zu kontrollieren. Die Gemeinschaft der Mitarbeitenden verkommt zu einem Ensemble von Subjekten mit spezifischen ökonomischen Merkmalen, die den Arbeitsprozess betreffen, was zunächst der Steuerung bzw. Optimierung ihrer Selbst dient. Von einer solchen normierenden Dressur zeugen auch die Überwachungsprüfungen des Medizinischen Dienstes der Krankenkassen, die internen, als Selbstkontrolle durchgeführten Audits sowie diejenigen, die im Zusammenhang mit der Verleihung des Zertifikats *Diakonie-Siegel Pflege* vonnöten sind, bei den entsprechendes Verhalten kontrolliert

---

1165 Vgl. Horstmann, M. 2013, S. 39 ff.
1166 Es handelt sich zum Beispiel um differenzierte Personalstatistiken in Bezug die Leitung, Verwaltung, Pflege oder Betreuung bzw. deren Stellenerfassung und Kosten sowie Auskünfte über die Kunden, deren in Anspruch genommenen Leistungen und Gründe für Vertragskündigungen. Darüber hinaus werden Angaben aus der Personalbuchhaltung und der Gewinn- und Verlustrechnung erfasst.

wird. Immer geht es dabei um die wesentlichen Eigenschaften und Gesetzmäßigkeiten der Regelung von Informationsverarbeitung, die gesteuert wird. Mo-
dellhaft kann dieser Prozess aus machttheoretischer Perspektive als kyberneti-
scher Regelkreis betrachtet werden, der eingebunden in Netzwerkstrukturen für
Mitgliedseinrichtungen des Netzwerks *Zukunftsfähige Diakonische Einrichtungen*[1167] verpflichtend ist[1168].

Die Kybernetik ist eine Universalwissenschaft, die sich über die zentralen
Begriffe Rückkopplung[1169], Information und Kommunikation mit der Steuerung
von Maschinen und Lebewesen auseinandersetzt und als kontrollgesellschaftli-
che Methode auch den Bereich der Gemeindepflege durchdringt. Aus dem
Griechischem kommend, kann *kybernesis* im eigentlichen Sinn mit der Fähigkeit, ein Schiff zu steuern, übersetzt werden, also damit, etwas zu leiten, zu regieren. Der Kybernetiker besitzt selbst eine übergeordnete Perspektive, die als
Wissenschaft der Systeme umschrieben werden kann. Es handelt sich also um
eine Tätigkeit, mit deren Hilfe Dinge oder Menschen gesteuert bzw. gelenkt
werden können und die, Tiqqun beipflichtend, den Rationalisierungsprozess
transportiert[1170].

Im täglichen Leben versteckt sich Kybernetik hinter Qualitätsentwicklung,
hinter der Wissenschaft, dem Internet, allen Informations- und Kommunikati-
onstechnologien, hinter Management- sowie Gruppenprozessen – sie ist omni-
präsent. Zur Zukunft der Kybernetik bemerkte Heidegger vor über 40 Jahren:
„Es bedarf keiner Prophetie, um zu erkennen, daß die sich einrichtenden Wissenschaften alsbald von der neuen Grundwissenschaft bestimmt und gesteuert
werden, die Kybernetik heißt. Diese Wissenschaft entspricht der Bestimmung
des Menschen als des handelnd-gesellschaftlichen Wesens. Denn sie ist die
Theorie der Steuerung des Planens und Einrichtens menschlicher Arbeit."[1171] In
einer transparenten, durchsichtigen Umgebung, so Dany, glauben alle Menschen, sie würden gesehen, was zur Folge hat, dass reale Aufmerksamkeit nicht
mehr benötigt wird, denn ein jeder präsentiert sich immer öfter als das, was er
glaubt, was von ihm erwartet wird. Das Kybernetische fragt nach Verhältnis-

---

1167 Das Netzwerk *Zukunftsfähige Diakonische Einrichtungen* wird im Folgenden mit ZdE abge-
     kürzt.
1168 Vgl. Diakonienetzwerk Pflege 2016b, S. 3.
1169 Rückkopplung geschieht durch Feedback, den Schlüssel zur Regulierung von Systemen (vgl.
     Tiqqun 2007, S. 23). Die Soziokybernetik, so Tiqqun weiter, konzentriert sich auf die Zwi-
     schenräume von sozialen Feedbacks (vgl. Tiqqun 2007, S. 31) und begreift sich in erster Li-
     nie als Untersuchung des Individuums als Ort von Feedback, als selbstdisziplinierende Per-
     sönlichkeit (vgl. Tiqqun 2007, S. 31).
1170 Vgl. Tiqqun 2007, S. 26.
1171 Heidegger, M. 1969, S. 64.

sen, Unterschieden, Wandlungen, nach den Möglichkeiten des Zugriffs, wobei Rückkopplungen die Wandlungen mithilfe von Übersetzung in Informationen transformieren. Der Heizungsthermostat beispielsweise tritt an die Stelle der Hände, er reguliert innerhalb gesetzter Grenzen die Aufrechterhaltung einer Konstante[1172]. An die Stelle von Bewusstsein, Leben und Seele rücken Nachrichten, Kontrolle und Rückkopplung[1173], wie sie im Qualitätsmanagementsystem verankert sind. Kybernetik ist eine Herrschaftstechnologie, ein Sammelsurium von Dispositiven, die gemeinsam der politischen Souveränität dienen. Tiqqun zufolge betrachtet Kybernetik die biologischen, physischen sowie sozialen Verhaltensweisen als vollständig und ganzheitlich programmierbar[1174] und reagiert so auf den Wunsch nach Ordnung und Gewissheit[1175]. Die prognostische Beurteilung strebt danach, Ungewissheiten des Unsagbaren in der Zukunft zu eliminieren.

Hierzu ein Beispiel aus dem Baukasten *Caring Community:* Wegner fordert, die ökonomische Perspektive durch die Organisation von Pflegepfaden zu stärken[1176]. Unter anderem anhand solcher *Clinical Pathways* zeigt Friesacher vor der Folie des kybernetischen Imperativs auf, wie sich im Gesundheitswesen das Nutzerkonzept als Minderheitenkonzept für eine gut informierte und kommunikative präsente Mittelschicht enthüllt[1177]. In seinem Aufsatz *Macht durch Steuerung* geht es Friesacher um Kybernetik als neue Herrschaftstechnologie im Kontext der Pflege, der Pflegewissenschaft und des Pflegemanagements. Insbesondere im systemtheoretisch orientierten Management bemerkt Friesacher eine unkritische Rezeption der kybernetischen Grundidee: Was nicht erkannt wird, sei Fremdbestimmung, Selbstunterwerfung und Regulierung. In der klassischen Managementlehre haben sich Handlungskategorien herausgebildet, die sich auch in theoretischen Managementprozessmodellen wiederfinden. Die fünf Handlungskategorien Planung, Organisation, Personaleinsatz, Führung und Kontrolle bilden das Grundgerüst von modernen Qualitätsmanagementkonzepten wie dem *Diakonie-Siegel Pflege.* Friesacher stellt die These auf, dass der universelle Theorieansatz der Kybernetik im Human- und Gesundheitsbereich eine nicht zu unterschätzende Renaissance erlebt. Das Subjekt habe dabei seinen Platz in der Umwelt des Systems, es wird gelenkt, überwacht und gesteuert. Die Einflussnahme erfolgt allerdings nicht im Sinne einer einfachen Determi-

---

1172 Dany, H. 2014, S. 18 ff.
1173 Vgl. Dany, H. 2014, S. 48.
1174 Vgl. Tiqqun 2007, S. 13.
1175 Vgl. Tiqqun 2007, S. 14.
1176 Vgl. Wegner, G. 2008, S. 18 f.
1177 Vgl. Friesacher, H. 2010.

nierung durch das System oder mittels disziplinierender Praktiken. Im Zuge der Kybernetisierung werden die Ideen des kybernetischen Kapitalismus schleichend in den Bereich des Gesundheitswesens und der Pflege integriert; dies lässt sich anhand von Managementprozessen, Qualitätsmanagement, Pflegeprozessen bzw. *Case Management* oder im Rahmen der integrierten Versorgung aufzeigen[1178]. Mit Tiqqun kann gesagt werden, dass die Kybernetik als Wissenschaft von der Gesellschaft eine Reihe von Mikromechanismen der Kontrolle erfinden will und letztendlich auf Makroinstitutionen wie den Staat verzichten kann[1179], was sich an den im Zusammenhang mit *Caring Community* angesprochenen Steuerungsmechanismen wie Pflegepfaden, Qualitätsmanagement, Standards, *Benchmarking*, internen sowie externen Audits oder Zertifizierungen, die im Diakonie-Siegel Pflege geregelt werden, offenbart.

Ganz konkret bedeutet das für die Gemeindepflege in einer *Caring Community*: Wenn sich diakonische Einrichtungen und Kirchengemeinden als vernetzte Dienstleistungsmilieus begreifen und vermarkten, gewinnt die Organisation von Pflegepfaden an Bedeutung. Diese haben, so Wegner, nicht nur grundsätzliche, sondern auch eminent ökonomische Relevanz. Indem Diakonie-/Sozialstationen in die Netzwerke der Kirchengemeinden eingebunden werden, können Versorgungspfade innerhalb der Diakonie bzw. der Kirche organisiert werden[1180]. In Bezug auf die hierzu erfassten Daten und deren Einfluss auf die Steuerung steht die Frage nach der Statistik bzw. nach der Art und Weise, in der die gewonnenen Daten eine Orientierungsfunktion einnehmen, im Vordergrund. Hierdurch wird Pflege gelenkt und gesteuert. „Die Steuerung erfolgt aber nicht im Sinne einer einfachen Determinierung durch das System oder mittels disziplinierender Praktiken. (...) [I]n foucaultscher Leseart würden wir von flexibler Normalisierung sprechen, bei der die Normalitätszone maximal ausgeweitet und dynamisiert wird. Die Normalisierungsgrenze ist demnach stets in Bewegung und reversibel, statt Außenlenkung wird an die Bereitschaft zur Selbst-Normalisierung und Selbst-Justierung appelliert. Normalisierung in diesem Sinne heißt dann beobachten, differenzieren, justieren und korrigieren."[1181] Durch Verdatung wird Normalität durch komplexe Selbstnormalisierungsprozesse einerseits und durch normative Orientierungswerte andererseits produziert. Komplexe Datenströme werden durch Filterung zu statistischen Werten vereinfacht, die die Wahrnehmung auf ein berechenbares Muster reduziert[1182].

---

1178 Vgl. Friesacher, H. 2011.
1179 Vgl. Tiqqun 2007, S. 31.
1180 Vgl. Wegner, G. 2008, S. 2; 18 f.
1181 Friesacher, H. 2011, S. 350.
1182 Vgl. Dany, H. 2015a, S. 44.

Mit der Kybernetik wird also nicht die Zukunft von Pflege und Arbeit entwickelt, sondern eine Vorstellung von ihr nach dem Bild der Gegenwart geschaffen, was eine identische Funktionsweise von Maschinen und Lebewesen impliziert. Laut Norbert Wiener, dem Urvater der Kybernetik, kann Zukunft als die auf mathematischem Wege um Störungen bereinigte Vergangenheit verstanden werden, ursprünglichen Ereignissen werden immer wieder Abweichungen zugefügt, die zwischen gewünschtem und tatsächlichem Verhalten oszillieren und so die Kontrolle der Bestandteile durch Kommunikation ermöglichen. Diese statistischen Technologien dienen der Antizipation von Risiken[1183] sowie der Steuerung und Kontrolle. Im privaten Bereich führt dieses Phänomen laut Dany dazu, dass die Menschen, durch die Halluzinationen der statistischen Gefahr betäubt, beispielsweise verlernen, ohne Helm Fahrrad zu fahren[1184]. In den Diakonie-Sozialstationen führt Kybernetik dazu, dass deren Mitarbeiter nicht mehr in der Lage sind, eigenständig zu denken und von einmal vorgegebenen Pfaden abzuweichen. Übertragen auf den Bereich der Pflege bedeutet dies den Verlust der menschlichen Fähigkeit, Sorge zu tragen, Kranke bedürfnisgerecht zu pflegen, zuzuhören oder mitzufühlen zu können.

Mit dem *Diakonie-Siegel Pflege* wurde eine einheitliche kontrollierbare Grundstruktur geschaffen, die der Realisierung einer idealistischen evangelisch-neoliberalen Konzeption von Gemeindepflege dient. Einzelne Elemente des Evangeliums sind den Regeln des aktuellen Qualitätsdiskurses unterworfen. Dieser Verbindung geschuldet, werden Wissensbereiche über Mitarbeiter, Kunden und alle am Versorgungsprozess beteiligten Akteure erzeugt, welche unter dem Primat der Markenbildung auf ein transparentes wachsendes Werden evangelischer Imperative ausgelegt ist.

### Normale evangelisch-neoliberale Subjekte

Nachdem dargelegt worden ist, welche Bedeutungskonnotationen der Begriff *Kybernetik* impliziert und wie sich die kybernetische Hypothese auch in der diakonischen Gemeindepflege zur Durchsetzung protestantischen Wissens bewahrheitet, erläutere ich darauf aufbauend mit Foucault und Link, wie durch *Caring Community* Subjekte in einer evangelisch-neoliberalen Weise als eine unausweichliche Vermischung von *homo oeconomicus* und *homo religiosus* normalisiert werden. Bedingt durch den Mechanismus der flexiblen Normalisierung entsteht Normalität in diesem Kontext nicht umstandslos, sondern wird gesellschaftlich erzeugt. Unter Normalisierung wird landläufig eine Vereinheit-

---

1183 Vgl. Tiqqun 2007, S. 51.
1184 Vgl. Dany, H. 2015a, S. 16.

lichung in einer bestimmten Art und Weise verstanden, wobei eine Norm gleichbedeutend mit einem Maßstab ist. Als statistischer Durchschnitt, als angestrebter Zustand, als gesetzter Standard im Zusammenhang mit Fragen der Pflege, der Betreuung oder des Arbeitsverhaltens verweist der Normalisierungsbegriff, in der Form, wie ich ihn benutze, immer auf einen festgeschriebenen Referenzrahmen.

Innerhalb der Diskurse des Evangeliums und des Neoliberalismus wird festgelegt, was als normal zu gelten hat und was nicht. Link definiert: „Unter »Normalismus« sei die Gesamtheit aller sowohl diskursiven wie praktisch-intervenierenden Verfahren, Dispositive, Instanzen und Institutionen verstanden, durch die in modernen Gesellschaften »Normalitäten« produziert und reproduziert werden. Konstitutiv sind dabei insbesondere die Dispositive der massenhaften Verdatung, d. h. die statistischen Dispositive im weitesten Sinne: auf der Ebene der Datenerfassung einschließlich der Befragungen, auf der Ebene der Auswertung einschließlich der mathematisch-statistischen Verteilungstheorien, auf der Ebene der praktischen Intervention einschließlich aller sozialen Um-Verteilungs-Dispositive."[1185] Normalismus meint ein auf flächendeckende statistische Verdatung und normalisierende Umverteilung von Massen gestütztes Regime, welches sich aus verschiedenen gesellschaftlichen Praktiken und Diskursen wie der Ökonomie, dem Sozialen, der Politik oder auch der Technik speist[1186]. Für die Schaffung von Normalität ist die Produktion von Daten, wie sie durch die Verfahren des Qualitätsmanagements erfolgt, ergo unerlässlich. Sie tragen als Ausgangs- und Vergleichspunkt zur ständigen Normalisierung der Individuen bei. Befördert wird dieser unmerkliche Prozess durch die Tatsache, dass die Menschen im 21. Jahrhundert generell eine Art statistisches Dasein führen. Mithilfe von Daten korrigieren sich die Menschen in einer *Caring Community* mit Blick auf eine implizite Norm eines *homo oeconomicus-religiosus* permanent selbst. Das Normale lässt sich in einem deskriptiv statistischen Sinne als die häufigste oder die durchschnittliche Funktionsweise verstehen[1187]. Da sich Normalität auf statistische Durchschnittswerte bezieht, ist sie postexistent, was allerdings eine Verdatung und statistische Erschließung wesentlicher gesellschaftlicher Bereiche voraussetzt[1188]. So ist aufgrund der erhobenen Datenlage erst im Nachhinein verstehbar, was vor einem gewissen zeitlichen Hintergrund normal bzw. unnormal ist. Für Foucault ist die Normierung von Subjekten eine Weiterentwicklung der Macht der Gesetze. Er

---

1185 Link, J. 2009, S. 2.
1186 Vgl. Link, J. 2009, S. 3.
1187 Vgl. Raffnsøe, S. et al. 2011, S. 151.
1188 Vgl. Jäger, S. 2012, S. 53.

schreibt: „Das Normale etabliert sich als Zwangsprinzip der Tradition."[1189] Link geht davon aus, dass die Gesellschaft nicht mehr über Gesetze oder Moral bestimmt wird, sondern über einen Mechanismus der Selbststabilisierung, den er als *flexiblen Normalismus* bezeichnet. Etwas zugespitzt kann mit Hechler angenommen werden, dass das Ergebnis dieser Prozesse, gesamtgesellschaftlich gesehen, der Spießbürger ist, ein aggressiver Verteidiger der Normalität[1190].

Auch im Kontext *Caring Community* wird normale Subjektivität machtvoll hervorgebracht, reguliert und normalisiert. Mit Blick auf die kommenden Ausführungen kann festgehalten werden, dass normalistische Subjektivitäten durch ein *evangelisch-neoliberales Community-Dispositiv* produziert werden, das sich wiederum am Menschenbild des *homo oeconomicus* und des *homo religiosus* orientiert. Es kommt zu einem Wissensfluss – sprich: zu einer Vermischung beider Idealtypen von Menschen. Im Ergebnis steht eine Kategorie, die anhand ihrer Ähnlichkeiten zu beiden Menschenbildern identifiziert werden kann. Subjekte werden im Sinn einer protestantischen Ethik, die sich durch eine Verzahnung von Kapitalismus und Protestantismus auszeichnet, normalisiert. Innerhalb eines gesetzten Referenzrahmens gelten evangelische und neoliberale Normen, die als ethische Werte, ökonomische Gesetze oder Leitsätze als rechtliche Vorschrift im Qualitätsmanagement verankert werden. Diskurspolizisten, wie interne und externe Auditoren, Qualitätsmanagementbeauftragte auf der einen Seite oder Pastoren und Diakone auf der anderen haben diesbezüglich stets ein Auge auf potenzielle Delinquenten. Foucault schreibt hierzu: „Die Normalitätsrichter sind überall anzutreffen. Wir leben in einer Gesellschaft des Richter-Professors, des Richter-Arztes, des Richter-Pädagogen, des Richter-Sozialarbeiters; sie alle arbeiten für das Reich des Normativen; ihm unterwirft ein jeder an dem Platz, an dem er steht, den Körper, die Gesten, die Verhaltensweisen, die Fähigkeiten, die Leistungen. In seinen kompakten und diffusen Formen, mit seinem Eingliederungs-, Verteilungs-, Überwachungs- und Beobachtungssystem war das Kerkersystem in der modernen Gesellschaft das große Fundament."[1191]

Die Gouvernementalität zeigt sich in vielfältiger Weise durch Formen der Selbst- und Fremdführung oder der Kybernetik. Sie wurden dem System Qualitätsmanagement bzw. dem *Diakonie-Siegel Pflege* eingeschrieben. Allen Subjekten wird ein bestimmtes Verhalten an einer bestimmten Stelle zugewiesen;

---

1189 Foucault, M. 1994c, S. 237.
1190 Vgl. Hechler, D. 2014, S. 236.
1191 Foucault, M. 1994c, S. 392 f.

Arbeiter werden klassifiziert und in ihren Beziehungen zueinander bestimmt. Auf diese Weise kann die Leistungsfähigkeit der Subjekte, Abteilungen und Diakonie-/Sozialstationen beurteilt werden. Alle festgelegten Zielwerte sind der angestrebte Sollzustand, der zu erreichen ist. An ihnen wird der Arbeiter gemessen. Standards und Leistungsindikatoren werden irgendwann als notwendig angesehen. Durch ständige Beobachtung der Arbeiter, Angestellten und ehrenamtlich Tätigen untereinander und durch die Diskurspolizei werden die Vorgaben als notwendig wahrgenommen. Um als Mitglied der Gemeinschaft akzeptiert zu werden, muss sich der Einzelne an den Vorgaben, die irgendwann als normal gelten, orientieren. Durch ständige Sichtbarkeit im Sinne, die durch den Transparenzgedanken im Qualitätsmanagement hergestellt wird, versetzen sich die Arbeiter selbst in Zugzwang, eine gewisse Leistung zu erbringen und diese auch nach außen hin darzustellen. Alle Arbeiter steuern sich auf diese Weise selbst und werden über die Kennzahlen und Standards kontrolliert und normalisiert.

### Gemeinwesendiakonie an der Schnittstelle neoliberaler Gouvernementalität

Nicht nur ein Blick nach innen lässt gouvernementales Regierungshandeln erkennen: Ein Schlüsselkonzept der Gouvernementalität ist das zivilgesellschaftliche Engagement, welches in Form von bürgerschaftlichen Netzwerken als eine Art Reservearmee oder Erfüllungsgehilfe des Wohlfahrtsstaates erscheint und zu einer Verlagerung von Verantwortung führt. Im Zusammenhang mit *Caring Community* sollen für den Fall von Pflegebedürftigkeit sozialstaatliche Aufgaben an kleine religiöse Gemeinschaften übertragen werden. Eine solche Orientierung steht genau wie das Qualitätsmanagement im Verdacht, neoliberale Ideologie zu unterstützen. Auch hier geht die Diakonie – wie im vorangegangenen Beispiel, das Diakonie in Verbindung mit dem Qualitätsmanagement illustrierte – eine Partnerschaft mit einem neoliberalen Ansatz gouvernementaler Menschenführung ein. Wie das Konzept Gemeinwesendiakonie, ein Kernaspekt von *Caring Community*[1192], am Umbau bzw. Abbau des Sozialstaates beteiligt ist, soll im Zentrum der nachstehenden Ausführungen stehen.

Das ursprünglich aus der Sozialen Arbeit stammende Konzept der Gemeinwesenarbeit ist eine grundlegende Arbeitsform, die sich mit sozialen Interventionen in den Gemeinden, Quartieren, Städten und Dörfern beschäftigt. Unter zahlreichen anderen Formen diakonischen Engagements stellt die Gemeinwesendiakonie ein originäres Feld für Betätigung im Feld diakonischer

---

1192 Siehe Kapitel *3.1 Von der Gemeindeschwester zum Sozialkonzern.*

Gemeindepflege dar. Sie gründet sich auf die Verbindung von Tat und Verkündigung, ist christlich geprägt und hat von jeher eine starke, historisch gewachsene Bindung an örtliche Kirchengemeinden. Dessen ungeachtet ist derzeit eine sukzessive Auflösung dieser Verbindung zu beobachten[1193]. Wie am Beispiel der Diakonie-/Sozialstationen in *Kapitel 3.1* gezeigt werden konnte, gehen durch Ökonomisierungsprozesse traditionelle Bindungen zwischen Kirchengemeinden und Diakonie-/Sozialstationen verloren. Im Ansatz der Gemeinwesendiakonie entdecken Diakonie und Kirche im Verbund den Sozialraum, das Quartier oder die Gemeinde als neues Betätigungsfeld wieder. Ihr Zusammenwirken lässt sich über zentrale Begriffe wie Selbstorganisation, Aktivierung, Vernetzung und Sozialraumorientierung festmachen. Diese Schlagworte sind für Gemeinwesendiakonie einerseits sowie *Caring* Community andererseits konzeptionell von zentraler Bedeutung. Man kann sagen, beide Konzepte gehen Hand in Hand. Zugänge zur Gemeinwesendiakonie können über diakonische Gemeindepflege, den allgemeinen Sozialbereich, die Stadtentwicklung oder den demografischen Wandel verlaufen oder auch über die armutsorientierte, diakonische Stadtteildiakonie eröffnet werden.

Der Begriff *Gemeinwesendiakonie* soll den Schulterschluss von Kirche und Diakonie auf allen Ebenen und in allen sozialen Bereichen wiederbeleben. Die Begriffe und Thesen der Gemeinwesendiakonie sind allerdings nicht neu, sie tauchen bereits bei Luther[1194] und Wichern[1195] auf. Als gelebte kirchliche Sozialarbeit ist diese Denkweise kein neues Konzept. Die Wurzeln der heutigen kirchlichen Gemeinwesendiakonie, so Horstmann, liegen in den Reeducation-Programmen der Alliierten im Nachkriegsdeutschland, in der Konversion diakonischer Anstalten mit einem Interesse am Gemeinwesen sowie in der Hoffnung, hier Ressourcen erschließen zu können, ferner fußen sie aber auch auf einem zunehmend politischen Interesse am Sozialraum, auf einer integrierten Stadtentwicklung durch Stadtplanung, gemeinwesenorientierter Soziarbeit sowie auf einem allgemeinen kirchlichen Einsatz bezüglich Stadt, Land und Raum[1196]. Von Mitarbeitern diakonischer Einrichtungen und Kirchengemein-

---

1193 Siehe Kapitel *3.1 Von der Gemeindeschwester zum Sozialkonzern.*

1194 Ein Leitspruch der Reformation war: Kümmert euch um die Armen!

1195 1833 gründete Johann Hinrich Wichern in Hamburg-Horn das Rauhe Haus, um verwaiste und verwahrloste Jungen aufzunehmen. Das heutige Stiftungsgelände, das mittlerweile Einrichtungen der Kinder- und Jugendhilfe, der Behindertenhilfe, der Sozialpsychiatrie und der Altenhilfe beherbergt, betreibt darüber hinaus Bildungseinrichtungen wie die Evangelische Hochschule für Soziale Arbeit und Diakonie sowie eine Schwester- und Bruderschaft, die sich aus Absolventen der Hochschule zusammensetzt. Das Rauhe Haus gilt als Gründungsstätte der Diakonie.

1196 Vgl. Horstmann, M. 2010b.

den wird eine Haltung eingefordert, die eine Annäherung von Kirche und Diakonie forciert und sich in gemeinsamen Zielsetzungen begründen. Die Öffnung
evangelischer Kirchengemeinden in den Sozialraum mithilfe des Konzepts der
Gemeinwesendiakonie bietet die Möglichkeit, den Aufbau von verloren gegangenen Kooperationsbeziehungen u. a. zu diakonischen Einrichtungen wie den
Diakonie-/Sozialstationen wiederherzustellen.

Eine implizite Zielsetzung von Gemeinwesendiakonie ist es, das Bewusstsein der Menschen derart zu schärfen, dass Kirche und Diakonie eine Einheit
bilden und diese Zusammengehörigkeit markiert wird. Gemeinwesendiakonie
eröffnet auf institutioneller Ebene einer großen Anzahl unterschiedlichster diakonischer Einrichtungen, die soziale Dienstleistungen erbringen, die Möglichkeit, über verschiedenste Zugänge und Motive den Weg in das die lokale Kirchengemeinde umgebende soziale Umfeld zu beschreiten[1197]. Da Gemeinwesendiakonie prinzipiell kein originäres Arbeitsfeld der Kirchengemeinden darstellt, kann sich kirchlich-diakonische Arbeit über bestehende sozialdiakonische Einrichtungen im Stadtteil etablieren. Sie ist eine strategische Option, im
Rahmen derer kooperativ zusammengewirkt wird; erforderlich zeigt sich dabei
eine sozialraumorientierte Haltung, die auf diakonische Grundüberlegungen
abgestimmt ist. Im Sinne einer inklusiven Sozialraumentwicklung steht Gemeinwesendiakonie für die Entscheidung von Kirchengemeinden und diakonischen Einrichtungen, sich im Quartier, in der Gemeinde selbst und im sozialen
Umfeld zu engagieren. Ein Merkmal der Gemeinwesendiakonie ist demnach
das solidarische Handeln von verfasster Kirche und organisierter Diakonie sowie ein strategisches Handeln der beteiligten Akteure[1198].

In der evangelischen Kirche und ihrer Diakonie hat das Wort *Gemeinwesendiakonie* in den letzten Jahren an Bekanntheit gewonnen[1199] und sich mit
anderen Konzepten – wie dem von *Caring Community* – vernetzt. Den Ausgangspunkt dieser Diskussionen um den Begriff der Gemeinwesendiakonie
stellt ein Text aus dem Jahr 2007 dar, der den Titel *Handlungsoption Gemein-*

---

1197 Im Rahmen der Initiative *Teilhaben, Fördern, Initiativ* ist beispielsweise im Bundesland
Bayern in Kooperation mit der *Kirchlichen Allgemeinen Sozialarbeit* (KASA) und lokalen
Kirchengemeinden unter dem Titel *Kochlöffel – gemeinsam kochen* ein Projekt entstanden.
Kindern und Jugendlichen im Alter zwischen sechs und 15 Jahren, die meist aus prekären
Lebenssituationen stammen, wird hier in der Kirchengemeinde die Möglichkeit gegeben,
gemeinsam zu kochen. Auf diese Weise soll eine andere Esskultur kennengelernt werden,
wie sie im bürgerlich-konservativen Milieu gepflegt wird. Darüber hinaus existieren diverse
Kooperationen zu lokalen Tafel-Initiativen, die kostenlos Räume der Kirchengemeinde nutzen können, um Essen an Bedürftige zu verteilen.
1198 Vgl. Horstmann, M./Neuhausen, E. 2010.
1199 Vgl. Horstmann, M./Neuhausen, E. 2010, S. 1.

*wesendiakonie* trägt[1200]. Hier wird Gemeinwesendiakonie ganz allgemein als gemeinschaftliche Strategie von verfasster Kirche und organisierter Diakonie beschrieben. Wissenschaftler wie Horstmann haben den Terminus der Gemeinwesendiakonie aufgegriffen, um ihn in Bezug auf soziale Verantwortung der Diakonie, in Zusammenarbeit mit Kirchengemeinden, auf Feldern der allgemeinen Beratung, hinsichtlich Freizeitangeboten für jüngere und ältere Stadtteilbewohner oder auch im Zusammenhang mit Nachbarschaftshilfe anzuwenden[1201]. Auch Fragen wie die, auf welcher konzeptionellen Grundlage ein kirchengemeindliches Sozialkapitalkonzept[1202] zu erstellen ist, um stärkere Beteiligung zu erreichen sowie die Realisierungschancen und die Zugangsmöglichkeiten zum gemeindlichen Netzwerk zu erhöhen, sind aus diesem Thesenpapier erwachsen[1203].

Im Gegensatz zur sozialversicherungsrechtlich klar umrissenen Klientel pflegerischer Versorgung der Diakonie-/Sozialstationen richtet sich das Konzept der Gemeinwesendiakonie ursprünglich vorrangig an die Armen bzw. benachteiligen Menschen[1204]. Im Strategiepapier der EKD wird dieser Sachverhalt wie folgt gefasst: „Die verschiedenen Fachdisziplinen entwickeln eine gemeinsame Kompetenz für den Sozialraum und bilden lokale Netzwerke beziehungsweise Partnerschaften zur Implementierung und Sicherung des Arbeitsprinzips Gemeinwesenarbeit (GWA)."[1205] Hier wird die dritte Option der Kooperation bzw. des Netzwerkes angesprochen, bei der es um die gemeinsame Gestaltung entwicklungsbezogener Konzepte wie *Caring Community* geht. Was die Nachhaltigkeit als vierte Option der Gemeinwesendiakonie betrifft, so bedarf es permanenter kirchlicher und diakonischer Arbeitsstrukturen, um lokale Entwicklungspartnerschaften als verlässliche und transparente Akteure präsentieren zu können[1206].

Die strategische Option Gemeinwesendiakonie steht für eine Art Sozialkirche mit quartiersnahen Unterstützungssystemen, die durch Kooperationen von Kirchengemeinden und diakonischen Einrichtungen wie ambulanten Pflegediensten zu realisieren ist. Dadurch soll sich eine Kirche abzeichnen, die sich auf die Menschen vor Ort konzentriert, auf die Menschen, für die sie da sein

---

1200 Vgl. EKD 2007.
1201 Vgl. Hermann, V./Horstmann, M. 2010a; Horstmann, M./Neuhausen, E. 2010 und Horstmann, M. 2010b.
1202 Siehe Kapitel *3.3 Praxisbeispiel Netzwerkorganisation: Betreuungsleistungen und Sozialkapital.*
1203 Vgl. Horstmann, M. 2010a; Horstmann, M. 2011.
1204 Vgl. EKD 2007, S. 27.
1205 EKD 2007, S. 27.
1206 Vgl. EKD 2007, S. 28.

soll. Gemeinwesendiakonie ist für Kirchengemeinden als eine Möglichkeit anzusehen, ihre Angebote theologisch begründet in die Zivilgesellschaft einzubringen.

**Gemeinwesendiakonie aus der Perspektive diakonischer Gemeindepflege**

Aus der Perspektive diakonischer Gemeindepflege fasst das Konzept Gemeinwesendiakonie Werte und Einstellungen zusammen, die auf ein Idealbild fallbezogener, quartiersbezogener diakonischer Arbeit aus Zeiten der Gemeindekrankenschwester rekurrieren und gelebte Verbindungen zu Kirche, Pastor und Gemeinde wiederbeleben sollen. Im Konkreten verfolgt Gemeinwesendiakonie allerdings kein echtes lokalpolitisches Interesse, denn wie der Protagonist in der Geschichte vom barmherzigen Samariter[1207] keine räuberischen Strukturen bekämpfte, sondern mit seinem Engagement auf direkte Hilfe vor Ort zielte – so gestaltet sich auch die Idee von der Gemeinwesendiakonie. Diakonie-/Sozialstationen sollen im Sinne der Gemeinwesendiakonie durch ihr Dienstleistungsangebot im Bereich der sozialen Pflegeversicherung als Ressource eines umfassenden Quartiermanagements bzw. als Teil einer integriert aufgestellten Kirchengemeinde reintegriert werden. Kleinräumig stadtteilbezogene Seniorenarbeit, wie ich sie in *Kapitel 3.3* beschrieben habe, aber auch Gymnastikgruppen, Seniorennachmittage, Hilfen im Alltag, Tagesfahrten oder auch Zielgruppengottesdienste, die explizit ältere Menschen in den Fokus stellen, sollen in Gänze durch haupt- und ehrenamtliche Arbeiter organisiert werden und so eine Vernetzung mit der Kirchengemeinde ermöglichen. Für die evangelische Kirche bedeutet diese Zusammenarbeit mit den Diakonie-/Sozialstationen generell eine Belebung kirchengemeindlichen Lebens; neue Mitglieder können aufgenommen oder inaktive Christen wieder integriert werden. So lässt sich am Beispiel des gemeinwesenorientierten Projektes *Kochlöffel*[1208] aufzeigen, dass nicht nur die beteiligten Kinder den Weg in die Kirche fanden. Auch ihren Eltern, Großeltern oder Geschwistern eröffneten sich neue Kontakte zum kirchengemeindlichen Leben. In die strategische Partnerschaft bringen diakonische Sozialeinrichtungen eine Grundinfrastruktur, eine unmittelbare Zugänglichkeit zu Spendengeldern sowie generell gute Vernetzungen in der Kommune ein; dies gilt im Zuge der gemeinwesendiakonischen Orientierung auch für die Diakonie-/Sozialstationen.

Ein weiteres Beispiel, welches die eben getätigten Aussagen stützt, ist das Projekt *Gemeindeschwester 2.0*. Dieses verknüpft Gemeinwesendiakonie mit

---

1207 Zur Geschichte des barmherzigen Samariters siehe Fußnote *1250*.
1208 Zum Kochlöffel-Projekt siehe Fußnote 1197.

dem Feld diakonischer Gemeindepflege und nimmt dabei Bezug auf das Modell der Gemeindekrankenschwester, wie es noch vor einigen Jahrzehnten praktiziert wurde[1209]. Überdies greift *Gemeindeschwester 2.0* zentrale Aspekte der Teilhabe, der Mitwirkung, des Quartiermanagements und der Selbsthilfe auf. Das Konzept beschreibt eine Entwicklung innerhalb diakonischer Arbeit. Dahinter liegt die Idee, sich nicht nur um einzelne Menschen zu kümmern, sondern quartiersbezogen in kirchlich-diakonischer Arbeit zu agieren, um Kirchengemeinde und soziale Dienste zu vereinen, sodass es langfristig möglich ist, die Lebenssituationen der Menschen vor Ort zu verbessern. Obschon die konkrete Arbeit einer Gemeindeschwester, wie sie in diesem Konzept entworfen ist, nichts mehr mit Kranken- oder Altenpflege gemein hat, wie sie heutzutage im ambulanten Kontext praktiziert wird, bezieht sie sich auf Gemeindepflege, wie sie ursprünglich zu Zeiten vor der Pflegeversicherung praktiziert wurde[1210]. Die Tätigkeit als *Gemeindeschwester 2.0* erfordert ein Kompetenzprofil, das auf Quartiermanagement mit sozialpädagogischem Profil ausgerichtet ist, und verlangt ebenso nach einer diakonisch-theologischen Ausbildung. Hinter der Orientierung auf das Quartier verbirgt sich auch hier wieder der Gedanke, vorhandene Angebote miteinander zu vernetzen oder notwendige Hilfemöglichkeiten zu initiieren bzw. gänzlich neu zu schaffen. Es kommt hierbei durch die Gemeindeschwester einerseits zu einer strukturellen Verschränkung von Haupt- und Ehrenamt sowie andererseits zu einem Ineinandergreifen von professioneller Diakonie und Kirchengemeinde, um Unterstützungssysteme vernetzter Hilfe aufzubauen[1211]. Die *Gemeindeschwestern 2.0* sind – ganz wie in alten Zeiten – bei der Kirchengemeinde angestellt und unterstehen dem dortigen Pastor. Übernommen werden durch die Schwestern auch familienbezogene Aufgaben wie z. B. Tauferinnerungsbesuche, Vermittlung von Diensten diverser Anbieter sowie Seelsorge und Beratung in allen Lebenslagen. Zugleich vermitteln sie bei Bedarf an die ansässigen Diakonie-/Sozialstationen, mit denen die Gemeindeschwestern strukturell in keinem Verhältnis stehen. Der normativ aufgeladene Begriff *Gemeindeschwester* suggeriert durch die weibliche Form bereits ein Unterordnungsverhältnis, wie es aus der männlich dominierten Diakonie bekannt ist[1212]. Beleuchtet man die Tätigkeitsbereiche näher, so sind

---

1209 Zum Modell der Gemeindekrankenschwester siehe Kapitel *3.1 Von der Gemeindeschwester zum Sozialkonzern.*
1210 Siehe Kapitel *3.1 Von der Gemeindeschwester zum Sozialkonzern.*
1211 Vgl. Hofmann, B. 2014.
1212 Auf einer Informationsveranstaltung zum Konzept *Diakonieschwester 2.0* in Düsseldorf Kaiserswerth am 30. September 2014 berichtete eine Gemeindeschwester aus Witten/Dortmund von den Vorzügen des Begriffs Gemeindeschwester. Dieser sei u. a. hierarchiefrei und neutral.

die Begriffe Lotse und Quartier- bzw. Gemeindemanager treffender. Letztendlich bietet das Konzept *Gemeindeschwester 2.0* eine Mischung aus Sozial-, Freizeit- und Religionshilfe für Menschen vor Ort.

Gemeinwesendiakonie unterstützt unter dem Label *Diakonie* mit zentralen Begriffen wie *Aktivierung, Empowerment* oder *Vernetzung* als Lückenbüßer den stattfindenden Um- und Abbau des Sozialstaates, indem unter Beteiligung kirchlichen Ehrenamtes sozialversicherungsrechtliche Leistungen durch die Zivilgesellschaft selbst koordiniert und erbracht werden. Als Instrument neoliberaler Regierungspraxis wirkt Gemeinwesendiakonie auf das Handeln oder das soziale Miteinander der Menschen in der Gemeinde unmittelbar ein. Die Regierung des Sozialen ist nicht mehr nur an den Staat, sondern vielmehr durch ergänzende Techniken der Selbst- und Fremdbestimmung sowie an Institutionen wie die evangelische Kirche gebunden. Gemeinwesendiakonie weist starke Parallelen zur Privatisierung staatlicher Leistungen auf, sie stützt somit neoliberale Konzepte, indem zivilgesellschaftliches Engagement, Nachbarschaftshilfe und Bürger- bzw. diakonisches Engagement tendenziell gefördert werden.

**Gemeinschaftsprinzip und diakonische Gemeindepflege**

In der Praxis ist der Gemeinschaftsbegriff auch stets an bestimmte Organisationsformen wie die *Caring Community* gebunden und wird im Neoliberalismus, wie wir gesehen haben, genutzt, um sozialstaatliche Aufgaben selbst organisiert in die Gemeinschaft der Bürger abzugeben, die sich wiederum wettbewerblich organisiert um Menschen mit Hilfebedarf eigenständig kümmert. Als ein tief im Kommunitarismus[1213] verankerter und mit der Bürgergesellschaft[1214] verbundener Begriff trägt das englische *Community* in seiner etymologischen Herkunft drei Bedeutungsvarianten in sich: a) Gemeinschaft im Sinne einer sozialen

---

1213 Zum Kommunitarismus siehe Fußnote *935.*

1214 Eng verbunden mit der Rezeption der Bürgergesellschaft ist seit den frühen 1990er Jahren der Begriff des Kommunitarismus (vgl. Kaiser, A. 2007, S. 195 ff.). Vorrangig geht es um Aspekte einer Gesellschaftsform, die weder vom Staat noch vom Markt getragen werden. Von Seiten der Bundesregierung ist in Anlehnung an kommunitarische Denkstrukturen respektive der ihnen innewohnenden Gemeinwohlorientierung in der eigens zur Förderung freiwilligen und gemeinwohlorientierten Engagements bundesdeutscher Bürger eingerichteten Enquete-Kommission *Zukunft des Bürgerschaftliches Engagements* kommunitaristisches Gedankengut institutionalisiert. Im Vorwort des Berichts der Enquete-Kommission heißt es: „Bürgerschaftliches Engagement bedeutet Vielfalt, und erst in diesem weiten Verständnis, das all diese vielfältigen Tätigkeiten einbezieht, erschließen sich die Dimensionen dieser Aktivitäten und ihre Bedeutung für unser Gemeinwesen. Die Bürgerinnen und Bürger erneuern mit ihrem freiwilligen Engagement in allen Bereichen des gesellschaftlichen Lebens Tag für Tag die Bindekräfte unserer Gesellschaft." (Enquete-Kommission ‚Zukunft bürgerschaftlichen Engagements' 2002, S. 2).

Gruppe und der Verbundenheit ihrer Mitglieder, b) Gemeinschaft bzw. Gemeinde im religiösen Sinn oder c) Gemeinschaft als gesamtgesellschaftliche Allgemeinheit. Der Gemeinschaftsbegriff beinhaltet ferner eine soziologische Komponente und steht in Beziehung zum Terminus *Gesellschaft*: „Eine gesellschaftliche Einheit ist eine Gemeinschaft, wenn sie über autarke integrative Mechanismen verfügt – d. h., wenn die Aufrechterhaltung ihrer Grenzen, ihrer inneren Struktur und ihrer politischen Organisation durch ihre eigenen Prozesse gewährleistet wird und nicht von externen Einheiten, Supraeinheiten oder Subeinheiten abhängt."[1215].

Generell ist davon auszugehen, dass Gemeinschaft als Ideal gesellschaftlicher Praxis gilt, aber im christlichen Kontext eine besondere Form biblischen Daseins als Leben in der Wahrheit darstellt. Kumbruck schreibt: „(...) Gemeinschaft, die innerhalb der Pflege stattfindet, war und ist von grundlegender Bedeutung für die Diakonie, denn es handelt sich dabei um den stützenden Rahmen, in dem sich eine spezifische Haltung der Zuwendung zum Mitmenschen entwickeln kann."[1216] Als Alleinstellungsmerkmal diakonischer Einrichtungen wird stets der Gemeinschaftsgedanke herausgestellt, so auch bei *Caring Community*. Welchen Stellenwert Gemeinschaft im Zuge der Gemeinwesendiakonie, als ein neoliberales Steuerungsinstrument zur strategischen Orientierung kirchlicher Träger aufweist, hat sich im vorangegangen Abschnitt aufgetan. Aufgrund dieser hohen Bedeutung möchte ich dem geschichtlichen Ursprung daher kurz auf den Grund gehen: Als erste christliche Urgemeinschaft ist die Jerusalemer Gemeinde, wie sie die Apostelgeschichte des Lukas beschreibt, zu begreifen; sie entstand im Anschluss an Jesu Christi Himmelfahrt und das Pfingstwunder, um das Wort des christlichen Gottes zu verkünden, davon künden die Geschichten in der Bibel. Niederschlag findet dieses Gleichnis der Heilsgemeinschaft im Neuen Testament hauptsächlich in der Apostelgeschichte[1217], den Paulusbriefen sowie dem Passionsbericht des Markusevangeliums.

---

1215 Etzioni, A. 2009, S. 562.

1216 Kumbruck, C. 2009, S. 55.

1217 Die Apostelgeschichte gibt in ihrem Verlauf auch detailliert Auskunft über die Gütergemeinschaft der ersten Christen: „Die Menge der Gläubigen aber war ein Herz und eine Seele; auch nicht einer sagte von seinen Gütern, das sie sein wären, sondern es war ihnen alles gemeinsam. Und mit großer Kraft bezeugten die Apostel die Auferstehung des Herrn Jesu und große Gnade war bei ihnen allen. Es war auch keiner unter ihnen, der Mangel hatte: denn wer von ihnen Äcker oder Häuser besaß, verkaufte sie und brachte das Geld für das Verkaufte und legte es den Aposteln zu Füßen; und man gab einem jeden, was er nötig hatte. Josef aber, der von den Aposteln Barnabas genannt wurde – das heißt übersetzt: Sohn des Trostes –, Levit, aus Zypern gebürtig, der hatte einen Acker und verkaufte ihn und brachte das Geld und legte es den Aposteln zu Füßen." (Apg 4, 32-37) „Wer dem nicht so tat, ereilte das Schicksal von

Der Gemeinschaftsgedanke besitzt also eine biblische Grundlage, er soll über die Tat und Verkündung als lebendige Wahrheit des christlichen Gottes in der täglichen Lebens-, Arbeits- oder Pflegepraxis, so beispielsweise im Rahmen religiöser Feste, erfahrbar gemacht werden.

Der Begriff *Gemeinschaft* bezeichnet in der Regel ein Sozialgebilde, d. h. eine Gruppe von menschlichen Individuen, die durch Überzeugung, Sprache, Handeln, Denken, Fühlen oder Wollen miteinander verbunden ist. Innerhalb der evangelischen Kirche kann der Begriff *Heilsgemeinschaft* auf die Gemeinschaft der Gläubigen angewandt werden, er gehört auch überkonfessionell zum Kirchenverständnis. Die konstituierende Kraft der christlichen Gemeinschaft resultiert aus der theologischen Initiative der durch den christlichen Gott begründeten Glaubensgemeinschaft. Aus biblischer Sicht steht Gemeinschaft in erster Linie mit dem neutestamentlichen Begriff der *koinonia*, was mit *Gemeinschaft durch Teilhabe* übersetzt werden kann, in Verbindung; hierdurch erhält er unverwechselbare und unverzichtbare Impulse: *Koinonia* meint immer auch die Vielfalt in der Einheit, d. h. die gegenseitige Anerkennung des Andersseins und der gerechten Gestaltung von Beziehungen, wie es im Sinne einer Teilhabeorientierung bei sozialpolitischen Konzepten gefordert wird.

**Dienstgemeinschaft als juridisches Strukturprinzip**

In Bezug auf *Caring Community* ist festzuhalten: Alle Akteure wirken in einer *Caring Community* als Dienstgemeinschaft zusammen, um sich am kirchlichen Heils-[1218] und Verkündungsauftrag zu beteiligen. Es stellt sich die Frage, wie das Gemeinschaftsprinzip mit *Caring Community* verbunden ist. Hierzu muss vorweg bemerkt werden, dass kirchlicher Dienst jederzeit auch ein Bekenntnis und Zeugnis des Glaubens darstellt. Jeder haupt- und ehrenamtliche Arbeiter einer *Caring Community* ist daher an diese christlichen, meist im Arbeitsvertrag auch rechtlich verankerten Verhaltensvorschriften gebunden. Als Tendenzbetriebe besteht in Einrichtungen, die dem Gedanken einer Dienstgemeinschaft verpflichtet sind, Loyalitätspflicht, d. h., Berufs- und Privatleben werden generell nicht getrennt voneinander betrachtet. Das Verfassungsgericht gewährleistet der evangelischen Kirche dieses Selbstbestimmungsrecht, was es ihr infolgedessen ermöglicht, den kirchlichen Dienst, insbesondere im Hinblick auf die

---

Hananias und Saphira, die Teile ihres Erlöses einbehielten und daraufhin plötzlich verstarben." (Apg 5, 1-11).

1218 Unter Heilsgewissheit wird im christlichen Kontext die Überzeugung verstanden, an der Erlösung des Menschengeschlechtes durch Jesus Christus teilzuhaben und sich der Vergebung aller Sünden gewiss zu sein. Für Luther ist die Gewissheit des eigenen Heils das Herzstück der Theologie.

Auslegung des Begriffs der Dienstgemeinschaft, nach eigenem Ermessen im Rahmen eigener Kirchengesetze zu regulieren. Über juridische Macht drückt die evangelische Kirche den Menschen so ihren Stempel auf und determiniert Verhalten; hiermit sind kircheninterne Gesetze, Gebote und Verbote wie die Dienstvertragsordnung, die Arbeitsvertragsrichtlinien, das Mitarbeitergesetz, das Kirchengesetz, das Arbeitsrechtsregelungsgesetz oder die Loyalitätsrichtlinien gemeint. Auf die Verflechtungen zwischen den einzelnen Normen, die das Dienstgemeinschaftsprinzip konstituieren, und deren Zusammenhang mit dem *Community*-Begriff soll im kommenden Absatz das Augenmerk gelegt werden.

Beginnen möchte ich mit den Arbeitsvertragsrichtlinien für die der EKD angeschlossenen Einrichtungen. In diesem Regelwerk werden folgende Aussagen zum Institut der Dienstgemeinschaft getroffen: „Alle in einer diakonischen Einrichtung tätigen Mitarbeiterinnen und Mitarbeiter bilden eine Dienstgemeinschaft. Von den Mitgliedern dieser Dienstgemeinschaft wird erwartet, dass ihr Verhalten innerhalb und außerhalb des Dienstes der Verantwortung für die Nächste und den Nächsten entspricht. (...) Der diakonische Dienst geschieht im Auftrag Jesu Christi. Wer sich aus anderen Beweggründen zu diesem Dienst bereitfindet, ist Mitarbeiterin und Mitarbeiter mit gleichen Rechten und Pflichten; sie bzw. er muss jedoch die evangelische Grundlage der diakonischen Arbeit anerkennen."[1219] Liegt eine Verletzung gegen die sich aus der Dienstgemeinschaft ergebenden Pflichten im privaten Kontext vor, so rechtfertigt dies sogar eine Kündigung des Arbeitsverhältnisses[1220]. Anhand der Arbeitsvertragsrichtlinien wird bereits deutlich, dass der Zugang von haupt- bzw. ehrenamtlichen Arbeitern zu *Caring Communities* über juridische Macht geregelt ist. Auf die damit verbundenen Rituale bzw. Zugangsbarrieren zum evangelisch-neoliberalen Raum gehe ich in *Kapitel 4.3* gesondert ein. Die hier geschilderte juridische Macht wirkt sich auf die Subjekte mittels weiterer Gesetze, Regeln und Verbote aus; sie sind unmittelbar an den Diskurs des Evangeliums geknüpft und stellen als rechtlicher Text Maximen auf, die einerseits normieren, da sie festlegen, wer Teil der *Community* ist und wer nicht, und andererseits reglementieren und kontrollieren, wer Zugang hat[1221].

---

1219  Arbeitsrechtliche Kommission der EKD 2013, S. 2.
1220  Bekräftigt durch höchstrichterlichen Beschluss des Bundesverfassungsgerichts – Aktenzeichen BVerfGE 70 138, 165 (vgl. Bundesverfassungsgericht 1985). Als religiöse Institution haben die Kirchen eine verfassungsrechtlich geschützte Sonderrolle, die den spezifischen Status der Dienstgemeinschaft herausstellt. Dies wurde zuletzt durch ein Urteil des Bundesarbeitsgerichts – Aktenzeichen BAG ARZ 179/11 – bestätigt.
1221  Im Zusammenhang mit dem heterotopen Charakter gehe ich auf Öffnungs- und Schließungsmechanismen in Kapitel *4.3 Caring Community, ein heterotoper (Sprach-) Raum des Außen* ein.

Es greifen weitere Gesetze, die die Dienstgemeinschaft stützen. Am Beispiel des Bundeslands Niedersachsen sind dies neben den bereits angesprochenen Arbeitsvertragsrichtlinien u. a. je nach rechtlicher Situierung des Trägers gilt a) das Kirchengesetz der Konföderation evangelischer Kirchen in Niedersachsen über die Rechtsstellung der Mitarbeiter (Mitarbeitergesetz – MG)[1222], b) das Kirchengesetz der Konföderation evangelischer Kirchen in Niedersachsen über die Regelung des Arbeitsrechts für Einrichtungen der Diakonie (Arbeitsrechtsregelungsgesetz Diakonie – ARRGD), c) greifen die Arbeitsvertragsrichtlinien der Konföderation evangelischer Kirchen in Niedersachsen für Einrichtungen, die sich dem ARRGD (Arbeitsrechtsregelungsgesetz) der Diakonie angeschlossen haben (Arbeitsvertragsrichtlinien der Kirche – AVR-K)[1223], d) gilt die Dienstvertragsordnung (DVO) der Konföderation evangelischer Kirchen in Niedersachsen, die nach entsprechenden Paragrafen des Mitarbeitergesetzes angestellt werden[1224] (DVO), oder f) die Satzung des Diakonischen Werkes Hannovers.

---

1222 Unter das Mitarbeitergesetz fallen diakonische Einrichtungen der ambulanten Altenhilfe, die ursprünglich einem Träger der verfassten Kirche angehörten und aufgrund von Ausgründungen in gemeinnützige GmbHs nun in einer privatrechtlich geführten Organisationsform betrieben werden. Die §§ 1, 4 und 7 des Mitarbeitergesetzes geben Auskunft: „Der kirchliche Mitarbeiter ist in seinem dienstlichen Handeln und in seiner Lebensführung dem Auftrag des Herrn verpflichtet, das Evangelium in Wort und Tat zu bezeugen. Diese Verpflichtung bildet die Grundlage der Pflichten und Rechte von Dienstherren, Anstellungsträgern und Mitarbeitern und bestimmt auch deren Zusammenwirken bei der Feststellung und Wahrnehmung dieser Pflichten und Rechte. Dienstherren, Anstellungsträger und Mitarbeiter sind an Bekenntnis und Recht der beteiligten Kirchen gebunden." (Landeskirchenamt Hannover 2000, S. 2, § 1) In den kirchlichen Dienst darf nur übernommen werden, wer evangelisch-lutherischen Glaubens ist oder einem in einer Gliedkirche der EKD geltenden Bekenntnis angehört sowie bereit ist, seinen Dienst so zu tun und sein Leben so zu führen, wie es von einem Mitarbeiter der Kirche erwartet wird (vgl. Landeskirchenamt Hannover 2000, S. 4, § 4). Unter Zurückstellung von Bedenken wird bei Bewerbungen aber auch auf das evangelisch-lutherische Bekenntnis verzichtet, um eine Anstellung zu ermöglichen. In diesen Fällen muss die betreffende Person mindestens einer der *Arbeitsgemeinschaft Christlicher Kirchen* (ACK) zugehörigen christlichen Kirchen angehören.

1223 „Der Diakonische Dienst ist Wesens- und Lebensäußerung der evangelischen Kirche. Die dem Diakonischem Werk der Evangelischen Kirche in Deutschland (EKD) angeschlossenen Einrichtungen – im Folgenden Unternehmen genannt – sind dem Auftrag verpflichtet, das Evangelium Jesu Christi in Wort und Tag zu bezeugen. Diesen Auftrag erkennen Arbeitgeber und Arbeitnehmer gleichermaßen an." (Landeskirchenamt Hannover 2008, S. 8).

1224 „Die Mitarbeiterin ist an ihr Bekenntnis und Recht der beteiligten Kirchen gebunden. Sie ist in ihrem dienstlichen Handeln und in ihrer Lebensführung dem Auftrag des Herrn verpflichtet, das Evangelium in Wort und Tat zu bezeugen. Den ihr anvertrauten Dienst hat sie treu und gewissenhaft zu leisten und sich zu bemühen, ihr fachliches Können zu erweitern." (Landeskirchenamt Hannover 2012, S. 5, § 3)

Beispielhaft möchte ich eines dieser Gesetze und dessen Verstrickungen ausführen: Satzungsgemäß haben diakonische Einrichtungen der Evangelisch-lutherischen Landeskirche Hannovers, die von den zuständigen Organen des Diakonischen Werkes beschlossenen Grundsätze zu beachten. Auf dreierlei Weisen stellt die Satzung des Diakonischen Werkes der Evangelisch-lutherischen Landeskirche Hannovers Anforderungen an die christliche Haltung ihrer Arbeiter: in Form von Loyalitätsrichtlinien, Dienstvertragsordnungen sowie Arbeitsvertragsrichtlinien[1225]. Mithilfe der sogenannten Loyalitätsrichtlinien, gemeint ist eine Richtschnur des Rates und des Diakonischen Werks der EKD über die Anforderungen der privatrechtlichen beruflichen Mitarbeit, wird bestimmt, dass haupt- sowie ehrenamtliche Arbeiter im Dienst der Kirche das Evangelium in Wort und Tat bezeugen müssen sowie sich loyal gegenüber der evangelischen Kirche zu verhalten haben. Darüber hinaus ist es Aufgabe der kirchlichen und diakonischen Anstellungsträger, ihre Arbeiter mit den christlichen Grundsätzen ihrer Arbeit vertraut zu machen, z. B. in Gestalt von Fort- und Weiterbildungen. Nichtchristliche Arbeiter haben den kirchlichen Auftrag, dies zu berücksichtigen und die ihnen übertragenen Aufgaben im Sinne der Kirche zu erfüllen[1226]. Demnach stellen das Bekunden und Bezeugen des Evangeliums in Wort und Tat die vordringlichen Aufgaben der Mitarbeit in evangelischen Einrichtungen dar. Ergänzend zu den öffentlich-rechtlich geltenden Tarifnormen fallen die Dienstvertragsordnung sowie die Arbeitsvertragsrichtlinien der Kirche als zusätzliche Rechtsnorm in den Regelungsbereich der Diakonie-/Sozialstationen. Mitgliedschaft in der Kirche sowie Bekenntnis und Bindung an die Institution werden hier als grundlegende Pflichten der Arbeiter verankert. Für Anwender der Arbeitsvertragsrichtlinien der Konföderation evangelischer Kirchen in Niedersachsen, die zur Regelung des Arbeitsrechts für Einrichtungen der Diakonie entworfen sind, gilt beispielsweise, dass alle Arbeiter an Bekenntnis und Recht der beteiligten Kirchen gebunden sind. Sie sind in ihrem dienstlichen Handeln wie in ihrer Lebensführung dem Auftrag des Herrn verpflichtet, sie müssen das Evangelium in Wort und Tat bezeugen, den ihnen anvertrauten Dienst treu und gewissenhaft leisten und sich bemühen, ihr fachliches Können zu erweitern[1227].Die religiösen Rechtskonstruktionen fördern in Bezug auf die Dienstgemeinschaft einen formalen Modus, in dem sich die Subjekte zu den jeweiligen Gesetzen verhalten. Das Besondere an diesen Gesetzen der evangelischen Gemeinschaft liegt darin, dass sich alle Subjekte als Mitglie-

---

1225 Vgl. Diakonisches Werk Hannover 2009, S. 5 ff.
1226 Vgl. Rat der Evangelischen Kirche in Deutschland 2009.
1227 Vgl. Landeskirchenamt Hannover 2012, S. 5, § 3.

der zugehörig fühlen und somit kaum Platz für nicht in der christlichen Wahrheit befindliche Menschen bleibt. Die Vorschriften repräsentieren die christliche Tradition der Gemeinschaft und können als Teil der sittlichen Substanz von *Caring Community* verstanden werden. Der Gemeinschaftsgedanke schreibt sich rechtlich unmittelbar ins Zentrum von *Caring Community* ein: Was für die Gemeinschaft zählt, ist die religiöse Praxis – rechtlich kodifizierte Praktiken unterworfener Subjekte, die das Evangelium in Wort und Tat bezeugen. Alle Regelungen dienen der Kontrollierbarkeit des Diskurses und der Regierung der Subjekte. Sie haben unmittelbar Einfluss auf ihr Handeln.

### Das unsichtbare Auge des Adam Smith und des christlichen Gottes

Besondere Kontrollmechanismen werden notwendig, sobald Institutionen Gegenständlichkeit und Geschichtlichkeit gewonnen haben und dadurch Wirklichkeit geworden sind[1228]. Der verwendeten Freiheitsrhetorik zum Trotz existiert im Neoliberalismus das zentrale Vorhaben, den Menschen zu kontrollieren und ihn zu überwachen. Die ökonomische Regierung der in den Diakonie-/Sozialstationen Tätigen erfolgt z. B. über ein straffes Zeitreglement mit minutiöser Einsatz- und Tourenplanung, bei dem es nicht zuletzt um die permanente Anhäufung von Wissen über die Arbeiter geht. Es werden Zeiten dokumentiert, Feedback- und Jahresgespräche geführt, Personalakten angelegt, Beurteilungen angefertigt – alles, um den Arbeiter bei mangelnder Effizienz disziplinieren zu können. Ihren Fähigkeiten entsprechend, die durch das angehäufte individualisierte Wissen belegt sind, werden sie entsprechenden Funktionsstellen zugeordnet. In der Debatte um *Caring Communities* werden umfassende und effiziente, den Arbeitsprozess kontrollierende Überwachungstechniken gefordert. Die dadurch gesammelten Daten zur Disziplinierung sind als ein Akt der Beherrschung zu fassen. Macht geht hier Hand in Hand mit Wissen über die Individuen. Sehr anschaulich belegen dies auch die in *Kapitel 3.1* beschriebenen betriebswirtschaftlichen Steuerungsinstrumente. Jegliches Verhalten wird hierdurch offengelegt, Absichten, Handlungsschritte und Ziele festgelegt und stetig überprüft. Ein über alles schwebender Transparenzgedanke, der auf Überschaubarkeit, Nachvollziehbarkeit und Erkennbarkeit zielt, kann anhand einiger Zitate, die im Zusammenhang mit *Caring Community* getätigt worden sind, freigelegt werden:

---

1228 Vgl. Berger, P./Luckmann, T. 1980, S. 66.

*Tabelle 5:*   Aussagen Wegners zur Kontrolle und Überwachung des Arbeitsprozesses

| 1. | „Eigentlich hätte sich die Diakonie deswegen von vornherein einer Mentalität der vollen Kostendeckung verweigern müssen und Kriterien der Leistungskontrolle und der Evaluation von sich aus einführen sollen."[1229] |
|---|---|
| 2. | „Eine Objektivierung der Tätigkeiten – so schwierig dies auch ist – ist eine entscheidende Voraussetzung immer weiter zunehmender Professionalisierung in der Pflege und liegt deswegen eigentlich im Interesse aller."[1230] |
| 3. | „Es muss nun alles und jedes kalkuliert werden, und das kann man nur, wenn man Ziele festlegt und deren Erreichung verlässlich prüft."[1231] |
| 4. | „Worum es geht, ist, den Wertschöpfungsbeitrag dieser Tätigkeiten sichtbarer zu machen."[1232] |
| 5. | „Erst jetzt macht es ja Sinn, Qualitätsvergleiche anzustellen."[1233] |
| 6. | „Qualitätsvergleiche setzten allerdings klare und transparente Kriterienkataloge voraus."[1234] |

Das angehäufte Wissen stellt eine überaus wichtige Quelle von Macht über die Subjekte in einer *Caring Community* dar. Es kann davon ausgegangen werden, dass Macht in einer *Caring Community* über ökonomisch bedingte Kontrollinstrumente wie z. B. die elektronische Touren- und Einsatzplanung, Benchmarking oder Qualitätsmanagement ausgeübt und wahrgenommen wird. Elektronische Einsatz- und Tourenpläne bestimmen in immer stärkerem Maß das Tagesgeschehen in der diakonischen Gemeindepflege. Minutengenau werden Wegstrecken, erbrachte Leistungen, Pausen sowie organisatorische Sonderzeiten wie Arzt- oder Apothekenbesuche durch die Pflegekraft mit einem jederzeit durch GPS, auch als *Global Positioning Systems* bekannt, ortbares Smartphone an eine zentrale Steuerungseinheit übermittelt. Durch Anwendung dieser Technik kann über ein globales Navigationssatellitensystem jederzeit eine Positionsbestimmung des Arbeiters durchgeführt werden. Eine Anbindung an Dienste wie *Google Maps* ermöglicht es zudem, die genaue Route inklusive der angefahrenen Adressen nachzuzeichnen. Die Folge ist eine totale Überwachung des gläsernen Arbeiters. Die mobile Dokumentation wird als Wunderheilmittel bei der wirtschaftlichen Organisation ambulanter Pflege gepriesen. Durch Gelder

1229  Wegner, G. 2008, S. 9.
1230  Wegner, G. 2008, S. 10.
1231  Wegner, G. 2008, S. 12.
1232  Wegner, G. 2008, S. 15.
1233  Wegner, G. 2008, S. 9.
1234  Wegner, G. 2008, S. 9.

der Landeskirche gefördert, wird sie als *strategische Steuerung* gefasst und mit
Adjektiven wie wirtschaftlich, zuverlässig oder nutzergerecht versehen. Bei näherem Hinsehen wird jedoch deutlich, dass es sich nicht nur um eine wirtschaftliche Steuerung handelt. Um was es bei dieser extremen Form von Überwachung genau geht, kann man bei Foucault nachlesen: „Sodann ist der Gegenstand der Kontrolle neu: es geht nicht oder nicht mehr um die Bedeutungsele-
mente des Verhaltens oder um die Sprache des Körpers, sondern um die Ökonomie und Effizienz der Bewegungen und ihrer inneren Organisation; der
Zwang zielt eher auf die Kräfte als auf die Zeichen ab (...). Und schließlich die
Durchführungsweise: sie besteht in einer durchgängigen Zwangsausübung, die
über die Vorgänge der Tätigkeit genauer wacht als über das Ergebnis und die
Zeit, den Raum die Bewegungen bis ins kleinste codiert. Diese Methoden, welche die peinliche Kontrolle der Körpertätigkeiten und die dauerhafte Unterwerfung ihrer Kräfte ermöglicht und sie gelehrig/nützlich machen, kann man die
Disziplinen nennen."[1235]

Zudem hat die Gemeinschaft an sich über die Rechtschaffenheit ihrer Mitglieder in doppelter Hinsicht zu wachen. So gilt eine Drohung mit dem Jüngsten Gericht der Disziplinierung und Einschüchterung der Menschen, um sie von
Lastern, Sünden und unwirtschaftlichem Verhalten fernzuhalten. Die Su-
perüberwachungskamera Gott[1236] wird, so möchte ich behaupten, in *Caring
Communities* gestützt durch eine soziale Kontrolle der Gemeinschaft. In solchen Gemeinschaften entsteht ein Regime sozialer Kontrolle, das nicht jeden
einzelnen Akteur erfasst, sondern alle gemeinsam in die Verantwortung nimmt,
sodass schlussendlich der kollektive Druck auf diese Weise effektiver ist, als
dies bei einer Kontrolle durch Einzelpersonen der Fall wäre. Neben dem Auge
des christlichen Gottes liegt die Macht demnach in der Überwachung der Subjekte durch die Gemeinschaft, wobei sich Einzelne in einer doppelten Rolle befinden: Einerseits sind sie Überwacher, andererseits Überwachte. In einem solchen Apparat sozialer Kontrolle, der eine Struktur universeller Überwachung
aufweist, ist der einzelne Mensch nur ein Rädchen im Gesamtmechanismus der
Gemeinschaft. Durch panoptische Macht wird das Subjekt definiert, individualisiert und einer Art Selbstoptimierung hinsichtlich protestantischer und neoliberaler Normen und Wertevorstellungen unterzogen. Einerseits überwachen
sich alle Subjekte diesbezüglich gegenseitig. Andererseits wird Jesus Christus
als Souverän durch *Caring Community* mitten in eine Gemeinschaft missionie-
render Jünger platziert.

---

1235 Foucault, M. 1994c, S. 175.
1236 Vgl. Charb 2015, S. 22.

Die Feststellung, dass die Kontrollgesellschaft damit begonnen hat, die letzten Winkel des täglichen Lebens zu durchdringen, ist nicht neu; das belegen u. a. die sozialen Kontrollen in Gemeinschaften. Foucault beschreibt, wie seit Ende des 19. Jahrhunderts aus einer aus Institutionen, Diskursen und Wissensarten bestehenden Macht ein Wissensapparat entsteht, der sich u. a. in der Ausgestaltung eines komplexen institutionellen Netzes zeigt, das sich an der äußersten Grenze von Medizin und Justiz als Aufnahmestruktur für Menschen, die sich nicht innerhalb der Norm befinden, erweist[1237]. In einem solches Netz, welches sich in Bezug auf das Evangelium und die Ökonomie gebildet hat, liegt die Vision eines religiösen Menschen begründet. Das *evangelisch-neoliberale Community-Dispositiv* ist ein Kontrolldispositiv, das als machtvolles Gewebe die Funktion hat, abweichende Ereignisse im Hinblick auf die Normvorstellung eines solchen *homo religiosus-oeconomicus* zu minimieren. Die Gemeinschaft ist vom Prinzip dieser ständigen Überwachung geleitet, welche es gestattet, die sozialen Beziehungen bis ins Detail zu kontrollieren. Foucault spricht in einem solchen Zusammenhang von „(...) kollektiver endogener Kontrolle der Moralität der Individuen (...)."[1238] Es kommt zu einer Verabsolutierung von Gruppenidentitäten als einer organisierten neoliberalen Form der evangelischen Religion, die sich nach außen hin als Diakonie präsentiert, auf die ich jetzt eingehen werde.

### Diakonie als Wesensäußerung der evangelischen Kirche

Obschon neutestamentarische Hinweise auf spezielle Funktionen und Gaben einzelner Gemeindemitglieder nachzuweisen sind, stellt Hamann fest, dass es in den frühen christlichen Gemeinden keinen deutlichen Hinweis auf die Existenz eines spezialisierten Amtes gab, das mit demjenigen eines Diakons gleichzusetzen ist. Das Diakonieamt wurde nach den Texten des Neuen Testaments neben dem Amt des Wortes erstmals gegen Ende des 1. Jahrhunderts oder zu Beginn des 2. Jahrhunderts als diakonisches Amt im Sinne einer materiellen Unterstützung beschrieben. Sein Wirkungsfeld und seine Funktionen umschrieb man mit dem Symbol des Tisches. Das Diakonenamt war dem Wortamt nachgeordnet und dem Apostolat untergeordnet[1239]. Heute ist der Begriff *Diakonie*[1240] im Ge-

---

1237  Vgl. Foucault, M. 2002b, S. 1030 f.

1238  Foucault, M. 2015, S. 148.

1239  Vgl. Hamann, G. 2003, S. 24 ff.

1240  Der aus dem Griechischen stammende Begriff *Diakon* hatte ursprünglich die Bedeutungen von Botschafter, Diener, königlicher Beamter, Verwalter, Finanzbeamter oder Kulturdiener. Er wurde vorwiegend für den Dienst bei Tisch gebraucht, was der Verwendung in den frühen christlichen Gemeinden entspricht. Diakonie kennzeichnet also ganz allgemein verschiedene

gensatz zu den Geschichten der Bibel mit tätiger Nächstenliebe in Form sozialer Unterstützung auch durch nicht geweihte oder eingesetzte Diakone belegt. Werden kirchliche Dienste in Wortdienste und tätige Dienste unterschieden, so hebt sich die in der Diakonie begründete Fürsorge vom Wortdienst des Geistlichen ab, was eine Stelle aus dem Buch Jesaja normativ versinnbildlicht: „Brich dem Hungrigen dein Brot, und die im Elend ohne Obdach sind, führe ins Haus! Wenn du einen nackt siehst, so kleide ihn, und entzieh dich nicht deinem Fleisch und Blut!"[1241]. Seit der Urkirche bzw. der apostolischen Zeit ist die Diakonie ein Amt, das sich als Dienst an den Brüdern und Schwestern im Glauben und als konkrete sowie materielle Form der alltäglichen Fürsorge versteht[1242].

Ursprünglich wird Diakonie als Wortverkündigung (apostolischer Dienst) von Diakonie (materielle Unterstützung) als Dienst bei Tisch (*diakonia*) unterschieden. Mit der Wahl der sieben Armenpfleger werden erste Christen der Urgemeinde zum Dienst am Menschen verpflichtet und, wenn man so möchte, in ein nicht verkündendes diakonisches Amt erhoben. Dieser Akt ist als Ursprung der nicht verkündenden Diakonie anzusehen. In einer Bibelgeschichte wird davon erzählt: „In diesen Tagen aber, als die Zahl der Jünger zunahm, erhob sich ein Murren unter den griechischen Juden in der Gemeinde gegen die hebräischen, wie ihre Witwen übersehen wurden bei der täglichen Versorgung. Da riefen die Zwölf die Menge der Jünger zusammen und sprachen: Es ist nicht recht, dass wir für die Mahlzeiten sorgen und darüber das Wort Gottes vernachlässigen. Darum, ihr lieben Brüder, seht euch um nach sieben Männern in eurer Mitte, die einen guten Ruf haben und voll Heiligen Geistes und Weisheit sind, die wir bestellen wollen zum Dienst. Wir aber wollen ganz beim Gebet und beim Dienst des Wortes bleiben."[1243] Aufgrund der immer größer werdenden christlichen Urgemeinde[1244] kommt es zu einer ersten Trennung zwischen diakonischer Verkündigung des Evangeliums und diakonischem Dienst am Menschen. Man könnte sagen, es wurde Hand- von Kopfarbeit getrennt. Der Diakon ist von nun an hauptsächlich für den Dienst bei Tisch abgestellt, manchmal

---

Dienste und Ämter, sowohl bezüglich der Wortverkündigung als auch der Liebestätigkeit in einer Gemeinde.
1241 Jes 58, 7.
1242 Vgl. Hamann, G. 2003, S. 13 f.
1243 Apg 6, 1-4.
1244 „Seit dem institutionellen Ausbau der ersten Gemeinden waren diese durch ihr zahlenmäßiges Anwachsen gezwungen, zwischen apostolischem Dienst (Wortverkündigung) und dem diakonischen Dienst (materielle Unterstützung) zu unterscheiden." (Hamann, G. 2003, S. 24).

kümmert er sich aber auch um Kranke[1245]; dagegen kommt die Aufgabe des *diakonein,* als Sorge für die Mahlzeiten und das Bedienen während des Essens, ausdrücklich den Sklaven und Frauen zu[1246].

In der weiblichen Diakonie wurde das Bild von Phoebe[1247] als erster Diakonisse weitergegeben[1248]. Im Römerbrief kann nachgelesen werden: „Ich befehle euch unsere Schwester Phöbe an, die im Dienst der Gemeinde von Kenchreä ist, dass ihr sie aufnehmt in dem Herrn, wie sich's ziemt für die Heiligen, und ihr beisteht in jeder Sache, in der sie euch braucht: denn auch sie hat vielen beigestanden, auch mir selbst."[1249] Phoebe steht in Kenchreä bei Korinth als Diakonin im Dienst der christlichen Gemeinde. Verschiedene weitere Bibelstellen berichten über erste diakonische Aktivitäten[1250]. Sie bieten Orientierungspunkte für haupt- und ehrenamtliche Arbeiter. Mit der bereits angesprochenen Geschichte vom barmherzigen Samariter und deren Aussagen zur Nächsten-, Selbst- und Gottesliebe respektive einer daraus resultierenden Form von Humanismus kann Diakonie als christlich motivierte Hilfe beschrieben werden. Als Lebens- und Wesensäußerung der Kirche ist Diakonie, insbesondere auf Ebene lokaler Kirchengemeinden, konstitutiv. Institutionalisierte Diakonie wie z. B. diakonische Gemeindepflege gab es zu Zeiten der ersten Christen noch nicht[1251]. Selbstverständlich gilt eine diakonische Ausrichtung der Kirche in allen Handlungsfeldern sozialer Wirklichkeit[1252]. *Wir für andere*, so lauten geflügelt Worte, die einen diakonischen Grundgedanken darstellen, der sich in Gemeinschaft und einem fürsorglichen Miteinander manifestiert. Was aus Sicht der evangelischen Kirche ein gutes Zusammenspiel von Kirche und Diakonie ausmacht, fasst Bonhoeffers in einem Satz zusammen: „Die Kirche ist nur Kirche, wenn sie für andere da ist."[1253]

**Diakonisches Profil: Diakonie und Unternehmenskultur**

Wie in *Kapitel 3.1* erläutert wurde, entwickeln sich neben dem missionarischen Auftrag ökonomische Aspekte zunehmend zum Leitgedanken diakonischer Gemeindepflege. Ausgehend von diesem Befund, den ich für die Gemeinde-

---

1245  Vgl. Hamann, G. 2003, S. 21.
1246  Vgl. Lk 17, 7-8; 10; 40; Joh 12, 2; Mk 1, 31; Smid, M. 1995, S. 34.
1247  Röm 16, 1.
1248  Vgl. Smid, M. 1995, S. 37.
1249  Röm 16, 1.
1250  Vgl. Mk 10, 42-45; Mk 10, 42-45; Mt 25, 35-36.
1251  Als Ekklesiologie wird die theologische Reflexion über das Wesen der Kirche (Ekklesia) verstanden.
1252  Vgl. EKD 2007, S. 25.
1253  Vgl. Bonhoeffer, D. 1983, S. 193.

pflege noch etwas genauer ausführen möchte, zeige ich nachstehend auf, wie sich im Leitgedanken des diakonischen Profils der Diskurs des Evangeliums und der des Marktes zu einem Marketinginstrument vereinen.

In der durchaus anspruchsvollen Wirtschafts- und Wettbewerbssituation, die sich in einer verstärkenden Ökonomisierung[1254] des gesamten Pflegegeschehens äußert[1255], werden Diakonie-/Sozialstationen täglich vor die Aufgabe gestellt, ihr diakonisches Profil als Alleinstellungsmerkmal unter Beweis zu stellen, um sich so von Konkurrenten abzuheben und mittel- sowie langfristig Wettbewerbsvorteile zu erlangen. In immer stärkerem Maße sehen sich daher diakonische Einrichtungen mit der Frage konfrontiert, was an ihnen eigentlich das Diakonische sei, was als Abgrenzungsmerkmal zu weltlichen, privatwirtschaftlich organisierten Einrichtungen dienen könne. Mit dem Motto DI (*Diakonische Identität*) statt CI (*Corporate Identity*) kann exemplarisch ein Diskussionsprozess überschrieben werden, der stellvertretend für zahlreiche diakonische Einrichtungen an einem der größten Berliner Träger sozialer Dienste – dem Johannesstift in Berlin-Spandau – durchgeführt wurde. Über alle Hierarchieebenen hinweg diskutierte man und fand heraus, dass diakonische Identität in verschiedenen Dimensionen beschrieben werden kann: im alltäglichen Umgang vor Ort (Betreute, Kollegen, Gäste etc.), in der Haltung (reflektiertes Handeln) sowie in der Konzeptionierung und der Reflexion der Arbeit (QM).

---

1254 Aufgrund des stetigen gesellschaftlichen Wandels und der hinlänglich bekannten demografischen Veränderungen sind diakonieinterne pflegepolitische Debatten in der Gegenwart in erheblichem Maße von Effizienz- und Qualitätsgedanken geprägt. Spätestens mit Einführung der Pflegeversicherung haben sich auch im Bereich der diakonischen Gemeindepflege neoliberale Schlagworte wie Eigenverantwortung, Flexibilität, Selbstorganisation, Qualität, Deregulierung und Dezentralisierung etabliert. Obschon ökonomische Veränderungen im Feld der diakonischen Gemeindepflege augenscheinlich evident und von höchster Brisanz für pflegepraktisches Handeln sind, stellen Kreutzer und Slotala in einer Studie zum Stellenwert des Ökonomischen im Arbeitsalltag ambulanter Pflege fest, dass bis auf vereinzelte explanative nur wenige pflegewissenschaftlich orientierte Arbeiten zur Ökonomisierung existent sind. Die Autoren fordern, dass angesichts der Dynamik, mit der gegenwärtig die Grundlagen pflegerischen Handelns umstrukturiert werden, die Pflegewissenschaft Bedeutung und Folgen von Ökonomisierungsprozessen auf ihre Forschungsagenda setzen muss. Im Rahmen ihrer Studie *Liebesdienst oder Geschäft? – Zum Stellenwert des Ökonomischen im Arbeitsalltag ambulanter Pflege* diskutieren sie aus der Perspektive der pflegenden Personen die Frage, ob nicht jeder pflegerischen Handlung ein ökonomischer Zweck innewohnt. Kreutzer und Slotala gehen nicht ausschließlich von einem grundsätzlich an monetärer Gewinnmaximierung orientierten Handeln aus, sondern fokussieren auf Interessenbereiche gesellschaftlichen Agierens, in denen materielle Ausrichtungen durch symbolische Profite ersetzt werden (vgl. Kreutzer, S./Slotala, L. 2012; Kreutzer, S./Slotala, L. 2013). Denkt man hierbei an Bourdieu, geht es beiden Autoren in diesem Zusammenhang primär nicht um Geld, sondern um das Sammeln von symbolischem Kapital.
1255 Vgl. Kapitel *3.1 Von der Gemeindeschwester zum Sozialkonzern.*

Während das diakonische Profil in den bisher diskutierten Dimensionen eher vermittelt, also mit anderen begründeteren Haltungen wirksam wird, bedarf es der ausdrücklichen Benennung (Jahresablauf, Umgang mit Kollegen etc.) und letztendlich der ethischen Rahmensetzungen eines diakonischen Trägers. Derartige Vorgaben richten sich sowohl nach innen wie (politisch) nach außen[1256].

Von entscheidender Bedeutung ist die Markenidentität, wie sich also diakonisches Handeln in der täglichen Praxis von gewerblichen Anbietern abgrenzt. Dieses kann durch ein nach außen geschlossenes Auftreten in Form von einheitlichen Logos auf Briefköpfen, Autos oder Gebäuden geschehen. Zwei Begriffe aus der Managementliteratur spielen hierbei eine entscheidende Rolle: Dies ist erstens das *Employer Branding*[1257], ein Prinzip, bei dem unternehmensstrategische Maßnahmen eingesetzt werden, um die Diakonie-/Sozialstationen als attraktiven Arbeitgeber darzustellen und sie von anderen Marktbegleitern abzuheben. Der zweite in diesem Kontext relevante Begriff ist die sogenannte *Corporate Identity*[1258], die in ihrer Gesamtheit ein Unternehmen kennzeichnet und sich durch ein *Corporate Design*[1259], eine *Corporate Communication*[1260], ein *Corporate Behaviour*[1261] sowie eine *Corporate Culture*[1262] auszeichnet. Auf das besondere diakonische Profil als eine Art operationalisierte *Corporate Identity*, die dem Konzept innewohnende Aspekte wie Kommunikation, Kultur, Erscheinungsbild und Verhalten aufgreift und zu einer religiösen Vergemeinschaftung innerhalb der *Community* beiträgt, möchte ich nun exemplarisch eingehen.

### Diakonische Unternehmenskultur als Unique Selling Proposition[1263]

Über das staatlich reglementierte und finanzierte Unterstützungssystem[1264] hinaus soll diakonisches Handeln finanzwirtschaftliche, personalwirtschaftliche und organisatorische Prozesse in allen Phasen der Dienstleistungserstellung prägen. Auf metastrategischer Ebene wird eine diakonische Unternehmenskul-

---

1256 Vgl. Johannesstift Berlin, 2012.
1257 Der Begriff *Employer Branding* (engl.) mit ‚Arbeitgebermarkenbildung' übersetzt werden.
1258 *Corporate Identity* (engl.) bedeutet ‚vergesellschaftete Identität'.
1259 *Corporate Design* (engl.) kann mit ‚vergesellschaftete Gestaltung' übersetzt werden.
1260 Der Terminus *Corporate Communication* (engl.) kann mit ‚vergesellschaftete Kommunikation' übersetzt werden.
1261 Der englische Begriff *Corporate Behaviour* kann mit ‚vergesellschaftetes Verhalten' übersetzt werden.
1262 Der Begriff *Corporate Culture* (engl.) bedeutet vergesellschaftete Kultur.
1263 In der Managementliteratur wird ein Alleinstellungsmerkmal als *Unique Selling Proposition* (engl.) bezeichnet.
1264 Über das Beitragssystem der Pflegeversicherung finanzierte Leistungen nach § 45 SGB XI.

tur genutzt, um Arbeiter über Identifikationsprozesse an der Gestaltung einer Unternehmenskultur mit eindeutig protestantischer Ausrichtung zu beteiligen und ihren Habitus protestantisch zu prägen. Das Konzept der Unternehmenskultur bietet diesbezüglich einen alltagsnahen Ansatz, um Phänomene im Hinblick auf neu entstandene Organisationsstrukturen inhaltlich zu analysieren sowie mögliche Einflussfaktoren bezüglich einzelner Aktivitäten zu identifizieren. Im Kontext des Organisationsmanagements stellt das Konzept der Unternehmenskultur zunächst den Versuch dar, Differenzen zwischen verschiedenen Unternehmen herauszuarbeiten.

Zum Thema Kultur in Organisationen wurde bis in die 1980er Jahre wenig geforscht. Auch im Bereich der Organisationswissenschaften spielten kulturspezifische Phänomene bis dahin keine nennenswerte Rolle. Erfolgsunterschiede zwischen japanischen und amerikanischen Unternehmen rückten die Frage, inwieweit unterschiedliche Unternehmenskulturen Auswirkungen auf Wertschöpfungsprozesse eines Unternehmens zeitigen, zunehmend in den Fokus wissenschaftlicher Forschungsbemühungen. Es ist Konsens, dass die Unternehmenskultur als Gestaltungsvariable betrachtet werden kann und im Hinblick auf ihren Beitrag zu einer effizienten Steuerung und Führung von Betrieben eine handlungsorientierte Ausrichtung besitzt[1265]. Das Betriebsklima nimmt sich insbesondere hinsichtlich der Arbeitszufriedenheit im Gegensatz zur Unternehmenskultur stärker individuell und subjektiv aus. Unternehmenskultur hingegen ist durch kollektive und langfristig auf Erwartungen von Führung und Mitarbeitenden ausgerichtete Steuerungsmechanismen geprägt. Schein und Sackmann behaupten, dass Unternehmenskultur als subjektive Wahrnehmung durch den einzelnen Arbeiter verstanden werden kann. Das Organisationsklima wird auf diese Weise direkter beeinflussbar, was die strategische Nutzung einer Organisationskultur möglich macht[1266].

Die Erfassung und Messbarkeit von Unternehmenskulturen wird auch kontrovers diskutiert. Während eine Partei wie selbstverständlich die klassischen quantitativen Methoden zur Messung von Unternehmenskulturen verwendet, betont die andere Gruppe die Besonderheit symbolischer Konstruktionen und verlangt nach speziellen ethnografischen Vorgehensweisen[1267]. Schreyögg entwickelt beispielsweise drei Dimensionen, nach denen die Stärke von Unternehmenskulturen mit Blick auf ein spezielles diakonisches Profil operationalisiert werden kann: a) Prägnanz, d. h., sind die Kulturelemente eindeu-

---

1265 Vgl. Dierkes, M. et al. 1993, S. 196.
1266 Vgl. Sackmann, S. 2002; Schein, E. 1995.
1267 Vgl. Schreyögg, G. 1999b, S. 447.

tig, klar, sichtbar und attraktiv? b) Verbreitungsgrad, d. h., inwiefern gelten sie für den gesamten Betrieb? Und c) Verbreitungstiefe, d. h., wie selbstverständlich, wie gut verankert ist die Kultur?[1268] Einen anderen Ansatz verfolgt der Sozialwissenschaftler Schein, der ein grundlegendes Drei-Ebenen-Modell entworfen hat, das zur Abgrenzung entsprechender Kulturaspekte dienlich sein kann: Symbolsysteme, Normen und Standards sowie Basisannahmen bzw. das Selbstverständnis einer Institution bilden die von Schein entwickelten Kulturebenen[1269]. Das Drei-Ebenen-Modell der Unternehmenskultur[1270], wie es der Autor vorschlägt, hat in der Fachforschung eine breite Resonanz erfahren und sich mittlerweile im Rahmen der Erforschung von Organisationen durchgesetzt. Es ist nicht nur analytisch erhellend, sondern auch als Wegweiser zum herantastenden Verstehen und Rekonstruieren von Unternehmenskulturen dienlich. Seine Überlegungen zum Thema Unternehmenskultur werden in die folgenden Ausführungen mit einfließen.

Schütte stellt fest, dass einige Träger des Diakonischen Werkes bei einer Befragung ein diakonisches Profil in direktem Zusammenhang mit ihrem diakonischen Auftrag in der ambulanten Pflege interpretierten. Es werden Seelsorge, Zeit für Gespräche sowie das Erbringen nicht finanzierter Leistungen hervorgehoben[1271]. Diakonische Kultur als besondere Ausprägung einer Unternehmenskultur besteht in einer im christlichen Glauben verantworteten diakonischen Praxis. Ganz konkrete diskursive Praktiken, die eindeutig diese Unternehmenskultur in unterschiedlichem Ausmaß prägen können, sind nach Hübner z. B. Tätigkeiten, wie Menschen zu helfen, sich ihren individuellen Lebenslagen zuzuwenden, diakonisches Wissen zu vermitteln, verantwortliches Handeln zu erlernen, Glauben zu wecken und weiterzugeben, diesen zu leben, miteinander zu glauben, zu arbeiten und miteinander zu leben, zu führen und zu leiten, zu wirtschaften und hauszuhalten sowie Qualität zu sichern[1272]. Fetzer nennt hier exemplarisch die spezifische Sicht auf die Klienten, die Ausprägung verschiedener Arbeitsebenen und den Kontakt zur Kirchengemeinde[1273]. Insbesondere in seiner Einbindung auf lokaler Kirchengemeindeebene manifestiert sich der evangelisch geprägte Gesamtzusammenhang. Die Arbeiter der diakonischen Gemeindepflege haben vor Ort über diese Praktiken vielerlei Möglich-

---

1268 Vgl. Schreyögg, G. 1999a, S. 451.
1269 Vgl. Schein, E. 1995.
1270 Schein unterscheidet in drei Systemebenen: Symbole, Normen und Standards, Basis, Annahmen und Dimensionen des Selbstverständnisses (vgl. Schein, E. 1995).
1271 Vgl. Schütte, F. 2004, S. 298.
1272 Hübner, I. 2008.
1273 Vgl. Fetzer, A. 2000, S. 3.

keiten, ihr diakonisches Profil zur Geltung zu bringen, um auf diesem Wege eine *Corporate Identity* zu konstruieren, deren ideologische Grundlage die Heilsbotschaft Jesu Christi ist.

**Fürsorge als eine mit dem Evangelium und dem Markt verbundene Praktik**

Fürsorge wird als zentrale Kraft sozialer Bindungen und menschenwürdigen gesellschaftlichen Zusammenlebens, als Teil einer gesellschaftlichen Utopie angesehen, die weit über spezialisierte berufspolitische Debatten hinausgeht[1274]. Für den Bereich der diakonischen Gemeindepflege schreibt Wegner in seinem Fachbeitrag: „Gegenwärtig zeichnen sich zwei große gesellschaftliche Trends ab, die auf das Ethos fürsorglicher Praxis Einfluss nehmen: Mit der Professionalisierung der Pflegeberufe ist ein moderner Frauenberuf entstanden, der das Lebensmodell der Diakonisse ablöst. Zugleich bringt die Ökonomisierung des Gesundheitswesens neue Herausforderungen für beruflich Pflegende und ihre Vorstellungen von guter Pflege."[1275] Beide Trends sprechen, insofern keine Gegenmaßnahmen ergriffen werden, für ein baldiges Verschwinden des Ethos fürsorglicher Praxis aus dem Handlungsfeld diakonischer Gemeindekrankenpflege.

Im Rahmen des Kooperationsvorhabens *Das Ethos fürsorglicher Praxis im Wandel* entstanden in Zusammenarbeit mit dem SI EKD und dem Forschungszentrum Arbeit und Technik (artec) der Universität Bremen diverse Veröffentlichungen, die sich mit dem Konzept Fürsorge im Bereich der diakonischen Pflege auseinandersetzen. Anhand qualitativer Interviews, von Einzelgesprächen und Beobachtungen mit männlichen wie auch weiblichen Pflegekräften aus ambulanten und stationären diakonischen Altenhilfeeinrichtungen wurden insgesamt 11 Thesen zum Ethos fürsorglicher Praxis anhand markanter Interviewaussagen und Kernsätze aufgestellt. Diese zeigen deutlich, was genau unter dem Ethos fürsorglicher Praxis zu verstehen ist bzw. welche Grundsätze damit einhergehen: a) Pflege enthält viele unsichtbare Tätigkeiten. b) Das Ethos entfaltet sich im Eingehen auf individuelle Bedürfnisse und Persönlichkeiten. c) Das Ethos tritt in Form von Achtsamkeit bezüglich körperlicher Zeichen und im körperlichen Umsorgen hervor. d) Das Ethos zeigt sich in der Kommunikation mit den Patienten, in der Beziehung und im Eingehen auf ihre psychischen Befindlichkeiten. e) Das Ethos entfaltet sich im Berühren und Berührtsein sowie im sensiblen Umgang mit Nähe und Abhängigkeit. e) Das Ethos tritt im

---

1274 Vgl. Schmidbaur, M. 2002, S. 219.
1275 Wegner, G., in: Kumbruck, C. 2009, S. 206.

Vermitteln von Orientierung über Sinnesreize und biografische Ansprache hervor. f) Das Ethos wird in der Befähigung zur Teilhabe freigelegt. g) Das Ethos entfaltet sich in der Fähigkeit des Umgangs mit als schwierig empfundenen Menschen. h) Das Ethos offenbart sich in Entscheidungen angesichts unsicherer Situationen. i) Das Ethos umfasst die Begleitung beim Sterben. j) Das Ethos erfordert Selbstpflege der Pflegekraft[1276].

Rumpf beleuchtet einige Aspekte des Zusammenhangs von Geschlechterverhältnis, Geschlechterdifferenz und fürsorglicher Praxis. Vor diesem Hintergrund werden Grundlagen, Streitpunkte und Perspektiven einer Pflegeethik referiert und mit Blick auf ein Ethos fürsorglicher Praxis kritisch gewichtet[1277]. Überdies zeigt Rumpf Strukturbedingungen von Pflege und Professionalisierung auf, die einem Ethos fürsorglicher Praxis im ambulanten Bereich Grenzen setzen. Weibliche Pflegepotenziale, so arbeitet Rumpf heraus, werden mittlerweile nicht mehr nur als natürliche und unerschöpfliche Ressource angesehen, sondern als unzumutbare Belastungssituationen, die als gravierendes Gefährdungspotenzial privater Pflegearrangements im häuslichen Bereich ein Ende finden müssen[1278]. Das Augenmerk muss auf die teilweise nicht tragbaren Rahmenbedingungen fürsorglicher Praxis – gerade im Hinblick auf die anhaltende Feminisierung des Alters – gelegt werden[1279]. Mahnend weist Rumpf abschließend darauf hin, dass die Privatsphäre des häuslichen Pflegearrangements keine voraussetzungslose Enklave ist, Tauschrationalität, Ellenbogenmentalität, Zweckorientierung, formales Reziprozitätsdenken und somit eine den Marktgesetzen folgende Logik haben zu lange Einzug in die Gesellschaft gehalten[1280].

Als dreifache Gemeinschaft von Glauben, Leben und Dienst beschreibt Kumbruck die an hierarchischen und patriarchalischen Strukturen ausgerichtete Mutterhausdiakonie. Im Ethos fürsorglicher Praxis verschmelzen laut Kumbruck Mutterhausdiakonie und Liebestätigkeit christlicher Frauen an Armen und Kranken in evangelischen Gemeinden. „Das Mutterhaussystem hatte sich im Laufe des 19. Jahrhunderts zur dominierenden Organisationsform in der protestantischen Pflege entwickelt und war bis in die fünfziger Jahre des 20. Jahrhunderts unverändert gültig, nämlich als religiöse Frauengemeinschaft mit christlich motiviertem Liebesdienst anstatt Erwerbsberuf."[1281] Schließlich resümiert Kumbruck, dass sich das traditionelle Mutterhauskonzept im Gegen-

---

1276 Vgl. Kumbruck, C. 2008.
1277 Vgl. Rumpf, M. 2007, S. 2.
1278 Vgl. Rumpf, M. 2007, S. 42.
1279 Vgl. Rumpf, M. 2007, S. 44.
1280 Vgl. Rumpf, M. 2007, S. 45.
1281 Kumbruck, C. 2007, S. 25.

satz zu einer fachspezifischen Qualifikation im Sinne eines Frauenberufes auf weibliche Attribute zurückführen lässt. „Dieses ist durch die Begriffe Liebesdienst, Ganzheitlichkeit, Mütterlichkeit, Schwesternschaften, Ethik des Dienens geprägt. Es lässt sich mit der Formel »Pflegen = Dienen« ausdrücken. Dieser Dienst ist mit Zuschreibungen verknüpft wie weiblich, Mutterrolle und Liebesdienst."[1282] Kumbruck legt Entwicklungslinien und Wechselbeziehungen frei und bezeichnet diese als siebenpolige Konfiguration[1283], bestehend aus den Dimensionen Spiritualität, Gemeinschaft, Geschlechterordnung, Pflegebeziehungen, Qualität sowie aus Ökonomie und Zeitordnung. Inwieweit es sich bei der Fürsorge nun um diskursive Praxis handelt, wie sie mit dem Evangelium und dem Markt verbunden ist, diese Fragen können mit den beiden Begriffen Bündnis und Vertrag erhellt werden.

**Fürsorge in einem Mix aus Bündnis- und Vertragsbeziehung**

Erstaunlich ist aufgrund der bisher getätigten Ausführungen nicht, wie fundamental das christlich geprägte Verhältnis zwischen Pflegekraft und Pflegendem in seinem Grundvertrauen mit der gesamten Ökonomisierung verwoben ist. Dies zeigt sich beispielsweise in einem schleichenden Prozess, im Rahmen dessen sich die ursprüngliche Bündnisbeziehung zwischen beiden Personen mit Vertragsbeziehungen verweben. Verträge, so Kratzwald, dienen der Neuregelung bzw. Herstellung neuer Beziehungen, sie sind als eine Form der Implementierungsstrategie neoliberaler Sozialpolitik der Subjektpositionierung zu begreifen[1284]. Schon allein die Tatsache, dass nicht mehr von Patient, sondern von Kunde gesprochen wird, legt einen Paradigmenwechsel frei, der eine Veränderung des beruflichen Selbstverständnisses von in der diakonischen Gemeindepflege tätigen Personen herbeiführt. Im Kontext allgemeiner Ökonomisierung und Bürokratisierung werden zu Pflegende mittlerweile durchgehend als Kunden deklariert. Ich kann mir nicht vorstellen, dass der Pflegende eine fürsorgliche Sichtweise einnimmt, wenn eine derartige Verkäufermentalität vorherrscht.

Was ist aber eigentlich der Unterschied zwischen einem Vertrag und einem Bündnis? Vertragsabschlüsse können folgendermaßen umschrieben werden: „Autonome, eigeninteressierte Menschen, begabt mit Vernunft, treten in Interaktion und schließen einen Vertrag. [Seine] Ethik begründet sich auf Ge-

---

1282 Kumbruck, C. 2007, S. 29.
1283 Vgl. Kumbruck, C. 2009, S. 149 ff.
1284 Vgl. Kratzwald, B. 2013, S. 135.

setz und Pflicht."[1285] Ohne explizit auf das Feld der Pflege zu zielen, beschreibt Benhabib hier trefflich eine allein auf Gesetz und Vernunft gegründete Ethik, die auch im Kontext diakonischer Gemeindepflege in immer stärkerem Maße mit einer der Pflegebeziehung ursprünglich eigenen Bündnisethik verknüpft. Das geschäftliche Verhältnis zwischen Kunden und Dienstleistungsanbietern nimmt fortwährend mehr Raum ein gegenüber der zuvor beschriebenen fürsorglichen Pflegepraxis im Rahmen einer Bündnisbeziehung. Im Fokus stehen hierbei der *informed consens* sowie therapeutische Bedürfnisse und Fähigkeiten, insofern diese bei Vertragsabschluss bekannt sind[1286].

Der privatrechtliche Vertrag vermischt sich sukzessive mit der traditionell auf religiösen Grundlagen basierenden Bündnisbeziehung zwischen Pflegenden und Pflegebedürftigen. Diesen Punkt werde ich nun vertiefend behandeln. Käppeli definiert das Bündnis als eine Form der Beziehung, die vollkommen dem Dienen verpflichtet ist. Dienen, so Käppeli, ist keine abstrakte Größe. Dienen ist die Daseins- und Wirkungsweise der dienenden Person, die die Überbrückung von Leiden, dessen Behebung, Linderung oder eine Sinnfindung zum Ziel hat[1287]. Hier wird das Konzept *compassion* angesprochen, welches der Care-Ethik-Debatte im pflegewissenschaftlichen Kontext vorausgegangen beziehungsweise aus dieser Diskussion erwachsen ist. In ihrer Habilitationsschrift[1288] beschäftigt sich Käppeli mit der Geschichte des Mitleidens in der christlichen, jüdischen und freiberuflichen Krankenpflege. Dabei wird das Mitleiden als umfassender Begriff gesehen, der sich um eine Bündnisethik herum ausformt. Die Autorin hat in ihrer Studie die religiösen und theologischen Wurzeln des Begriffs *Caring* herauspräpariert und mit dem Motiv des mitleidenden Gottes ein Vorbild für das Ethos fürsorglicher Praxis im Feld der Pflege beschrieben. Pflegewissenschaftliche Debatten über eine Bündnisbeziehung sind die Basis und der Ausdruck einer Pflegeethik, die sich um die Bedeutung des Mitleidens als entscheidendes und verpflichtendes Identitätsmerkmal der diakonischen Gemeindepflege dreht. *Mit-leiden* umfasst in diesem Zusammenhang die Gesamtheit der Empfindungen, Ausdrucksweisen, Handlungen und Interaktionen, die den Leidenden mit einschließt[1289].

Diese *Care-Ethik* ist aus einem Prinzip der Moralphilosophie entstanden, das die Individuen nicht als autonom, sondern als mit ihrer Umwelt und dem Netzwerk der Beziehungen verbunden sieht und diese Einheit wiederum stark

---

1285 Benhabib, S. 2012, S. 19.
1286 Vgl. Käppeli, S. 2007, S. 10.
1287 Vgl. Käppeli, S. 2007, S. 1.
1288 Vgl. Käppeli, S. 2004.
1289 Vgl. Käppeli, S. 2001, S. 395.

betont. In der deutschsprachigen Pflegedebatte wird *Care* mit pflegerischer o-
der auch pflegekundiger Sorge gleichgesetzt. Der Begriff *Ethic of Care*, erstmalig im sozialwissenschaftlichen Kontext in einer von Gilligan durchgeführten Studie mit dem Titel *In a different voice* erwähnt, verwendet *Care* im Sinne
eines Moralverständnisses, das vor dem Hintergrund von Entscheidungen zu
verstehen ist[1290]. Aus dem angloamerikanischen Raum bekannte *Care*-
Konzepte prägen die *Care-Ethik*-Debatte in der internationalen Pflegewissenschaft. Kohlen und Kumbruck stellen diesbezüglich in ihrer Literaturstudie fest,
dass eine *Care-Ethik* im Bezugsrahmen deutscher Pflegepraxis dessen ungeachtet kaum rezipiert wird[1291]. Im Kontext transkultureller Pflege beschäftigt sich
auch Leininger mit dem Care-Konzept. Sie vertritt seit den 1940er Jahren die
Meinung, dass sowohl die menschliche Fürsorge als auch das menschliche Für-
sorgen charakteristische und verbindende Merkmale der professionellen Pflege
darstellen. Diese Perspektiven werden auch, so die Autorin weiter, in Zukunft
Bestand haben, insofern sich Pflegende der umfassenden Erforschung und Anwendung ihres Pflegewissens verpflichtet fühlen[1292].

Im angloamerikanischen Raum lässt sich eine aktive *Care*-Diskussion un-
ter Pflegewissenschaftlern ausmachen, exemplarisch seien die Arbeiten von
Noddings (*Caring* als feminines Konzept), Leininger (*Caring* als universell tätige Sorge), Watson (*Caring* als caritativ-transientes Beziehungshandeln), Fry
(*Care* als Grundlage einer Pflegeethik) oder Benner und Wrubel (*Caring* als
Haltung und menschliche Eigenschaft) genannt, die in Deutschland rezipiert
werden. Kohlen und Kumbruck stellen fest, dass in der angloamerikanischen
Pflegefachliteratur, an welcher sich die deutschsprachige Pflegewissenschaft
vor allem zu Beginn ihrer Professionalisierung und Akademisierung orientierte,
die Tradition der tätigen Anteilnahme am Leiden Bedürftiger und Kranker bis
in die 1970er Jahre unter dem Begriff *compassion* firmiert[1293]. Auch Käppeli
geht davon aus, dass in der amerikanischen Pflegefachliteratur dieses Hand-
lungsgefüge mit den Stichworten *caring, caring ethics, ethics of care* oder auch
*covenant relationship* überschrieben werden kann.

Kernelement der Bündnisbeziehung ist der Begriff *compassion*, worunter
einfühlendes, verstehendes Mitleiden mit den Erkrankten gefasst werden kann.
Von diesem Mitgefühl geht schlussendlich ein Impuls zur tätigen Fürsorge
aus[1294]. *Compassion* kann mit Barmherzigkeit, Erbarmen, Mitleid, Mitempfin-

---

1290 Vgl. Kohlen, H./Kumbruck, C. 2008, S. 3 f.
1291 Vgl. Kohlen, H./Kumbruck, C. 2008.
1292 Vgl. Leininger, M. 1970; 1978; 1998a; 1998b; 2001; 2002.
1293 Vgl. Kohlen, H./Kumbruck, C. 2007, S. 14.
1294 Vgl. Käppeli, S. 2007.

den oder auch Mitgefühl übersetzt werden. Käppeli sieht dieses als Basis einer moralisch verantwortungsvollen Pflege, die in der Regel explizit auf die religiös-christlich-jüdischen Wurzeln der Krankenpflege Bezug nimmt[1295]. Sie kommt zum Ergebnis, dass das Motiv vom mitleidenden Gott über die letzten 2000 Jahre hinweg in stets aktualisierter Form tradiert wurde. Das ursprünglich religiöse Motiv, so ihre These, präsentiert sich heute in der modernen und postmodernen Pflegetheorie im Gewand der Begriffe *compassion* und *caring*[1296]. Die Grundlage der Pflege bleibt somit eine biblische bzw. religiöse. So heißt es bei Käppeli: „Wenn Mit-Leiden als Basis einer moralisch verantwortungsvollen Pflege dargestellt wird, wird in der Regel explizit auf die religiösen christlich-jüdischen Wurzeln der Krankenpflege hingewiesen."[1297] Sie geht davon aus, dass unabhängig vom Bestreben der Mitmenschlichkeit es religiös, anthropologisch, existenziell-philosophisch, humanistisch begründet sei, dass es stets um die Linderung von Leiden bedürftiger Menschen gehe. Die Wissenschaftlerin hebt dabei grundsätzlich auf die Gegensätzlichkeit von Pflege und Geschäftsbeziehung ab[1298]. In einer kritischen Stellungnahme zur Diskussion pflegewissenschaftlicher Forschungsresultate formuliert sie prägnant, dass eine Bündnisethik von Pflegenden verlange, Eigeninteressen in fürsorgende Verhaltensweisen zu transzendieren. Dieses *Für-andere-da-Sein* erweist sich im Kontext mit Pflegequalität als größtmögliches Potenzial, das dem Wesen des Menschen gerecht werden kann. Die Solidarität zum Leidenden schafft eine höhere Wahrscheinlichkeit für Sorgfalt und Kreativität der Pflegenden und verbessert ferner die Auswahl der Methoden. „Pflegende selbst erleben – gemäß verschiedenen empirischen Untersuchungen dieses spirituelle Element des sogenannten »pflegenden Momentes« als dasjenige, welches sie mit ihren Kranken zur gemeinsamen Zielerreichung verbindet."[1299] Die folgende Tabelle listet alle Eigenschaften von Bündnisbeziehungen zusammenfassend auf:

---

1295  Vgl. Käppeli, S. 2004, S. 315.
1296  Vgl. Käppeli, S. 2001, S. 293.
1297  Käppeli, S. 2004, S. 315.
1298  Vgl. Käppeli, S. 2007.
1299  Käppeli, S. 2007, S. 6.

*Tabelle 6:* Eigenschaften von Bündnissen: Zusammenstellung (vgl. Käppeli, S. 2007, S. 2 ff.)

| 1. | Das Bündnis ist eine Form der Beziehung, die gänzlich dem Dienen verpflichtet ist. |
|---|---|
| 2. | Jedes Bündnis hat seinen Ursprung in einem realen (historischen) Austauschereignis, das die beteiligten Partner zu einem Versprechen und zu daraus folgenden Verpflichtungen veranlasst. |
| 3. | Die Bündnisbeziehung zeichnet sich durch eine Reziprozität von Geben und Nehmen aus. |
| 4. | Das pflegerische Bündnis geht auf den Bund Gottes mit dem Volk Israel zurück, in welchem beide Partner einander Fürsorglichkeit und Schutz bzw. Heiligung gelobten. |
| 5. | Das Bündnis entwickelt eine positive Feedbackschleife. |
| 6. | Das Bündnis schafft ein schöpfungstheologisches Verbundensein. |
| 7. | Bündnisse werden als eine innere Verpflichtung zu einem Austausch definiert, der auf einem Bedürfnis basiert. |
| 8. | Bündnisse rekurrieren auf geistige Grundlagen. |
| 9. | Bündnisse enthalten ein Element, welches das Bündnis nährt. |
| 10. | Bündnisse beruhen auf Vertrauen in den anderen Bündnispartner. |
| 11. | Bündnisse können der pflegetherapeutischen Beziehung Rechnung tragen. |
| 12. | Bündnisse verlangen, dass der Dienstleister dem Partner über das Maß des Selbstinteresses hinaus zur Verfügung steht. |
| 13. | Bündnisse können nicht verrechnet, sondern nur anerkannt werden. |
| 14. | Bündnisse sind als eine innere Verpflichtung zu einem Austausch zu begreifen, der wiederum auf einem Bedürfnis fußt. |
| 15. | Die Verpflichtung der Pflege an eine Bündnisbeziehung ist an keine professionellen Standards gebunden. |
| 16. | Aufgrund der aus Solidarität zu den Leidenden entstehenden Haltung erhöht sich die Wahrscheinlichkeit für Sorgfalt und Kreativität, was rückwirkend die Pflegequalität optimiert. |
| 17. | Die Bereitschaft einer Pflegeperson, sich durch kritische Ereignisse im Leben anderer berühren zu lassen und sie mitzutragen, führt zu einem tieferen Verständnis des Lebens im Allgemeinen und zu einem veränderten eigenen Leben im Besonderen. |
| 18. | Pflegende erleben gemäß verschiedenen empirischen Untersuchungen das spirituelle Element des »pflegenden Moments«, das sie mit den Kranken verbindet und zur gemeinsamen Zielerreichung motiviert. |
| 19. | Bündnisethik schützt vor Burnout, das *Caring*-Moment schafft transzendente Qualität. |

## Pflege- versus Geschäftsbeziehung

Kontrovers diskutiert wird eine Bündnisethik zwischen Pflegendem und Pfle-
gebedürftigem, gerade wenn es um das Thema Professionalisierung in Pflege-
berufen geht. Das Moment des Mitleidens, das einen elementaren Bestandteil
der Bündnisbeziehung darstellt, lässt sich von einem Ethos der Vertragsbeziehung durch folgende Merkmale abgrenzen: *existential presence* (das Gegen-
wärtigsein bei den Leidenden), *availability* (das Verfügbar- und Abrufbarsein
für jene), *advocacy* (das Einstehen für deren Bedürfnisse, Würde und Rechte),
*active involvement* (das aktive Einmischen in deren Situation in Form verschiedener praktischer Arten des Helfens) und *faithfulness* bzw. *dependability*
(Treue und Verlässlichkeit)[1300]. Käppeli führt an, dass die Krankenpflege im
Judentum zu jenen Werken der Barmherzigkeit gehöre, welche auf der Grundlage der ungeschulten, freien Zuwendung eines Menschen gegenüber einem
anderen erbracht werden sollte. Sie darf nicht nur materielle Hilfe umfassen,
sondern muss die ganze Person grundsätzlich grenzenlos fordern[1301]. Wird unter diesem Gesichtspunkt ein Blick auf die Professionalisierungsbestrebungen
der Pflege geworfen, so werden erschwerende Unvereinbarkeiten offensichtlich. Merkmalstheoretische Charakteristika von Professionen wie z. B. die Tatsache, dass Berufstätigkeit auf langandauernder, theoretisch fundierter Spezial-
ausbildung beruht oder dass Berufsangehörige in einem Berufsverband mit
weitgehender Selbstverwaltung und Disziplinargewalt organisiert sind, stehen
eben dieser ungeschulten, in Mitleid begründeten freien Zuwendung diametral
entgegen. Käppeli nimmt indirekt hierzu Stellung und bezieht sich auf interna-
tional anerkannte Pflegewissenschaftler wie Leininger, Benner, Schnepp und
Wrubbel: „Dem Konzept »*compassion*[1302]« (wie dem Konzept »*caring*[1303]«)
wird in der Pflegefachliteratur universelle Gültigkeit zugesprochen. Diese wirkt
sich im Zusammenhang mit der Profilierung des Pflegeberufes zugleich als
Stärke und als Schwäche aus. Als Stärke, indem »*compassion*[1304]« und »*caring*[1305]« die zentralen Elemente der Pflege zu sein scheinen; als Schwäche,
weil sie so unspezifisch sind, dass sie nicht das Hauptmerkmal einer Profession
sein können."[1306]

---

1300  Vgl. Käppeli, S. 2007, S. 3.
1301  Vgl. Käppeli, S. 2001, S. 297.
1302  Hervorhebung des Verfassers.
1303  Hervorhebung des Verfassers.
1304  Hervorhebung des Verfassers.
1305  Hervorhebung des Verfassers.
1306  Vgl. Käppeli, S. 2001.

Bevor ich nun auf den Vertragscharakter der Beziehung von Pflegekraft und zu Pflegenden eingehe, fasst *Abbildung 7* nochmals die fünf zentralen, zuvor besprochenen Aspekte einer diakonischer Pflegeethik zusammen, in deren Mittelpunkt die Bündnisbeziehung zwischen Pflegenden und zu Pflegenden steht.

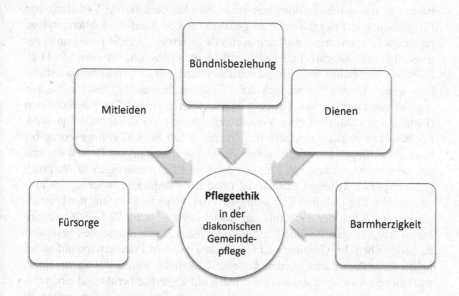

*Abbildung 7:*   Aspekte einer speziellen Pflegeethik in der diakonischen Gemeindepflege (eigene Darstellung)

Es handelt sich um a) die als Liebesdienst konzipierte Praxis liebevoller Fürsorge, b) das Vorbild des Mitleidens und Mitfühlens, c) die aus Pflegekraft und zu Pflegenden bestehende Bündnisbeziehung, d) Barmherzigkeit und e) um die Fürsorge als religiöse Kunst des Dienens. Alle vier bilden eine Art moralische Ordnung diakonischer Gemeindepflege, die intersubjektiv gruppenorientierte Wertevorstellungen transportieren. Fürsorge, Barmherzigkeit, Mitleiden, Bündnis und Dienen sind aber keine im Menschen von Grund her angelegten Charaktereigenschaften. Es sind gedankliche Erfindungen, die durch Geschichten, wie die des barmherzigen Samariters über Jahrhunderte weiterzählt werden und über diakonische Gemeindepflege Einzug in alltagspraktische Handlungen erlangen. Die Besetzung des Bewusstseins der Menschen mit diesen Begrifflichkeiten führt dazu, dass die Menschen sprechende und handelnde Missionare im Auftrag des christlichen Gottes werden.

## Pflegeverträge zur Positionierung der Subjekte auf dem Markt

Der Vertrag, begriffen als bedeutendste Handlungsform, hat reglementierenden Einzug in das durch die oben benannten Aspekte beeinflusste Verhältnis von Pflegenden und Pflegebedürftigen gehalten. Neben Kauf- und Mietverträgen regelt das Bürgerliche Gesetzbuch auch Pflegeverträge, welche naturgemäß gegenseitige schuldrechtliche Dienstverträge darstellen und in den §§ 611 ff. BGB festgeschrieben sind. Ein wesentliches Merkmal ist hierbei die Dienstleistung gegen Entgelt, wobei sich der Dienstverpflichtende (Diakonie-/Sozialstation) zur Leistung von Diensten bereiterklärt und dem Dienstberechtigten (Patient) die Zahlung der im Vorfeld vereinbarten Vergütung auferlegt wird. Für den Bereich der Gemeindepflege ist mit § 120 SGB XI (Pflegevertrag bei häuslicher Pflege) der verpflichtende Abschluss spätestens bei Beginn des ersten Pflegeeinsatzes bzw. im Rahmen der vom Pflegebedürftigen in Anspruch genommenen Leistungen obligatorisch und der Pflegekasse unverzüglich mitzuteilen. Im Pflegevertrag sind wenigstens Art, Inhalt und Umfang der Leistungen einschließlich der dafür mit den Kostenträgern nach § 89 SGB XI vereinbarten Vergütungen für jede Leistung oder jeden Leistungskomplex gesondert zu beschreiben. Im Gegensatz zu Bündnissen basieren Pflegeerträge auf rechtlichen Grundlagen und werden als eine äußerliche Verpflichtung zu einem marktlichen Austausch definiert, der meist auf Expertise beruht und einen Bedarf deckt. Bündnisse hingegen, die auf geistigen Grundlagen fußen, gelten als eine innere Verpflichtung; ein Austausch ist ebenfalls erforderlich, dieser lehnt sich allerdings an existierende Bedürfnisse an.

## Juridifizierung tief religiöser Pflegebeziehungen

Verträge werden geschlossen, um am Markt wirksam gewordene Bedürfnisse zu befriedigen. Sie weisen in der Regel im Zentrum eine informierte Übereinstimmung auf und werden nach erledigtem Auftrag wieder entsorgt. Bündnisse hingegen enthalten ein Element, welches sie fortwährend nährt, sie beruhen auf Vertrauen in den Bündnispartner und können der pflegetherapeutischen Beziehung Rechnung tragen. Der Vertrag berücksichtigt therapeutische Bedürfnisse oder Fähigkeiten nur insoweit, als dass sie bei Vertragsabschluss bekannt waren. Er regelt traditionellerweise eine kommerzielle Transaktion, setzt die Freiheit des Patienten voraus, einzukaufen, wo er will, und schreibt Rechte und Pflichten exakt fest. Bündnisse werden der pflegetherapeutischen Beziehung gerecht, sie verlangen, dass der Dienstleister dem Partner über das Maß des Selbstinteresses hinaus zur Verfügung steht; folglich ist es nicht möglich, Leistungen zu verrechnen, sondern sie können nur anerkannt werden[1307]. Mit der Vermischung von Bündnis und Vertrag kommt es auch zu einer Veränderung der zuvor beschriebenen Pflegeethik, die sich als Wechsel von Pflegebeziehung zur Geschäftsbeziehung beschreiben lässt. Vertrag und Bündnis unterscheiden sich bezüglich ihres Sinngehalts, wobei das Bündnis im Gegensatz zum Vertrag einen transzendentalen Aspekt in sich birgt.

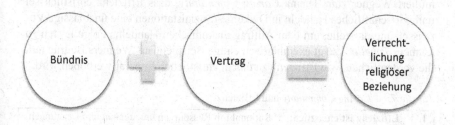

*Abbildung 8:*    Bündnis und Vertrag

Aus der oben stehenden Abbildung wird deutlich, wie aus der Kombination von Bündnis und Vertrag eine Verrechtlichung religiöser Beziehungen entsteht. Dem Instrument Vertrag wohnt in diesem Zusammenhang eine moralische Herleitung bzw. Anerkennung religiöser Sorgebeziehungen inne. Macht tritt hier als juridische Macht in Form von verschriftlichten Regeln auf, die der religiösen Sorgebeziehung ihre Stempel aufdrückt. Mit dem Vertrag rückt der ökonomische Aspekt zunehmend in das Blickfeld einer diakonischen Pflegeethik im Feld der Gemeindepflege.

**Effizienz ist christlich – soziales Unternehmertum und Selbstorganisation**

Wegner beschreibt mit Bezug auf *Caring Community* Voraussetzungen, Verfahrensweisen und Instrumente einer Ökonomisierung diakonischer Gemeindepflege, die sehr stark an Aspekte des politischen Neoliberalismus erinnern. Hierzu zählen u. a. bürgerschaftliches Engagement, Selbstorganisation, Selbstverantwortung, Selbstunternehmertum, freier Markt, Qualität, Kontrolle und Überwachung sowie Vernetzung. Nur die Effizienz des Marktprozesses, so ein

---

1307 Vgl. Käppeli, S. 2007.

Glaubenssatz des Neoliberalismus und scheinbar der Verfechtern des *Caring Community* Denkens, führt zu einer permanenten Steigerung der Lebensqualität. Effizienz und Wohlstand gedeihen demzufolge nur auf der Grundlage kapitalistisch organisierter Märkte. Die gouvernementale Regulierung zielt dabei auf ein marktliches Gleichgewicht, das auf der Grundlage von Effizienzkriterien bewertet werden kann. Der Neoliberalismus stülpt den in den Diakonie-/Sozialstationen tätigen Personen das Ökonomische über. Eine solche Konzeption von *Caring Community*, dies zeigt sich sehr deutlich, ist ausnehmend stark vom Effizienzgedanken geprägt. An mehreren Stellen seines Fachbeitrags formuliert Wegner zum Thema *Caring Community*, dass Effizienz christlich sei und wirtschaftliches Handeln in Diakonie-/Sozialstationen eine unablässige Voraussetzung darstelle, um dem Auftrag diakonischen Handelns Folge leisten zu können. *Tabelle 7* zeigt exemplarisch einige Beispiele aus Wegners Beitrag auf, die verdeutlichen, wie Effizienz zu einem christlichen Imperativ erhoben wird.

*Tabelle 7:*    *Caring Community* und Effizienz

| 1. | **„Effizienz ist christlich**:[1308] Rational mit Ressourcen umzugehen und Leistungen ständig auf Qualität zu prüfen, ist ethisch geboten."[1309] |
|----|---|
| 2. | „Effizienz und Nächstenliebe sind im Sinne des christlichen Glaubens keine Gegensätze."[1310] |
| 3. | „Effizienz bemisst sich letztlich in dieser Denke an der Höhe der Renditen."[1311] |
| 4. | „Vielmehr setzt er [i. e. der christliche Glaube[1312]] selbst die Maßstäbe und Kriterien, an denen wirtschaftliches Handeln gemessen werden muss."[1313] |
| 5. | „Jeder Tätige möchte ja, dass er seine und ihre Arbeit so effizient wie möglich leisten kann. Alles andere wäre widersinnig."[1314] |
| 6. | „Alles, womit wir in den Diakonie- und Sozialstationen zu tun haben, wird immer deutlicher als Ressourcen zu behandeln sein, mit denen man möglichst investiv, aber auch sparsam und effizient umgehen muss."[1315] |
| 7. | „Auf der anderen Seite ist es jedoch aus ethischer Sicht geboten, Effizienz, Evaluation und Qualität auch als leitende christliche Maximen und nicht nur als lästige ökonomische Anforderungen einzuhalten, zu fördern und zu pflegen."[1316] |

---

1308  Hervorhebung im Original.
1309  Wegner, G. 2008, S. 1.
1310  Wegner, G. 2008, S. 11.
1311  Wegner, G. 2008, S. 12.
1312  Anmerkung des Verfassers.
1313  Wegner, G. 2008, S. 8 f.
1314  Wegner, G. 2008, S. 11.
1315  Wegner, G. 2008, S. 12.
1316  Wegner, G. 2008, S. 9.

Am Menschenbild des *homo oeconomicus* orientiert, kalkuliert das immer effizient handelte Subjekt sein Verhalten entsprechend dem zum normativen Grundsatz erklärten ökonomischen Imperativ. Eine umfassende Kultur des Wettbewerbs dringt auf diese Weise in die Arbeit der Diakonie-/Sozialstationen ein, da die Subjekte dazu ermutigt werden, eine unternehmerische Existenz zu führen. Der Unternehmer seiner selbst passt sich dabei stetig in Form von Weiterbildung und lebenslangem Lernen dem lokalen Arbeitsmarkt an. Er wird zum Vorbild für qualitätsorientierte diakonische Gemeindepflege stilisiert. Gleich einem Unternehmen muss jeder Arbeiter, gleichgültig, ob im Haupt- oder Ehrenamt tätig, seine Ressourcen selbst erkennen, diese nutzen und optimal einsetzen, um seine strategischen Ziele zu erreichen. Ziel ist es also, so lässt sich zusammenfassen, das gesamte Geschehen in der diakonischen Gemeindepflege, das sich mit Begriffen wie Nächstenliebe, Fürsorge oder Barmherzigkeit fassen lässt, nach betriebswirtschaftlichen Grundlagen auszurichten und auszulegen. In Form eines vielerorts unbemerkten Sachzwangs wird jeder Einzelne dazu verleitet, immer markt- und wettbewerbsfähig zu sein. Wegner appelliert in seinem programmatischen Beitrag mehrfach insbesondere an die leitenden Pflegefachkräfte, sich am Vorbild des sozialen Unternehmers auszurichten und sich in diesem Sinne zu engagieren. Hierzu habe ich einige Beispiele zusammengetragen:

*Tabelle 8:* Aussagen Wegners zum sozialen Unternehmertum

| | |
|---|---|
| 1. | „Soziales Unternehmertum: In Zukunft wird es mehr als bisher von der Kompetenz der Leiterinnen und Leiter in den diakonischen und kirchlichen Einrichtungen abhängen."[1317] |
| 2. | „Wer sich in diesem Bereich engagiert – und wir als Kirche und als Diakonie wollen dies sicherlich auch weiterhin tun –, der muss sich mit erheblichen Problemen auf allen Ebenen herumschlagen und sich (...) deutlicher als früher unternehmerisch bestätigen."[1318] |
| 3. | „Diakonie sein zu wollen, bedeutet auch, sich – sei es in der Funktion der Leitung, aber auch als abhängig Beschäftigte – dem Ziel verpflichtet zu fühlen, auch unter schwierigen Bedingungen das eigene »Unternehmen« durch die Zeiten zu steuern, mit ihm überleben zu wollen und eine hohe Leistungsfähigkeit im Interesse der Menschen bzw. der Patienten an den Tag zu legen."[1319] |
| 4. | „Ohne eine zugleich entschlossene und umsichtige unternehmerisch denkende Leitung wird es nicht gehen."[1320] |

1317 Wegner, G. 2008, S. 2.
1318 Wegner, G. 2008, S. 3.
1319 Wegner, G. 2008, S. 5.
1320 Wegner, G. 2008, S. 21.

| 5. | „Wir brauchen mehr unternehmerische Persönlichkeiten, d. h. Frauen und Männer, die im sozialen Bereich etwas bewegen wollen, sich selbst dafür engagieren und andere begeistern können. (...) Und zwar solche, die auch leiten will und sich nicht dauernd dafür entschuldigt, dass sie die Macht hat zu entscheiden – ohne dabei natürlich willkürlich ober oder gar überheblich zu agieren. (...) Für solche *Leadership*[1321] ist in der letzten Zeit weltweit der Begriff des »Sozialen Unternehmers«, des *Social Entrepreneurs*[1322] entstanden. (...) Immer geht es aber darum, dass der Erfolg des eigenen Handelns am Erreichen sozialer Ziele gemessen würde (...).“[1323] |

Solche neoliberalen Parolen haben sich in den letzten Jahren in der diakonischen Gemeindepflege in immer stärkerer Form durchgesetzt, was zur Umwertung der Sorgetätigkeit nach ökonomischen Rationalitäten geführt hat: Pflegedienstleiter als *Social Entrepreneurs* verkommen zu Erfüllungsgehilfen neoliberaler Ideologie, die Krankheit, Leid und Pflegebedürftigkeit funktionalisiert, um die Ausdehnung der ökonomischen Logik auf die Sorgebeziehung zu rechtfertigen. Hierbei wird stets das Ziel verfolgt, die Form des Unternehmens als Ideal gesellschaftlichen Daseins auch für den Bereich der Sorge zu legitimieren. Einer neoliberalen Lesart folgend, besteht die Hauptaufgabe des Pflegedienstleiters ausschließlich darin, die Einrichtung funktions- und konkurrenzfähig zu halten. Fast nebensächlich erscheinen dabei Verpflichtungen, die sich beispielsweise aus § 11 SGB XI ergeben. Hiernach verantworten die Pflegedienstleitungen eine Versorgung nach allgemein anerkanntem Stand medizinisch-pflegerischer Erkenntnisse oder humaner und aktivierender Pflege[1324].

**Zum Topos Selbstorganisation im kirchlich-diakonischen Milieu**

Als Regierungsprogramm zielt *Caring Community* darauf, den kommunalen in einen evangelisch-neoliberalen Raum zu verwandeln, in dem sich die Subjekte selbst regulieren. Zum Zweck der Verräumlichung des Evangeliums[1325] baut *Caring Community* nicht nur auf soziales Unternehmertum, sondern auch auf Selbstverantwortung und Selbstorganisation. Letztere gilt im Verbund mit indi-

---

1321 Hervorhebung des Verfassers.
1322 Hervorhebung des Verfassers.
1323 Wegner, G. 2008, S. 21.
1324 „Die Pflegeeinrichtungen pflegen, versorgen und betreuen die Pflegebedürftigen, die ihre Leistungen in Anspruch nehmen, entsprechend dem allgemein anerkannten Stand medizinisch-pflegerischer Erkenntnisse. Inhalt und Organisation der Leistungen haben eine humane und aktivierende Pflege unter Achtung der Menschenwürde zu gewährleisten." (§ 11 Abs. 1 SGB XI).
1325 Zur Verräumlichung des Evangeliums siehe Kapitel *4.3 Caring Community, ein heterotoper Raum des Außen.*

vidueller Freiheit im Neoliberalismus als optimales Steuerungsinstrument der Wirtschaft – dies lässt sich auch im Zusammenhang mit *Caring Community* kaum von der Hand weisen. Der Topos *Verantwortung* ist unter Neoliberalen kein unwichtiger. Gefordert werden generell soziale Verantwortung, aber auch Vorsorge und soziale Sicherung vom einzelnen Individuum, sodass die Solidargemeinschaft auf Dauer nicht belastet wird. In der Konsequenz verliert der Sozialstaat immer mehr an Bedeutung. *Caring Community* baut auf eben diese Selbstorganisation und Selbstverantwortung. Hierzu ein paar Aussagen Wegners:

*Tabelle 9:* Aussagen Wegners zur Selbstorganisation

| 1. | „Diakoniestationen als Dienstgemeinschaften: Die Kraft der Diakoniestationen zur Selbstorganisation hängt von dem Geist ab, der in ihnen wirkt."[1326] |
|----|---|
| 2. | „Und auch wer hofft, dass irgendjemand sozusagen auf uns »aufpassen würde« – etwa der Staat –, wird enttäuscht werden. Wir müssen als Diakonie und Kirche auf allen Ebenen selbst handeln."[1327] |
| 3. | „Ihre [i. e. die Diakonie-/Sozialstationen betreffend[1328]] Selbstorganisationskraft muss gestärkt werden, was z. B. im Rahmen des Netzwerks Pflege durch den Aufbau regionaler Holdings gewährleistet werden kann."[1329] |
| 4. | „Diakonie sein zu wollen, bedeutet in diesem Sinne, dass jeder und jede Einzelne selbstverantwortlich für Diakonie und für die Kirche einsteht."[1330] |
| 5. | „Insofern gibt es eine wechselseitige Verantwortung (...)."[1331] |
| 6. | „Es geht also um Dienstleistungen, die in besonderer Verantwortung von Menschen erbracht werden müssen."[1332] |

Mit dem Thema Selbstorganisation bewegt man sich immer an der Schnittstelle zu einem neoliberalen Regime. Es wird davon ausgegangen, dass die meist aus der Unfähigkeit gesellschaftlicher sowie kirchlicher Strukturen entspringenden Probleme durch Selbstorganisation gelöst werden können. Ist die Arbeit in den Diakonie-/Sozialstationen an einer solchen Form der Selbstorganisationslogik orientiert, neigen die Akteure dazu, sich am sozialen Unternehmertum im evangelisch-neoliberalen Strukturrahmen auszurichten und dessen inhärente Interessen vor denen des Gemeinwesens bzw. des umsorgten Menschen zu ver-

---

1326 Wegner, G. 2008, S. 2.
1327 Wegner, G. 2008, S. 3.
1328 Anmerkung des Verfassers.
1329 Wegner, G. 2008, S. 24.
1330 Wegner, G. 2008, S. 5.
1331 Wegner, G. 2008, S. 5.
1332 Wegner, G. 2008, S. 17.

teidigen. Charakteristisch sind diese Transformationsprozesse im Hinblick auf die Veränderungen der Organisation nicht nur innerhalb diakonischer Gemeindepflege. Unter dem Primat der Ökonomie ist Selbstorganisation mit der Absicht verbunden, eine Gesellschaft von Unternehmern zu errichten, denn im Neoliberalismus gilt der freie Markt als Wunderheilmittel der Selbstorganisation.

Die Bedeutung des Marktes für die Vision einer *Caring Community* zielt u. a auf Wettbewerbsvorteile, die sich zum einen für evangelische Kirchengemeinden gegenüber anderen sinnstiftenden Vereinigungen und darüber hinaus für Diakonie-/Sozialstationen gegenüber konkurrierenden Anbietern auf dem Pflegemarkt bestimmen lassen. Hierzu gehören im Rahmen eines diakonisches Profils diakonische Leistungen, ehrenamtliche Arbeit oder die Vernetzungen mit den lokalen Kirchengemeinden, die Diakonie-/Sozialstationen von anderen ambulanten Anbietern auf dem Pflegemarkt unterscheiden. Wegner zeigt auf, welche Bedeutung marktwirtschaftlichen Kräften innewohnt, die sich auch auf dem Pflegemarkt entfalten, auf dem *Caring Communities* agieren sollen:

*Tabelle 10:*  Zitate Wegners zum Thema Markt

| | |
|---|---|
| 1. | „Im Prinzip – so denke ich – wäre es nicht falsch, im Sozialbereich grundsätzlich gleiche Bedingungen für alle zu haben und auf dieser Basis einen wirklich fairen – auch dann harten – Wettbewerb zu fahren."[1333] |
| 2. | „Sie [i. e. die sozialen Beziehungen[1334]] werden nunmehr als Ware für Kunden erbracht; auf Märkten, gehandelt und müssen sich im Wettbewerb und in der Konkurrenz durchsetzen."[1335] |
| 3. | „Auch sie [i. e. die grundlegenden Werte und Orientierungen[1336]] werden in diesem Prozess zu Ressourcen, die man klug einsetzen muss, um im Wettbewerb auf den wachsenden Sozialmärkten bestehen zu können – von Pflegegruppen zu Routenplanungen und mehr. All dies muss unternehmerisch gemanagt werden: Das bedeutet vor allem eine größere Bewusstheit für all diese[1337] Faktoren: Nichts davon ist selbstverständlich einfach vorhanden. Auch leitende Werte und Einstellungen müssen sozusagen bewirtschaftet werden." |

---

1333  Wegner, G. 2008, S. 10.
1334  Anmerkung des Verfassers.
1335  Wegner, G. 2008, S. 11.
1336  Anmerkung des Verfassers.
1337  Wegner, G. 2008, S. 13.

## Gouvernementalisierung der Community

Die Antwort auf die Katastrophen unserer Zeit wird mit den Begriffen Anschluss, Netzwerk und Selbstorganisation gedacht[1338], dies zeigt sich auch am *Beispiel Caring Community*. Blickt man auf die aktuelle Debatte über *Caring Community*, so könnte folgende Frage als Überschrift dienen: „Hallo *Community[1339]* – Tschüss Gesellschaft?"[1340] Immer mehr sozialpolitische Aufgaben werden in Gemeinschaften verlegt. Damit die Menschen funktionieren, ist eine neue Form gemeinschaftlicher Ordnung, eine Art Klebstoff, ein Zusatz erforderlich, der die Gemeinschaft zusammenhält. Dieser Kitt gewährleistet nicht nur einen inneren Zusammenhalt, sondern grenzt gegen Fremdgruppen, gegen ein Außen, ab. Die Selbstorganisation, eine Form der Regierung von Subjekten, fungiert folglich als wirksames Werkzeug auf dem Weg zum Reich Gottes[1341]. Zuweilen kommt es diesbezüglich zu ungewöhnlichen Phänomenen. So soll z. B. ein rein christliche Netzwerk zur Initiierung und Förderung von Geschäftsbeziehungen dem christlichen Endkunden auf einer Businessplattform ermöglichen, ein evangelisch geführtes Unternehmen zu finden[1342]. Immer mehr solcher Gemeinschaften überspannen den Raum mit einem Netz, das Menschen durch ihre Zugehörigkeit zu einer Werte- und Identitätsgemeinschaft regiert und religiöse Unternehmen protegiert. Der *Community*-Begriff verweist im Zusammenhang mit dem hier angesprochenen christlichen Netzwerk und mit *Caring Community* auf eine soziale Gruppe, die auf religiösen und wirtschaftlichen Gemeinsamkeiten beruht. Es gilt, den Individuen in der Gemeinschaft Normen und Werte des Protestantismus nahezubringen. Grundlage der *Community* ist dabei eine selbst organisierte Vernetzung auf individueller und organisatorischer Ebene. Zum Thema vernetzte Gemeinschaften fasst die nachstehende Tabelle einige zentralen Aussagen in Bezug auf *Caring Community* zusammen:

---

1338 Vgl. Unsichtbares Komitee 2015, S. 30.
1339 Hervorhebung des Verfassers.
1340 Stövesand, S. 2007, S. 4.
1341 Siehe Kapitel *4.3 Caring Community, ein heterotoper (Sprach-)Raum des Außen.*
1342 Vgl. Christliche Kontaktbörse 2016. Ebenso skurril: Ein Netzwerk der eher technischen Art bewarb der evangelische Kirchenkreis Holzminden-Bodenwerder; ihre sogenannten GODSPOTS sind kostenlose W-LAN-Netze der evangelischen Kirchen.

*Tabelle 11:*   Zitate Wegners zum Thema Vernetzung als Identitätsgemeinschaft

| 1. | „Hier richtet sich das Interesse vor allem auf eine wesentlich bessere Organisation der Pflegepfade bzw. der Vernetzung der Pflegedienste in bestimmten Regionen mit Krankenhäusern (...)."[1343] |
|---|---|
| 2. | Auf diese Weise würde in den Bereichen, in denen es möglich ist, ein diakonisch-kirchliches Versorgungsmilieu geschaffen, in dem sich Menschen verlässlich betreut finden und begleitet werden (...)."[1344] |
| 3. | „Aber die Stabilisierung des kirchlich-diakonischen Milieus sollte nachdrücklich betrieben werden."[1345] |
| 4. | „Eine wachsende Bedeutung wird die Kooperation Diakoniestation und Kirchengemeinde – wie gesagt: auch aus ökonomischen Gründen – haben. (...) Denn gemeinsam könnten Kirchengemeinden und diakonische Einrichtungen so etwas wie eine »*Caring Community*[1346]« bilden (...)."[1347] |
| 5. | „Ihre [i. e. die Diakonie-/Sozialstationen betreffend[1348]] Selbstorganisationskraft muss gestärkt werden, was z. B. im Rahmen des Netzwerks Pflege durch den Aufbau regionaler Holdings gewährleistet werden kann."[1349] |
| 6. | „Dies stellt eine Anforderung an alle dort tätigen Kollegen und Kolleginnen dar, aber es ist insbesondere auch die Herausforderung an die jeweiligen Leiterinnen und Leiter, einem solchen Geist der Kooperation im Blick auf die Erfüllung des gemeinsamen Auftrags zu gewährleisten."[1350] |
| 7. | „Organisation der Pflegepfade:[1351] Diakonische Einrichtungen und Kirchengemeinden können sich stärker als ein vernetztes »Dienstleistungsmilieu« begreifen und vermarkten."[1352] |

*Community* und Vernetzung können, gekoppelt an den Begriff der Sorge, als neue Form der Regierung verstanden werden, die durch Erzählungen und Narrative – wie zum Beispiel diejenige des barmherzigen Samariters[1353] – und vor allen Dingen durch zum Diskurs des Evangeliums Bezug nehmende Praktiken unter den Mitgliedern der Gemeinschaft Identifikation stiftet.

Das Soziale wird immer mehr zugunsten der Gemeinschaft in den Hintergrund gerückt. Die Gemeinschaft, so Rose weiter, präsentiert sich als neues

---

1343  Wegner, G. 2008, S. 18.
1344  Wegner, G. 2008, S. 19.
1345  Wegner, G. 2008, S. 19.
1346  Hervorhebung des Verfassers.
1347  Wegner, G. 2008, S. 22.
1348  Anmerkung des Verfassers.
1349  Wegner, G. 2008, S. 24.
1350  Wegner, G. 2008, S. 24.
1351  Im Original fett gedruckt.
1352  Wegner, G. 2008, S. 2.
1353  Zur Geschichte des barmherzigen Samariters siehe Fußnote *1250.*

Territorium, auf dem individuelles und kollektives Leben regiert werden können. Er verweist diesbezüglich auf den auffälligen Community-Diskurs und die häufige Präsenz von Wörtern wie *Community Care, Community Home, Community Worker* oder *Community Safety*. In ihnen lege sich eine sich wandelnde Denk- und Handlungsweise frei, die früher in der Sprache des Sozialen formuliert worden sei[1354]. Im Hinblick auf die einzelnen selbst organisierten Gemeinschaften verschwindet der Staat hierbei allerdings nicht gänzlich, er wird aber sukzessiv durch Diakonie und Kirchengemeinde substituiert, die gemeinsam eine hervorragende Basis für eine Gemeinschaft liefern sollen, in der niemand verloren gehen muss[1355], so ein Ausblick Wegners. Der Staat soll fortan nur noch eine moderierende Rolle bekleiden und die Verantwortung für die Produktion nutzbringender Subjekte für den (Pflege-)Markt auf die (*Caring*) *Community* übertragen. Hierzu bedient sich Wegner im Sinne des neoliberalen Rationalitätsprinzips u. a. des freiwilligen unentgeltlichen kirchen- bzw. bürgerschaftlichen Engagements. Dieses soll über die Diakonie-/Sozialstationen organisiert und marktförmig als Sorge dargeboten werden. Er bemerkt, dass den *Caring Communities* zuallererst Menschen angehören, die sich in diesem Bereich mit ihren Möglichkeiten engagieren. Ein wesentlicher Punkt sei, dass einige der umstrittenen Leistungen von Freiwilligen übernommen werden könnten, ganz abgesehen davon, dass eine engere Zusammenarbeit von Diakoniestationen und Pastoren angestrebt werde[1356]. Eine Verlagerung auf Freiwilligendienste ist dessen ungeachtet als ein Rückschritt in Sachen Teilhabe zu begreifen, denn wer kein soziales Netzwerk hat, sich nicht engagieren kann oder möchte, bleibt allein.

**Materialisierung, Zusammenführung und Ausblick**

Netzwerke wie *Caring Communities* dienen der Wissensmehrung, wobei zwischen religiöser und wirtschaftlicher Sphäre Synergieeffekte entstehen. Den diskursiven Bestandteilen des Dispositivs kommt die Funktion zu, Vergegenständlichungen zu erhalten, zu bewahren und zu stabilisieren und alte Konzepte mehr oder minder infrage zu stellen, sie zu modifizieren, um letztendlich deren Auflösung zu betreiben[1357]. Sichtbare Materialisierungen der oben beschriebenen Praktiken sind Teil eines dispositiv konturierten Raumes, eines anderen Ortes, der sich durch seine ausgewiesene Andersartigkeit von übrigen ähnlichen

---

1354 Vgl. Rose, N. 2012, S. 79.
1355 Vgl. Wegner, G. 2008, S. 2.
1356 Vgl. Wegner, G. 2008, S. 22.
1357 Vgl. Jäger, M./Jäger, S. 2007, S. 254.

Räumen absetzt. Die in der vorangegangenen Passage beschriebenen Kirchengesetze sind beispielsweise legal manifestierte Objektivationen, welche die diskursive Praxis z. B. der Dienstgemeinschaft oder die Synthese von Bündnis und Vertrag stützen. Nach außen sind Materialisierungen wie das *Diakonie-Siegel Pflege* oder ein *Corporate Design* auch Kommunikationsmittel, die dem heterotopen Raum in Teilen ein für die Öffentlichkeit wiedererkennbares Erscheinungsbild einprägen. Im Fall des *evangelisch-neoliberalen Community-Dispositivs* handelt es sich, wie in *Abbildung 9* dargestellt, neben den soeben genannten Materialisierenden, die aus der Diskurspartnerschaft von Protestantismus und Kapitalismus entstanden sind, beispielsweise um das *Diakonie-Siegel Pflege*, die Aktion *Kirche findet Stadt*, das *Bundesnetzwerk Gemeinwesendiakonie*, das *Netzwerk Zukunftsfähige diakonische Einrichtungen*, ein für die Diakonie-/Sozialstationen verbindliches *Corporate Design*, aber auch Pflegeverträge, verbindliche innerkirchliche Gesetze oder die durch den Kohlhammer Verlag publizierte *Reihe Bildung – Gestaltung – Organisation. Diakonie auf dem Prüfstand* oder das internetbasierte Wissensportal *Diakonie-Wissen*.

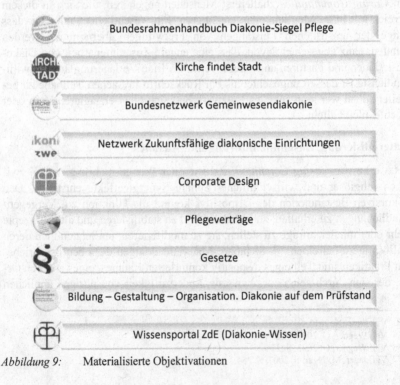

*Abbildung 9:*     Materialisierte Objektivationen

Auf die Aktion *Kirche findet Stadt*, das *Netzwerk Zukunftsfähige diakonische Einrichtungen* und die oben benannte Publikationsreihe des Kohlhammer Verlags[1358] werde ich im Anschluss kurz eingehen, da diese Elemente mir in ihrem Verständnis bzw. in ihrer vernetzten Einbindung in das Dispositiv bzw. die *Community* für eine abschließende Zusammenfassung notwendig erscheinen und im Gegensatz zu den anderen Materialisierungen noch nicht erläutert wurden.

**Bundesnetzwerk Gemeinwesendiakonie**

Als eine materialisierte Form gemeinwesendiakonischer Praxis fanden sich zu einer bundesweiten Plattform mit dem Namen *Bundesnetzwerk Gemeinwesendiakonie* im Jahr 2014 Einrichtungen, Träger und interessierte Arbeiter aus Diakonie und Kirche zur gemeinsamen Konzept- und Prozessentwicklung zusammen. Das Bundesnetzwerk synthetisiert gemeinwesenorientierte Handlungspraktiken auf Bundesebene und lässt sich hinsichtlich seiner Machtwirkungen auf die Subjekte und Diskurse analysieren. Wirksam gewordene Wissenselemente und die dahinterstehenden Wissensordnungen werden auf diese Weise durchgesetzt. Gleichsam vernetzt sind das *Bundesnetzwerk Gemeinwesendiakonie* und seine in ihm organisierten Einrichtungen mit dem ökonomischen Kooperationsprojekt *Kirche findet Stadt*, innerhalb dessen seit 2015 die katholische sowie die evangelische Kirche im Verbund mit ihren Wohlfahrtsverbänden, der Diakonie und der Caritas bei der integrierten groß- und kleinstädtischen sowie ländlichen Entwicklung auftreten[1359]. Eine Öffnung ins Quartier wird innerhalb der evangelischen Kirche und ihrer Diakonie unter dem Stichwort *Gemeinwesendiakonie* und innerhalb der katholischen Kirche unter dem Label *Sozialraumorientierung der Caritasarbeit*[1360] diskutiert. Beide Strategien ermöglichen es, christliche Wertevorstellungen in die Gemeinde, Kom-

---

1358 Vgl. Kohlhammer Verlag 2016.
1359 Vgl. Kirche findet Stadt 2016.
1360 Analog zu den Bestrebungen auf protestantischer Ebene existieren bei der Caritas Positionspapiere, die in theoretischer sowie praktischer Hinsicht sozialraumorientierte Arbeit aufgreifen. *Sozialraumorientierung der Caritasarbeit* besitzt den Charakter einer Grundhaltung und repräsentiert folglich eine strategische Ausrichtung der Dienste und Einrichtungen. Sie umfasst im pastoralen Raum die Gemeindecaritas, das kommunale Quartiersmanagement, Sozialraumorientierung und die Gemeinwesenarbeit (vgl. Rhein-Ruhr-Konveniat 2013, S. 4) und ähnelt den Bestrebungen der Gemeinwesendiakonie auf der protestantischen Seite. Einen gesonderten Status nehmen in diesem Kontext Projekte und Initiativen sozialraumorientierter Pastoralkonzepte ein, wobei die modellhafte Entwicklung von sozialraumorientierten Pastoralkonzepten zur Vernetzung kirchlicher Akteure angestrebt wird, mit dem Ziel, eine nachhaltige Verminderung sozialer Benachteiligung und Ausgrenzung zu erreichen (vgl. Rhein-Ruhr-Konveniat 2013, S. 7 ff).

mune oder in das Quartier zu transportieren, um religiöse Gemeinschaften aktiv gestalten zu können. Partnerschaften für das Gemeinwesen auf Stadt-, Gemeinde- und Quartiersebene fokussieren sozialraumorientiertes Handeln lokaler Kirchengemeinden und gehen Kooperationen mit sozialen Initiativen und Einrichtungen wie ambulanten Pflegediensten ein. Das Projekt *Kirche findet Stadt* wird vom Deutschen Caritasverband und der Diakonie Deutschland getragen und durch das Bundesministerium für Verkehr, Bau und Stadtentwicklung finanziert. Es vernetzt beide, namentlich Gemeinwesendiakonie und Sozialraumorientierung der Caritasarbeit miteinander, durch die sich Christen mit dem Charme der Ökumene an der Entwicklung und Verkündigung im Sozialraum beteiligen können. Gemeinwesendiakonie und Sozialraumorientierung der Caritasarbeit als perspektivische Ansätze beabsichtigen, strategische Verantwortungsgemeinschaften in der sozialen Stadtentwicklung aufzubauen. Woelki stellt fest, dass *Kirche findet Stadt* im Zusammenhang mit Bemühungen steht, der Urbanisierung der Gesellschaft eine christliche Richtung zu geben[1361].

### Netzwerkvereinbarung ZdE

Religiöses *Community Building* vollzieht sich auch auf der Ebene der Einrichtungen selbst. Durch Treffen innerhalb des Netzwerks Zukunftsfähige diakonische Einrichtungen, einem Projekt zur Verflechtung ambulanter und stationärer diakonischer Altenpflegeeinrichtungen in Niedersachsen, wird z. B. auf institutioneller Netzwerkebene eine Gemeinschaft gebildet, in der über konkurrenzielle Benchmarkingprojekte, Projekte und gemeinsamen Austausch Verbindungen unter den einzelnen Einrichtungen evoziert werden. Die Selbstverpflichtung der Einrichtungen erfolgt durch eine Unterschrift unter die formelle Netzwerkvereinbarung. § 4 Abs. 1 dieses Regelwerkes gibt Auskunft: „Der Netzwerkpartner wirkt aktiv an der Arbeit des »Netzwerk Pflege« und der laufenden Weiterentwicklung von Projekten/Standards, Strukturen und Instrumenten mit. Der Netzwerkpartner wird nach seinen Möglichkeiten eigene zukunftsfähige Lösungen in das Netzwerk einbringen und erforderliche Informationen geben."[1362] Im Schulterschluss werden durch Mitgliedsbeiträge und Zuschüsse der Landeskirche sowie des Diakonischen Werkes Projekte zur betriebswirtschaftlichen und diakonischen Steuerung der Einrichtungen implementiert, so z. B. die bereits angesprochene mobile Daten- und Leistungserfassung, die Erstellung einer einheitlichen Webseite durch Stärkung des gemeinsamen *Corporate Designs*,

---

1361  Vgl. Woelki, R. 2013, S. 3.
1362  § 4 Abs. 1 der Netzwerkvereinbarung (vgl. Diakonienetzwerk Pflege 2016b).

ein Transparenzcheck (Audits zum *Diakonie-Siegel Pflege*), Fuhrparkmanagement, Controlling oder auch Kunden- und Mitarbeiterbefragungen.

Durch das Netzwerk Pflege soll, indem sich die beteiligten Einrichtungen über Wissensmanagement austauschen, ein bundeslandesweiter Transfer von Wissen über *Best-Practise*-Modelle gewährleistet werden. In der Netzwerkvereinbarung[1363] nimmt sich dieses wie folgt aus: „Es wird angestrebt, den Netzwerkpartnern das gemeinsame Wissen durch eine technologische Vernetzung zur Verfügung zu stellen und die Umsetzung vereinbarter Standards durch entsprechende Einführungskonzepte zu unterstützen.“[1364] Durch Vernetzung ihres Wissens sollen diakonische und Wettbewerbsinstrumente in den Diakonie-/Sozialstationen möglichst flächendeckend eingeführt werden. So verpflichten sich alle Teilnehmer, als Qualitätsmanagementsystem beispielsweise das Diakonie-Siegel Pflege zu nutzen.“[1365] Es ist ersichtlich, dass mit *Caring Community, Gemeinwesendiakonie, Kirche findet Stadt* oder dem *Netzwerk Zukunftsfähige diakonische Einrichtungen* eine verflochtene Netzwerkgemeinschaft geschaffen wurde, die auf religiösen und ökonomischen Imperativen fußt.

## Bildung – Gestaltung – Organisation

Eine weitere Materialisierung diskursiver Praktiken, die sich auf den Kapitalismus und den Protestantismus beziehen, kann, wie bereits angedeutet, in einer Publikationsreihe des Kohlhammer Verlags gesehen werden, in der sich die Diakonie als evangelisch-neoliberales Unternehmen inszeniert. Vergegenwärtigt man sich die den jeweiligen Themen anschließenden Diskurse, so können Verbindungen zu den zentralen Kernelementen von *Caring Community* erkannt und die Implikation einer sich als Unternehmerdiakonie präsentierenden Kirche abgeleitet werden. Den Herausgebern der Publikationsreihe des Kohlhammer Verlags *Bildung – Gestaltung – Organisation*[1366]. *Diakonie auf dem Prüfstand*[1367] geht es um die strategisch bedeutsame Herausforderung einer Diako-

---

1363 Mit der Netzwerkvereinbarung wird ein verbindlicher Rahmen für eine gemeinsame Arbeitsstruktur geschaffen. Die Netzwerkteilnehmer erklären den Willen zur Umsetzung gemeinsam erarbeiteter bzw. festgelegter Standards.
1364 § 1 Abs. 3 der Netzwerkvereinbarung (vgl. Diakonienetzwerk Pflege 2016b).
1365 Vgl. Diakonienetzwerk Pflege 2016a.
1366 Vgl. Kohlhammer Verlag 2016.
1367 Nimmt man mit Gohde an, dass Diakonie a) Kirche in der Öffentlichkeit ist, b) sich im Wettbewerb befindet, c) auf dem Prüfstand steht, d) ihre Tat redet, e) ihr Wort arbeitet, f) Teil des sozialen Wandels und g) Teil der gesellschaftlichen Umbrüche ist, stellt sich die Frage, ob Diakonie brauchbar und gut aufgestellt für den sozialen Wandel durch die Europäisierung der Sozialpolitik, die Ökonomisierung und die Erosion von Milieubindungen ist (vgl. Gohde, J. 2007).

nie, die einen Teil der Kommunikation des Evangeliums darstellt[1368]. Die Autoren setzen, wie bereits aus den Titeln der Publikation in Tabelle 12 ersichtlich,
Fragen der Diakonie ins Verhältnis zum Wettbewerb, zu unternehmerischer
und demografischer Veränderung, zu Fragen der Bildung, des Managements
und der Steuerung[1369] vor dem Hintergrund einer Vernetzung von Theologie
und Ökonomie.

*Tabelle 12:*   Publikationsreihe *Bildung – Gestaltung – Organisation* des Kohlhammer
Verlags

| | |
|---|---|
| Band 1 | Diakonische Unternehmenskultur. Handbuch für Führungskräfte[1370] |
| Band 2 | Diakonie unternehmen. Alfred Jäger zum 65. Geburtstag[1371] |
| Band 3 | Spannungsfelder heutiger Diakonie[1372] |
| Band 4 | Qualitätsentwicklung in der Diakonie. Leitbild, System und Qualitätskultur[1373] |
| Band 5 | Bildung als diakonische Aufgabe. Befähigung – Teilhabe – Gerechtigkeit[1374] |

---

1368  Vgl. Kohlhammer Verlag 2016.

1369  Vgl. Kohlhammer Verlag 2016.

1370  Hofmann beschäftigt sich mit der Frage, warum es gerade heute wichtig ist, zu motivieren,
Teams zu bilden, Übergange zu gestalten und den diakonischen Geist in der Einrichtung zu
fördern. Das durch Ökonomisierung, Expansion, Reduktion und Umstrukturierung verloren
gegangene kulturelle Erbe gilt es zu aktualisieren und an die neuen Bedingungen anzupassen
(vgl. Hofmann, B. 2008).

1371  Haas diskutiert die unternehmerische Gestalt der Diakonie als eigentliche Herausforderung
gegenwärtiger diakonischer Arbeit, wobei Fragen von Ökonomie und Managementlehre, von
Unternehmensleitung und theologischer Profilentwicklung eine zentrale Rolle spielen (vgl.
Haas, H.-S. 2007).

1372  Im Spannungsfeld von Fachlichkeit, Wirtschaftlichkeit und Christlichkeit diskutiert Ruschke
diakonische Arbeit. Es wird hinterfragt, was diese Spannungsfelder konkret für unterschiedliche diakonische Arbeitsfelder bedeuten und wie sich das Verhältnis von Diakonie und Kirche
bzw. Diakonie und Theologie, das christliche Profil von Diakonie, Lohngerechtigkeit,
Fundraising, Grundprobleme stationärer Altenhilfe, Aufgaben von Altenheimseelsorge, ethische Fragen am Lebensende oder Ehrenamtlichkeit gestalten. Die Schriften Ruschkes reflektieren diakonische Praxis und wollen zu ihrer theologischen Profilierung beitragen. Gemein
ist allen Überlegungen Ruschkes, dass er Diakonie nur dann auf dem Sozialmarkt eine Über-
lebenschance bzw. Überlebensberechtigung einräumt, sofern sie ein durchgehendes und erkennbar christliches Profil ausbildet (vgl. Ruschke, W. M. 2007).

1373  Hanselmann beschäftigt sich mit dem Thema der Qualitätsentwicklung in diakonischen Einrichtungen der Behindertenhilfe (vgl. Hanselmann, P. 2007).

1374  Geleitet von einem christlichen Menschenverständnis wird in diesem Band Bildungspraxis
kritisch reflektiert. Bildung, so die Autoren, erweist sich dabei als zutiefst diakonische Aufgabe, denn Bildungsmöglichkeiten sind Formen der Teilhabe und Mitgestaltung (vgl. Beck,
H. 2008).

| Band 6 | Barmherzigkeit und Diakonie. Von der rettenden Liebe zum gelingenden Leben[1375] |
| Band 7 | Der ferne Nächste. Zum Selbstverständnis der Aktion »Brot für die Welt«[1376] |
| Band 8 | Theologie und Ökonomie. Management-Modelle – theologisch-ökonomische Grundlegung – Diskurspartnerschaft[1377] |
| Band 9 | Wandel begleiten, Veränderung gestalten. Arbeitsbuch zu einer wertbezogenen Organisations- und Unternehmensentwicklung[1378]. |
| Band 10 | Unternehmen für Menschen. Diakonische Grundlegungen und Praxisherausforderungen[1379] |
| Band 11 | Stiftungen bewegen[1380] |
| Band 12 | Diakonisch Menschen bilden. Motivation – Grundierungen – Impulse[1381] |

---

1375 In seiner Monografie *Barmherzigkeit und Diakonie. Von der rettenden Liebe zum gelingenden Leben* plädiert Benedict für ein engagiertes anwaltliches Handeln im bröckelnden Sozialstaat und entfaltet Anregungen für eine gemeinwesenorientierte Diakonie der Kirchengemeinden im Sinne eines neuen Professionsverständnisses des Diakonieberufes (vgl. Benedict, H.-J. 2008).

1376 Das Buch *Der ferne Nächste* analysiert die Aktion Brot für die Welt aus praktisch-theologischer Perspektive, ferner wird die Initiative bezüglich ihrer Bedeutungen für das kirchliche Leben in Deutschland untersucht (vgl. Kemnitzer, K. E. 2008).

1377 Hass postuliert, dass die Zukunft der Diakonie von einem gelingenden Miteinander von Theologie und Ökonomie abhänge. Ohne theologisches Profil werde die Diakonie gestaltlos und ohne ökonomischen Sachverstand mittellos. In erster Linie ist ihm daran gelegen, die Bausteine eines theoretisch verantwortlichen und praktisch durchführbaren Miteinanders für die Praxis aufzuarbeiten. Sowohl das St. Gallener Managementmodell als auch gängige, in der Diakonie verbreitete Managementansätze werden dargestellt (vgl. Haas, H.-S. 2009).

1378 Die Entwicklung sozialer Unternehmen, so Fritz, gelingt, sofern die entscheidenden Hebelpunkte für den Wandel gefunden werden können, diese sind zeitlich, örtlich, aber auch personell zu bestimmen. Zu diesen Hebelpunkten gehören Werte, Kultur, Wachstum, Balance, Change, Prozesse und Führung und darüber hinaus Reflexion und Realisierung von Werten sowie deren Begründung durch das Evangelium (vgl. Fritz, A. 2010).

1379 Mit den Worten „Unternehmen für Menschen" beschreibt Haas die Besonderheit diakonischer und caritativer Betriebe. Im Zentrum steht dabei eine Programmatik, die den Klienten- und den Mitarbeiterbezug in eine klare Zielperspektive setzt. Hass verbindet vor dem Hintergrund von Praxiserfahrungen, theologischen und ökonomischen Bezügen die diakonische Anthropologie und die Führungsphilosophie miteinander (vgl. Haas, H.-S. 2011).

1380 Haas eruiert die Bedeutung von Stiftungen, insbesondere im Sozial- und Gesundheitswesen. Dieses expliziert er u. a. anhand von Menschen, die sich hinterfragen, ob ihr Vermögen in Stiftungen effektiv eingesetzt werden kann. Dem Autor geht es dabei um einen engagierten Blick auf die Wirkung von Stiftungen und deren inneren Bewegungen (vgl. Haas, H.-S. 2012).

1381 Diakonische Bildung basiert laut Kießling auf unausgesprochenen, unhinterfragten und unreflektierten anthropologischen Prämissen. Kießling und Schmidt entwickeln in diesem Band anthropologische Grundlagen diakonischer Bildung und des Pastorats (vgl. Kießling, K./Schmidt, H. 2013).

| Band 13 | Diversität und Identität. Konfessionsbindung und Überzeugungspluralismus in caritativen und diakonischen Unternehmen[1382]. |
| Band 14 | Diakonie inszenieren. Performative Zugänge zum diakonischen Lernen[1383] |

## Das evangelisch-neoliberale Community-Dispositiv

Wissen des Evangeliums und des Neoliberalismus prägen Handlungen, die sich in den hier dargestellten symbolischen Objektivierungen als Wissen und materielle Vergegenständlichung diskursiver Handlungs- und Interaktionsordnungen zeigen. Wie bisher nachgewiesen werden konnte, handelt es sich bei dem Dispositiv, das sich wie ein Netz über die diakonische Gemeindepflege legt, um ein subjektivierendes Regierungsdispositiv mit reglementierenden Eingriffen in religiöse und ökonomische Handlungsorientierungen. Als eigenständige Elemente bilden die Diskurse des Evangeliums und des Neoliberalismus die Voraussetzungen für die Existenz des Dispositivs, das sich als eine Verkopplung von diskursiven Elementen und einem Machtfeld verstehen lässt, welches wiederum die Fähigkeit besitzt, Individuen in einem begrenzten Sagbarkeitsraum zu subjektivieren. Hierbei kommt es auch zum Ausschluss von Wissen über Dinge, die nicht sagbar sind, so beispielsweise die Tatsache, dass Menschen in prekären sozialen Situationen Pflege eher semiprofessionell, zivilgesellschaftlich oder in Form familiärer Strukturen beanspruchen und Pflegegeld beziehen, wohingegen Personen aus der bildungsbürgerlich nahen Klasse professionelle Hilfe in Anspruch nehmen oder sich eine sozialverträglich organisierte diakonische 24-Stunden-Pflege für 6.000 Euro im Monat leisten. Darüber hinaus werden alternative (Gegen-)Diskurse jenseits des Neoliberalismus und des Protestantismus nicht thematisiert. Manchmal wäre, nicht nur global betrachtet das, was nicht gesagt oder geschrieben wird, wie z. B. Aspekte des *De-Growth*[1384], aber wichtiger als das Gesagte – im Fall von *Caring Community* der Appell zum Wachstum.

---

1382 Haas stellt sich die Frage, wie christliche Identität auf der Basis bereits begonnener Wandlungsprozesse im Bereich der Personalentwicklung aktiv gestaltet werden kann. In Anlehnung an die Brüsseler Thesen behauptet er, dass konfessionelle Profilierung eine unternehmerische Aufgabe und keine individuelle Bedingung der Mitarbeiter darstellt (vgl. Haas, H.-S. 2015).

1383 Kramer geht es um performative Religionsdidaktik, die auf eine inszenierungsspezifische Weitung des diakonischen Lernens zielt. Diakonische Lernprozesse sollen nach Kramer didaktisch in diakonischen Gesten inszeniert werden (vgl. Kramer, J. 2015).

1384 Zum Thema De-Growth siehe Kapitel *4.3 Caring Community, ein heterotoper (Sprach-) Raum des Außen.*

Das *evangelisch-neoliberale Community-Dispositiv* ist das Netz einer Anordnung, die bestimmte begrifflich fassbare Vorentscheidungen determiniert
und Freiheiten einschränkt. Mit ihm werden Handlungen und Denkweisen determiniert; es wird festgelegt, was getan werden darf und was nicht, was gedacht werden darf und was nicht. Ganz allgemein ist ein Dispositiv im Sinne
Foucaults ein heterogenes Ensemble, das Diskurse, Institutionen, architekturale
Einrichtungen, reglementierende Entscheidungen, Gesetze, administrative
Maßnahmen, wissenschaftliche Aussagen, philosophische, moralische sowie
philanthropische Lehrsätze umfasst[1385]. Das *evangelisch-neoliberale Community-Dispositiv*, so wie ich es hier in Teilen beschrieben habe, ermöglicht eine genaue Verwaltung der Subjekte, die sich innerhalb eines Netzes bewegen, das
ich mit *Abbildung 10* anhand der besprochenen Elemente grafisch zusammengefasst habe.

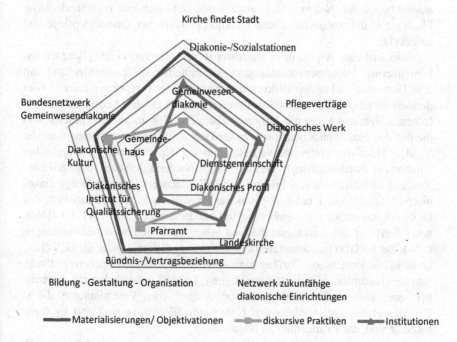

*Abbildung 10:*    Das evangelisch-neoliberale Dispositiv im Feld der diakonischen
Gemeindepflege

---

1385  Vgl. Foucault, M. 2003b, S. 392.

Das Dispositiv unterhält Machtbeziehungen, deren Ziel es ist, zum Evangelium sowie zum Markt anzuhalten. Es sorgt für religiösen und kapitalistischen Sinn. Das hierdurch reproduzierte Handeln bringt evangelisches und neoliberales Wissen in der Gemeinde hervor. Wenn Strukturen auf diesem Wege erst einmal geschaffen sind, können sie sich verselbstständigen – und somit vollkommen unabhängig vom scheinbar freien Willen der handelnden Subjekte existieren, da ihr Handeln unbewusst gelenkt wird. Dieser produktive Vorgang der Verselbstständigung erzeugt Wissen und Objektivationen, was die Menschen letztendlich dazu anregt, ausschließlich in der Norm entsprechenden Art und Weise zu denken. Entscheidend ist in diesem Fall, dass die vollzogenen Praktiken nicht spontane Ausbrüche religiöser oder marktfundamentaler Emotionen oder Gefühle darstellen, sondern etwas von außen Aufgezwungenes, etwas Ritualisiertes sind, was als Teil der kollektiven symbolischen Substanz *Caring Community* begründet. Neben dem Evangelium schiebt sich hier neoliberalistische Ideologie in die soziosymbolische Funktion diakonischer Gemeindepflege und umgekehrt.

Ein wichtiger Aspekt des Dispositivs ist sein weitverzweigtes Netz an diakonieinternen Interessenverbindungen, die mittelbar im Zusammenhang mit dem Dispositiv und seinen Diskursen stehen. Aus der Perspektive einer in Niedersachsen tätigen Diakonie-/Sozialstation handelt es sich beispielsweise um folgende Netzwerke, die die Aufgabe haben, den Diskurs zu kontrollieren und die mit den einzelnen Knotenpunkten im Dispositiv zusammenhängen: um die VkM – Hannover (Interessenvertretung in der Konföderation evangelischer Kirchen in Niedersachsen), den NEVAP (Niedersächsischer evangelischer Verband für Altenhilfe und Pflege), das ZdE (Netzwerk Zukunftsfähige diakonische Einrichtungen), das DW-Hannover (Diakonisches Werk Hannover), den DDN (Diakonischer Dienstgeberverband Niedersachsen), den DVLAB (Deutscher Verband der Leitungskräfte von Alten- und Behinderteneinrichtungen e. V.), das BNGD (Bundesnetzwerk Gemeinwesendiakonie) oder die DIN (Diakonie in Niedersachsen). Darüber hinaus: Kirchenvorstände/Kapellenvorstände, Kirchenkreisämter, Mitarbeitervertretungen, Landeskirchenämter etc. Es existiert eine schier endlos lange Liste von evangelischen Vereinigungen, die a) Teil des *evangelisch-neoliberalen Community-Dispositivs* sind und b) daran beteiligt sind, das Evangelium zu bewahren.

In seinem Fragment *Andere Räume* schreibt Foucault, dass die Welt sich als ein Netz von Punkten ausnehme[1386]; das *evangelisch-neoliberale Community-Dispositiv* übernimmt diese Aufgabe für die diakonische Gemeindepflege.

---

1386 Vgl. Foucault, M. 1992a, S. 34.

Als eine Art Konfiguration verzahnen sich seine Elemente untereinander, wodurch sich die Diskurse des Evangeliums und des Neoliberalismus miteinander vermischen. Institutionen wie Pfarrämter, Diakonie-/Sozialstationen, das Evangelische Zentrum für Quartiersentwicklung, das Diakonische Institut für Qualitätsentwicklung, die Diakonischen Werke oder die Landeskirchenämter können als ausführende Organe eines (Diskurs-)Kontrollapparates betrachtet werden, der als Verbindung aus Überwachungs- und Erfassungsdispositiv das Leben der einzelnen Menschen einer zentralen Sichtbarkeit zuführt. Diskursive Elemente des Dispositivs sind die Voraussetzung hierfür. Sie sind Teil einer geregelten Aussagepraxis zur Organisation von Wissen bzw. Wissensformen und bringen Wahrheit hervor, die die Menschen habituell durchdringt.

**Der Pastor als zentrale Figur**

*Caring Community* besitzt eine eigene Ordnung von Wahrheit, die die Diskurse des Evangeliums und des Neoliberalismus erzeugt. Diese Wahrheit ist etwas strategisch Produziertes, wobei diskursive Praktiken und deren Sichtbarkeiten einen scheinbar objektiven Bezugspunkt bilden. Das *evangelisch-neoliberale Community-Dispositiv* ermöglicht es, zwischen Wahrem und Falschem zu differenzieren. Es kann in dieser Funktion als ein kirchlich gelenktes Konglomerat verstanden werden, das strategischen und taktischen Einfluss auf Subjektivierungsprozesse von Menschen in Gemeinden nimmt. Jedes Element formt einen Punkt, der in die Netzstruktur des Dispositivs eingebunden ist. Das Dispositiv stellt hierbei eine Ansammlung von Elementen dar, die dynamische Beziehungen zueinander pflegen. Auf der handlungspraktischen Ebene kann gegebenenfalls durch Menschen, die kirchliche Amts- oder Funktionsstellen bekleiden, interveniert werden, um Zustände anzupassen bzw. Abweichungen zu integrieren.

Wie sich gezeigt hat, entstehen aus den dispositiven Machtkonstellationen Wahrheitsdiskurse als unhinterfragbare Wahrheitspostulate, die tief in den Subjekten wirken. Sie sind das treibende Prinzip, das immer wieder die Diskurse des Neoliberalismus und des Protestantismus von Neuem erzeugt. Durch Diskurspraxis werden die Subjekte in letzter Konsequenz zu dem, was sie sind. Indem sie gewisse Dinge sagen und tun, werden Individuen zu evangelisch-neoliberalen Subjekten, wobei sich um den Pastor Machtphänomene zentrieren. Er ist der Advokat einer religiösen Wahrheit, neben der keine andere mehr Wert haben darf, ausgenommen die des Kapitalismus. Er ist es, der die Subjekte in der Gemeinde während ihres gesamten Lebens bis in jedes Detail, im privaten, während der Arbeit, in Krisensituation und im Sterben, regiert, um sie zu ihrem Seelenheil zu führen. Alle Dinge des Lebens sind so geordnet, dass der Pastor überall unentbehrlich ist, und zwar bei allen natürlichen Vorkommnissen des Lebens wie Geburt, Ehe, Krankheit oder Tod[1387]. Alle Schafe in der Gemeinde ordnen sich stets fügsam ihrem Hirten als ethischen Lehrer unter, wobei asymmetrische Abhängigkeitsverhältnisse und Gehorsambeziehungen entstehen bzw. sich verfestigen. Der Pastor bestimmt die Begriffe *wahr* und *unwahr*[1388], wobei er insgeheim weiß, dass es eigentlich vollkommen egal ist, ob Aussagen wahr sind oder nicht, solange sie für wahr gehalten werden. Pastoren fungieren im Rahmen von *Caring Community* als „(...) ethisches Führungspersonal (...)"[1389], das darum bemüht ist, die Aufmerksamkeit auf evangelische Werte, Normen und Gebote zu lenken, um Gott im Bewusstsein zu verankern und den Geist der Subjekte pastoral anzuleiten. Ihnen geht es darum, bestimmte Bilder und Geschichten, gewisse Assoziationen zu den Themen Sorge und Gemeinschaft in die Köpfe der Subjekte einzuschreiben und diese mithilfe von Alltagserfahrung zu festigen. Mit Nietzsche kann man sagen: Er ist das Mundstück jenseitiger Imperative[1390].

Auf der Suche nach neuen Formen, den demografischen Herausforderungen zu begegnen, bietet *Caring Community* die Option, Gemeinschaften zu bilden, in denen sich Menschen auf der Grundlage solidarischer, authentischer Beziehungen gegenseitig Hilfestellung leisten. Hinderlich hierbei sind jedoch integrale Abhängigkeiten[1391], wie sie Foucault anhand der Pastoralmacht beschrieben hat. In diesem Zusammenhang sei der Hinweis Wegners auf eine engere Zusammenarbeit der Diakonie-/Sozialstationen mit den örtlichen Pastoren erwähnt[1392]. Die sich aus der Pastoralmacht ergebende Unfähigkeit zur verbindlichen Gemeinschaftsbildung ist auf die religiöse Tradition zurückzuführen, die unmittelbar mit herrschenden Bewusstseinsformen von Versorgungsmentalität, Gehorsamkeitsbereitschaft und Behütungssehnsucht zusammenhängt[1393]. Im Gegensatz zur Gemeinschaftsbildung im antiken Griechenland hat der Pastor eben nicht das Kollektiv zum Gegenstand, sondern das Leben des Einzelnen. Sie richtet sich auf Individualisierung, Führung und Unselbstständigkeit. Ziel

---

1387 Vgl. Nietzsche, F. 2014, S. 197.
1388 Vgl. Nietzsche, F. 2014, S. 179.
1389 Barneys, E. 2016, S. 20.
1390 Vgl. Nietzsche, F. 2014, S. 178.
1391 Integrale Abhängigkeit meint eine Unterwerfungsbeziehung, die nicht darauf zurückzuführen ist, sich als Christ einem Gesetz zu unterwerfen, sondern sich ganz und gar in Abhängigkeit, in vollständige Knechtschaft zu jemandem zu begeben, weil dieser Pastor ist (vgl. Foucault, M. 2006b, S. 255 f.).
1392 Vgl. Wegner, G. 2008, S. 23.
1393 Vgl. Steinkamp, H. 1999, S. 12.

ist es, dass sich Arbeiter Gemeindemitglieder und der Pflege- und Hilfebedürftige vollständig der Autorität eines spirituellen Lenkers unterwerfen. Das primäre Anliegen (des nicht selten in der Geschäftsführung der Diakonie-/Sozialstation anzutreffenden lokalen Pastors) ist es laut Steinkamp nicht, die Befähigung zu solidarischem Handeln zu fördern, sondern die langfristige Sicherung pastoraler Versorgung in der Fläche voranzutreiben[1394]. Das in diesem Zusammenhang angesprochene Parochialprinzip meint die flächendeckende Präsenz der Kirche; jeder Ort auf der Landkarte der Bundesrepublik Deutschland soll durch eine Kirchengemeinde abgedeckt sein. Steinkamp kommt zu dem Schluss, dass dieses Pfarreiprinzip die Gemeindebildung behindere[1395], darüber hinaus sei das säkulare Individualisierungsphänomen als Langzeitwirkung und Spätfolge der Pastoralmacht zu bezeichnen[1396].

**Individualisierungsmechanismen**

Individualisierend sind auch Pflegehandlungen selbst, die immer zwischen den Polen Individualisierung und Standardisierung vollzogen werden. Die Leistungen der sozialen Pflegeversicherung sollen individuell auf die pflegebedürftigen Menschen zugeschnitten sein, um ihnen ihrer Hilfebedürftigkeit zum Trotz ein eigenständiges und selbstbestimmtes Leben zu ermöglichen. Im Gesetzestext ist von individuell angepassten Versorgungsangeboten, individueller Beratung[1397], individuellen Versorgungsplänen[1398], individuellen Pflegeplänen[1399], individueller pflegerischer Versorgung[1400], individuell benötigten Hilfeleistungen[1401] und generell von individueller Versorgung[1402] die Rede. Im Gegensatz dazu sollen Pflegestandards in der diakonischen Gemeindpflege die Qualität pflegerischer Dienstleistungen nach allgemein anerkannten Grundsätzen determinieren[1403]. Hierbei können Standards ganz allgemein und auch im Kontext Pflege als Norm begriffen werden. Sie setzen ein gewisses Niveau hinsichtlich der Qualität des Produktes oder der Dienstleistung fest. Wegner fordert im Zusammenhang von *Caring Community* die Einführung von Pflegepfaden ins

---

1394 Vgl. Steinkamp, H. 1999, S. 91.
1395 Vgl. Steinkamp, H. 1999, S. 85.
1396 Vgl. Steinkamp, H. 1999, S. 21.
1397 § 7 Abs. 1 SGB XI.
1398 § 7 Abs. 1 SGB XI.
1399 § 18 Abs. 6 SGB XI.
1400 § 38a Abs. 1 SGB XI.
1401 § 45c Abs. 3a SGB XI.
1402 § 45f Abs. 1 SGB XI.
1403 Vgl. Kapitel *4.2 Diskursive Praktiken und ihre Sichtbarkeiten*.

Feld, die im Idealfall zu einer besseren Organisation von Pflege führen[1404]. Prinzipiell kann festgehalten werden, dass einer individuellen Pflege Pflegestandards entgegenwirken, sie aber doch auch zu einer verbesserten Dienstleistungserstellung beitragen. Pflegepfade zielen darauf, die Kosten bei gleichbleibender Pflegequalität durch eine effektive Steuerung von Pflegeprozessen zu minimieren. Ich möchte behaupten, dass in gewisser Weise die individuelle Pflegeprozessplanung einer standardisierten Dienstleistungserstellung durch vorgegebene Pflegepfade entgegensteht.

Individualisierung, wie sie Foucault versteht, vollzieht sich immer auf der Ebene von Macht. Der sich im Wandel von disziplinären zu biopolitischen und gouvernementalen Regierungstechniken befindliche Raum hat mit dem Pastor eine konstante Figur, die sich um das Seelenheil der Akteure in einer *Caring Community* kümmert und infolgedessen über maßgeblichen Einfluss auf die Subjektivierungsprozesse verfügt. Die Macht trägt dafür Sorge, dass sich alle adäquat benehmen, sodass die protestantische Ethik zukünftig gewahrt bleibt bzw. sich hegemonial ausbreitet. Vordergründig erscheint sie nicht als Machtwirkung, sondern verbirgt sich hinter dem Anstrich von Fürsorge, Seelsorge oder Hilfe – sie ist gekennzeichnet als aufopfernder Einsatz für die Anvertrauten oder als liebevolle Sorge um fremdes Seelenheil[1405]. Darüber hinaus existieren weitere bereits besprochene Individualisierungsmechanismen, die ich in *Abbildung 11* grafisch zusammengefasst habe.

---

1404  Vgl. Wegner, G. 2008, S. 18.
1405  Vgl. Steinkamp, H. 1999, S. 9 f.

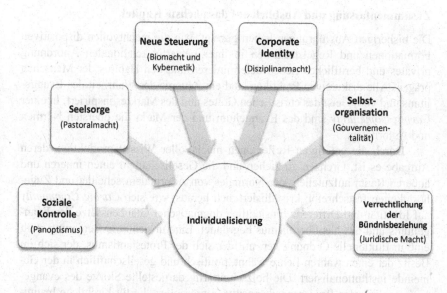

*Abbildung 11:*    Individualisierung durch *Caring Community*

Individualisierende Wissensproduktion in einer *Caring Community*, die sämtliche sozialen Zusammenhänge betrifft, steht im unmittelbarem Zusammenhang mit spezifischen Formen sozialer Kontrolle, Pastoralmacht, normalisierender Biomacht, Disziplinarmacht, verrechtlichten Bündnisbeziehungen oder gouvernementaler Selbstorganisation. Es entsteht ein strategisches Feld aus Wissen erzeugenden, individualisierenden Machtverhältnissen. Durch individualisierende Machteingriffe werden z. B. Arbeitsleistungen überwacht, um Arbeitsleistung zu steigern. Statistische Daten, die mithilfe von Biomacht generiert wurden, und persönliche Informationen, die durch pastorale Führung über die Subjekte zusammengetragen werden, ermöglichen es, die Menschen gezielt zu regieren. Im Zusammenspiel der Mächte individualisiert Macht über die Diskurse des Evangeliums und des Neoliberalismus. Infolgedessen entstehen exklusive Zonen, in denen der Markt und das Evangelium herrschen. Die in diesen Zonen hervorgebrachten Wahrheiten sind weder verhandelbar, noch werden Alternativen diskutiert.

## Zusammenfassung und Ausblick auf das nächste Kapitel

Die bisherigen Ausführungen haben gezeigt, wie die machtvollen dispositiven Formationen und Regelstrukturen in ihrer netzartig relationalen Anordnung privates und berufliches Leben determinieren und den Habitus der Menschen prägen. Alle diskursiven Praktiken sind ein Zeugnis der Wahrheit des Evangeliums und vom Geist des christlichen Gottes und des Marktes inspiriert. In einer *Caring Community* sind das Evangelium und der Markt die obersten Normen und Autoritäten.

Durch die getätigten Reflexionen machtvoller Wissensproduktion, deren Aufgabe es ist, Grenzen zu ziehen und die Gesellschaft in einen inneren und äußeren Raum aufzuteilen, der Normales von Anormalem scheidet und Zugehörigkeiten festschreibt, kristallisiert sich heraus, wie sich *Caring Community* auf Identität und Differenz hinsichtlich dogmatischer Glaubenssätze des Evangeliums und des Neoliberalismus begründet. Eine unsichtbare Regierung stellt eine institutionelle Ordnung her, mit der sich der Protestantismus, der sich im Besitz der einen wahren Lehre wähnt, politisch und gesellschaftlich in der Gemeinde institutionalisiert. Die holzschnittartig dargestellte Skizze des evangelisch-neoliberalen Regierungsdispositivs repräsentiert die für kirchliche Institutionen typischen Machttechniken vor der Folie eines historisch konkreten sozialpolitischen Arrangements für das Feld diakonischer Gemeindepflege, dem die Diskurse des Evangeliums bzw. des Neoliberalismus vorgelagert sind.

Zugang zur Gemeinschaft, so viel ist klar, erhält nur derjenige, der sich den religiösen und wirtschaftlichen Imperativen beugt. Ausschlusssysteme wie das *evangelisch-neoliberale Community-Dispositiv* dienen der Kontrolle des Diskurses des Evangeliums durch Verbote oder Grenzziehungen. Indem das, was nicht ins Narrativ passt, von Unsagbarem getrennt wird, durchdringen gefilterte Wissensformen die lebensweltliche Ordnungen der Menschen und prägen ihr Denken und Handeln nachhaltig. Da totalitäre Systeme keine kritische Öffentlichkeit tolerieren, führen Missachtungen schnell zu einem Ausschluss aus der Gemeinschaft, aus einem heiligen geschützten Ort, in den Menschen nicht beliebig eintreten können. So werden durch Sonder- und Herrschaftsrecht der evangelischen Kirche mögliche Gegendiskurse eher abgeschirmt, um Übergriffe der säkularen Macht auf das eigene Moralsystem zu verhindern. Ihr eigentlicher Zweck ist es, das Evangelium zu organisieren; seine scheinbar zeitlosen Wahrheiten und moralischen Zwänge zu verewigen. Der dispositiv angeordnete Raum erhält somit eine strategische Funktion, die das Evangelium durch Verfahren der Diskurskontrolle verewigen möchte und hierzu neoliberale Regierungstechnologien nutzt.

In diesem Kapitel habe ich Diskursstrukturen und Machtmuster beschrieben; formale, strukturelle Bedingungen erläutert, die der Verkündigung des Evangeliums als Handeln der Menschen einen entsprechenden Sinn verleihen. Es hat sich gezeigt, wie ein Raum von höchster Aktivität entsteht. Er ist mit Relationen, Beziehung und Anordnungen angefüllt, die sich in diskursiven Praktiken und Materialisierungen offenbaren. Alle Elemente des Dispositivs bilden einen Raum; würde man sie entfernen, bliebe nichts übrig – ein leerer Raum, er würde nicht existieren. Je mehr Menschen mit den aufgezeigten Praktiken in Berührung kommen, desto mehr Menschen erhalten dieselbe Prägung. Erst durch sie wird eine Verbindung zu den systemimmanenten Diskursen hergestellt. Eine sich ausbreitende Macht individualisiert; sie ordnet Wissen an und bringt ständig Wissen hervor. Jeder Punkt im Dispositiv, der Wissen hervorbringt, ist ein Ort der Machtausübung. Die Macht muss ihr Wissen dabei immer vermehren, was durch produktive diskursive Praktiken erfolgt, die immer wieder die Dinge erzeugen, von denen sie sprechen. Auf dieser Basis breitet sich ein evangelisch-neoliberaler Wissenskorpus hegemonial aus, der entsprechende Subjekttypen hervorbringt, welche wiederum im direkten Zusammenhang mit der Herausbildung und Stabilisierung eines andersartigen Raumes stehen.

Vor dem Hintergrund der aufgezeigten Formalismen, eines mächtigen Instruments zur Subjektivierung von Individuen, gehe ich im kommenden Kapitel der Frage nach, ob es sich bei *Caring Community* um einen heterotopen Raum handelt. Ergänzend zeige ich die Mechanismen sozialer Trennung bzw. die *Caring Community* innewohnende Struktur von Ein- und Ausschluss auf.

## 4.3 *Caring Community*, ein heterotoper (Sprach-)Raum des Außen

Wenn Menschen geändert werden sollen, muss auf Diskurse eingewirkt werden, denen sie sich beugen. Sich Diskursen zu unterwerfen, bedeutet gleichzeitig, dass Menschen existieren, die außerhalb dieser Diskurse stehen, die nicht dazugehören. Schon aus diesem Grund ist die evangelisch-neoliberale Subjektivität auch immer mit Aus- und Abgrenzung verbunden. Da die Abgrenzung eines Territoriums immer neue Formen von Ein- und Ausschluss impliziert, möchte ich in diesem Zusammenhang die Frage nach der durch das Dispositiv erzeugten räumlichen Situation hervorheben. In diesem Kapitel werden hierzu die zuvor dargestellten Untersuchungsergebnisse durch die heterotopische Perspektive erweitert. Foucaults Konzept der Heterotopien liefert an dieser Stelle einen Rahmen für das Phänomen *Caring Community*. Ich lege, im Anschluss an grundlegende Gedanken zum Begriff *Caring Community*, gewissermaßen die

Heterotopieschablone auf diesen und möchte mithilfe seines Raumkonzepts und der zuvor dargelegten Praktiken und Sichtbarkeiten aufzeigen, welche so-zialräumlichen exklusiven Effekte hervorgerufen werden. Mit *Caring Commu-nity*, so viel sei vorweggenommen, können wirkliche Räume des Außen entste-hen, also Orte, an denen evangelisch-neoliberal genormtes Verhalten ritualisiert durchgeführt wird. Auf dem Zusammenwirken von diskursiven Praktiken, wie ich sie im vorangegangenen Kapitel beschrieben habe, und ihren Sichtbarkeiten gründen sich kulturelle Codes, die eine räumliche Ausgrenzung ermöglichen. Insofern kann *Caring Community* auch als Raumordnungsprogramm bezeichnet werden, auf dessen Ausgrenzung begründende bipolare Strukturiertheit ich in diesem Kapitel ebenso eingehe.

## *Caring Community* als grenzziehende Raummetapher

Letztendlich geht es bei der Dekonstruktion von *Caring Community* um die Bedeutung, den Sinn, die Funktionalität, die diskursive sowie dispositive Struk-tur und die Frage, welche Ethik durch ihre Verbindung zu den Diskursen des Evangeliums und des Neoliberalismus herausgebildet wird. Metaphern wie *Ca-ring Community* lassen sich ohne Kontext, wie ich ihn in den *Kapiteln 3* und *4.2* dargelegt habe, nicht erschließen. Als Metapher, kann der Begriff *Caring Community* mit einer Höhle, einem Schutzraum, einer Abgrenzung, einer Stra-tegie zum Schutz vor Fressfeinden (Anderen, Fremden, Ungläubigen), also als Schutz vor der Außenwelt assoziiert werden. Als normative Leitmotive verei-nigen sich Sorge und Gemeinschaft zur Metapher *Caring Community*; dabei wird eine soziale Welt durch Sprache auf ein Fundament gestellt. *Caring Communities* sind dementsprechend auch als Sprachgemeinschaften zu begrei-fen, in denen über religiöse und kapitalistische Begriffe und Konzepte ein in-haltlicher Konsens hergestellt werden soll.

Da das Phänomen überhaupt erst durch Sprache existent ist, handelt es sich folglich um ein semantisches Feld, in welchem organisationales Handeln sinnhaft geordnet stattfinden soll. Durch die Verwendung der normativ aufge-ladenen Metapher *Caring Community* wird eine symbolische Sinnwelt macht-voll konstruiert, denn Sprache kann, Berger und Luckmann folgend, semanti-sche Felder oder Sinnzonen schaffen[1406]. Sie besitzt aber keinen neutralen Cha-rakter, so viel ist bisher zu konstatieren. Sie kann zum ideologischen Werkzeug werden, ganz so, wie Euphemismen beispielsweise negative Dinge durch sprachliche Ausdrücke verschönern, vertuschen, tarnen oder auch in einer mil-dernden Art und Weise etikettieren. Metaphern wie *Caring Community* stehen

---

1406  Vgl. Berger, P./Luckmann, T. 1980, S. 42.

für ein Bild von etwas anderem. Sie produzieren einerseits Symbolik, substituieren andererseits Sachverhalte. Wenn Menschen solchen Metaphern gewahr werden, beginnen sie, Sachverhalte zu rekonstruieren und Geschichten als komplexe Verschachtelung von Dasein zu erzählen. Sprache ist dabei das Hauptinstrument der Legitimation und Konstruktion intersubjektiv geteilter Wirklichkeit. Durch eine solche sprachlich metaphorische Grenzziehung entsteht etwas, das Berger und Luckmann als *Subsinnwelten* bezeichnen, deren Kompliziertheit sie schwer zugänglich für Außenseiter machen. Sie werden hermeneutisch verriegelt[1407]. Blickt man zusätzlich noch durch die Heterotopiebrille, so muss erkannt werden, dass es sich bei *Caring Community* um die sprachliche Gestaltung demografisch geprägter Nachbarschaftsbeziehungen in der Gemeinde handelt. *Caring Community* ist ein Instrument zur Gemeinschaftskonstruktion, das die säkulare Ordnung zerstört, indem es rationale Prinzipien durch Metaphysik ersetzt.

Es lässt sich festhalten: Das *evangelisch-neoliberale Community-Dispositiv* verfügt über prägende Sozialisationsprozesse und setzt damit die Wirklichkeit der Menschen fest, die durch *Caring Community* subjektiviert werden. Symbolische Sinnwelten ordnen die subjektive Einstellung und werden durch Einbeziehung in ein und dieselbe Sinnwelt integriert[1408]. Sprache hat dabei keinen neutralen Charakter, sie kann als Werkzeug genutzt werden, um Ideologien zu verschleiern und ihnen ein euphemistisches[1409] Erscheinungsbild zu verleihen.

### B-Vokabular: Gedankenverbrechen werden unterbunden

Im Management werden bedeutungsreiche, einen hohen Abstraktionsgehalt besitzende Worte oft eingesetzt, um durch Sprache verführt werbestrategische Ziele zu realisieren. Anhand von Namensgebungen im Rahmen niedrigschwelliger Betreuungsleistungen nach dem Pflegeversicherungsgesetz lässt sich dieser Sachverhalt veranschaulichen: In einer Vollerhebung niedrigschwelliger Betreuungsleistungen in Niedersachsen für das Projekt EWINA[1410] werden alle

---

1407 Vgl. Berger, P./Luckmann, T. 1980, S. 91 ff.
1408 Vgl. Berger, P./Luckmann, T. 1980, S. 104.
1409 Euphemismen, aus dem altgriechischen *eu* für ‚schön' oder auch ‚gut' kommend (*euphemia*, dt. ‚Wort von guter Bedeutung'), können vertuschend, tarnend oder auch in einer abmildernden Art und Weise verwendet werden. Der Dysphemismus soll im Gegensatz dazu Widriges anzeigen.
1410 EWINA ist eine Akronym und steht für Effekte, Weiterentwicklung und Inanspruchnahme niedrigschwelliger Betreuungsangebote.

Betreuungsangebote namentlich aufgelistet[1411]. Hierunter finden sich zahlreiche werbewirksame Kunstnamen wie: *Ichtys, Das Uhlenhaus, Atempause, Kumm rin, Vergiss mein nicht, Café Lichtblick, Erzähl-Café, Montagscafé, Café Gedankenreise, Wer pflegt, braucht Pausen, Füreinander Zeit haben, Zeitlos, SAMS-Betreuung, Freiräume, HilDe, FRIDA, BeLiNDA, Zeitweise, Anno dazumal, Brunie, Helfende Engel, Luise, Zeiträume, Carena, Kiwie-Gruppe, Zeit für Dich, Audea, ODEM, DiaDem* und *Klöntreff.* Eine Metaphernwelt aus Kunstwörtern ist entstanden, die Klemperer folgend als Abbreviaturmanie[1412] bezeichnet werden kann[1413]. Abbreviaturen stoßen gefühlsmäßig auf positive Assoziationen, wobei für den Laien nicht mehr zu erkennen ist, auf welche Bedeutung die Bezeichnung der verschiedenen Angebote ursprünglich zurückzuführen ist. Ein ähnliches Phänomen kann bei der Verwendung von Abkürzungen durch Bindestriche beobachtet werden. Ihre Wirkung beschreibt Marcuse als magisch und hypnotisch, da sie durch die Projektion von Bildern eine unwiderstehliche Einheit und Harmonie von Widersprüchen vermitteln[1414]. Durch die Verwendung von sprachlichen Stilmitteln wie einer Metapher oder Abbreviatur wird die Haltung der Rezipienten beeinflusst. Metaphern, Euphemismen oder auch Abkürzungen können dazu beitragen, Fragen zu vermeiden[1415]. So lassen die Abkürzungen BeLiNDA[1416], HilDe[1417] oder auch ODEM[1418] zunächst nicht erkennen, welche konzeptionellen Grundlagen bei der Betreuung demenzkranker Menschen hinter ihnen stehen.

Nicht weniger bleibt bei *Caring Community* verschleiert, dass es sich um ein evangelisch-neoliberales Regierungsdispositiv handelt. Plakative Bezeichnungen von Regierungsprogrammen führen zu positiven Konnotationen und zielen auf die Beeinflussung von Haltungen und Einstellungen ab. Wie bei Or-

---

1411 Es handelt sich um insgesamt 184 Angebote (vgl. Landesvereinigung für Gesundheit Niedersachsen e. V. 2012).

1412 *Abbreviatur* (lat.) bedeutet ‚Abkürzung' bzw. verkürzte Darstellung eines Wortes oder einer Wortgruppe. Klemperer unterscheidet drei Stufen der Abbreviatur: a) Es werden einfach Buchstaben aneinandergehängt, b) es entsteht eine Lautgruppe, die sich aussprechen lässt, und c) es wird ein Wort der vorhandenen Sprache geformt, welches einen ursprünglichen Bezug zu dem hat, was es als Abbreviatur ausdrückt (vgl. Klemperer, V. 1975, S. 122 f.).

1413 Vgl. Klemperer, V. 1975, S. 120.

1414 Vgl. Marcuse, H. 1994, S. 112.

1415 Vgl. Marcuse, H. 1994, S. 113.

1416 BeLiNDA: Betreuungsleistungen in Niedersachsen für Demenzkranke und deren Angehörige.

1417 HilDe: Hilfen bei Demenz.

1418 ODEM: Offensive für Menschen mit Demenz.

wells Neusprech[1419] erweitern Abbreviaturen, Metaphern und Euphemismen den Gedankenspielraum nicht, sondern engen ihn – im Gegenteil – ein. Kritisches Denken ist nicht mehr möglich. Es können nur Dinge artikuliert werden, die sich in dem vorgegebenem Rahmen bewegen. Unsagbares wird konsequent ausgeschlossen. Horkheimer und Adorno beschreiben diesen Zustand der Zensur folgendermaßen: „Bei der Selbstbesinnung über seine eigene Schuld sieht sich Denken daher nicht bloß des zustimmenden Gebrauchs der wissenschaftlichen und alltäglichen, sondern ebensosehr jener oppositionellen Begriffssprache beraubt. Kein Ausdruck bietet sich mehr an, der nicht zum Einverständnis mit herrschenden Denkrichtungen hinstrebte, und etwas die abgegriffene Sprache nicht selbsttätig leistet, wird von den gesellschaftlichen Maschinerien präzis nachgeholt."[1420] Die Metapher *Caring Community* birgt demzufolge die Gefahr der Verblendung und Schönfärberei; *Caring Community* ist durchzogen von fundamentalem Optimismus. Die Vorspiegelung einer *Caring Community* gibt den Menschen Halt, sie suggeriert ihnen zuversichtliche Heilsgewissheit, wobei Sehnsüchte des durch und durch individualisierten Menschen des 21. Jahrhunderts nach Sorge und Gemeinschaft geweckt werden. Die Menschen meinen, von *Caring* und *Community* zu sprechen, doch diese sind nicht mehr

---

1419 Im Anhang zu seinem Roman *1984* entwirft Orwell die Newspeak (Neusprech), die die Oldspeak (Altsprech) bis ins Jahr 2050 vollkommen ersetzt haben soll. Die Neusprech besteht aus Neusprechwörtern und verschiedenen grammatikalischen Konstruktionen. Hat sich die Neusprech einmal durchgesetzt, kann die Altsprech nicht einmal mehr gedacht werden, da das Vokabular für z. B. kritische Gedanken nicht länger zur Verfügung steht. Auf diese Weise kann ein Zustand des Undenkbaren erreicht werden, der sich aller nicht rechtgläubigen Wörter und Nebenbedeutungen entledigt hat. Eine grammatikalische Besonderheit stellt die Austauschbarkeit von selbst hoch abstrakten Wörtern dar, die als Verb, Substantiv oder auch Adjektiv Verwendung finden können (z. B. Denk statt Gedanke) (vgl. Orwell, G. 1984, S. 302 ff.). Neusprech, wie es Orwell in seinem Buch verwendet, bezeichnet den willentlich, durch ein diktatorisches Regime verkleinerten und vereinfachten Wortschatz mit dem Ziel, das sogenannte Gedankenverbrechen zu unterbinden und die Bevölkerung in manipulierender Art und Weise am Denken zu hindern. „Neusprech sollte nicht nur ein Ausdrucksmittel für die den Anhängern des Engsoz gemäße Weltanschauung und Geisteshaltung bereitstellen, sondern auch alle anderen Denkweisen unmöglich machen." (Orwell, G. 1994, S. 302) Neuprech engt Gedankengänge ein und kann nicht erweitert werden. Orwell teilt sie in drei unterschiedliche Klassen ein: A-Vokabular: Dieses wird vorwiegend im alltagssprachlichen Gebrauch verwendet und besteht aus Wörtern, die man im täglichen Leben nutzt. Es setzt sich meist aus einer reduzierten Anzahl bereits bestehender Wörter zusammen und ist von allen Zweideutigkeiten bereinigt. B-Vokabular setzt sich aus Wörtern zusammen, die bewusst zu politischen Zwecken gebildet werden und somit eine entsprechende Implikation enthalten. Sie sind dazu bestimmt, dem Benutzer eine gewünschte Geisteshaltung zu oktroyieren (z. B. Gutdenk für Orthodoxie bzw. orthodoxes Verhalten). B-Vokabular ist ideologisch nicht neutral, oft enthält es Euphemismen. Das C-Vokabular ergänzt die beiden anderen und besteht aus wissenschaftlichen und technischen Ausdrücken.

1420 Horkheimer, M./Adorno, T. 2013, S. 2.

als Metaphern, die im Sinne Orwells als B-Vokabular bewusst Zielen der evangelischen Kirche dienen und religiöse sowie politische Implikationen enthalten und entsprechende Gedanken fördern. Beide Begriffe verschleiern tatsächliche Absichten, um soziales Handeln zu beeinflussen.

## Caring Community als Heterotopie

Im Folgenden stelle ich merkmalsorientiert dar, dass es sich bei *Caring Community* um eine Heterotopie handelt. Dabei erläutere ich entlang der von Foucault beschriebenen Besonderheiten heterotoper Räume, Analogien, die sich aus der poststrukturalen Analyse von *Caring Community* ergeben. In Relation zu den sonstigen Räumen lassen sich Heterotopien anhand von sechs Grundsätzen charakterisieren[1421], die ich übersichtshalber in der nachstehenden Tabelle noch einmal kurz zusammengefasst habe.

*Tabelle 13:* Merkmale der Heterotopien nach Foucault

| | |
|---|---|
| 1. | Heterotopien existieren als Krisen- oder Abweichungsheterotopie in jeder Gesellschaft. |
| 2. | Gesellschaften können die Funktionsweise von Heterotopien im Laufe der Zeit verändern. |
| 3. | Heterotopien vermögen an einem Ort Platzierungen zusammenzulegen, die unvereinbar erscheinen. |
| 4. | Heterotopien sind an Zeitabschnitte gebunden. Sie erreichen ihr volles Potenzial, wenn Menschen mit ihrer Zeit brechen. |
| 5. | Heterotopien setzen ein System von Öffnungen und Schließungen voraus. |
| 6. | Heterotopien haben eine Funktion gegenüber dem verbleibenden Raum. |

Heterotopien wie *Caring Community* finden sich in jeder Kultur. Sie sind – im Gegensatz zu Utopien – wirkliche Orte, die in einer Gesellschaft existieren. Foucault bezeichnet sie als tatsächlich realisierte Utopien, als Gegenplatzierungen oder Widerlager[1422], die sich durch eine gewisse Andersartigkeit auszeichnen. Ein erstes Anzeichen dafür, dass es sich um andersartige Räume handeln könnte, führt Wegner an, wenn er bemerkt, dass es darauf ankomme, in Kirche und Diakonie Gegenmilieus zu schaffen, in denen die menschliche Vorzugswürdigkeit eines Lebens in gegenseitiger Angewiesenheit noch erlebt werden könne[1423]. Er führt aus, dass sich in Zeiten eines immer turbulenter werdenden globalen Kapitalismus mit *Caring Community* eine Art warme Gegenwelt her-

---

1421 Siehe Kapitel *2.5 Foucaults Konzept der heterotopen Räume.*
1422 Vgl. Foucault, M. 1992a, S. 39.
1423 Vgl. Wegner, G. 2008, S. 6.

ausbilde, in der Menschen eine Heimat hätten und praktische Antworten auf die Herausforderungen der demografischen Situation gefunden werden könnten[1424]. *Caring Community* bezieht sich demnach auf die herrschende Wirtschafts- und Gesellschaftsordnung bzw. deren Problematiken und vermag diese Verhältnisse, Foucault folgend, auf den ersten Blick vielleicht zu neutralisieren oder umzukehren[1425]. So führt Wegner am Aspekt der Pflege weiter aus: Im Gegensatz zum Dienstleistungscharakter von Pflege kann in einer *Caring Community* der „(...) Geschenk- bzw. der Gabe-Charakter der Pflege, der in den Prozessen der reinen Ökonomisierung unterbewertet wird, neu an Geltung und Gewicht gewinnen."[1426] Ein weiteres Argument wird vom ehemaligen Ratspräsidenten Huber vorgetragen: *Caring Community* baut auf einer Kernkompetenz der Kirchen auf, die darin liegt, ein Raum für das Heilige zu sein[1427], das in unserer säkularisierten Welt verloren gegangen ist[1428].

Aus protestantischer Perspektive scheinen zwei Merkmale die Andersartigkeit von *Caring Community* zu bezeugen: a) ein Gegenmilieu zur herrschenden Wirtschaftsordnung und b) ein Heiliger Geist, der in ihr wirkt. Das sich dieser Raum im Hinblick auf seine kapitalistische Grundstruktur nicht vom Restraum unterscheidet, habe ich im vorherigen Kapitel aufgezeigt.

Es ist davon auszugehen, dass sich alle Räume in unserer Gesellschaft allein über Kommunikation, also Sprache reproduzieren. Was allerdings nur möglich ist, wenn die unterschiedlichen Räume anschlussfähig sind, d. h., wenn sie sich auf einen aller Kommunikation zugrunde liegenden Code, in unserem Fall die neoliberale Ideologie, beziehen. Was aber ist nun das Andere an diesem Raum, wenn er sich in seiner Grundkommunikationsstruktur doch nicht vom Rest unterscheidet, ihn sogar zwingend benötigt? Ist es das Heilige oder doch etwas anders? Dieser Frage gehe ich, den sechs Merkmalen von Heterotopien folgend, nun nach.

**Erster Grundsatz: Krisen- und Abweichungsheterotopie**

Heterotopien sind anthropologische Grundkonstanten und in allen Gesellschaften zu finden[1429]. Auch *Sorgende Gemeinschaften*, die sich um hilfebedürftige Menschen kümmern, sind eine Grundkonstante in der Geschichte der Menschheit. Es hat schon immer Gemeinschaften gegeben, in denen sich die Menschen

---

1424  Vgl. Wegner, G. 2008, S. 23 f.
1425  Vgl. Foucault, M. 1992a, S. 38.
1426  Wegner, G. 2008, S. 23.
1427  Vgl. Huber, W. 2005a, S. 7.
1428  Vgl. Huber, W. 2005a, S. 7.
1429  Vgl. Foucault, M. 1992a, S. 40.

um kranke und pflegebedürftige Menschen sorgen. Man denke beispielsweise an die Familien, Hausgemeinschaften oder Klöster. Im ersten Grundsatz unterscheidet Foucault zwei Gruppen von Heterotopien: die Krisen- sowie die Abweichungsheterotopien. Krisenheterotopien sind, wie der Name schon vermuten lässt, Menschen vorbehalten, die sich im Verhältnis zur Gesellschaft in einem Krisenzustand befinden. Foucault benennt hier exemplarisch die Heranwachsenden, die Frauen im Wochenbett und die alten Menschen[1430].

*Caring Communities* können als Krisenheterotopien verstanden werden, also als Orte, die von Menschen aufgesucht werden, die besondere Auffälligkeiten wie Pflegebedürftigkeit oder einschränkte Alltagskompetenz zeigen. Krisenheterotopien wie *Caring Communities* weisen nicht nur einen Bezug zu den krisenhaften Zuständen ihrer Subjekte auf, sondern existieren auch in Relation zu gesellschaftlichen Krisen, wie sie als Notstand für das Dispositiv in den Kapiteln *1.1* und *4.2* herausgearbeitet wurden. Nicht selten sind alleinlebende pflegebedürftige Menschen, wie sie in einer *Caring Community* von haupt- und ehrenamtlichen Arbeitern gepflegt, betreut und umsorgt werden, insbesondere in der häuslichen Umgebung auf adäquate Unterstützung angewiesen, die sie aufgrund fehlender Sorgefähigkeit der Gesellschaft nicht in ausreichendem Maß erhalten. Inwieweit sich pflegebedürftige Menschen also nicht nur allein aufgrund ihrer Pflegebedürftigkeit in einer Krise befinden können, macht bereits die generelle Abhängigkeit von Familie, Haushaltskonstellationen oder der Qualität informeller Netzwerke, die oft aus Freunden, Nachbarn oder anderen Bezugspersonen aus dem näheren Umfeld bestehen, deutlich. Aus dem Blickwinkel der evangelischen Kirche, die sich mit Austritten, weniger Gottesdienstbesuchern, einer geringeren Anzahl von Kirchen, mit Altarräumen, die z. T. verkauft und als Kletterwände, Discotheken oder Lagerraum benutzt werden, konfrontiert sieht, sind Krisenheterotopien andererseits als Reaktion auf die allgemeine Säkularisierung zu deuten, die mit Foucault als Entsakralisierung[1431] des Raumes begriffen werden kann. Foucault spricht in Bezug auf die Krisenheterotopien von heiligen Orten[1432]. *Caring Community* ist dabei in doppelter Hinsicht heilig: Gott und der Markt sind Begriffe religiöser Verehrung.

In gewisser Hinsicht stellt *Caring Community* aber auch eine Abweichungsheterotopie[1433] dar, wenn man das von einer Norm, die sich über das Verhältnis zum Arbeitsmarkt definiert, abweichende Verhalten der pflege- und hilfebedürftigen Menschen zugrunde legt. Ein sehr anschauliches Beispiel für

---

1430  Vgl. Foucault, M. 1992a, S. 40.
1431  Vgl. Foucault, M. 1992a, S. 37.
1432  Vgl. Foucault, M. 1992a, S. 12.
1433  Vgl. Foucault, M. 1992a, S. 40.

eine derart gelagerte Abweichungsheterotopie beschreibt Schiffer am Beispiel der Krankenwohnung *Notel-Kosmidion*, in der obdachlose Abhängige illegaler Drogen mit einer nicht krankenhauspflichtigen Erkrankung aufgenommen werden[1434]. Neben Erholungsheimen, psychiatrischen Kliniken benennt Foucault expliziert Altersheime als Orte, die an der Grenze zwischen Krisen- und den Abweichungsheterotopien liegen. Beim Alter, so Foucaults Argumentation, handelt es sich um eine Krise, aber auch um eine Abweichung, da in der heutigen Gesellschaft, in der Freiheit die Regel darstellt, Müßiggang eine Art Abweichung ist[1435]. Abweichungen wie diese entsprechen der medizinischen Bedeutung des Begriffs *heterotop* als Art und Weise eines andersartigen Einschlusses von krankem in gesundem Gewebe. Man kann also sagen, dass *Caring Communities* Orte sind, an denen von der herrschenden Norm, aufgrund von Pflege- und Hilfebedürftigkeit, abweichendes Verhalten lokalisiert ist, das in der Unmöglichkeit begründet liegt, am Arbeitsmarkt als aktives Subjekt teilzunehmen. Eine eindeutige Zuordnung zur Krisen – oder Abweichungsheterotopie kann nicht vorgenommen werden, da *Caring Community* in einem Spannungsfeld aus Krisen- und Abweichung oszilliert. Bereits der Faktor Alter allein kann als Krise oder Abweichung gewertet werden.

**Zweiter Grundsatz: Transformation der Kirchengemeinde in einen anderen Raum**

In seinem zweiten Grundsatz stellt Foucault dar, dass Gesellschaften im Laufe ihrer Geschichte existierende Heterotopien in ihrer Funktionsweise verändern können. Anhand der Verbindung zur Kirchengemeinde, einer zwingenden Voraussetzung für eine *Caring Community*[1436], möchte ich diesen Aspekt näher beleuchten: Was unter einer Kirchengemeinde zu verstehen ist, kann an juristischen Bestimmungen festgemacht werden, dennoch ist es nichts anderes als eine Gemeinschaft von Menschen, die sich zum Evangelium bekennen; das ist – stellt man *Caring Community* dem Begriff der Kirchengemeinde vergleichend gegenüber – der kleinste gemeinsame Nenner beider Gemeinschaftsformen. *Caring Community* kann gewissermaßen die Organisationsform Kirchengemeinde auf lokaler Ebene ersetzen, denn durch sie werden originäre Aufgaben wie Seelsorge, diakonische Dienste, Gottesdienste und Verkündigung wahrgenommen. Gut funktionierende Kirchengemeinden, wie sie vielleicht noch vor den 1970er Jahren existierten, in denen sich bekennende Christen generatio-

---

1434  Vgl. Schiffer, P. 2014, S. 36.
1435  Vgl. Foucault, M. 1992a, S. 41.
1436  Siehe Kapitel *3.2 Die Debatte um Sorgende Gemeinschaften.*

nenübergreifend umeinander kümmerten, gehören der Vergangenheit an. Gemeindestrukturen haben sich im Zuge der neoliberalen Umgestaltung unseres Zusammenlebens verändert; dies zeigt sich schon allein an der Juristifizierung von Sorgebeziehungen durch den Pflegevertrag, auf die ich im vorangegangenen Kapitel eingegangen bin.

Man kann sagen, durch eine *Caring Community,* einen machtvollen Zusammenschluss von evangelischen Christen, die ihre Angelegenheiten auf den ersten Blick nur in Bezug auf Sorge selbstständig regeln, geht der Auftrag der Kirche in die eigene Verantwortung bzw. Selbstorganisation ihrer Glieder bzw. einer Gemeinschaft über, wie es zu Zeiten der Urkirche üblich war oder in Hauskreisen praktiziert wird. Religiöse Gemeinschaften wie die *Caring Community* haben noch in der Mitte des letzten Jahrhunderts als gut funktionierende Kirchengemeinden existiert, wurden und werden jedoch sukzessive durch andere Formen von Kirche ersetzt. Wird bedacht, dass pastoraltheologisch gesehen unter einer Kirchengemeinde ein im gemeinsamen Glauben sowie im Bekenntnis zum Evangelium begründender Zusammenschluss von Menschen zu verstehen ist und dies als Gemeinsamkeit von Kirchengemeinden und *Caring Communities* angesehen werden kann, so kann behauptet werden, dass *Caring Communities* ins 21. Jahrhundert sprachlich transformierte Kirchengemeinden darstellen. Beide Institutionen verfolgen insgeheim das gleiche Ziel: das Evangelium in die Welt zu tragen.

Allen Heterotopien kommt in jeder Gesellschaft eine gewisse Funktion zu. Je nach Synchronie können Heterotopien in der einen oder der anderen Art funktionieren. Vergegenwärtigen wir uns die sozialpolitischen Problemlagen und die weitgehende Säkularisierung breiter Schichten der Bevölkerung, so zeigt sich, dass *Caring Communities* zwei zentrale Aufgaben zufallen: a) die Schaffung von Gemeinschaften, in denen Menschen sich möglichst selbst organisiert um hilfe-, pflege- oder betreuungsbedürftige Alte sorgen, und b) die Verbreitung des Reiches Gottes über das Evangelium – hierauf gehe ich explizit noch einmal im letzten Kapitel ein. An der Gegenüberstellung von Kirchengemeinde und *Caring Community* lässt sich erkennen, wie Heterotopien innerhalb von Gesellschaften wie der unsrigen erschaffen werden und sich im Laufe der Jahre in ihren Funktionsweisen verändern. Ein und dieselbe religiöse Gemeinschaft kann in unterschiedlichen Epochen und kulturellen Gegebenheiten auf die eine oder die andere Weise funktionieren.

## Dritter Grundsatz: Zusammenlegung von Platzierungen

Indem sie bestehende Notstände durch totalitäre Ordnung zu kompensieren versuchen, können Heterotopien an einem einzigen Ort mehrere Platzierungen zusammenlegen, die sich im Grundsatz nicht vereinbaren lassen[1437]. So erscheinen Religion und Wirtschaft in einer *Caring Community* nicht mehr als getrennte Sphären, was sich an der Diskurspartnerschaft von Theologie und Ökonomie bzw. an entsprechenden diskursiven Praktiken, die sich gemeinsam auf das Evangelium sowie den Neoliberalismus beziehen, aufzeigen lässt. Die Zukunft der Diakonie, so Haas in einer Publikation der Reihe *Diakonie – Bildung –Gestaltung – Organisation,* hängt genau von diesem Miteinander der Theologie und Ökonomie ab[1438]. Mit einer *Caring Community* entsteht in dieser Hinsicht eine totalitäre Gemeinschaft, die vom Aufeinandertreffen zweier Diskurse getragen ist, also zweier Glaubensrichtungen, die sich aufgrund ihres eigenen Absolutheitsanspruches ausschließen müssten. Durch diskursive Praktiken und deren Materialisierungen offenbart sich die Wirkmacht dieses Zusammenspiels zweier ursprünglich nicht zusammengehöriger Raumordnungsprogramme, die einen evangelischen-neoliberalen Raum konstituieren, in dem Menschen sich selbst organisieren, selbstverantwortlich und immer am Effizienzgedanken orientiert sind und auf Grundlage des Evangeliums sich umeinander sorgen sollen.

Der Neoliberalismus tritt als zentrale, für Anschlussfähigkeit sorgende Schlüsselideologie zutage, denn *Caring Community* wird analog zu wohlfahrtsstaatlichen Segmenten der Daseinsvorsorge nach Wettbewerbsmaßstäben über Gestaltungsprinzipien wie Leistungskonkurrenz oder ökonomische Effizienz konzipiert. Als neoliberale Strategie im kommunalen Raum strebt *Caring Community* einerseits nach messbarer Qualitätssicherung und größtmöglicher kaufmännischer Effizienz[1439], andererseits nach einem Raum von Menschen im Raum, die ihr Verhalten nach dem christlichen Gott und dessen Sohn Jesus Christus ausrichten. Solche *Communities* lassen sich über die Zugehörigkeit zu einer Werte- und Identitätsgemeinschaft als organisierte Form der Regierung definieren. Ihr Wirkungskreis ist laut Schnabel ein jeweils spezifisches Fragment von Gesellschaft, z. B. eine einzelne Einrichtung, ein Stadtteil oder eine über besondere Merkmale zusammengehaltene Gruppe. Die Aktivierung des Engagements und der Einsatzbereitschaft des einzelnen Individuums ist der Ansatzpunkt für die Gemeinschaft, deren erforderliche Solidarbeziehungen

---

1437 Vgl. Foucault, M. 1992a, S. 42.
1438 Vgl. Haas, H.-S. 2009.
1439 Vgl. Kapitel *4.3 Diskursive Praktiken und deren Sichtbarkeiten.*

nicht notwendigerweise vorhanden sein müssen, sondern auch durch Programme gestiftet werden können[1440].

Voraussetzung für die Gemeinschaft in einem Raum ist dementsprechend eine Unterwerfung unter die Ordnungsraster zweier ursprünglich voneinander losgelöst zu betrachtender Ideologien, die bis in die Tiefen des Gewissens der Subjekte eindringen und sie in ihrem Handeln prägen. Religion und Ökonomie können als scheinbar unvereinbare Dinge an einem Ort miteinander koexistieren; man kann sogar so weit gehen, dass sie voneinander profitieren. Die evangelische Kirche erweist sich diesbezüglich als anpassungsfähig. Nietzsche würde in diesem Fall vielleicht von Wendehals-Geschmeidigkeit[1441] sprechen.
Der gleiche Mechanismus der Zusammenlegung, wie ich ihn für Religion und Wirtschaft erläutert habe, trifft auch auf die zwei sich widersprechenden Aspekte Glaube und Vernunft zu. Auch hier kann im Feld diakonischer Gemeindepflege von einer Zusammenlegung zweier unvereinbar scheinender Gedanken in einem begrenzten Raum beobachtet werden. Auf diesen Sachverhalt gehe ich im Anschluss an die Erläuterungen zu den heterotopen Merkmalen etwas weiter unten, im Kontext binärer Codierungen (Code q: Vernunft vs. Glaube), ein.

### Vierter Grundsatz: Heterochronie und Zeiterfahrung

Der vierte Grundsatz besagt, dass Heterotopien häufig an Zeitabschnitte gebunden sind, an etwas, was Foucault als Heterochronie bezeichnet. Heterochronien erreichen ihre volle Funktionsfähigkeit, wenn die Menschen in ihr mit ihrer herkömmlichen Zeit brechen[1442]. Auch *Caring Communities* sind durch zeitliche Brüche gekennzeichnet, die religiös-neoliberale Erfahrungen ermöglichen. Schulz-Nieswandt führt an, dass der Mensch einerseits in der Verzeitlichung seiner Existenz lebt und andererseits zugleich immer im Rahmen einer Ordnung des Raumes existiert[1443].

Eben dieser Zusammenhang zwischen Raum und Zeit tritt beim Konzept der *Caring Community* zutage. Verräumlichung und Verzeitlichung hängen konstitutiv zusammen[1444]. Physiker gehen davon aus, dass sich die menschliche Erfahrung von Raum durch Dimensionen wie Breite, Richtung und Höhe bestimmen lässt. Was die Zeit betrifft, so hat diese physikalische Größe unmittelbaren Einfluss auf das Voranschreiten aus einer Vergangenheit auf ein Ziel in

---

1440  Vgl. Schnabel, M. 2014, S. 163.
1441  Vgl. Nietzsche, F. 2014, S. 112.
1442  Vgl. Foucault, M. 1992a, S. 43.
1443  Vgl. Schulz-Nieswandt, F. 2015, S. 309.
1444  Vgl. Schulz-Nieswandt, F. 2015, S. 309.

der Zukunft zu. Dahinter verbirgt sich die Analogie bzw. Strategie der evangelischen Kirche, in ferner Zukunft ein Reich des christlichen Gottes zu errichten. Hierzu muss Wissen über das Evangelium im Raum aufbewahrt und über die Zeit transportiert werden. *Caring Communities* können als solche Räume angesehen werden, die das Ziel verfolgen, das Evangelium, das ihr leitender Charakter ist, zu verewigen. Auf diese Weise entsteht ein radikaler Bruch zwischen der vorgeblichen Bedeutungslosigkeit des Restraums und der *Caring Community*, die als Raum vermeintlich eingefrorener Geschichte vollkommen wahrhaftig erscheint.

Die dispositiv hervorgebrachten lokalen Gemeinschaften sind Fraktale, also sich selbst ähnliche kleinste Gebilde, die dieselben Eigenschaften besitzen wie das Ganze. Im Gegensatz zu Fragmenten sind sie keine zusammenhanglosen Einzelstücke[1445]. Die unten stehende Abbildung zeigt ein von Sierpiński entwickeltes Fraktal, das als Sierpinski-Dreieck, -Fläche oder -Dichtung bezeichnet wird. Das Dreieck bildet selbstähnliche Teilstücke des immer gleich dargestellten Dreiecks ab. Jede *Community* symbolisiert ein solches Dreieck, ist somit als Teil einer Gesamtheit an Gemeinden zu verstehen. *Pars pro Toto* – eine Gemeinde steht für das Ganze, das Reich des christlichen Gottes.

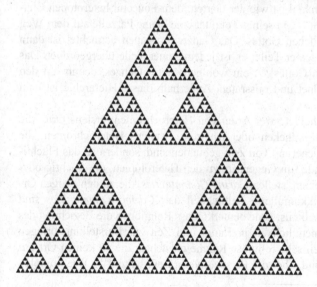

*Abbildung 12:*    Sierpinski-Dreieck

---

1445  Fraktale und Fragmente: Foerster, H. von, in: Foerster, H. von/Bröcker, M. 2014, S. XVII.

Durch Macht werden die selbst organisierten *Communities* separiert und heften sich durch vielfältige Netzwerkbildung, wie ich sie im Kapitel 4.2 beschrieben habe, als Ganzes aneinander. Sie bilden eine große Ordnung, die sich hierarchisch aus kleineren, aber identischen Ordnungen zusammensetzt. Trotz fehlender formeller Über- und Unterordnungsverhältnisse kann von einer Hierarchie gesprochen werden, insofern Hierarchie im eigentlichen Wortsinn begriffen wird. Das Wort stammt aus dem Griechischen und setzt sich aus *hieros*, der Heilige, und *archein*, herrschen, zusammen. Das Heilige, also der christliche Gott, und der Markt herrschen folglich über alle *Communities* und das große Ganze.

Obwohl der Missionsdrang bei sozialpolitischen Konzepten auf den ersten Blick nicht gleich zu erkennen ist, soll jeder die frohe Botschaft hören. Mit Blick auf die Säkularisierung könnte man sagen, dass dieser Selbsterhaltungsdrang ein Ausdruck der Notlage ist, die das Dispositiv hervorruft. Ich denke, dass in diesem Schema die Konstituierung eines in sich geschlossenen Raums begründet liegt, der nach dem Prinzip des Fraktals organisiert ist. Jede lokale *Caring Community* wird letztendlich nach dem Modell des christlichen Reiches gedacht; die Regierung kann so auf möglichst viele Territorien übertragen werden. Jedes einzelne Fraktal ist wie der Garten, dem Foucault heterotopen Charakter an sich zuspricht[1446], in seiner Totalität eine kleine Parzelle auf dem Weg zum Reich des christlichen Gottes. Das Ganze von außen betrachtet ist dann mehr als die Summe seiner Teile; es ist jedem seiner Teile übergeordnet. Das Reich des christlichen Gottes[1447], ein wohlgeordnetes Ganzes, denunziert den Restraum als ungeordnet und missraten. Außerhalb dieser Hierarchie ist kein Heil zu finden.

Foucault unterscheidet zwei Arten von Heterochronien: erstens Orte, die Zeit anhäufen, so Bibliotheken oder Museen; zweitens Heterochronien, die eben nicht an die Speicherung von Zeit gebunden sind, sondern an das Flüchtige, das Vorübergehende. Im Gegensatz zu den Heterotopien, die flüchtig oder vorübergehend erscheinen, stellen *Caring Communities*, die zu den ewigen Orten zu zählen sind, akkumulierte Zeitlichkeit dar; *Caring Communities* sind ewige Orte des Evangeliums. Erne bemerkt, dass Religionen die Beziehung des Endlichen auf die Unendlichkeit in Raum und Zeit zur Darstellung bringen wollen, wodurch spezifische religiöse Räume entstehen, die an keinen Ort unmittelbar gebunden sind, aber die Perspektive präsent halten[1448]. Wie komplex

---

1446 Vgl. Fußnote 770.
1447 Zur Verräumlichung des Reich des christlichen Gottes siehe auch Kapitel 5: *Mein Fazit: Sorge; Solidarität, Sozialismus?*
1448 Vgl. Erne, T. 2013, S. 6.

und machtvoll ein solcher religiöser Ort ist, wird in *Kapitel 4.2* ansatzweise greifbar.

Das Evangelium von Jesus Christus ist die Grundlage des Glaubens innerhalb der evangelischen Kirche und innerhalb einer *Caring Community*. Dieses Wissen soll über die Zeit hinweg erhalten werden. Die Botschaft des Evangeliums in Wort und Tat als diskursive Praktiken weiterzutragen, ist die Aufgabe und das Ziel des als heterochron zu bezeichnenden Raumes. Dieser Raum funktioniert infolgedessen als ein Archiv aus protestantischen Normen und Werten, für den das Gleiche gilt, was Huber für Kirchen festgestellt hat: Sie „(...) beherbergen »Seelen-Geschichten«; sind Räume der Ewigkeit, nicht nur, weil das Wort Gottes hier gesprochen wird, sondern auch, weil durch Gebet und Gesang, durch Dank und Fürbitte, durch Taufe, Trauung und Beerdigung Menschen ihre Seele vor Gott öffnen und so diesen Raum mit einer unsichtbaren Patina des Glaubens überziehen."[1449] Im Gegensatz zu Kirchen handelt es sich bei *Caring Community* nicht um Taufe, Trauung und Beerdigung. Die Seelen der Menschen werden durch diskursive Praktiken, wie ich sie in *Kapitel 4.2* beschrieben habe, geöffnet.

Eine weitere Parallele zum Merkmal der Heterochronie kann in einem anderen Zeitverständnis gesehen werden, das die Menschen in einer *Caring Community* in ihrem Denken und Handeln strukturiert. Betrachtet man die vorhin erwähnten Namensgebungen niedrigschwelliger Betreuungsangebote, so fällt auch sofort ins Auge, dass dem Thema Zeit eine herausgehobene Bedeutung beigemessen wird. Namen wie *Atempause, Wer pflegt, braucht Pausen, Füreinander Zeit haben, Zeitlos, Zeitweise, Zeiträume* oder auch *Zeit für Dich*[1450] lassen nicht erst auf den zweiten Blick erkennen, dass es bei den hier angesprochenen Betreuungsangeboten im Hinblick auf den Umgang mit Zeit um einen Bruch mit dem schnelllebigen Restraum geht.

Bahr weist darauf hin, dass das Kirchenjahr in all seinen bedeutungsvollen Ausfaltungen zum Selbstverständnis der Kirchen beiträgt, auch wenn sich die meisten Gemeindemitglieder nur auf ihr Weihnachtschristentum beziehen könnten. Kirchen, so Bahr weiter, halten diesen anderen Zeitsinn offen. Folgerichtig stellt Bahr fest, dass Heterotopien Kirchen mit einem Festzyklus verbinden[1451]. Die ihnen zugrunde liegende kirchliche Zeitstruktur (Kirchenjahr, Endzeit, Reich des christlichen Gottes) grenzt sich nach außen ab. Aus diesem Blickwinkel könnte man sagen: *Caring Communities* sind ewigliche Heteroto-

---

1449 Vgl. Huber, W. 2005b, S. 3.
1450 Vgl. Landesvereinigung für Gesundheit Niedersachsen e. V. 2012.
1451 Vgl. Bahr, P. 2007, S. 8.

pien, die dazu dienen, evangelisches Bewusstsein aufzubewahren und zu stärken. Eine Tradition, so Hemminger, entsteht erst dadurch, dass Geschichten erinnert werden, dass sprachliche und andere Bilder existieren, die sie darstellen, von denen man erzählt – verbindende Rituale, eine Gemeinschaft von Glaubenden[1452]. Ein auf ewige Zeit verräumlichter Ort der Erinnerung entsteht.

Über andere Zeitstrukturen erfolgt eine Abgrenzung, was bedeutet, das Unterschiede im Zeitverhalten zwischen einem Innen und Außen vorhanden sind. Dementsprechend können über den Umgang und die soziale Konstruktion von Zeit konkrete Aussagen hinsichtlich heterochronischer Eigenschaften getätigt werden. Unter dem Kirchenjahr[1453] oder dem liturgischem[1454] Jahreskreis wird eine jährlich wiederkehrende Abfolge religiöser Feiertage und Feste verstanden. Es besteht aus Festkreisen. Der Osterfestkreis beinhaltet die Zeit von Aschermittwoch bis Pfingsten, der Weihnachtsfestkreis diejenige vom ersten Advent bis zum 6. Januar. Eine christlich geprägte, am Kirchenjahr ausgerichtete Feiertagstradition, die mit den betreuten Personen oder im Kreis der Mitarbeiter gepflegt wird, bietet die Möglichkeit, Traditionen und Feiern in Anlehnung an den christlichen Glauben mit der konkreten Lebenssituation im Alltag der Menschen in Einklang zu bringen und ihr evangelisches Bewusstsein zu stärken. Durch die Abkopplung von der Alltagswelt außerhalb wird z. B. auch den Jahreszeiten bei älteren pflegebedürftigen Menschen eine besondere Bedeutung beigemessen[1455]. Ältere Menschen orientieren sich zunehmend nicht mehr an der durch die Arbeitswelt oktroyierten Taktgebung, sondern lassen z. B. wetterbedingte Restriktionen ihre Entscheidungen bestimmen. Ganz so wie die von Rinderspacher et al. beschriebene an Demenz erkrankte Frau, die zeitweise über mehrere Monate aus ihrer Berliner Großstadtwohnung in eine

---

1452  Vgl. Hemminger, H. 2016, S. 160.
1453  Das Kirchenjahr folgt der inneren Linie von Jesus Christus zur Kirche und zum Weltende (vgl. Maul, M. 1985, S. 93). Kosmisch-vegetative Zyklen bestimmen die Zeiterfahrung im Kirchenjahr. Sie ist in ihrer Gliederung menschlichen Zeiterfahrungen angepasst (vgl. Balz, H. et al. 1989, S. 575 f.). Das Kirchenjahr besteht aus einer Reihe von Sonntagen, dem Osterkreis, Weihnachten und *Epiphanie* (griech.) für ,Erscheinung', dem Jahr der Heiligen sowie Erntedank und Erntebitttagen.
1454  Unter Liturgie (griech. *Liturgia*) wird der Dienst in amtlicher Funktion in Vergegenwärtigung des Erlösungswerkes Christi durch die Kirche verstanden (vgl. Maul, R. 1985). Mit dem Begriff der Liturgie wird auf einen verantwortlichen öffentlichen Dienst im Sinne einer Dienstleistung reicher Menschen für das Gemeinwesen verwiesen; heutzutage wird Liturgie im Allgemeinen stellvertretend für den christlichen Gottesdienst verwendet (vgl. Balz, H. et.al. 1991, S. 358 f.).
1455  Vgl. Rinderspacher, J. et al. 2009, S. 80.

Gartenlaube[1456] zieht, wo Vögel und Pflanzen ihren Rhythmus vorgeben[1457]. In Analogie zu der Taktgebung durch die Jahreszeiten verleiht der Verlauf des Kirchenjahres mit seinen Festen und Feiern Orientierung in puncto Zeitsynchronisation. Die Einbettung von Lebens- und Alltagskultur in den Zeitrahmen der *Caring Community* erfolgt mit Gleichschaltung von Festen und Feiern der Kirchengemeinde im Kirchenjahr, was sich auf die Fähigkeit, im Alltag des Kirchengeschehens mithalten zu können, auswirkt. Den Kirchenjahreszeiten sind verschiedene Farben zugewiesen, die sich im Kirchenraum im Kanzel- oder Altarschmuck, an der Kleidung der Pastoren, aber auch in der Gestaltung der Räumlichkeiten diakonischer Einrichtungen zeigen. Alle Feste und Feiern im Kirchenjahr stellen kollektive Zeitinstitutionen[1458] dar, die ihren Ursprung in gemeinschaftlichen Erlebnissen haben und zum Alltag von gelebtem Glauben in der Gemeinschaft werden sollen.

**Fünfter Grundsatz: Öffnungen und Schließungen**

Ganz konkret stellt sich das Problem der Platzierungen von Menschen auf dem Gebiet der Demografie. Bei der Schwierigkeit der Menschenunterbringung geht es nach Foucault nicht nur um die Frage, ob es ausreichend Platz für alle gibt, sondern es muss darüber nachgedacht werden, welche Nachbarschaftsbeziehungen, welche Stapelungen, welche Umläufe, welche Markierungen und Klassifizierungen für die Menschenelemente in bestimmten Lagen vorhanden sind[1459]. Foucault behauptet, dass sich die Welt weniger als ein großes, sich durch die Zeit entwickelndes Leben erfährt, sondern vielmehr als ein Netz, das seine Punkte verknüpft[1460], wie ich es mit dem *evangelisch-neoliberalen Community-Dispositiv* für einen begrenzten Raum veranschaulicht habe. Die sich durch verknüpfende Elemente konstituierte Heterotopie kapselt sich vom Rest der Gesellschaft ab. Wenn Foucault von Heterotopien spricht, meint er einen solchen Raum des Außen, der auch immer ein System von Öffnungen und Schließungen voraussetzt. Insofern ist eine Heterotopie nicht ohne Weiteres zugänglich[1461].

---

1456 Der Garten stellt für Foucault die Heterotopie schlechthin mit den widersprüchlichsten Platzierungen an sich dar. „Der Garten ist seit dem ältesten Altertum eine selige und universalisierende Heterotopie (…)." (Foucault, M. 1992b, S. 42).

1457 Vgl. Rinderspacher, J. et al. 2009, S. 81.

1458 Rinderspacher et al. definieren: „Die genannten kollektiven Zeitinstitutionen beziehen ihren Ursprung und damit ihre Legitimation aus der gesellschaftlichen Praxis, sprich: dadurch, dass sie im Alltag von vielen gelebt werden." (Rinderspacher, J. et al. 2009, S. 171).

1459 Vgl. Foucault, M. 1992a, S. 37.

1460 Vgl. Foucault, M. 1992a, S. 34.

1461 Vgl. Foucault, M. 1992a, S. 44.

Nicht jedes Individuum erhält Zugang. Ein Betreten ist an gewisse Bedingungen geknüpft. So können beispielsweise die im vorangegangenen Kapitel erörterten Gesetze in Bezug auf die Dienstgemeinschaft als „(...) Herrschaft der Untersagungsgesetze (...)"[1462] es unmöglich machen, dass konfessionslose Menschen in den Sozialeinrichtungen der Diakonie ihrem Lebensunterhalt nachgehen. Exemplarisch möchte ich auf drei Dimensionen von Zugangsbeschränkungen; auf Pflegebedürftigkeit/eingeschränkte Alltagskompetenz, formale Regelungen zur Dienstgemeinschaft und die Mitgliedschaft in der evangelischen Kirche eingehen.

Aus der Perspektive pflegebedürftiger Menschen stellt sich folgendes Szenarium dar: Als Kunden betreten sie die *Caring Community* gleich einem anderen Land. An der Grenze müssen sie sich ausweisen: Liegt eine Pflegestufe vor? Besteht eingeschränkte Alltagskompetenz? Welche Bedürfnisse liegen vor? Wie sieht die Biografie aus? Welche Unterstützung kann ihr soziales Netzwerk leisten? Wie hoch ist ihr Kontostand – können sie alle Leistungen bezahlen? *Normalitätsrichter* des Medizinischen Dienstes der Krankenkassen diagnostizieren von der Norm abweichendes Verhalten, das sich in einem erhöhten Bedarf an allgemeiner Betreuung und Beaufsichtigung[1463] oder in Pflegebedürftigkeit zeigt.

---

1462 Foucault, M. 1983, S. 107.
1463 Neben einem Bedarf an Grundpflege und hauswirtschaftlicher Versorgung sind nach § 45a SGB XI Personen leistungsberechtigt, bei denen ein erheblicher Bedarf an allgemeiner Beaufsichtigung und Betreuung durch einen Gutachter des MDK festgestellt worden ist. Dies können Personen der Pflegestufen I, II oder III, aber auch Menschen sein, die einen Hilfebedarf im Bereich der Grundpflege und der hauswirtschaftlichen Versorgung aufweisen, der nicht das Ausmaß der Pflegestufe I erreicht. Maßgeblich sind hierbei demenzbedingte Fähigkeitsstörungen, geistige Behinderungen oder psychische Erkrankungen, die Auswirkungen auf die Aktivitäten des täglichen Lebens zeigen und dauerhaft zu einer erheblichen Einschränkung der Alltagskompetenz führen. Für die Bewertung sind nach § 45a SGB XI Schädigungen und Fähigkeitsstörungen entscheidend. Erheblich eingeschränkt ist die Alltagskompetenz, wenn der Gutachter des MDK bei dem Pflegebedürftigen wenigstens in zwei Bereichen, davon mindestens einmal den Bereichen 1 bis 9, dauerhafte und regelmäßige Schädigungen oder Fähigkeitsstörungen feststellt. Zur einheitlichen Begutachtung und Feststellung des erheblichen und dauerhaften Bedarfs an allgemeiner Beaufsichtigung und Betreuung haben diese Regelungen der Spitzenverband Bund der Pflegekassen mit dem Verband der privaten Krankenversicherung e. V. unter Beteiligung der kommunalen Spitzenverbände, der maßgeblichen Organisationen für die Wahrnehmung der Interessen und der Selbsthilfe der pflegebedürftigen und behinderten Menschen und des Medizinischen Dienstes des Spitzenverbandes Bund der Krankenkassen in Ergänzung der Richtlinien nach § 17 SGB XI in den Richtlinien zur Überprüfung von Pflegebedürftigkeit und hier insbesondere im Screening und Assessment zur Feststellung einer allgemeinen eingeschränkten Alltagskompetenz beschlossen.

Haupt- und ehrenamtliche Tätige der Diakonie-/Sozialstationen müssen sich ebenso erklären: Bekennt man sich zum evangelisch-lutherischen Glauben? Unterwirft man sich dem ökonomischen Imperativ? Mithilfe dieser und ähnlicher Fragen wird identifiziert, ausgesagt, offenbart und registriert. Zur Überprüfung stehen in entsprechenden Standards des Qualitätsmanagementhandbuches verankerte Instrumente wie Einführungsgottesdienste, Jahresgespräche bzw. Zielvereinbarungsgespräche mit Pastoren und Dienstbesprechungen zur Verfügung.

Foucault unterscheidet Prozeduren der Ausschließung durch Verbote von jenen durch Grenzziehungen[1464], wie sie beispielsweise durch das Institut der Dienstgemeinschaft und die ihnen anhängigen Gesetze[1465] vollzogen werden. Als juridische Macht zielen diese Regelungen auf die Verkündigung des Gesetzes und das Funktionieren des Verbotes, was am Ende auf Beherrschung, Unterwerfung und Verpflichtung hinausläuft. *Caring Community* gewährt Menschen Zutritt, insofern sie sich als Teil der Dienstgemeinschaft entsprechenden Gesetzen, Normen und Wertevorstellungen unterordnen. Eingrenzung und Zugangskontrollen verhindern widerläufige Interessenlagen und erleichtern Ordnung oder Reglementierungen.

Verläuft die Identifikation nicht zufriedenstellend, wird der Kunde oder Arbeiter nicht als Teil der Gemeinschaft akzeptiert. Mit diesem Mechanismus formt *Caring Community* einen Schutzraum, der nur unter gewissen Voraussetzungen betreten werden kann; Individuen können nur mit einer gewissen Erlaubnis und mit dem Vollzug definierter Gesten in die Heterotopie aufgenommen werden[1466], wie es z. B. durch die Einführung von Mitarbeiter im Rahmen eines Gottesdienstes[1467] vollzogen wird. Durch Teilnahme am Diskurs wird so eine gemeinschaftliche religiöse Wirklichkeit erfahren, die die christliche Wahrheit stetig bekräftigt. In einer repräsentativen Studie zu ehrenamtlichen Tätigkeiten in evangelischen Kirchengemeinden hat sich Horstmann mit einer solchen geistlichen Einführung beschäftigt. Diese, so der Autor, geschieht in der Regel in einem Gottesdienst, also vor den Augen der gesamten Kirchengemeinde. In über der Hälfte der Fälle hat dieser Initiationsritus der Ehrenamtlichen stattgefunden. Darüber hinaus fanden religiöse Unterstützungsmöglichkeiten wie die Fürbitte im Gottesdienst oder die religiöse bzw. spirituelle Stärkung

---

1464 Vgl. Foucault, M. 2012c, S. 11.
1465 Siehe Kapitel *4.2 Diskursive Praktiken und deren Sichtbarkeiten.*
1466 Vgl. Foucault, M. 1992a, S. 44.
1467 Zu den Einführungsgottesdiensten siehe auch Kapitel *4.2 Diskursive Praktiken und ihre Sichtbarkeiten.*

grundsätzliche Zustimmung[1468]. Das gleiche Vorgehen findet sich auch bei hauptamtlichen Arbeitern, die bei einem Einführungsgottesdienst der Gemeinde vorgestellt und so in die Gemeinschaft aufgenommen werden. In diesem Akt der Unterwerfung erkennen die neuen Mitglieder die Beherrschung der Gruppe durch das Evangelium als rechtmäßig an und verpflichten sich darauf, Regeln, Werte und Normen zu befolgen. Teil einer *Caring Community* wird man nicht durch seinen Wohnsitz in der Kommune, sondern dadurch, dass man sich den evangelischen und neoliberalen Glaubensätzen unterwirft.

## Sechster Grundsatz: *Caring Community* zwischen Illusion und Kompensation

Der letzte Grundsatz besagt: Heterotopien haben gegenüber dem verbleibenden Raum eine Funktion, die sich zwischen den Polen Illusion und Kompensation bewegt. Illusionsheterotopien schaffen eine Art illusionären Raum, in dem das menschliche Leben als eine noch größere Illusion entlarvt wird, wohingegen Kompensationsheterotopien einen anderen realen Ort ausformen, der im Unterschied zum Restraum eine vollkommene Ordnung garantiert. Gemeinsam ist beiden Formen die Tatsache, dass sie völlig anders funktionieren als übrige Räume.

Es ist bereits angeklungen, wie *Caring Communities* Entkirchlichung kompensieren und Kirchen einfach anders, als einen anderen Raum, funktionieren lassen. Eine mit der Säkularisierung scheinbar verbundene Unordnung in der Gemeinde soll mit einem wirklichen anderen Ort der Vollkommenheit substituiert werden, der viel wohlgeordneter ist als der übrige Raum. Ähnlich wie die von Haase beschriebenen Großgaragen stellen *Caring Communities* folglich eine heterotope Insel dar. Haases Großgaragen besitzen wie eine *Caring Community* Illusionscharakter, denn sie existieren als abgeschlossene und in ihrer Zugänglichkeit kontrollierte Räume und suggerieren ein besseres Leben, ein solches, welches es in dieser Form im gesellschaftlichen Draußen nicht (mehr) gibt[1469].

Ein solcher illusorischer Machtraum existiert, sobald eine Gruppe von Menschen glaubt, die einzig gültige Wahrheit gefunden zu haben. Treten Herrschaft und Macht hinzu, wird versucht, anderen die eigene Wahrheit aufzuzwingen. Damit ein solches Wissen funktioniert, muss es Macht ausüben[1470]. Ausschließungssysteme wie *Caring Community* dienen der Kontrolle von Dis-

---

1468 Vgl. Horstmann, M. 2013, S. 39 ff.
1469 Vgl. Haase, J. 2007, S. 113.
1470 Vgl. Foucault, M. 1992b, S. 46.

kursen. Sie sind der Versuch, das Ereignishafte bzw. dessen unberechenbare Seite auszuklammern[1471]. Dabei geht es den Disponierenden um die verkapselte Bewahrung des Evangeliums. Das *evangelisch-neoliberale Community-Dispositiv* ist in diesem Sinn produktiv, es fördert Diskurse zutage, eröffnet Wahrheiten und produziert Wirklichkeiten, indem Regeln, Normen und Werte, Aussagen darüber getroffen werden, was als wahr anzusehen ist und was nicht.

**Ausschließungssystem *Caring Community***

Für die Akteure in einer *Caring Community* ist die Identifikation mit dem Evangelium ein Kernbestandteil ihrer habitualisierten Handlungen. Sobald eine Person ernsthaft ihre Wahrheit verurteilt, schließt sie sich selbst aus der Gemeinschaft aus. Jeder, der sich nicht dem Diskurs unterwirft, wird abgeschoben, damit sich die hegemoniale Gestalt des Evangeliums dauerhaft durchsetzen kann. Auf diese Weise entsteht eine Spaltungslinie als räumlicher Ausdruck der Exklusion, die entlang der Grenzen des Evangeliums verläuft. In der Konsequenz führt dieser Prozess zu einer Differenz zwischen Gruppen in der Kommune, deren Interessenlage, füreinander da zu sein, ursprünglich deckungsgleich sein sollte. Gemeinschaftliche Sorge ist unter diesen Voraussetzungen an bestimmte räumliche und ideologische Bedingungen geknüpft. Durch die dispositive Vernetzung von Knotenpunkten wird ein Erfahrungsraum gebildet, der zudem kulturelle und ethische Vielfalt begrenzt. Es entsteht gewissermaßen eine soziale Spaltung der Kommune, durch die eine Gruppe in Form interner solidarischer Beziehungen in der Lage ist, sich um hilfebedürftige Menschen zu kümmern.

Das Dispositiv erfordert eine räumliche Zusammenstellung von Diskursen, Normen, Regeln, Leit- und Lehrsätzen. Es schließt dadurch einerseits Subjekte aus; andererseits werden – durch die Herstellung spezifischer Grenzen – aber auch Individuen eingeschlossen. Folgt man dem Gedankengang der *Caring Community* als heterotopem Sprachraum, so liegt diese Grenze, gefasst als räumlich-gedankliche Konfiguration eines Wissensfeldes, in den Subjekten selbst begründet. Gesetze, Normen und Wertevorstellungen haben die Aufgabe zu kontrollieren und die Menschen in evangelisch codierte Schranken zu verweisen. Die Grenze fungiert als performierter Filter, der nur das evangelisch Integrierbare zulässt und in ein vorhandenes Ganzes einlässt.

Es ist eine Binsenweisheit, dass dort, wo es einen Einschluss gibt, auch ein Ausschluss stattfindet. Wenn Menschen zusammenfinden und sich darauf einigen, Dritte, die nicht in ihrer Wahrheit sind, zurückzuweisen, entsteht eine Dif-

---

1471 Vgl. Ruoff, M. 2009, S. 77.

ferenz, die den sozialen Tod Einzelner nach sich ziehen kann. Es geht in relationaler Perspektive bei *Caring Community* also auch um die Ausgliederung von Menschen mit institutionellem Aufwand, wodurch eine auf Dauer angelegte Verriegelung von Wissen über das Evangelium entsteht.

Durch *Caring Community*, also durch das Zusammenspiel von Markt, Staat, Zivilgesellschaft, Kirchengemeinden und Diakonie-/Sozialstationen soll laut Wegner ein vernetztes Dienstleistungs-[1472] oder auch Gegenmilieu[1473] errichtet werden. Dieser heterotope Raum, so eine zuvor getätigte Festlegung, oszilliert zwischen Illusion und Kompensation. Eine Illusion wird insofern geschaffen, als dass zwei sich eigentlich ausschließende Wahrheiten mit Absolutheitsanspruch die Individuen bei ihrer Heilssuche unterstützen sollen. Als Kompensationsheterotopie funktioniert *Caring Community,* indem die beschriebenen krisenhaften Erscheinungen der heutigen Zeit zurücktreten und normative Leit- und Lehrsätze bezüglich Sorge und Gemeinschaft in den Vordergrund rücken.

### Mechanismus der verräumlichenden Aus- und Abgrenzung

Es wird deutlich, wie Formen von religiösen Gemeinschaften auch immer mit Aus- oder Abgrenzung verbunden sind. Daher sollen über die bis zu dieser Stelle dargelegten Kritikpunkte der mit neokonservativem Vokabular durchzogenen Vision einer *Caring Community* hinaus Eigenheiten analysiert werden, um Aspekte der verräumlichenden Ausgrenzung zu problematisieren. Exklusion vollzieht sich dabei auf zwei Wegen: erstens über eine habitus-hermeneutisch zu erschließende kulturelle Grammatik der Ausgrenzung, auf die ich im Anschluss näher eingehen werde. Zweitens erscheinen die Wahrheiten des Evangeliums und des Marktes als die beiden wesentlichen grenzziehenden Konzepte. In ihrer symbolischen Ordnung vollzieht *Caring Community* die Exklusion von Menschen, die sich nicht dem Evangelium und dem Markt unterwerfen und infolgedessen nicht Teil der Gemeinschaft sein dürfen. In Bezug auf *Caring Community* ergeben sich aus diesem Merkmal der Verbundenheit zu Wahrheiten des Evangeliums und des Neoliberalismus Abgrenzungen, die Foucault als tertiäre Verräumlichung[1474] bezeichnet. Die soziale Struktur der Gemeinde wird dabei

---

1472 Vgl. Wegner, G. 2008, S. 2.

1473 Vgl. Wegner, G. 2008, S. 6.

1474 Foucault definiert: „Als tertiäre Verräumlichung sei die Gesamtheit der Gesten bezeichnet, durch die die Krankheit in einer Gesellschaft umstellt und festgestellt wird, durch die sie in ihre medizinische Würde eingesetzt und eingeschlossen wird, durch die sie isoliert wird, durch die sie in privilegierte und geschlossene Bezirke oder auf Heilstätten verwiesen wird." (Foucault, M. 2006a, S. 32).

wesentlich durch kulturelle Codes der sozialräumlichen Ausgrenzung sowie durch die Anerkennung des Evangeliums und des Marktes als gültiges Wissen vorangetrieben. Da sich der Begriff *Kontrolle* vom französischen *contre rôle,* der Gegenrolle, ableitet, die eine Rolle oder ein Rädchen, also ein passgenaues Gegenstück bezeichnet, welches zur Überprüfung verwendet wird[1475], habe ich zur Darstellung der kontrollierten Ausgrenzung das Bild eines Zahnradgetriebes gewählt. Diesem Mechanismus habe ich in *Abbildung 13* Rechnung getragen.

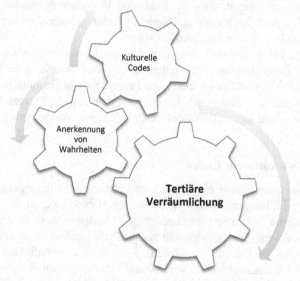

*Abbildung 13:*   Funktionsmechanismus der tertiären Verräumlichung

Das Schaubild zeigt ein schematisches, vereinfachtes Modell des thematisierten Ausgrenzungsmechanismus; im Zahnradgetriebe werden die Drehrichtung, die Drehzahl und das Drehmoment angegeben. Das Drehmoment, also die Bewegungskraft, die eine Drehung beschleunigt oder bremst, entspricht den unterschiedlichen Formen von Macht, wie ich sie in *Kapitel 4.2* beschrieben habe. Sie ist in diesem Schaubild nicht unmittelbar zu erkennen. Ausgrenzung erfolgt in einem Übersetzungsverhältnis durch zwei lineare Drehbewegungen des ersten Zahnrades (kulturelle Codes der sozialräumlichen Ausgrenzung) und des zweiten Zahnrades (Unterwerfung unter die Wahrheiten des Evangeliums und

---

1475 Vgl. Dany, H. 2014, S. 21.

des Marktes). Über diesen Mechanismus bildet sich eine lokale, in sich geschlossene Gruppe von Menschen, die den Menschentypus des *homo oeconomicus* und des *homo religiosus* in sich vereint. Die tertiäre Verräumlichung umfasst die Gesamtheit aller diskursiven Praktiken (z. B. diakonische Unternehmenskultur oder Gemeinwesendiakonie), die ihre Materialisierungen hervorbringen (z. B. als *Corporate Design* oder *Diakonie-Siegel Pflege*) und schlussendlich Individuen habitus-hermeneutisch formen[1476]. Es entsteht ein exklusiver
Raum für privilegierte Menschen, dem die Aufgabe obliegt, das Evangelium zu
bewahren. Man kann sagen, dass die Exklusion in gouvernementaler Manier
selbst organisiert und durch eigenes Handeln geschieht, sodass immer wieder
Wissen über das Evangelium reproduziert wird.

Das zweite kleine Zahnrad, den Gedanken der kulturellen Codes, die das
Drehbuch zu *Caring Community* darstellen, nehme ich im weiteren Verlauf des
Kapitels detailliert auf und zeige exklusive Prozesse als hegemonialen Raum-
schließungsprozess auf. Thesengeleitet erläutere ich ausgehend vom Inklusionsbegriff, wie durch kulturelle Codes verräumlichende Ausgrenzung vollzogen wird.

### Exklusion durch kulturelle Codes

Das Wort *Inklusion* ist heute zum Modewort verkommen. Umgangssprachlich
meint es meist die Integration von Menschen mit Behinderung in die Alltagswelt. Aber auch im Falle von pflegebedürftigen Menschen muss über den Abbau von Barrieren und Zugänglichkeiten nachgedacht werden; Inklusion bedeutet hier beispielsweise Deinstitutionalisierung im Sinne einer radikalen Umformulierung des Mottos *ambulant vor stationär*[1477] in *ambulant statt stationär*.
Die dafür notwendige erfolgreiche Netzwerkbildung im sozialen Sektor setzt
eine Neuorientierung im strategischen Management, aber auch ein Investitions-

---

1476  Vgl. Kapitel *4.2 Diskursive Praktiken und ihre Materialisierungen.*
1477  Nicht zuletzt wird mit dem Pflegeneuausrichtungsgesetz, das am 29. Juni 2012 vom Bundes-
       tag verabschiedet wurde und zum 1. Januar 2013 in Kraft getreten ist, weiterhin das Ziel ver-
       folgt, ambulante Versorgung vor stationärer für pflegebedürftige Menschen zu gewährleisten.
       Mit dem Grundsatz, der ambulanten Pflege den Vorzug zu geben, sollen die Leistungen der
       Pflegeversicherung vorrangig die häusliche Pflege und die Pflegebereitschaft Angehöriger
       und Nachbarn unterstützen, um den Pflegebedürftigen zu ermöglichen, in ihrer häuslichen
       Umgebung zu bleiben. So gehen Leistungen der ambulanten, teilstationären Pflege und der
       Kurzzeitpflege den Leistungen der vollstationären Pflege vor (vgl. § 3 SGB XI). Mit dem
       Pflegeneuausrichtungsgesetz fördern die §§ 36a und 40 Abs. 4, S. 4 sowie § 45e z. B. über
       zusätzliche Leistungen, Wohnumfeld verbessernde Maßnahmen sowie über eine Anschubfi-
       nanzierung die Etablierung ambulant betreuter Wohngemeinschaften, die einen Aufenthalt in
       einer stationären Altenhilfeeinrichtung vermeiden.

verhalten im Lichte der Inklusionsidee voraus[1478]. Dies erfolgt sowohl durch Inklusion als auch durch Vernetzung auf kommunaler Ebene[1479]. Maßnahmen der Deinstitutionalisierung treffen in der Praxis jedoch auf eine kulturelle Grammatik der Ausgrenzung[1480]. Unter Letzterer versteht Schulz-Nieswandt sich überlappende Codes, die z. B. in einer dichotomen Logik einer medizinischen Ordnungssphäre in *gesund versus krank* wirksam werden und ein verschachteltes Ordnungssystem ausbilden, das in sozialer Inklusion oder Exklusion mündet[1481].

Auch *Caring Community* lässt sich als binärer Code von Polaritäten beschreiben: „Der binäre Strukturalismus erweist sich hier (...) als dynamische Hermeneutik des personalen Erlebnisgeschehens."[1482] In diesem Sinne dienen binäre Klassifikationssysteme als universaler Schlüssel zum Verständnis der geistigen Konstruktion menschlicher Ordnungen des Zusammenlebens[1483]. Schulz-Nieswandt differenziert 13 Ordnungssphären, die im Menschen in verschiedenen kulturellen Codes in ihrer dichotomen Ordnungslogik wirksam sind und sich überlappen:

*Tabelle 14:*   Ordnungssphären binärer Codes nach Schulz-Nieswandt[1484]

| Ordnungssphäre | Beispiel eines binären Codes |
|---|---|
| ästhetisch | schön vs. hässlich |
| medizinisch | gesund vs. krank |
| biologisch | lebendig vs. tot |
| hygienisch | rein vs. unrein |
| religiös | sakral vs. profan |
| geschlechtlich | männlich vs. weiblich |
| generationell | jung vs. alt |
| kalendarisch | früher vs. später |
| wissenschaftlich | wahr vs. unwahr |
| (vertikal-)geometrisch | oben vs. unten |
| (horizontal-)geometrisch | links vs. rechts |
| sozialräumlich | innen vs. außen |
| politisch | Freund vs. Feind |

---

1478  Vgl. Schulz-Nieswandt, F. 2013d.
1479  Vgl. Schulz-Nieswandt, F. 2012, S. 594.
1480  Vgl. Schulz-Nieswandt, F. 2012, S. 597.
1481  Vgl. Schulz-Nieswandt, F. 2012, S. 595.
1482  Schulz-Nieswandt, F. 2013a, S. 42.
1483  Vgl. Schulz-Nieswandt, F. 2012, S. 594.
1484  Vgl. Schulz-Nieswandt, F. 2012, S. 595.

Bei einer solchen Hermeneutik kultureller Praxis im Alltag geht es beispielsweise um die Ordnung von Wahrem und Unwahrem, die sich der dichotomen
Ordnung von gesund versus krank, schön versus hässlich oder gut versus böse
zuordnen lässt und sich zudem in komplexer Weise zu einem ganzen System
von binären Codierungen verschachtelt. Inwieweit sich die angesprochenen binären Logiken auf das Eigenleben von Institutionen auswirken, kann am Beispiel von Demenz verdeutlicht werden, die in einer dualen Geschlechtermerk-
malsordnung von männlich versus weiblich einer weiblichen Logik der Empa-
thie gesteuerten Fürsorglichkeit von Pflege und nicht der maskulinen Logik der
Medizin zugewiesen wird[1485]. Soziale Wirklichkeit ist in diesem Sinne immer
konstruktive Praxis, die Gesellschaft stets selbst erzeugt und ihrer Logik nach
den Programmcodes als Drehbuch folgt[1486].

Schulz-Nieswandt und Brandenburg werfen in Bezug auf das kommunale
Geschehen die Frage auf, welcher Film gerade in der Gemeinde läuft[1487]. In
Analogie lässt sich für den Untersuchungsgegenstand die Frage ableiten: Wie
sieht das Drehbuch des Handlungsfeldes *Caring Community* aus? In der Perspektive dichotomer Ordnungslogiken funktioniert *Caring Community* als epistemisch[1488] fundierte Ordnung sozialer Interaktionen[1489] und lässt sich als
Drehbuch aus einem System binärer Codes darstellen. Ihre institutionelle Ordnung ist in dieser Logik folgendermaßen zu lesen:

---

1485  Vgl. Schulz-Nieswandt, F./Bandenburg, H. 2015, S. 108.
1486  Vgl. Schulz-Nieswandt, F./Brandenburg, H. 2015, S. 105.
1487  Vgl. Schulz-Nieswandt, F./Brandenburg, H. 2015, S. 105.
1488  Beim frühen Foucault taucht der Begriff *Episteme* auf. Sein etymologischer Ursprung liegt
      im Griechischen, wonach er so viel wie ‚Erkenntnis', ‚Wissen' oder ‚Wissenschaft' bedeutet.
      *Episteme* rangieren unterhalb von Diskursen. Sie sind die unhinterfragbaren Grundlagen und
      Möglichkeiten von Wissen innerhalb einer bestimmten Epoche. Sie sind tief in eine Kultur
      verankerte Grundwahrheiten, denen keiner widerspricht und die daher Denkunmöglichkeiten
      produzieren. Aus *Epistemen* als Grundpfeilern einer Kultur gehen Diskurse hervor. Foucault
      versteht unter *Epistemen* ein historisches *Apriori*, aus dem Wissen und Diskurse entstehen. In
      einem Gespräch fügt Foucault ein: „Wenn Du so willst, könnte ich die *Episteme* [Hervorhe-
      bung des Verfasser], indem ich zur ihr zurückkehre, als strategisches Dispositiv definieren,
      das es erlaubt, unter allen möglichen Aussagen diejenigen herauszufiltern, die innerhalb, ich
      sage nicht: einer wissenschaftlichen Theorie, aber eines Feldes von Wissenschaftlichkeit ak-
      zeptabel sein können und von denen man wird sagen können: diese hier ist wahr oder falsch.
      Die *Episteme* [Hervorhebung des Verfasser] ist das Dispositiv, das es erlaubt, nicht schon das
      Wahre vom Falschen sondern vielmehr das wissenschaftlich Qualifizierbare vom Nicht-
      Qualifizierbaren zu unterscheiden." (Foucault, M. 1978, S. 124).
1489  Institutionen, so Schulz-Nieswandt, sind epistemisch fundierte Ordnungen sozialer Inter-
      aktionen, in denen die impliziten Drehbücher über die seelische Entwicklung der Menschen
      mitentscheiden (vgl. Schulz-Nieswandt, F. 2013a, S. 53).

## a) Begeisterung versus Enttäuschung

Propagiert wird eine Begeisterung für den christlichen Glauben, dem die Enttäuschung über die Gesellschaft entgegensteht. An drei Textstellen möchte ich diese Begeisterung für den christlichen bzw. diakonischen Auftrag, das Evangelium in die Welt zu tragen, belegen. An ihnen wird die Begeisterung für den Glauben offenkundig: a) „Und es geht auch nicht ohne Begeisterung für den christlichen Glauben und seine soziale Umsetzung – auch wenn sie ent-täuscht worden ist, diese Begeisterung – eine Täuschung losgeworden, illusionsloser geworden ist."[1490] b) „Die Begeisterung für den diakonischen Auftrag ist enttäuscht worden."[1491] c) „Mir geht es vor allem darum, einen möglichst klaren Blick auf das, was auf uns zukommt, zu wahren, und d. h., Nüchternheit in der Analyse und Begeisterung für den Auftrag zu kombinieren."[1492] Wegner drückt im Gegenzug hierzu seine generelle Enttäuschung über den Charakter der Gesellschaft, in der wir leben, aus[1493] und warnt diejenigen vor Enttäuschung, die sich auf den Staat verlassen[1494].

## b) Gemeinschaft versus Individualisierung

Der ehemalige Ratspräsident der EKD Huber hofft auf räumliche und zeitliche Schutzzonen, in denen die Menschen leben, den Begehrlichkeiten und der Willkür der Mächte entkommen und so zuversichtlich in die Zukunft blicken können[1495]. Er vertritt folgende These: „Wir bauchen auch heute Zeiten und Orte des Gottesfriedens. Wir brauchen Unterbrechungen des hyperdynamisierten Alltags, Auszeiten aus dem Hamsterrad des Wirtschaftens, Freiräume zum Atemschöpfen. Denn auch heute sind wir in der Gefahr, die Würde der Menschen durch ständige Forderungen und Leistungserwartungen zu gefährden und Zukunftsangst, statt Kinderlust zu erzeugen."[1496] Vergegenwärtigt man sich die neoliberale Konzeption von *Caring Community*, so geht die Entwicklung in eine vollkommen widersprüchliche Richtung. Das Konzept stellt die Weichen für durch Ökonomie und Religion vermittelte Sorge. Die evangelische Rezeption des Konzepts der *Sorgenden Gemeinschaft* ist Wasser auf die Mühlen des Neoliberalismus. Echte Bindungen gehen so weiterhin verloren. Viele Menschen

---

1490 Wegner, G. 2008, S. 3.
1491 Wegner, G. 2008, S. 1.
1492 Wegner, G. 2008, S. 4.
1493 Vgl. Wegner, G. 2008, S. 1.
1494 Vgl. Wegner, G. 2008, S. 3.
1495 Vgl. Huber, W. 2005b, S. 2.
1496 Huber, W. 2005b, S. 3.

leben bereits so isoliert, dass ihnen der Kontakt zu anderen Menschen vollständig abhandenkommt. Dieser Effekt wird durch den exkludierenden Charakter von *Caring Community* weiter verschärft. Die Menschen werden mehrfach konsequent individualisiert[1497].

Auf die machtvollen Individualisierungstechniken habe ich im vorangegangen Kapitel bereits hingewiesen. An dieser Stelle möchte ich daran anknüpfend auf das Spannungsverhältnis zwischen Individualisierung und Gemeinschaft hinweisen. Die Analyse der binären Codierungen ergibt, dass *Caring Community* von widersprüchlichen, Spannung erzeugenden Logiken durchzogen ist. Ein Widerspruch in Aussagen, Begriffen oder Erscheinungen wird landläufig als Paradoxie bezeichnet. Nutzer des Betriebssystems Windows kennen die Meldung „Wenn Ihre Tastatur nicht mehr regiert, drücken Sie die Escape-Taste" – ein klassisches Paradoxon. Es ist nicht dramatisch, führt aber zu Täuschungen, auf die man hereinfallen kann. Ebenso verhält es sich mit der Annahme, *Caring Communities* seien gemeinschaftliche Schutzräume für hilfebedürftige Menschen[1498].

### c) sozial integrierend versus sozial selektiv

Das Spannungsverhältnis zwischen sozialer Integration und sozialem Ausschluss möchte ich am Beispiel des Ehrenamtes aufzeigen. Die ehrenamtliche Arbeit in der evangelischen Kirche, das zeigt sich schon in der Entstehungsgeschichte der Diakonie[1499], ist insbesondere für Menschen aus den bildungsbürgerlichen Klassen der Gesellschaft attraktiv. Im Prekariat werden Partizipationsleistungen nicht wahrgenommen. Man kann sagen, dass Engagement in diesem Bereich ein Mittelschichtphänomen ist, worauf ich bereits im Zusammenhang mit der Kritik am Konzept *Sorgende Gemeinschaften* hingewiesen habe[1500]. Gleiches gilt für die Inanspruchnahme zivilgesellschaftlichen Ehrenamtes durch Pflegebedürftige oder deren Angehörige, das für viele alte Menschen aus prekären Lebenssituationen kein tragfähiges Modell darstellt. Es stellt sich grundsätzlich die Frage, inwieweit es diesen Menschen überhaupt möglich ist, zu Hause zu bleiben, da sie zudem meist noch über ein nicht unwesentlich kleineres soziales Netzwerk verfügen.

---

1497  Vgl. Kapitel *4.2 Diskursive Praktiken und ihre Sichtbarkeiten*.
1498  Vgl. Kapitel *4.2 Diskursive Praktiken und ihre Sichtbarkeiten*. Dort habe ich auf die Unmöglichkeit von echter Gemeinschaft im Zusammenhang mit der Pastoralmacht hingewiesen.
1499  Vgl. Kapitel *3.1 Von der Gemeindeschwester zum Sozialkonzern*.
1500  Vgl. Kapitel *4.1 Allgemeine Kritik und eigenes Kritikverständnis*.

**d) Bündnis versus Vertrag**

Im Gegensatz zum Bündnis, das eine Form von Beziehung ist, die gänzlich dem Dienen verpflichtet ist[1501], stellt der Vertrag eine schriftliche Vereinbarung dar, in der eine bestimmte Dienstleistung rechtsgültig zwischen Diakonie-/Sozialstationen und Pflegebedürftigen geregelt wird. Wie sich im Feld der diakonischen Gemeindepflege die Beziehung zwischen Pflegekräften und Pflegebedürftigen in den letzten Jahrzehnten gewandelt hat und Bündnisbeziehungen durch Verträge gestützt werden, habe ich im *Kapitel 4.2* dargelegt.

**e) Abhängigkeit versus Freiheit**

Die Begriffe *Abhängigkeit* und *Freiheit* können aus verschiedenen Perspektiven heraus betrachtet werden. An dieser Stelle habe ich mich für den Blickwinkel des Marktes entschieden, da dieser Fokus einen dominanten Part im Konzept *Caring Community* widerspiegelt. Mehr Markt ist nicht gleichbedeutend mit einem Mehr an Freiheit. Diese These möchte ich an einem Beispiel ausführen: Der Markt koordiniert das Angebot und die Nachfrage der Pflegedienstleistungen, er zwingt den Pflegebedürftigen auch in diesem sensiblen Bereich von Leiden, Verletzlichkeit, Schmerz, Tod und Trauer ein marktkonformes Leben auf. Innerhalb definierter Rahmenbedingungen können sich die Menschen z. B. frei entscheiden, welchem Anbieter sie in der jeweils vorherrschenden Konkurrenzsituation vor Ort den Vorzug geben. Wegner bemerkt: „Die Menschen könnten wählen, ob sie bei einem gewinnorientierten Anbieter oder bei einem Sozialunternehmen Leistungen einkaufen."[1502] Freiheit bezieht sich hierbei aber immer nur auf den Konsum von Sorge-Dienstleistungen, die nach der Marktlogik organisiert werden. Das Prinzip der Offenheit des Pflegemarktes eröffnet egoistisch motivierten Individuen prinzipiell freien Zugang zu Pflegeleistungen. In einem kapitalistischen Gesellschaftsmodell wie diesem beziehen sich die Menschen aber nur indirekt aufeinander, indem sie gegen Geld Produkte bzw. Dienstleistungen tauschen[1503]. Infolgedessen erscheint soziale Freiheit unmöglich. Im Gegenteil, es entstehen asymmetrische Verhältnisse zwischen Pflegenden und zu Pflegenden. Wird Freiheit aber als Freiheit eines jeden und nicht als Schranke, sondern als Hilfe für die Freiheit aller anderen verstanden[1504], vermögen es die Subjekte, einander mit Anteilnahme zu begegnen. Soziale Freiheit ist in diesem Verständnis eine auf Reziprozität angelegte Sorge-

---

1501 Käppeli, S. 2007, S. 2.
1502 Wegner, G. 2008, S. 22.
1503 Vgl. Honneth, A. 2015, S. 37.
1504 Vgl. Honneth, A. 2015, S. 35.

beziehung wechselseitiger Anerkennung. Freiheit und Solidarität können demzufolge nur miteinander existieren, wenn die Sozialordnung derart verfasst ist,
„(...) daß jeder einzelne die von ihm verfolgten Zwecke zugleich als Bedingung
der Realisierung der Zwecke des jeweils anderen begreift, wenn also die individuellen Absichten derart durchsichtig ineinandergreifen, daß wir sie nur im
Bewußtsein unserer Abhängigkeit voneinander im wechselseitigen Vollzug realisieren können."[1505] Honneths Modell sozialer Freiheit stellt somit eine Alternative zum Individualismus der liberalen Freiheitsvorstellungen[1506] dar, wie sie
bei einer *Caring Community* zum Tragen kommen. Auf diese Weise überlappen
sich Zwecke nicht nur, sondern greifen intersubjektiv ineinander, sodass ein
Miteinander ermöglicht wird und auch ein füreinander tätig werden möglich
ist[1507].

Soziale Freiheit, so Honneth, heißt, an der sozialen Praxis einer Gemeinschaft teilzunehmen, indem dem jeweils anderen wechselseitig zu der Befriedi-
gung begründeter Bedürfnisse verholfen wird[1508].

## f) Institutionalisierung versus Deinstitutionalisierung

Wie bereits ausgeführt, handelt es sich bei *Caring Community* um ein Raumordnungsprogramm zur Institutionalisierung der Zusammenarbeit von Kirche
und Diakonie in der Gemeinde. Wegner bemerkt hierzu: „Verbesserungsbe-
dürftig sind in dieser Hinsicht – das zeigt die Studie des SI EKD über die Kooperationen von Diakoniestationen und Kirchengemeinden deutlich auf – auch
die Verbindungen zu den Kirchengemeinden vor Ort. (...) Auf der strukturellen
Ebene ist ein erheblicher Nachholbedarf zu konstatieren. Gemeinden und Diakoniestationen haben sich vielfach aus dem Blick verloren. Ihn wieder zu gewinnen, hat nicht nur grundsätzliche, sondern auch eminent ökonomische Bedeutung: die Pflegedienste sollten wieder besser in die Netzwerke der Kirchengemeinden eingebettet werden."[1509] In einer religiös motivierten Netzwerkorganisation aus Markt, Staat, Ehrenamt und Kirche werden Sorgebeziehungen in
einem religiösen Milieu institutionalisiert.

---

1505  Honneth, A. 2015, S. 40.
1506  Vgl. Honneth, A. 2015, S. 43.
1507  Vgl. Honneth, A. 2015, S. 46.
1508  Vgl. Honneth, A. 2015, S. 47.
1509  Wegner, G. 2008, S. 12.

## g) Kirchenjahr versus Kalenderjahr

Im Zuge der Ausführungen zum vierten Grundsatz der Heterotopien, die ich zuvor mit der Zwischenüberschrift *Heterochronie und Zeiterfahrung* überschrieben habe, verwies ich auf ein anderes Zeitverständnis, eine strenge christliche Zeitrhythmik, die dem Konzept der *Caring Community* innewohnt. *Caring Communities* legen demnach einen anderen Zeitsinn frei, da sie an die dem Kirchenjahr zugrunde liegende Zeitstruktur gebunden sind, die sich an christlichen Festen orientiert. Wenn diese Feste begangen werden, wird von den feiernden Menschen der Geschichten aus der Bibel gedacht, die sonst schnell in Vergessenheit geraten würden. Die Feste des evangelischen Kirchenjahres, die sich am Leben Jesu ausrichten, werden gemeinsam von Haupt- und ehrenamtlichen Arbeitern der Kirchengemeinden und der Diakonie-/Sozialstationen sowie den betreuten Pflegebedürftigen und ihren Angehörigen gefeiert; sie sollen helfen, das Evangelium im Alltag präsent zu halten und sich der chronologischen Ordnung des Kirchenjahres zu unterwerfen.

## h) Krise versus Kontinuität

Die aktuelle gesellschaftliche Krise führt zu instabilen politischen, familiären und religiösen Verhältnissen in der Gemeinde[1510]. Mit *Caring Community*, einer neoliberalen Strategie zur Errichtung einer religiösen Gemeindeordnung, wird aus diesem Grund die Stabilisierung des kirchlich-diakonischen Milieus in Aussicht gestellt, die laut Wegner auch nachdrücklich betrieben werden sollte[1511]. Auf die Funktion und Bedeutung von *Caring Community* als Krisen- bzw. Abweichungsheterotopie bin ich etwas weiter oben bereits eingegangen.

## i) Professionalisierung versus Deprofessionalisierung

Bezüglich des übrigen Restraums üben Heterotopien herausragende Funktionen aus. So werden beispielsweise Leistungen, die eigentlich der Daseinsvorsorge angehören, bürgerschaftlich selbst organisiert und erbracht. Zudem wird die von gesetzlicher Seite geforderte[1512] wissenschaftlich basierte Grundlage von

---

1510 Vgl. Kapitel *1 Die neoliberale Krise und deren Auswirkung auf die Gesellschaft* sowie Kapitel *4.2 Diskursive Praktiken und ihre Sichtbarkeiten.*

1511 Vgl. Wegner, G. 2008, S. 19.

1512 Im Gesetzestext der Sozialen Pflegeversicherung ist zu lesen: „Die Pflegeeinrichtungen pflegen, versorgen und betreuen die Pflegebedürftigen, die ihre Leistungen in Anspruch nehmen, entsprechend dem allgemein anerkannten Stand medizinisch-pflegerischer Erkenntnisse." (§ 11 Abs. 1 SGB XI).

Pflege durch die Betonung diakonischer Pflegeethik[1513], z. B. im Hinblick auf den Bündnischarakter[1514] der Sorgebeziehung, durch Glaubenssätze subsituiert. Meine Einschätzung von Deprofessionalisierungstendenzen wird gestützt durch folgende Aussagen zur *Caring Community*: „In solchen Zusammenhängen vor Ort könnte der Geschenk- bzw. der Gabe-Charakter der Pflege, der in den Prozessen der reinen Ökonomisierung unterbewertet wird, neu an Geltung und Gesicht gewinnen."[1515]

Auch die geforderte Trennung von *Care* und *Cure* führt durch den vermehrten Einsatz von un- bzw. angelerntem Hilfspersonal, wie ich es in *Kapitel 4.1* erläutert habe, zu einer Deprofessionalisierung von Pflege. Wegner vertritt in seinem Fachbeitrag die Ansicht, dass ein wesentlicher Punkt im Kontext der Diskussionen um *Caring Community* ist, einige Leistungen, die heute noch in der Pflege unter hohem Druck stehen, zukünftig von Freiwilligen erbringen zu lassen. Über die Einrichtung von Minijobbörsen könnten kleinere Hilfen vermittelt und möglicherweise auch Arbeitslose beschäftigt werden[1516].

Der Auftrag von *Caring Communities* soll zudem in „(...) funktionaler Differenziertheit zwischen denjenigen, die die Leitung innehaben, und den anderen, die eher ausführende Tätigkeiten übernehmen (...)[1517]", bearbeitet werden. Die hier angesprochene, deutliche Trennung von Hand- und Kopfarbeit verfolgt auch in der Pflege das Ziel, akademisches Wissen an die Stelle von Erfahrungswissen oder intuitivem Wissen zu setzen, wodurch eine klare Trennungslinie zwischen ausführender und vorschreibender Arbeit gezogen wird, bei der es um die notwendige sowie organisierte Leistungssteigerung im kapitalistischen Produktionsprozess geht.

### j) Dienstleistung versus Gabe

Auf die herausstechende Bedeutung von Pflege als Dienstleistung bin ich im vorangegangen Kapitel bereits eingegangen. Ergänzend möchte ich vier Zitate zu *Caring Community* anfügen, die den Dienstleistungscharakter illustrieren: a) „Diakonische Einrichtungen und Kirchengemeinden können sich stärker als ein vernetztes »Dienstleistungsmilieu« begreifen und vermarkten."[1518] b) „Es geht also um Dienstleistungen, die in besonderer Verantwortung von Menschen für

---

1513  Vgl. Abbildung 7: *Aspekte einer speziellen Pflegeethik der diakonischen Gemeindepflege.*
1514  Vgl. Code d (Bündnis vs. Vertrag) sowie Kapitel *4.2 Diskursive Praktiken und ihre Sichtbarkeiten.*
1515  Wegner, G. 2008, S. 23.
1516  Vgl. Wegner, G. 2008, S. 23.
1517  Vgl. Wegner, G. 2008, S. 25.
1518  Wegner, G. 2008, S. 2.

Menschen erbracht werden müssen."[1519] c) „Weil es dies zu wenig gibt, führt der Mangel an attraktiver, wertgeschätzter, selbstbewusster und wertschöpfender Dienstleistungsarbeit zu einem Entwicklungsengpass für Wachstum, Innovation und Beschäftigung."[1520] d) „Gute Dienstleistungen im sozialen Bereich, insbesondere im Bereich der Pflege, hängen nach dem bisher Gesagten entscheidend von der Qualifikation, aber eben auch von der Motivation der Beschäftigten ab."[1521]

**k) stark versus schwach**

In der Unterscheidung zwischen stark und schwach wird eine Fremdheit offenkundig, die immer als bedrohlich empfunden wird. Für das Starke stehen Gesetze, Verordnungen, Regeln und Normen, aber auch langfristige Strategien und gut strukturierte Prozesse. Dies bezeugen folgende Aussagen: a) „Es braucht die Starken, aber sie müssen den Schwachen verpflichtet bleiben."[1522] b) „Es ist gerade in dieser Hinsicht der Blick auf die Lage der Schwachen, der die Leistungsfähigkeit eines Jeden und einer Jeden herausfordert."[1523] Und schließlich sind c) „(...) die großen symbolischen Leitmotive des christlichen Glaubens, die allesamt mit der Hinwendung zum Nächsten, zu den Schwächeren und Ärmeren verbunden sind, zu zitieren und zu nutzen und sie zur Begründung der überschießenden Sinnhaftigkeit des eigenen Tuns zu gebrauchen."[1524] Dies entspricht dem Bild einer Kirche, die sich für die Schwachen, für Menschen in marginalisierten Lebenssituationen einsetzt. Auf der Basis einer als überlegen empfundenen Position heraus setzen sich Kirche und Diakonie für die Interessen der pflege- und betreuungsbedürftigen Menschen ein.

**l) Normalität versus Anormalität**

Zum Paradigmenwandel in der diakonischen Gemeindepflege, der als Wandel vom Patienten- hin zum Kundenbegriff nachgezeichnet werden kann, schreibt Wegner: „Werfen wir einen Blick auf die großen Transformationen der häuslichen Pflege in den letzten fünfzig Jahren seit der Zeit, als es noch die legendären Gemeindeschwestern gab, deren Tätigkeiten kaum von ökonomischen Überlegungen geprägt waren und deren Patienten um Himmels willen nicht als

---

1519 Wegner, G. 2008, S. 17.
1520 Wegner, G. 2008, S. 18.
1521 Wegner, G. 2008, S. 18.
1522 Wegner, G. 2008, S. 6.
1523 Wegner, G. 2008, S. 5.
1524 Wegner, G. 2008, S. 5.

»Kunden« hätten bezeichnet werden können."[1525] Heute ist es in der diakonischen Gemeindepflege selbstverständlich, den Pflegebedürftigen als Kunden zu bezeichnen. Der Kundenbegriff weist jedoch ein problematisches Übermaß an Normativität auf, welches Handeln und Denken in den Schranken des Marktes begrenzt. Seine Normativität vollzieht sich z. B. als eine Form quantitativen Kumulierens statistischer Konstitution pflegebedürftiger Subjekte. Für all das, was im Leistungsgeschehen der Kunden geschieht, wird ein statistischer Mittelwert erhoben und innerhalb variabel gesetzter Grenzen als anzustrebender Soll-Zustand in Zielwerte übersetzt, was letztendlich zur Folge hat, dass der Status quo zementiert wird. Auf der Suche nach Orientierungswerten, die es ermöglichen, pflegerische Dienstleistungen im Hinblick auf Ergebnisqualität zu bewerten, werden erfasste Mittelwerte flexibel-normalistisch internalisiert. Kommt es zu Abweichungen, informiert ein Agent der Kybernetik über die Anormalität. Es folgt eine automatische Regulierung, die auf definierten Normwerten basiert. „Informationen werden als Anzeige eines Musters verstanden und in einem größeren, statistisch geordneten Vorrat von Mustern aufbewahrt. Sender und Empfänger können die Muster durch Wiedererkennung abgleichen."[1526] Ausschlaggebend bei dieser Form des Normalismus ist nicht nur die Verdatung und Erhebung entsprechender im Vorfeld definierter Aspekte sowie deren Internalisierung mit entsprechenden kybernetischen Rückkopplungsschlaufen, sondern auch die systematische Teilhabe an den entsprechenden Diskursen. Hierbei wird die Fähigkeit eingeübt, sich rasch zu verbinden, um reibungsloser durch Kommunikation steuerbar zu werden[1527].

### m) Markt versus (Wohlfahrts-)Staat

Die Wirtschaftsfunktionen sind der sozialen Kontrolle entglitten und nicht mehr der staatlichen Verfügungsmacht unterstellt[1528]. Diese Feststellung ist offenkundig. Im Erzählsystem *Caring Community* wird an die Eigenverantwortlichkeit der lokalen Akteure appelliert und eine tendenzielle Überlegenheit des Marktes gegenüber kollektiven Regulierungssystemen wie dem Wohlfahrtsstaat propagiert. Der (Wohlfahrts-)Staat spielt in der evangelisch-neoliberalen Gemeindeordnung eine marginale Rolle, was bereits mehrfach deutlich geworden ist. Exemplarisch sei das Folgende zitiert: „Und auch, wer hofft, dass irgendjemand sozusagen auf uns »aufpassen« würde – etwa der Staat –, wird enttäuscht

---

1525 Wegner, G. 2008, S. 12.
1526 Dany, H. 2014, S. 31.
1527 Vgl. Dany, H. 2014, S. 32.
1528 Vgl. Honneth, A. 2015, S. 27.

werden."[1529] Diese Aussage wird verständlicher, wenn man bedenkt, dass in den Augen der amerikanischen Evangelikalen der Staat stellvertretend für eine fremde Macht steht und gemeinsam mit den Vereinten Nationen einen Agenten des Antichristen repräsentiert[1530]. Worauf läuft eine so starke Fixierung auf den Markt langfristig hinaus? Wegner selbst gibt die Antwort: „Das Ziel ist, freie Märkte in ganz Europa zu etablieren, wie dies nach liberaler Weltsicht mit den größten Effizienzgewinnen einherginge. Sofern sich der Sozialbereich entsprechend marktlich – und nicht mehr staatlich-hoheitlich organisiert – was ja der Trend ist –, unterliegt auch er diesen Regeln."[1531] Anders gesagt „(...) geht es darum, dass immer mehr Formen sozialer Unterstützung – letztlich sind das alles gestaltete Beziehungen – nicht mehr selbstverständlich werden. Sie werden nunmehr als Ware für Kunden erbracht; auf Märkten gehandelt und müssen sich im Wettbewerb und in der Konkurrenz durchsetzen."[1532] Beziehungen, so Wegner weiter, werden zu Ressourcen, „(...) die man klug einsetzen muss, um im Wettbewerb auf den wachsenden Sozialmärkten bestehen zu können – von Pflegegruppen zu Routenplanungen und mehr."[1533]

## n) homo oeconomicus versus homo cooperativus

In einem Netzwerk der *strategischen Klugheit* wie *Caring Community* dominiert der ökonomische Ansatz der Nutzenmaximierung[1534]. Als rationaler Mensch ist die Vorstellung des *homo oeconomicus* in der Wirtschaftstheorie ein theoretisches Modell des auf sich bezogenen Nutzenmaximierers[1535]. Er neigt im Gegensatz zum homo cooperativus dazu, sich ausschließlich an seiner eigenen Logik zu orientieren und sein privates Interesse vor dem eines anderen zu verteidigen. Im Gegensatz zum *homo oeconomicus* kann der *homo cooperativus* als das Muster an wirtschaftlicher Einsicht und Soziabilität und als ideales Genossenschaftsmitglied definiert werden, was ihn zum idealen Akteur kooperativer Formen des Wirtschaftens macht. Münkner führt zum *homo cooperativus* weiter aus, das dieser jemand ist, der auch bei einem gesunden Eiginte-

---

1529 Wegner, G. 2008, S. 3.
1530 Vgl. Žižek, S. 2016, S. 50.
1531 Wegner, G. 2008, S. 10.
1532 Wegner, G. 2008, S. 11.
1533 Wegner, G. 2008, S. 13.
1534 Schulz-Nieswandt und Köstler unterscheiden zwei Idealtypen: a) Netzwerke strategischer Klugheit und b) Netzwerke des Selbst-Seins im sozialen Mitsein. Siehe hierzu Kapitel *3.3 Praxisbeispiel Netzwerkorganisation: Betreuungsleistungen und Sozialkapitalbildung.*
1535 Zum *homo oeconomicus* siehe Fußnote *110* sowie Kapitel *4.4 Widerstandspunkte im evangelisch-neoliberalen Machtnetz.*

resse nicht vergisst, dass seine Ziele nur im Zusammenarbeit mit Gleichgesinn-
ten realisierbar sind[1536].

## o) Selbstorganisation versus Fremdorganisation

Hier zeigt sich am Beispiel der Verlagerung von Verantwortung vom Staat auf
den einzelnen Menschen selbst die Schnittstelle zum neoliberalen Regime der
Diakonie. An drei Beispielen möchte ich dies verdeutlichen: a) „Jede und Jeder
in Diakonie und Kirche vertritt als Person selbstverantwortlich den diakonischen Auftrag."[1537] b) „Diakonie sein zu wollen, bedeutet in diesem Sinne, dass
jeder und jede Einzelne selbstverantwortlich für Diakonie und für die Kirche
einsteht."[1538] c) „Insofern gibt es eine wechselseitige Verantwortung: Der Menschen in der Kirche für die Diakonie und der in der Diakonie Tätigen ebenso
für die Kirche."[1539]

Auf die Gouvernementalität als Regierungsstrategie und ihre Tendenz,
Menschen zu Unternehmern ihrer Selbst zu erziehen, bin ich im Zusammenhang mit dem *evangelisch-neoliberalen Community-Dispositiv* im *Kapitel 4.2*
bereits eingegangen. Wie ich es am Beispiel diskursiver Praktiken dargestellt
habe, heißt gouvernemental regieren, selbstunternehmerische Subjekte produzieren; es handelt sich also um eine grundlegende Veränderung der Regierungs-
rationalitäten. Die Subjekte begreifen sich als Unternehmer, sie handeln aktiv
unternehmerisch, selbstverantwortlich und vorausblickend, sie folgen also dem
Geist von Arbeit und Fortschritt, der auch dem Wesen des Protestantismus
prinzipiell innewohnt[1540]. An diesen Aspekt wird auch stetig im Zusammenhang mit *Caring Community* appelliert. Mithilfe zweier Zitate lassen sich diesbezüglich Wegners Gedanken über *Caring Community* veranschaulichen: a)
„Die Kraft der Diakoniestationen zur Selbstorganisation hängt von dem Geist
ab, der in ihnen wirkt."[1541] b) „Ihre [i. e. die Diakonie-/Sozialstationen betref-
fend[1542]] Selbstorganisationskraft muss gestärkt werden (...)."[1543]

---

1536 Vgl. Münkner, H. H. 2014, S. 23.
1537 Wegner, G. 2008, S. 1.
1538 Wegner, G. 2008, S. 5.
1539 Wegner, G. 2008, S. 5.
1540 Vgl. Weber, M. 2015, S. 14.
1541 Wegner, G. 2008, S. 2.
1542 Anmerkung des Verfassers.
1543 Wegner, G. 2008, S. 24.

## p) Wachstum versus De-Growth

Im Kern soll in einer protestantischen Sichtweise erwirtschaftetes Kapital wieder reinvestiert werden, um Gewinne zu potenzieren und Wachstum voranzubringen. Auch evangelische Sozialunternehmer investieren – hierbei handelt es sich um ein charakteristisches Grundprinzip –, um am Ende des Jahres mehr Geld als zuvor zu besitzen, was u. a. durch die permanente Beschleunigung sozialer Sorgeprozesse in der Gemeindepflege erreicht wird. Dem sozialen Unternehmer, der das Idealbild leitender Pflegefachkräfte in der diakonischen Gemeindepflege darstellt, ist erstens daran gelegen, dass der Erfolg des eigenen Handelns am Erreichen sozialer Ziele gemessen wird, zweitens soll der erwirtschaftete Gewinn nicht den Finanzmärkten zugeführt, sondern reinvestiert werden[1544], so eine Forderung Wegners.

Der Kapitalismus ist nicht nur der Motor der modernen Gesellschaft, sondern auch einer ihrer Teilbereiche – der diakonischen Gemeindepflege. Die protestantische Ethik erzieht die Menschen so, wie sie benötigt werden: als auf Wachstum ausgerichtete unternehmerische Subjekte. Ein Beispiel für den Wachstumsfetischismus: Durch die Etablierung von Netzwerken wie dem Netzwerk ZdE[1545] soll der Aufbau regionaler Holdingstrukturen bzw. die Bildung von großen Sozialkonzernen gefördert werden[1546]. Auf diese Entwicklung bin ich in Kapitel *3.1* eingegangen[1547]. Hierbei geht es um ein forciertes Wachstum kirchlicher Strukturen, was darauf hindeutet, dass der Kapitalismus mehr ist als nur Marktwirtschaft.

*Caring Communities* müssen wachsen und sie sind, um stabil zu bleiben, auf Beschleunigung und Innovation des Sozialen angewiesen. Auch wenn die Arbeitszeit dank gesetzlicher Bestimmungen und tarifvertraglicher Bedingungen nicht mehr umstandslos erweitert werden kann, bietet die technologische Entwicklung Möglichkeiten, die Produktivität stetig zu steigern, wobei das Menschliche mit zunehmender Verdichtung der Arbeit sukzessive abnimmt. Die kapitalistische Wachstumslogik wird auf den Bereich der Gemeindepflege übertragen, indem in diesem sich selbst antreibenden System pro Zeiteinheit Sorgeepisoden stetig erhöht werden. Hierbei geht es um Dienstleistungen, die auf dem Pflegemarkt verkauft werden, um Mehrwert zu produzieren, der in Strukturen reinvestiert werden kann. Pflegeleistungen werden zudem zur weiteren Steigerung ihrer effizienten Durchführung noch mit intelligenten Technolo-

---

1544 Vgl. Wegner, G. 2008, S. 21.
1545 Vgl. Kapitel *4.2 Diskursive Praktiken und ihre Sichtbarkeiten.*
1546 Vgl. Wegner, G. 2008, S. 24.
1547 Siehe Fußnote *838.*

gien wie computergesteuerter Touren- und Einsatzplanung kombiniert, um auf diesem Wege die Mehrwertproduktion immer weiter anzukurbeln. Am Ende steht neben der Grundforderung nach Wachstum und Profit vielleicht die Realisierung der Vision vollautomatisierter Pflege.

Als *De-Growth* bzw. Postwachstum wird im Gegensatz zu der hier beschriebenen protestantischen Logik eine Wirtschaftsweise verstanden, bei der es nicht um ein immer größeres, immer schnelleres, immer besseres Ergebnis geht. Ganz grob lässt sich sagen, es werden Schritte hin zu einer Gesellschaftsform jenseits von Wachstumszwängen diskutiert. Allgemeiner Konsens in der wachstumskritischen Diskussion ist die Notwendigkeit, die vorhandenen vielfältigen sozialen und ökologischen Probleme zu bearbeiten, um gesellschaftliche Veränderungen anzustoßen[1548]. Brand schlägt vor, die Debatte fruchtbarer zu führen, indem Wachstum in Verbindung mit herrschenden kapitalistischen Produktions- und Lebensweisen gesehen wird[1549]. Es handelt sich bei *De-Growth* bzw. Postwachstum um eine Wirtschaftsform, die einerseits das Wohlergehen der Menschen in den Blick nimmt, aber andererseits auch ökologische Lebensgrundlagen erhalten sowie Solidarität und Kooperation fördern möchte. Produktivitätsfortschritt kann allen negativen Auswirkungen zum Trotz auch positiv genutzt werden, indem generell Arbeitszeitverkürzungen ohne Produktivitätssteigerung in der verbleibenden Restarbeitszeit ermöglicht bzw. sogar gefördert werden. Infolgedessen ergibt sich eine andere Form von Wohlstand, die nicht Konsum, sondern Zeit für Familie, Freizeit, soziales Netzwerken, Bildung und Gesundheit betont. So ist in diesem Sinn unlängst in Göteborg/Schweden, einer Stadt mit rund 530.000 Einwohnern und einer Regierung aus Sozialdemokraten, Grünen und Linkspartei, zu beobachten, dass in allen kommunalen Seniorenwohnanlagen die Arbeitszeit von acht auf sechs Stunden pro Tag bei vollem Lohnausgleich reduziert wurde[1550]. Bei einer solchen Arbeitszeitverkürzung geht es generell darum, Arbeit umzuverteilen. Sind Vollzeitbeschäftigte mit weniger Stunden in ihrem Beruf tätig, so können im Gegenzug neue Arbeitsplätze geschaffen werden. Daraus folgt, dass die Arbeitslosenzahlen sinken, der Stressfaktor minimiert und einer Entgrenzung und Verdichtung von Pflegearbeit entgegengewirkt wird.

Der Protestant in der diakonischen Gemeinde darf sich aber wie der Kapitalist niemals ausruhen, um sich am Erreichten zu erfreuen, sondern muss die Profite stets in seine Unternehmungen stecken. Genau das ist es, was Wegner

---

1548 Vgl. Brand, U. 2014, S. 295.
1549 Vgl. Brand, U. 2014, S. 286.
1550 Vgl. Süssner, H. 2014, S. 20 f.

für Diakonie-/Sozialstationen fordert, wenn er beschreibt, wie der soziale Unternehmer, der *Social Entrepreneur*, das was erwirtschaftet wird, nicht den Finanzmärkten zuführt, sondern reinvestiert[1551]. Gewinnstreben dient hier nicht dem Selbstzweck. Vielmehr ist es Bestandteil einer protestantischen Ethik. Sie treibt die ohnehin schon rastlose Dynamik des Kapitalismus an. Die daraus erwachsene Neigung zum Oligopol lässt riesige Diakonie-Sozialkonzerne entstehen[1552]. Was daraus folgt, ist, dass soziale Großkonzerne bzw. die Konzentration kleiner Einrichtungen bzw. deren Zusammenschluss in große Holdingstrukturen in einigen Regionen den Pflegemarkt kontrollieren.

### q) Wissenschaft versus Glaube

Einerseits wird gefordert, Pflege sichtbar und quantitativ fassbar zu machen. Dies zeigt sich an Forderungen wie dieser: „Eine Objektivierung der Tätigkeiten – so schwierig dies auch ist – ist eine entscheidende Voraussetzung immer weiter zunehmender Professionalisierung in der Pflege und liegt deswegen eigentlich im Interesse aller."[1553] Andererseits „(...) schlüpft der Teufelsfuß der Theologie in unsere wissenschaftliche Argumentation (...)"[1554], indem behauptet wird, Effizienz sei christlich[1555].

Religion und Wissenschaft sind zwei eigenständige gesellschaftliche Funktionsbereiche. In Analogie könnte auch ebenso gut das Evangelium einer technisch-wissenschaftlichen Lebenswelt oder der Schöpfungsglauben der Naturwissenschaft gegenübergestellt werden. Die absolut gesetzte christliche Wahrheit wird mit einer anderen absolut gesetzten Wahrheit objektiver Wissenschaft vermischt. Glaubensinhalte, dessen Normen und Werte werden mit Verwissenschaftlichung von Pflege auf dieselbe Stufe gestellt, obwohl Wissenschaft und Glaube eigentlich zwei einander ausschließende Dimensionen darstellen.

Metaphysik ist nicht Teil eines objektivierenden empirisch-analytischen Wissenschaftsverständnisses, da Gott außerhalb der religiösen Sphäre weder empirisch beweisbar noch widerlegbar ist. Auch aus einem kritischen Wissenschaftsverständnis heraus ist die Wahrheit weder kritisierbar noch widerlegbar, da sie absolut gesetzt ist. Dass der christliche Gott existiert, ist demnach auch keine wissenschaftliche Hypothese, sondern ein Glaubenssatz, mit dem man

---

1551 Vgl. Wegner, G. 2008, S. 21.
1552 Siehe Fußnote *838*.
1553 Wegner, G. 2008, S. 10.
1554 Foerster, H. von, in: Foerster, H. von/Bröcker, M. 2014, S. 29.
1555 Vgl. Wegner, G. 2008, S. 1.

den Bereich der Wissenschaft verlässt. Man kann sagen, dass in einem heterotopen Raum einer absoluten Wahrheit Gottes eine absolute Wahrheit empirischen Wissenschaftsverständnisses zur Seite gestellt wird. Am Beispiel *Caring Community* lässt sich somit folgende These aufstellen: Um dem Ziel, das Volk des christlichen Gottes zu vergrößern, möglichst nahezukommen, bedienen sich evangelische Strategen moderner sozialpolitischer Konzepte, die nur dank wissenschaftlicher Vorarbeiten entwickelt werden konnten, um mit deren Hilfe eine Weltanschauung zu verbreiten, die wissenschaftlichen Überprüfungen niemals standhalten würde.

### r) Illusion versus Kompensation

„In den Zeiten eines immer turbulenter werdenden globalen kalten Kapitalismus (...)"[1556] soll sich [durch *Caring Community*[1557]] eine warme Gegenwelt herausbilden, in der die Menschen eine Heimat finden[1558]. Dass es sich bei *Caring Community* diesbezüglich um eine Illusion, also keineswegs um eine Gegenwelt handelt, in der Kapitalismus keine Rolle spielt, sondern um einen Raum, der sich auf selbigen als konstitutive Regierungsform stützt und diese für kircheneigene Zwecke nutzbringend einsetzt, habe ich hinlänglich aufgezeigt und anhand des ersten Merkmals einer Heterotopie belegt[1559].

### s) Selbstunternehmertum versus Genossenschaftlichkeit

Im Gewand zeitgemäßer sozialpolitischer Ideen werden Subjektformulierungen im Zusammenhang mit dem unternehmerischen Selbst offeriert. Symbolcharakter haben diesbezüglich Aussagen wie diese: „Einzelne Persönlichkeiten sind mehr denn je der Schlüssel für den Erfolg."[1560] Soziale Unternehmer, so eine Annahme, können alle sozialen und wirtschaftlichen Missstände in Angriff nehmen. Sie stellen die Verbindung zwischen kommerziellen und humanitären Interessen, zwischen Unternehmertum und Gemeinnützigkeit, zwischen Markt und Menschlichkeit her[1561]. Immer geht es dabei darum, eine anhand im Vorfeld definierter Kriterien erhobene Nützlichkeit der Gemeindepflege zu erreichen. Ein solches Nützlichkeitsdenken lässt sich wie folgt belegen: a) „Das Leitkriterium, das für die Bewertung von Arbeit heute überall angewendet

---

1556 Wegner, G. 2008, S. 23.
1557 Anmerkung des Verfassers.
1558 Vgl. Wegner, G. 2008, S. 23.
1559 Siehe Kapitel *4.2 Diskursive Praktiken und ihre Sichtbarkeiten*.
1560 Wegner, G. 2008, S. 21.
1561 Vgl. Wegner, G. 2008, S. 22.

wird, ist ihr so genannter »Wertschöpfungsbeitrag«. (...) Worum es gehen
muss, ist, den Wertschöpfungsbeitrag dieser Tätigkeiten sichtbarer zu machen."[1562] b) „Was gute Pflege ausmacht, besteht folglich in der Professionalisierung der menschlichen Beziehung und genau dies macht ihren Wertschöpfungsbeitrag aus."[1563] c) „Immer geht es aber darum, dass der Erfolg des eigenen Handelns am Erreichen sozialer Ziele gemessen würde (...)."[1564] Was hier
getan wird, sind Verfahren, Voraussetzungen und Instrumente zu verlangen, die
zu einer totalen Ökonomisierung des Sozialen führen. Auf die Genossenschaftlichkeit als Gegenpol bzw. Widerstandspraktik gehe ich in *Kapitel 4.4* ein.

### t) Regulierung versus Deregulierung

Im Grunde ist der Neoliberalismus, wie er im Zusammenhang mit *Caring
Community* zutage tritt, eine abgewandelte Form des Kapitalismus, die sich an
Parolen wie Privatisierung, Liberalisierung, Wachstum und Deregulierung
festmachen lässt. Die sukzessive Loslösung von staatlichen Regelungen führt
z. B. zu Bildungen von Sozialoligopolen, auf die keine demokratische Einflussnahme mehr möglich ist. Deregulierung bedeutet auch im Feld der diakonischen Gemeindepflege den Abbau von staatlichen Normen zur Vereinfachung
der Marktregulierung. Auf diesen grundlegenden Sachverhalt wurde schon
mehrfach hingewiesen.

### u) Bedarf versus Bedürfnis

Um gesellschaftliche Teilhabe hochaltriger Menschen und den Wunsch realisieren zu können, lange in den eigenen vier Wänden zu verbleiben, werden
quartiersorientierte Konzepte für ältere hilfebedürftige Menschen entwickelt,
die einerseits deren Bedürfnissen entsprechen und anderseits eine hohe Lebensqualität gewährleisten sollen. Die Begriffe *Bedarf* und *Bedürfnis* stehen diesbezüglich in einem unmittelbaren Zusammenhang.

Der Pflegemarkt soll, gleich dem Rest gesellschaftlicher Wirklichkeit, Angebot und Nachfrage regeln. Die Bedürfnisse hochaltriger Menschen, also das
jeweilige Gefühl von Mangel bzw. der Wunsch, diesen Mangel zu beseitigen,
sollten in der konzeptionellen Ausgestaltung von Pflegearrangements berücksichtigt werden, indem entsprechende Versorgungsangebote geschaffen werden. Das auf dem Markt wirksam werdende Bedürfnis nach Hilfe-, Betreuungs-
und Pflegedienstleistungen stellt den konkretisierten, d. h. mit Kaufkraft ausge-

---

1562 Wegner, G. 2008, S. 15.
1563 Wegner, G. 2008, S. 16.
1564 Wegner, G. 2008, S. 19.

statteten Bedarf dar. Ein soziales Bedürfnis kann sich beispielsweise in Form eines nachfragewirksamen Bedarfs an Betreuungsleistungen für demenziell erkrankte Menschen äußern; ein Sicherheitsbedürfnis kann in einem Bedarf nach betreutem Wohnen oder einem Hausnotrufsystem Niederschlag finden. Umsetzbar werden diese Bedarfe allerdings nur, wenn sie von Seiten der hilfebedürftigen Menschen eine entsprechende Kaufkraft begleitet. Der Bedarf an Pflege, Betreuungsmaßnahmen oder tagesstrukturierenden Maßnahmen stellt demzufolge eine konkretisierte, objektivierbare und in Zahlen fassbare Größe im Hinblick auf eine Dienstleistung für hochaltrige Menschen dar. Zudem ist Bedarf immer aus konkreten Parametern zusammengesetzt und damit sehr verbindlich. Allerdings weist die Bedarfsdeckung im Bereich der durch die Pflegeversicherung finanzierten Dienst-, Sach- oder Geldleistungen einige Besonderheiten auf, auf die an dieser Stelle nur kursorisch verwiesen werden soll. So fallen beispielsweise nicht immer Konsum und Nachfrage sowie die Bezahlung und Finanzierung der Inanspruchnahme der Leistung zusammen. Versicherte der sozialen Pflegeversicherung nehmen Leistungen für Pflege in Anspruch, bezahlt werden diese jedoch von der gesetzlichen Pflegeversicherung respektive der Solidargemeinschaft.

### v) Lüge versus Wahrheit

Wahres wird von Unwahrem durch räumliche Grenzziehung getrennt. So habe ich beispielsweise darauf hingewiesen, wie u. a. Kirchengesetze den Diskurs bzw. den Zugang zu diesem reglementieren. Schon allein das Verbot, nichtkonfessionelle Arbeiter zu beschäftigen[1565], grenzt das Sagbare ein. Durch die Trennung von Menschen, die in der Wahrheit sind, von denen, die es nicht sind, entsteht ein System des Ausschlusses. Ihre Wahrhaftigkeit haben haupt- oder ehrenamtliche Arbeiter in einem Einführungsgottesdienst vor der Kirchengemeinde öffentlich zu beweisen; in einem groß angelegten Schauspiel vor den Augen der Gemeinde, das Wahrheit im Glauben bekunden soll und zugleich die Legitimation für Macht und Beherrschung darstellt. Nur Menschen, die in der Wahrheit sind, können Teil der Gemeinschaft werden.

### w) ewiges Feuer versus ewiges Leben

Explizite sowie implizite Lehr- und Leitsätze wie *Du sollst deinen Nächsten lieben, du sollst mitleiden* oder *Effizienz ist christlich* sind Teil der dispositiven

---

1565 Siehe Kapitel *4.2 Diskursive Praktiken und ihre Sichtbarkeiten.*

Struktur[1566]. Auf den zweiten Blick zeigt sich, dass es sich dabei auch immer um ein System aus Belohnung und Bestrafung handelt. Alle benannten Appelle tragen eine unausgesprochene Konsequenz in sich; hinter jedem dieser Sätze versteckt sich der Zusatz: *Sonst kommt du in die Hölle.* Werden die Moralprinzipien befolgt, so wird das Subjekt mit ewigem Leben belohnt. Selbst hier zeigt sich der Kapitalist: „In dem Moment, wo du Strafe und Lohn einführst, wird jede Handlung zum Geschäft (...).‟[1567]

Das individuelle Schicksal, so der Glaube evangelischer Christen, ist vorherbestimmt und kann vom Einzelnen nicht beeinflusst werden, denn im Sinn der Prädestinationslehre gibt es Auserwählte und nicht auserwählte Menschen, die mit ewigem Leben belohnt werden und in den Himmel kommen oder eben nicht. Im Hier und Jetzt soll aber bereits erkennbar sein, wer zu den Auserwählten zählt. Menschen, die zeigen wollen, dass sie zu der Personengruppe gehören, müssen sich beweisen, indem sie Erfolge erringen und Glaubens- und Lehrsätze wie demjenigen der Nächstenliebe folgen. Ob und in welchem Maße, Menschen ihr Handeln am z. B. Gleichnis des barmherzigen Samariters[1568] ausrichten und sich dem Gebot der Nächstenliebe unterwerfen, entscheidet eben nicht darüber, ob ihnen das ewige Leben gewährt wird oder ob sie in die Hölle kommen. Dennoch schwebt dieser Ort der Verdammnis wie ein Damoklesschwert über jedem Einzelnen. Der vermeintlich drohenden Gefahr, der jeder haupt- und ehrenamtliche Arbeiter ausgesetzt ist, die ihn jederzeit treffen kann, greift Wegner mahnend auf. Er schreibt: „Da ist nicht nur das Gleichnis vom barmherzigen Samariter, das so schön humanistisch eingängig ist, sondern auch jenes vom großen Weltgericht[1569], in dem sich Christus in einer geradezu rasan-

---

1566 Siehe Kapitel *4.2 Diskursive Praktiken und ihre Sichtbarkeiten.*
1567 Foerster, H. von, in: Foerster, H. von/Bröcker, M. 2014, S. 20.
1568 Zur Geschichte des barmherzigen Samariters siehe Fußnote *1250.*
1569 Gott wird im Endgericht ewige Strafe und ewigen Lohn verteilen. Hierüber gibt eine Geschichte in der Bibel explizit Auskunft: „Wenn aber der Menschensohn kommen wird in seiner Herrlichkeit und alle Engel mit ihm, dann wird er sitzen auf dem Thron seiner Herrlichkeit, und alle Völker werden vor ihm versammelt werden. Und er wird sie voneinander scheiden, wie ein Hirt die Schafe von den Böcken scheidet, und wird die Schafe zu seiner Rechten stellen und die Böcke zur Linken. Da wird dann der König sagen zu denen zu seiner Rechten: Kommt her, ihr Gesegneten meines Vaters, ererbt das Reich, das euch bereitet ist von Anbeginn der Welt! Denn ich bin hungrig gewesen und ihr habt mir zu essen gegeben. Ich bin durstig gewesen und ihr habt mir zu trinken gegeben. Ich bin ein Fremder gewesen und ihr habt mich aufgenommen. Ich bin nackt gewesen und ihr habt mich gekleidet. Ich bin krank gewesen und ihr habt mich besucht. Ich bin im Gefängnis gewesen und ihr seid zu mir gekommen. Dann werden ihm die Gerechten antworten und sagen: Herr, wann haben wir dich hungrig gesehen und haben dir zu essen gegeben, oder durstig und haben dir zu trinken gegeben? Wann haben wir dich als Fremden gesehen und haben dich aufgenommen oder nackt und haben dich gekleidet? Wann haben wir dich krank oder im Gefängnis gesehen und

ten Weise mit den Leidenden identifiziert: In ihnen finden wir Gott und wer an ihnen vorübergeht, geht an Gott vorüber und zieht das Gericht auf sich. Damit wird das Praktizieren von Nächstenliebe zum Prüfkriterium der christlichen Existenz."[1570] Menschen, die Jesus Christus nicht folgen oder ihn ablehnen, sind für immer verloren. Die biblische Wahrheit sagt diesen Menschen die Hölle vorher, vor der man nur gerettet werden kann, wenn man sich entsprechend verhält.

## x) Vernunft versus Übernatürliches

Das Spannungsverhältnis zwischen Vernunft und Übernatürlichem möchte ich an der Verantwortung, die jeder Einzelne in einer Gemeinschaft für den anderen hat, aufzeigen, indem ich den religiösen Ansatz zur Gemeinschaftsbildung dem des Kommunitarismus gegenüberstelle. *Caring Community* ist die lokal konkretisierte Form einer quartiers- oder sozialraumbezogenen Figuration, die verschiedene Akteure miteinander eingehen[1571]; sie weist kommunitaristische bzw. die Bürgergesellschaft betreffende Schlüsselelemente auf[1572]. Der Kommunitarismus zeigt dabei deutliche Parallelen, aber auch Widersprüche zu religiösen Ansätzen, die auf Gemeinschaft setzen. Beide Ideologien, die christliche wie die kommunitaristische, beschäftigen sich mit einer Ethik des guten Zusammenlebens und allgemein verbindlichen Handlungsnormen. Religion aber, so Kaiser, legitimiere ethisches Handeln mit der Annahme einer übernatürlichen Instanz. Im Gegensatz hierzu greift der Kommunitarismus auf Kant und die menschliche Vernunft als normsetzend zurück, wobei beiden an einem dauerhaften Zusammenleben von Menschen in einer Gemeinschaft gelegen ist[1573].

---

sind zu dir gekommen? Und der König wird antworten und zu ihnen sagen: Wahrlich, ich sage euch: *Was ihr getan habt einem von diesen meinen geringsten Brüdern, das habt ihr mir getan.* [Hervorhebung im Original] Dann wird er auch sagen zu denen zur Linken: Geht weg von mir, ihr Verfluchten, in das ewige Feuer, das bereitet ist dem Teufel und seinen Engeln! Denn ich bin hungrig gewesen und ihr habt mir nicht zu essen gegeben. Ich bin durstig gewesen und ihr habt mir nicht zu trinken gegeben. Ich bin ein Fremder gewesen und ihr habt mich nicht aufgenommen. Ich bin nackt gewesen und ihr habt mich nicht gekleidet. Ich bin krank im Gefängnis gewesen und ihr habt mich nicht besucht. Dann werden sie ihm auch antworten und sagen: Herr, wann haben wir dich hungrig oder durstig gesehen oder als Fremden oder nackt oder krank oder im Gefängnis und haben dir nicht gedient? Dann wird er ihnen antworten und sagen: Wahrlich, ich sage euch: Was ihr nicht getan habt einem von diesen Geringsten, das habt ihr mir auch nicht getan. Uns sie werden hingehen: diese zur ewigen Strafe, aber die Gerechten in das ewige Leben." (Mt 25, 21-46).

1570  Wegner, G. 2008, S. 5.
1571  Vgl. Schulz-Nieswandt, F. 2014, S. 7.
1572  Siehe Kapitel *3.2 Die Debatte um Sorgende Gemeinschaften am Beispiel niedrigschwelliger Betreuungsleistungen* sowie Fußnote 934 und 935.
1573  Vgl. Kaiser, A. 2007, S. 126 f.

Das Verhältnis von Vernunft und übernatürlicher Instanz kann auch durch das von jeher mit Spannungen versehene von Wissenschaft und Glauben ersetzt werden[1574]. Vernunft und Übernatürliches sind Begriffe mit Geschichten, die die Welt zu erklären versuchen. Beides sind Vermutungen oder Annahmen über eine Wirklichkeit. Der Unterschied besteht jedoch in ihrer Operationalisierung: Wissen kann aufgrund von Regelwerken belegt und widerlegt werden. Alles, was geglaubt wird, ist nicht überprüfbar, somit auch nicht widerlegbar, sondern wird mit Zusatzannahmen aus einer inneren Überzeugung heraus dogmatisch als einzig wahr postuliert. Wissenschaft, so meine Annahme, befreit die Menschen vom Aberglauben, von einem Glauben, der anderen vorgibt, wie sie sich verhalten sollen. Von Foerster spricht in diesem Zusammenhang von einer Zwangsmaschine[1575], denn Moral sagt immer dem anderen, was er zu tun hat. Das ist die Stellung des Mächtigen gegenüber dem Schwachen. Und der Mächtige möchte den Schwachen so lange schwach halten, wie er kann. Daher sagt er ihm, wie er sich benehmen soll. Denn dann bleibt der Starke der Starke. „(...) Die Moralisten sagen: »Wir sind die Guten. Wir machen das Gute. Wir sagen, was gut ist«; und dann hängen sie die anderen auf. Darauf möchte ich nur aufmerksam machen: »Meine Damen und Herren: Hier die Guten, die alles Gute wollen; sagen immer den anderen, wie sie sich zu verhalten haben."[1576]

### y) Zentralisation versus Dezentralisation

Mit *Caring Community* wird ein dezentraler Ansatz verfolgt, da sich kleine Gemeinschaften selbst konstituieren und dabei ein großes Ganzes erzeugen, dies zeigte sich im vierten heterotopischen Grundsatz: Heterochronie und Zeiterfahrung. Auf den fraktalen Charakter und den Zusammenhang mit dem Prinzip der Selbstorganisation habe ich bereits zuvor hingewiesen. In Analogie zu christlichen Hausgemeinden bzw. Hauskirchen, innerhalb derer sich eine spezielle evangelische Hauskirchenlehre herausgebildet hat, bindet sich eine kleine Gruppe von Menschen, die sich im Besitz der einzigen Wahrheit wähnen, an christliche Werte – früher als Hausgemeinden, heute als *Caring Community*. Im Urchristentum waren Hauskirchen eine Möglichkeit, auch ohne Kirchengebäude und mit einer gewissen Alltagsnähe Glauben zu praktizieren, so soll es auch heute wieder geschehen.

---

1574 Vgl. Code: Wissenschaft vs. Glaube.
1575 Vgl. Foerster, H. von, in: Foerster, H. von/Bröcker, M. 2014, S. 14.
1576 Foerster, H. von, in: Foerster, H. von/Bröcker, M. 2014, S. 14.

## z) (Selbst-)Sorge versus Fürsorge

Auf der Internetseite *maedchenmannschaft.net,* einem Informationsportal eines gemeinnützigen Vereins, der online sowie offline Bildungsarbeit und Aufklärung über die Lage von Mädchen und Frauen, Lesben und Transgender betreibt, konkretisiert ein anonymer Autor den Wandel, der sich in den Köpfen der Menschen abspielen muss, wenn alternative Räume für diese Gruppen geschaffen werden sollen, in denen sich Menschen umeinander sorgen. Er schreibt: „Für mich sind *caring Communities*[1577] kein utopischer Traum, sondern die alltägliche Frage, wie ich mit anderen in Beziehung treten möchte und wie ich mit Widersprüchen, Fehlern und Ambivalenzen im Schaffen von feministischen Räumen und Praxen umgehen möchte[,] (...) damit meine *Communities*[1578] zu einem Ort werden, an dem ich mich zuhause fühlen kann."[1579] Alle Menschen suchen nach einem solchen Ort der Geborgenheit, der Anerkennung oder des *Mitseins,* wie Heidegger es als eine Kategorie für Beziehungen einführt. *Mitsein* gehört zum Menschsein. Es ist existenziell und wie das *Dasein* eine Form von *Seiendem.* Heidegger begreift das Dasein[1580] ontologisch als Sorge um das Selbst und als Fürsorge für den anderen. Letztere kann dabei einerseits als einspringende Sorge erscheinen, bei der dem anderen die Sorge abgenommen

---

1577  Hervorhebung des Verfassers.
1578  Hervorhebung des Verfassers.
1579  Unbekannter Autor 2014, S. 2.
1580  Heidegger unterscheidet verschiedene Arten von Seiendem, so ist das Dasein ein besonderes Seiendes, das sich dadurch auszeichnet, dass es in Beziehung zur Welt und zu sich selbst steht. Das eigene Sein kann also erst im Umgang mit sich selbst und der Welt in seinen Möglichkeiten verstanden werden. Dennoch orientieren sich viele Menschen an anderen statt am eigenen Dasein. Diesen Orientierungspunkt bezeichnet Heidegger als anonyme Herrschaft der anderen, welche die individuellen Seinsmöglichkeiten einschränkt. Anonym ist die Herrschaft im heterotopen aber nicht mehr, denn sie trägt den Namen Kapitalismus und Protestantismus. Denker konstatiert diesbezüglich: „Der moderne Mensch ist der alltäglichen Lebenswelt mit ihren vielfältigen Reizen verfallen und verliert sich in der Anonymität des Man. Er führt ein farbloses und unpersönliches Leben, schickt sich in die vermeintlichen Notwendigkeiten des Alltags. Lust und Zerstreuung stellen für ihn die höchsten Werte der Konsumgesellschaft dar. Doch der zunehmende Individualismus führt nicht zu einem eigentlichen Dasein, sondern zu einer allgemeinen Nivellierung der Ansprüche, an deren Ende die Diktatur des Mittelmaßes steht. Die sozialen Beziehungen werden zunehmend brüchiger und der gesellschaftliche Kitt bröckelt immer weiter ab." (Denker, A. 2011, S. 87) Um das Individuum aus diesem Modus der Uneigentlichkeit bzw. aus der Verlorenheit in das Man zu holen, muss es mit seiner eigenen Sterblichkeit konfrontiert werden. Als Entschlossenheit bezeichnet Heidegger dieses Sich-aufrufen-Lassen, was dem Menschen seine Endlichkeit aufzeigt. Denn, was letztendlich von einem Menschen übrig bleibt, formuliert Houellebecq am Ende seines Romans *Karte und Gebiet* sehr treffend: „Dann wird alles ruhig, und zurück bleiben nur sich im Wind wiegende Gräser. Die Vegetation trägt den endgültigen Sieg davon." (Houellebecq, M. 2012, S. 415).

wird. Andererseits kann Fürsorge dem anderen die Möglichkeit geben, für seine eigene Sorge frei zu werden. Im ersten Fall kann von Besorgen um seiner selbst willen und im zweiten von Verständnis von Sorge um *Mitsein* um anderer willen gesprochen werden. Es zeigt sich sehr deutlich, dass die *Sorge um sich* und Sorge um andere ontologisch in einem engen, wechselseitigen, sich bedingenden ambivalenten Verhältnis stehen. Zum Sein des Daseins, also zur Sorge, um die es Heidegger im Sein selbst geht, gehört das *Mitsein* mit anderen[1581], also das Sein in einer Gemeinschaft. Die mit dem *Mitsein* verknüpfte Entschlossenheit des Mitdaseins anderer liegt schon in seinem Seinsverständnis des Daseins begründet, weil das Sein stets *Mitsein* ist[1582]. Pflege als Fürsorge, wie sie im Rahmen von *Caring Community* gedacht ist, hat jedoch eine Art Schicksalsbezug, der sich auch als Gottvertrauen versus Selbstvertrauen ausdrücken lässt und, wie sich herausgestellt hat, mit der Hoffnung auf ein ewiges Leben einhergeht. Barmherzigkeit und Nächstenliebe sind auf jenseitige Sinnzusammenhänge gerichtet, was die Entfernung zu einer wissenschaftsbasierten Sorgetätigkeit professionell Pflegender nicht gerade verringert.

**Zusammenfassung: Kommunikation nach außen und Wirkung nach innen**

Tabelle 15 fasst alle binären Codierungen zusammen. In Analogie zur Genetik differenziere ich zwischen dominanten, also beherrschenden, und rezessiven, also zurücktretenden Codes, wobei die dominanten Codes über einen längeren Zeitraum zur Ausprägung des jeweiligen Merkmals führen. Diejenigen Codes, die aus meiner Perspektive bzw. aufgrund der bisher getätigten Ausführungen wirksame Subjektivierungseffekte aufweisen, also die dominanteren sind, habe ich fett gedruckt und in der zweiten Spalte den von Schulz-Nieswandt verwendeten Ordnungssphären (ästhetisch, medizinisch, biologisch, hygienisch, religiös, geschlechtlich, generationell, kalendarisch, wissenschaftlich, (vertikal-)geometrisch, (horizontal-)geometrisch, sozialräumlich, politisch)[1583] zugeordnet.

Dem oben aufgelisteten feinmaschigen Netz aus binären Codierungen sehen sich die Subjekte der *Caring Community* ausgesetzt. Die Binarität verweist auf die Möglichkeit, *Caring Community* als komplexes System auf eine nicht abschließend zu betrachtende, begrenzte Anzahl von Codierungen zurückzuführen. Werden mithilfe dieses strukturalistischen Analyseverfahrens die binären Codes einem Ordnungsschema zugeordnet, wird offenkundig, dass politische, sozialräumliche und religiöse Codierungen dominieren.

---

1581  Vgl. Heidegger, M. 2006, S. 123.
1582  Vgl. Heidegger, M. 2006, S. 123.
1583  Vgl. Tabelle 14: *Ordnungssphären binärer Codes.*

*Tabelle 15:* Binäre Codierung und *Caring Community*

| | Binäre Codierung | Ordnungssphäre |
|---|---|---|
| a) | **Begeisterung** vs. Enttäuschung | ästhetisch, religiös |
| b) | Gemeinschaft vs. **Individualisierung** | wissenschaftlich |
| c) | sozial integrierend vs. **sozial selektiv** | sozialräumlich, religiös |
| d) | Bündnis vs. **Vertrag** | politisch/religiös |
| e) | **Abhängigkeit** vs. Freiheit | religiös, politisch |
| f) | **Institutionalisierung** vs. Deinstitutionalisierung | sozialräumlich, religiös |
| g) | **Kirchenjahr** vs. Kalenderjahr | kalendarisch, religiös |
| h) | **Krise** vs. **Kontinuität** | politisch, religiös |
| i) | Professionalisierung vs. **Deprofessionalisierung** | politisch, religiös |
| j) | **Dienstleistung** vs. Gabe | politisch, religiös |
| k) | **stark** vs. schwach | generationell/ geschlechtlich |
| l) | **Normalität** vs. Anormalität | politisch, wissenschaftlich, religiös |
| m) | **Markt** vs. (Wohlfahrts-)Staat | politisch |
| n) | **homo oeconomicus** vs. homo cooperativus | politisch |
| o) | Fremdorganisation vs. **Selbstorganisation** | politisch |
| p) | **Wachstum** vs. De-Growth | politisch |
| q) | Wissenschaft vs. **Glauben** | religiös, wissenschaftlich |
| r) | Illusion vs. **Kompensation** | politisch, religiös |
| s) | **Selbstunternehmertum** vs. Genossenschaftlichkeit | politisch |
| t) | Regulierung vs. **Deregulierung** | politisch |
| u) | **Bedarf** vs. Bedürfnis | wissenschaftlich |
| v) | Lüge vs. **Wahrheit** | religiös, wissenschaftlich, politisch |
| w) | ewiges Feuer vs. **ewiges Leben** | religiös, |
| x) | Vernunft vs. **Übernatürliches** | religiös |
| y) | Zentralisation vs. **Dezentralisation** | sozialräumlich |
| z) | (Selbst-)Sorge vs. **Fürsorge** | geschlechtlich, generationell |

Die Analyse der binären Struktur des Erzählsystems *Caring Community* hat ergeben, dass aufgrund bipolarer Spannungen die sozialräumlichen, politischen und religiösen Ordnungssphären gegenüber anderen privilegiert sind. Werden die dominanten Codierungen den jeweiligen Ordnungssphären zugeordnet, zeichnet sich eine religiös-kapitalistisch anmutende Gemeindeordnung ab, die von Polarisierungen und Spannungsverhältnissen zeugt. Die sich daraus ergebenden habitualisierten Handlungsmuster münden in ausgrenzenden Verhaltensmustern, welche in exkludierenden Strukturen verkapselter Welten enden. Im Kampf um die Deutungshoheit in der Gemeinde transportieren Sorge und Gemeinschaft in symbolischer Metaphorik die Kultur, die in *Caring Communities* gelebt wird, jedoch nicht vollständig sichtbar ist. Quellcodes bestimmen als untergründige Motive das Handeln der Subjekte, insofern kann das Eisbergmodell die kollektive Programmierung der Menschen in der *Caring Community* abbilden.

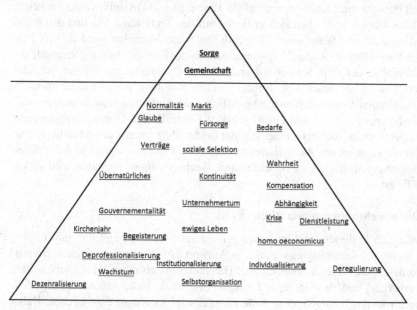

*Abbildung 14:* Eisbergmodell - Binäre Codierungen

Der unsichtbare Teil des Eisberges, unterhalb der Wasseroberfläche, entspricht einer verborgenen Sprache, die ihre Wurzeln z. T. in religiösen und kapitalistischen Erfahrungen, in einer Art konservativem Dogmatismus hat. Sorge und Gemeinschaft sind nur die Spitze des Eisbergs; eine Maske, hinter der die Macht regiert. Aber insbesondere der untere Teil desselben prägt die Kultur und die Denkmuster durch Praktiken und Regeln, die der Identitätsausbildung und der Unterscheidung der Gemeinschaft von anderen dienen. Nicht Sorge und Gemeinschaft treibt die Subjekte an, sondern die untergründige Struktur des Eisbergs, die wiederum die Subjektivierungsprozesse steuert. Die Dominanz der unter der Wasseroberfläche befindlichen Aspekte ist nicht als absolut zu verstehen: Es herrscht eine Dynamik zwischen den bipolaren Ausprägungen, von denen eine Seite überwiegt. Die als Diskursregeln zu betrachtenden Codes organisieren Wissen und Wissensformen in einem Machtapparat, wie ich ihn im vorangegangenen Kapitel erläutert habe. Die Codes schreiben den Menschen vor, wie sie zu denken haben, da von jeder Aussage über den Kapitalismus und den Protestantismus auch eine Machtwirkung ausgeht, die Handlungsoptionen im Feld diakonischer Gemeindepflege determiniert. Dabei wird mit Panoptismus, Gouvernementalität, Biomacht und Disziplinarmacht operiert. Diese Mächte vollziehen sich in Bezug auf den Protestantismus und den Kapitalismus, deren Wahrheiten für gültig und wahr befunden werden. Das Feld wird strukturiert, wodurch eine evangelisch-neoliberale Ordnung entsteht, die Normalität definiert. Sarasin folgend haben kulturspezifische Ordnungsstrukturen, wie ich sie beschreibe, für das Denken eine fundamentale Bedeutung[1584]. Die binären Codes stellen diesbezüglich eine Aufteilung von Erlaubtem und Verbotenem dar, die von einem sozialen Kontroll- und Überwachungsapparat eingerahmt ist. Sie legen innerhalb der beiden Pole jeweils den Mittelwert fest, der die Grenzen des Akzeptierten bestimmt, und finden Eingang in die sozialen Beziehungen, wo sie wirkmächtig sind; wechselseitiges Verhalten wird so kodifiziert.

**Die unsichtbare protestantische Ethik**

Wie sich in diesem und im vorangegangenen Kapitel gezeigt hat, gibt *Caring Community* scheinbar eine einfache Antwort auf die demografischen Herausforderungen, hinter denen sich aber Handlungsanweisungen und Glaubenssätze verbergen, und zwar in erster Linie, um die Rück- bzw. Anbindung der Menschen an das Evangelium und die evangelische Kirche zu ermöglichen. Dabei können die Individuen den Geist des Evangeliums allerdings nicht ohne den des Kapitalismus einatmen. Das Phänomen *Caring Community* präsentiert sich als zeitgemäßes Mittel, das die Menschen in den Bann des Evangeliums ziehen soll. Es bedient sich dabei einerseits der Sprache des Protestantismus, andererseits auch derjenigen unserer kapitalistischen Zeit. Die konkurrierenden binären Codierungen bilden den Programmcode. Sie sind, wenn man so will, durch ihr polares Zusammenspiel das Drehbuch, nach dem *Caring Communities* funktionieren – ihre Analyse rührt am Betriebsgeheimnis. Als unbemerkte Zwänge können sie als Voraussetzungen angesehen werden, die zu einem gewissen Handeln vorbewusst anhalten, wobei sie durch Macht dezentral und unscheinbar organisiert sind. Die Quellcodes von *Caring Community* schreiben sich ha-

---

1584 Vgl. Sarasin, P. 2005, S. 99.

bitus-hermeneutisch in die Subjekte ein und formen ihre Einstellungen und Haltungen, wodurch ein evangelisch-neoliberaler Habitus als Grundstimmung im Verhalten, als eine Gesamtheit der Ausprägungen dominierender Codierungen weiter verfestigt wird. Durch unbewusstes Lernen legt das System der Quellcodierungen auch Grenzen im Denken frei, die tief in die Personen eindringen und einen abgesteckten Sprachraum mit einer evangelisch-kapitalistischen Atmosphäre erzeugen. Gefangen in institutionell verankerten bipolaren Strukturen prägt sich so dem Subjekt eine protestantische Ethik ein.

### *Caring Community* ein neuer geistiger Ort

Heterotopien haben die Eigenschaft, bestimmte Konfigurationen vom Restraum abzuspalten[1585]. Mit *Caring Community* wurde eine Parzellierung des Raumes eingeführt, die ihn in kleine Einheiten – Fraktale – teilt bzw. entsprechende bestehende Gliederungen diskursiv zementiert. Hierbei geht es um die machtvolle Scheidung von Wahrem und Falschem und darum, die Kontrolle über das Wahre zu erlangen. Die Trennlinie im oben dargestellten Eisbergmodell zwischen Sichtbarem und Unsichtbarem ist die Wasseroberfläche, die zu einer Separation einer religiösen Gemeinschaft führt, deren Kultur durch die unter der Wasseroberfläche befindlichen Quellcodierungen angetrieben wird. Hierbei werden Dynamiken der kulturellen Dispositionen entwickelt, die den Menschen nicht bewusst sind. Sie bilden die verhaltensgenerierende Kultur, die dementsprechend die Alltagspraxis der Menschen regiert. *Caring Community* ist eine Art geistiger Unterbau, der auf die Arbeitsmentalität bzw. Geisteshaltung seiner Subjekte zielt. Als organisationsgenetischer Code prägt *Caring Community* nachhaltig die Unternehmenskultur der Diakonie-/Sozialstationen. Sie ist somit nicht nur impliziter Bestandteil der Unternehmensführungskonzepte, sondern bestimmt darüber hinaus auf tiefgreifende Weise sämtliche Aktivitäten in den Diakonie-/Sozialstationen. Es geht bei *Caring Community* folglich um den Aufbau einer am Markt und am Evangelium orientierten Geisteshaltung aller Akteure. *Caring Community* definiert sich dabei durch seine Grenzen, durch das, was für den heterotopen Raum außerhalb liegt und was ihn selbst aus- bzw. abgrenzt. Die Grenzen stecken den Kreis von Personen ab, der sich den dominanten Codes fügt und der sie nicht verletzt.

Mit Blick auf die getätigten Ausführungen, auf das skripttheoretisch unbewusste Drehbuch des Geschehens einer *Caring Community*, können tatsächlich realisierte *Caring Communities* als heterotope Sonderwelten, als ein Außen

---

1585 Vgl. Helten, M. 2014, S. 18.

bezeichnet werden[1586], in dem die Individuen angeleitet werden, protestantische und neoliberale Orientierungen und Werte zu übernehmen. Gänzlich unbemerkt werden sozialstaatliche Rechte auf Pflege und Betreuung durch eine spezielle Pflegeethik aus Barmherzigkeit, Nächstenliebe und Mitleid substituiert[1587].

Mithilfe der Erzählung *Caring Community* setzen sich so unmerklich Normen und Leitsätze in der Gemeinde durch. Religiöses Handeln wird begründet, indem Geschichten sich in konkreten codierten alltagspraktischen Erfahrungen manifestieren. Auf diese Weise wird Religiosität in den Subjekten verankert, indem z. B. Fürsorge mit Geschichten aus der Bibel verbunden wird. Die evangelische Kirche hat ein großes Interesse, ihre Geschichten weiterzutragen. Der Grund hierfür kann beim ehemaligen Ratspräsidenten Huber nachgelesen werden: „Die evangelische Kirche in Deutschland wird sich auch in Zukunft nicht in der Arbeit des Bewahrens und Erhaltens erschöpfen. Sie wird auch neue Kirchen bauen und neue geistliche Orte entwickeln."[1588] In einer Welt mit immer weniger Kirchengebäuden fällt innovativen sozialpolitischen Konzepten wie *Caring Community* die Aufgabe zu, das Evangelium in Wort und Tat zu bewahren und zu verbreiten. Damit ist der Auftrag verbunden, eine möglichst große Zahl an Menschen mit der Botschaft Jesu Christi in Berührung zu bringen.

### Heterotopien des α/β-Typs – vektorielle Struktur

Die soeben ausgearbeiteten dichotomen Muster sind Formen der Ordnung eines Außen. Dieser Raum einer unsichtbaren Kirche ist von Achsen durchzogen, die mit Foucault als existenzielle Grunderfahrungen der Zeit beschrieben werden können. In Heterotopien existiert eine Achse nah/fern (also die horizontale, die nostalgische Bewegung durch den Raum auf der Suche nach einem Ziel), eine weitere Achse, hell/dunkel, die sich auf die Schwankungen von Abwesenheit mit einem Versprechen auf zukünftige Anwesenheit bezieht und eine Achse, auf der die Alternative von Tod oder Erlösung abgetragen ist (unten/oben )[1589]. In Analogie ergibt sich folgende vektorielle Struktur von *Caring Community*:

---

1586 Vgl. Schulz-Nieswandt, f. 2016, S. 90.
1587 Vgl. Abbildung 7: *Aspekte einer speziellen Pflegeethik in der diakonischen Gemeindepflege.*
1588 Huber, W. 2005b, S. 11.
1589 Vgl. Warning, R. 2009, S. 16.

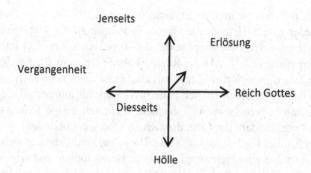

*Abbildung 15:*    Vektorielle Struktur der Heterotopien des α/β-Typs

Bei *Caring Community* handelt es sich um einen Schwellen- bzw. Übergangs-raum[1590] auf dem Weg zu einem Reich des christlichen Gottes. Indem sprach-lich codierte Abgrenzungen vollzogen werden, bildet sich ein Raum, der auf der x-Achse zwischen den Polen Vergangenheit und einer fernen Zukunft (dem Reich des christlichen Gottes) lokalisiert ist, deren zeitliche Begrenzung sich in der absoluten Herrschaft markieren lässt. Wie ich im Zusammenhang mit den Merkmalen der Heterotopie erwähnt habe, findet ein Bruch mit der traditionel-len Zeit statt. Zugunsten einer christlichen Zeitstruktur wird mit der säkularen Welt gebrochen bzw. sich von dieser abgegrenzt. Der heterotope Schwellen-raum stellt sich der säkularen Ordnung entgegen, solange alle Handlungen und Denkweisen in keinem offensichtlichen Widerspruch zur Wahrheit des christli-ches Gottes stehen. Jede diskursive Praktik, offenbart sich als die ausdrückliche Erneuerung der christlichen Heilsgemeinschaft auf dem Weg zum Reich Got-tes. Gleich dem Friedhof, von dem Foucault behauptet, er sei ein eminent hete-rotopischer Ort, brechen die Menschen mit ihrer herkömmlichen Zeit in einer solchen Heterotopie. Das bedeutet „(...) für das Individuum de[n] Verlust des Lebens (...) und die Quasi-Ewigkeit, in der es nicht aufhört, sich zu zersetzen und zu verwischen."[1591] Code w – das ewige Leben!

Mit Schulz-Nieswandt gehe ich davon aus, dass heterotope Gebilde, in drei Varianten verstanden werden können: „Einerseits – der *α-Typ* – als exklu-dierende forensische Sonderräume, zu denen eben auch die »totale Institution« der Psychiatrie, der Gefängnisse etc. gehören, immer aber auch der dazugehöri-ge klassifikatorisch-diagnostische Blick der Medizin, der Pädagogik (...). An-

---

1590  Vgl. Tafazoli, H./Gray, R. T. 2012, S. 8.
1591  Foucault, M. 1992a, S. 43.

derseits – der β-Typ – die inklusiven Andersräume (...).“[1592] *Caring Community* zähle ich weder zu den Heterotopien des α-Typs noch zu den Heterotopien des β-Typs, sondern zu den Heterotopien des α/β-Typs, einer Art „(...) intermediärer Gestalterqualität (...)“[1593]. Diese Räume haben sich vom Bösen abgewandt und streben einem utopischen Ideal zu, das in umfassender Herrschaft des christlichen Gottes zu sehen ist. Ich habe bereits darauf aufmerksam gemacht, dass es sich um Heterochronien[1594] handelt; nicht um ewige Orte; um keine chronischen Orte, sondern um Orte, die sich im Übergang befinden.

Diesem Kapitel liegt die ausgefaltete These zugrunde, dass es sich bei *Caring Community* um eine Heterotopie handelt. Heterotopien sind wirkliche Orte[1595], also Orte, die existieren. Gleichwohl sucht man solche realen Orte vergebens auf einer Karte; wirkliche Orte wie z. B. Rokovoko, die Geburtsstadt Quiquegs, stehen nicht darauf[1596]. Gleiches gilt für *Caring Communities*. Darauf, dass spezifische religiöse Räume existieren, die an keinen Ort gebunden sind, jedoch die sprachliche Perspektive präsent halten[1597], habe ich im Zusammenhang mit dem vierten Grundsatz hingewiesen. Dass Heterotopien tatsächlich existieren können, kann nicht zuletzt im Süden der Bundesrepublik am ehemals größten leer stehenden Gebäude Deutschlands, beobachtet werden. Dieses wurde im Jahr 2015 an die Projektgruppe[1598] des *Instituts für Heterotopie* verkauft. Die ehemalige Zentrale des Versandhandels *Quelle* wird nun von einem Kollektiv aus Künstlern, Wissenschaftlern und Architekten bewohnt und zu einer in sich abgeschlossenen Stadt in der Stadt umkonzipiert, um auf diese Weise demokratisch und in Eigenarbeit einen heterotopen Raum aus Wohnungen, Ateliers, Stadtgärten, einem Bildungscampus und Museen entstehen zu lassen[1599] – kleine Orte, die man auf keiner Landkarte finden kann, die aber wirklich existieren. Heterotopien, die ausdrücklich an Sprache gebunden sind, können zu wirklichen echten Orten werden – wie *Caring Community*.

---

1592 Schulz-Nieswandt, F. 2016, S. 90.
1593 Schulz-Nieswandt, F. 2016, S. 90.
1594 Vgl. Merkmal 4 – Heterotopie und Zeiterfahrung.
1595 Vgl. Foucault, M. 1992a, S. 39.
1596 Vgl. Melville, H. 1956, S. 105.
1597 Vgl. Erne, T. 2013, S. 6.
1598 Die Projektgruppe des Instituts für Heterotopie setzt sich aus Personen zusammen, die in den Bereichen Kunst, Musik und Philosophie tätig sind.
1599 Vgl. Augustin, K. 2016, S. 31; Institut für angewandte Heterotopie 2016.

## 4.4 Widerstandspunkte im evangelisch-neoliberalen Machtnetz

In den beiden vorangegangenen Kapiteln habe ich gezeigt, wie sich bestimmte alternativlos erscheinende Subjektordnungen poststruktural beschreiben lassen. Ich habe *Caring Community* analysiert sowie vor der Folie des foucaultschen Dispositiv- und Heterotopiebegriffs Grundstrukturen herausgearbeitet. Im aktuellen Unterkapitel fasse ich zunächst zentrale Erkenntnisse zusammen, um im Anschluss Umsetzungsbedingungen für *Sorgende Gemeinschaften* und Widerstandspunkte der Macht gegenüber zu erläutern.

Indem Strukturen freigelegt und bewusst gemacht werden, können durch Widerstandspraktiken Freiheiten entwickelt werden. Diese sind erstens die Ethik der Sorge, bei der davon ausgegangen wird, dass sich das Selbst durch eigene Gestaltung der Lebensführung souverän hervorbringt. Zweitens das Prinzip der Reziprozität und drittens Solidarität als Organisationsprinzip auf kommunaler Ebene im Sinne genossenschaftlichen Handelns als Hilfe auf Gegenseitigkeit und auf nationaler Ebene als Wohlfahrtsstaat. Da ich davon ausgehe, dass diese Grundsätze zu einer guten Gesellschaft beitragen, in der die Menschen füreinander einstehen und Sorge tragen, setze ich mich mit diesen Dispositionen, sozialcharakterlichen Eigenschaften und organisatorischen sowie sozialpolitischen Implikationen auseinander. Mit der Selbstsorge zeige ich eine individuelle Widerstandstechnik auf, die den Individuen gewisse Freiheiten gestattet, um Einfluss auf die Konstitution ihrer selbst nehmen zu können. Die Hauptkategorien eines solchen Gegen-Verhaltens mache ich anhand der von Foucault ausgearbeiteten antiken Ethik des Selbst fest. Anknüpfend an meine Ausführungen zum Genossenschaftsgedanken und den ihm innewohnenden selbstbestimmten Voraussetzungen, dem solidarischen Handeln auf einer organisatorischen Ebene, gebe ich einen Ausblick auf mögliche Fragestellungen des Pflegemanagements, die sich auf pflegewissenschaftlicher Diskursebene gegen die neoliberale Hervorbringung von Subjektivität wenden. Ich skizziere diesbezüglich zwei Forschungsvorhaben, die sich mit dem Genossenschaftsgedanken im Bereich der Pflege und einer wissenssoziologischen Annäherung an das Phänomen Pflegemanagement beschäftigen. Die nachstehende Grafik fasst die in diesem Kapitel behandelten Thematiken bildlich zusammen:

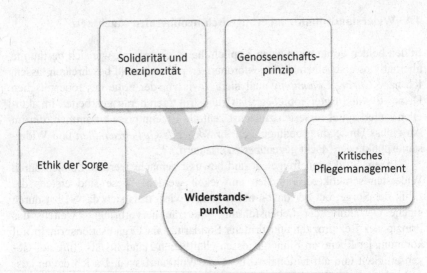

*Abbildung 16:*     Widerstandspunkte im evangelisch-neoliberalen Machtnetz

## Die Sorgefähigkeit erhöhen

Wer sich näher mit dem Konzept *Sorgende Gemeinschaften* beschäftigt, der kann nicht umhin, mit dessen Ziel übereinzustimmen, die Sorgefähigkeit der Gesellschaft zu erhöhen. Auf dieser Feststellung aufbauend, möchte ich zunächst, bevor ich auf konkrete Widerstandspraktiken eingehe, ganz allgemein auf Möglichkeiten und Grenzen zur Umsetzung des Konzepts *Sorgende Gemeinschaften* hinweisen.

Gelingt die Vernetzung der Akteure im Wohlfahrtspluralismus zu einer quartiersbezogenen tatsächlichen Sorgegemeinschaft, besteht eine große Chance auf Realisierung des Inklusionsgedankens[1600]. Das gedankliche Scheiden von innen und außen, von Normalität und Andersartigkeit muss hierzu transformiert werden[1601]. *Sorgende Gemeinschaften* sind die erforderliche Klammer zwischen Beteiligung einerseits und zivilgesellschaftlicher Verantwortung andererseits[1602]. An die Realisierung sind jedoch eine ganze Reihe von Herausforderungen gebunden. Klie stellt u. a. mit Rekurs auf Schulz-Nieswandts Publikation *Der leidende Mensch in der Gemeinde als Hilfs- und Rechtsgenossen-*

---

1600 Vgl. Schulz-Nieswandt, F. 2014, S. 16.
1601 Vgl. Schulz-Nieswandt, F. 2014, S. 17.
1602 Vgl. ISS 2014a, S. 51.

schaft[1603] Hürden auf, die sich bei der Umsetzung von *Sorgenden Gemeinschaften* für die Kommunen ergeben und die es zu nehmen gilt. Dazu gehört a) die Überwindung einer Logik der Ökonomisierung aller Lebensbereiche, b) die Überwindung eines anachronistisch-romantischen Familialismus sowie die Praxis einer neuen Gastfreundschaft gegenüber dem *homo patiens* (als Bereitschaft zur Gabe und zum Teilen mit Fremden), c) die Überwindung von Angst, Distanz, Ekel und anderen Formen der Abgrenzung, d) die Offenheit für genossenschaftliche Antworten als Voraussetzungen für die Existenz vor Ort (Daseinsvorsorge) sowie e) die Entfaltung einer Innovationskultur (Leitbilder, Strukturen, Befähigung)[1604]. Auch Klein formuliert Bedingungen, die von Seiten der Kommune ebenso zur Entwicklung Sorgender Gemeinschaften beitragen: Er bekräftigt: „Voraussetzungen hierfür sind a) eine klare Abgrenzung, welche Dienstleistungen im Rahmen sozialer Sicherungssysteme hauptamtlich erbracht werden müssen und welche Ergänzungs- und Unterstützungsleistungen durch das freiwillige Engagement von Bürgerinnen und Bürgern bzw. durch primäre Netzwerke »Sorgearbeit« abrunden können; b) die Offenheit von Plitik und Verwaltung gegenüber Initiativen der Bewohnerinnen und Bewohner; c) eine Mindestinfrastruktur, die sozialraumorientiert als Knotenpunkt »Sorgender Gemeinschaften« fungieren kann. Solche Knotenpunkte können bereits vorhandene Einrichtungen, wie zum Beispiel Mehrgenerationenhäuser, aber auch Freiwilligen- oder Familienzentren, Freiwilligenagenturen, Seniorenbüros oder Nachbarschaftshäuser, sein.[1605]"

Was die Infrastruktur betrifft, so scheint für Klein eine kommunale Anlaufstelle unverzichtbar, in der hauptamtliches Personal für alle Fragen der Sorgenden Gemeinschaft ansprechbar ist. „Solche Infrastrukturen dienen als (...) Knotenpunkt im Netzwerk »Sorgender Gemeinschaften« (Anlaufstelle), (...) als infrastruktureller Rahmen für dieses Netzwerk, als Ort der Bündelung und Koordinierung von Angeboten und Aktivitäten der kommunalen Daseinsvorsorge (Verzahnung hauptamtlich und ehrenamtlich erbrachter Angebote), (...) als lokalisierbares mögliches Bindeglied zwischen Bürgerinnen und Bürgern (im weiteren Sinne), Kommune, Vereine und lokale Gliederungen der Verbände, Bildungseinrichtungen, Kirchen, privaten und freien Trägern sozialer Dienste sowie weiterer Vertreterinnen und Vertretern der lokalen Wirtschaft, die sich als Akteure im Gemeinwesen verstehen, (...) als Sensorium für spezifische Bedarfe und Bedürfnisse vor Ort."[1606] Auch das Institut für Sozialarbeit und Sozi-

---

1603 Vgl. Schulz-Nieswandt, F. 2013a.
1604 Vgl. Klie, T. 2014a, S. 20.
1605 Vgl. Klein, L. 2014, S. 28.
1606 Klein, L. 2014, S. 31; siehe auch Bullwinkel, A. 2014, S. 44 ff.

alpädagogik weist darauf hin, dass bei der Umsetzung des Leitbilds den Kommunen eine Schlüsselrolle zukommt[1607]. Sie müssen sich in diesem Kontext nicht nur als Macher, sondern vor allem als Ermöglicher zeigen, was neue *Gouvernance*-Formen in Bezug auf das gemeinsame Gestalten im Schulterschluss verschiedener lokaler Akteure voraussetzt. An zahlreichen Stellen[1608] wird bereits darauf hingewiesen, dass die im Rahmen des *Aktionsprogrammes Mehrgenerationenhäuser* bereits flächendeckend in der Bundesrepublik Deutschland neu entstandenen bzw. an bestehende Institutionen angegliederten Mehrgenerationenhäuser als operative Knotenpunkte fungieren könnten. Alternativ bieten sich Seniorenservicebüros, Pflegestützpunkte, aber auch professionelle Anbieter sozialer Dienstleistungen wie die fokussierten Diakonie-/Sozialstationen an, insofern sie lokal über eine gute Vernetzung verfügen. Mit dem Siebten Altenbericht wurde diesbezüglich der Verantwortung der Kommunen auch nochmals Rechnung getragen und diese gestärkt[1609].

## Filterblase *Caring Community*

Im Fokus sozialpolitischer Überlegungen stehen fragmentierte Räume, die sich aufgrund des demografischen Wandels einem enormen Veränderungsdruck gegenübersehen, da sich die Menschen zunehmend individualisieren, was zu Säkularisierung und einer fehlenden Sorgefähigkeit führt. Offensichtlich ist man sich mit peinlicher Genauigkeit vollkommen fremd geworden; die Existenz ist durch gleichgültige Gegenwart ohne jede Dichte geprägt[1610]. Tiqqun stellen treffend fest: „Auf bislang noch nicht gesehene Weise findet sich (...) das Dasein des Menschen als Einzelwesen *förmlich[1611]* getrennt von seinem Dasein als Mitglied der Gemeinschaft."[1612] Jenseits dessen hat die evangelische Kirche in den Gemeinden sehr viel von ihrer früheren Macht eingebüßt. Aus diesem Grund sind evangelische Kirchenstrategen stetig bemüht, das Evangelium an die moderne Gegenwartsgesellschaft anzunähern. Die Popularität von *Caring Community* innerhalb der evangelischen Kirche ist u. a. deshalb möglich, weil dieses Konzept wie kaum ein anderes dem neoliberalen Zeitgeist huldigt, was einer Affinität der protestantischen Kirche zum Kapitalismus geschuldet ist. Schon allein die Verwendung eines Anglizismus für *Sorgende Gemeinschaft*

---

1607 Zur Rolle der Kommunen siehe auch Kapitel *4.4 Widerstandspunkte im evangelisch-neoliberalen Machtnetz.*
1608 Vgl. Albrecht-Bindseil, N. 2014, S. 34.
1609 Siehe Kapitel *3.2 Die Debatte um Sorgende Gemeinschaften am Beispiel Caring Community.*
1610 Vgl. Tiqqun 2003, S. 14.
1611 Hervorhebung im Original.
1612 Tiqqun 2003, S. 34.

wäre, Hirschs Argumentation folgend, ein Ausdruck neoliberaler Hegemonie[1613]. Aber die Problematik stellt sich als viel tiefgreifender heraus, wie wir in den vorangegangen Kapiteln gesehen haben.

Die vorliegende Untersuchung widmet sich aktuellen Transformationen lokaler gesellschaftlicher Räume durch die evangelische Kirche und untersucht das darauf bezogene *evangelisch-neoliberale Community-Dispositiv*. Es wurde gezeigt, dass *Caring Community* vom Geist des Evangeliums sowie des Neoliberalismus durchdrungen ist. In ihm vereinigen sich Kapitalismus und Protestantismus. In einer Kombination aus Markt, Staat, Zivilgesellschaft und Kirche bietet *Caring Community* auf der Grundlage der mit dem Evangelium und dem Neoliberalismus verbundenen Gesamtheit von Ideen, Vorstellungen und Theorien eine große Masse an unterschiedlichen Begründungs- und Rechtfertigungsstrategien für ökonomische und religiöse Interessen, aber auch Raum für gesellschaftliche Fehlentwicklungen, Frömmelei und Abschottung. Das Dispositiv erzeugt eine Filterblase, die dafür sorgt, dass die Menschen ausschließlich mit Dingen konfrontiert werden, die das eigene religiöse und ökonomische Weltbild stützen, wohingegen diesem widersprechendes Wissen herausgefiltert wird. Die bis hierher geführte Diskussion über *Caring Community* zeigt deutliche Formen struktureller Segregation auf.

Es wurde herausgearbeitet, dass es sich bei *Caring Community* um einen in sich abgeschlossenen, machtvoll hervorgebrachten heterotopen Raum handelt, der ausschließlich Menschen vorbehalten ist, die sich den Glaubenssätzen des Evangeliums und des Marktes unterwerfen. In beiden Glaubensdominationen geht es darum, ein Wissen als das einzig wahre anzuerkennen, um persönliches Heil zu finden. Die Heilsgewissheit gründet sich einerseits auf dem Glauben, im Jüngsten Gericht[1614] von Gott freigesprochen zu werden; andererseits liegen die Verheißungen des Neoliberalismus, als eine Extremform des Kapitalismus, im Glauben an den Markt, den stetigen Fortschritt, das Wachstum und den Konsum. *Caring Community* ist eine Ideologie, die eine eigene Dynamik der Unterwerfung unter eine politisch-religiöse Heilsgewissheit entfaltet und Prinzipien der Verwaltung und Kontrolle kirchlicher Bürokratie erweitert, indem mit dem Kapitalismus paktiert wird. Mag es bisweilen in den Slogans diakonischer Einrichtungen um Nächstenliebe gehen, regiert in der Gemeinde vor Ort neben dem Heiligen Geist des christlichen Gottes, auch der heilige Geist des Kapitalismus durch Gesetze des Neoliberalismus. Hiermit wä-

---

1613 Vgl. Hirsch, J. 2016.
1614 Zum Weltgericht siehe Kapitel *4.3 Caring Community, ein heterotoper (Sprach-)Raum des Außens* und Fußnote *1569*.

re der ideologische Kern im Körper von *Caring Community* bezeichnet. Es entsteht ein exklusiver Ort, der all jenen Menschen verwehrt bleibt, die keinen evangelisch-neoliberalen Habitus vorweisen.

**Auswirkungen auf die Gemeindepflege**

Es ist hinlänglich bekannt, dass der Neoliberalismus sich existenzielle Daseinsformen als Ware aneignet. Dieses Phänomen ist auch im Bereich der diakonischen Gemeindepflege am Beispiel von Sorge zu beobachten. Die Grundannahmen des Neoliberalismus, die von Wegner in Form eines allumfassenden Marktes auf das Feld der Gemeindepflege übertragen werden, erzeugen Zustände grenzenloser Ausbeutung, die sich im Windschatten der theoretischen Ökonomie an einem an zweckrationalen Denkprozessen ausgerichteten Menschenbild orientieren. Aus Sorge, Solidarität oder Reziprozität entstehen Handelsbeziehungen und Minutenpflege. Die Glücksversprechen des Neoliberalismus erfüllen sich nicht – schon gar nicht auf dem Feld der Gemeindepflege. Der ICN-Ethikkodex für Pflegende sieht die grundlegende berufliche Verantwortung dem pflegebedürftigen Menschen gegenüber[1615] und nicht neoliberalen bzw. evangelischen Glaubenssätzen gegenüber. In dem Maße, wie sich Pflege durch Professionalisierungsprozesse von der Medizin abwendet, tritt sie durch *Caring Community* zusehends in den Schatten der Ökonomie und des Evangeliums. Die Protagonisten der progressiv-neoliberalen Position in der Debatte um das Konzept der *Sorgenden Gemeinschaften* erscheinen als „(...) willige Helfer eines Herrschaftskonzepts, mit dem die Menschen und die Bevölkerung reguliert werden (...).“[1616] Die den neokonservativen Diskurs beherrschenden Eliten bemühen sich, aktuelle [kirchen-]politische[1617] Praxis abzusichern, zu legitimieren und im Bewusstsein der Bevölkerung als einzig vernünftige zu verankern[1618].

Da *Caring Community* aus dispositivanalytischer Perspektive als eine Art Verknüpfungsordnung[1619], als ein ineinander verwobenes Verhältnis von Fremd- und Selbstführung gefasst werden kann, konnte gezeigt werden, wie Subjektivierungsprozesse in der diakonischen Gemeindepflege durch heterogene Elemente und deren Verbindungen funktionieren. Es wurden Aussagen zu diskursiven Praktiken, Institutionen, Leit- und Lehrsätzen sowie Personen er-

---

1615 Vgl. ICN 2017, S. 2.
1616 Jäger, M./Jäger, S. 2007, S. 271.
1617 Anmerkung des Verfassers.
1618 Vgl. Jäger, S. 1993, S. 164.
1619 Denninger et al. bezeichnen das Dispositiv als Verknüpfungsordnung (vgl. Denninger, T. et al. 2014, S. 31).

fasst, die dafür verantwortlich sind, dass sich Bedeutungskonstruktionen einerseits tief in den Habitus ihrer Subjekte und andererseits ins kulturelle Gedächtnis der Gemeinde einschreiben. Wie ausgeführt wurde, ist *Caring Community* eine Form konkreter oder pragmatischer Vision von neuer Gemeindeordnung, die sich bei näherem Hinsehen jedoch als ein streng religiöser Raum entpuppt, dessen binäre Codes sich in das jeweilige alltagspraktische Gefüge der eingeschlossenen Menschen integrieren und – ganz nebenbei – dem neoliberalen Projekt zu voller Blüte verhelfen. So werden Selbstorganisation und Unternehmertum zum kapitalistischen Anforderungsprofil für leitende Pflegefachkräfte und wohlfahrtsstaatliche Aufgaben auf das kirchliche Ehrenamt übertragen; flexible Arbeitsverhältnisse und Ehrenamt inspirieren zu modernen Arbeits- und Organisationsformen, die sich als Zusammenspiel aus Markt, Staat, zivilgesellschaftlichem Engagement und Kirche als *Caring Community* konstituieren.

Netzwerkorganisationen, wie sie *Caring Community* darstellen, sind gewissermaßen ein Ersatzgarant des erodierenden Wohlfahrtsstaates. Verantwortung wird vom Sozialstaat auf das engere regionale und soziale Umfeld übertragen. Das Leitbild verspricht, diesbezüglich die Sorgefähigkeit zu erhören, es ist jedoch der religiöse Einsatz, der exkludierte Strukturen hervorbringt. Denn was ist *Caring Community* nichts anderes als ein Repertoire an Machtmechanismen mit ideologischem Gehalt? Das Problem liegt unbestritten zum einen in einer ideologischen Differenz, die sich als eine Grenze zwischen innen und außen bzw. sakral und profan darstellt, und zum anderen in dem Versuch, diese durch *Caring Community* zu bewahren. Es bedarf zweifelsohne nicht großer gedanklicher Anstrengungen, über die Mauern hinwegzuschauen und die Eingeschlossenen von Ausgeschlossenen zu unterscheiden. Unter der Maßgabe religiöser und ökonomischer Moralvorstellungen herrschen die Marktgesetze und lutherische Katechismen. Dabei entsteht ein Effekt, der mit dem technischen Begriff der Echokammer bezeichnet werden kann. Bei diesem Phänomen neigen die Menschen dazu, sich nur mit gleichsam subjektivierten Personen zu umgeben, was zu einer Verstärkung der eigenen Positionen führt. Durch diesen Effekt verbreitet sich Wissen, das der kollektiven Konstruktion einer religiös-kapitalistischen Wirklichkeit dient.

### Ethik der Sorge – ein Widerstandspunkt im Machtnetz

Nachdem einige allgemeine Voraussetzungen benannt sind, die es ermöglichen, kommunale Sorgestrukturen im Sinne Sorgender Gemeinschaften zu etablieren, möchte ich die sich konkret aus der Analyse des Narrativs *Caring Community* ergebenden Widerstandspunkte erläutern. Es hat sich gezeigt, wie das protestantische als evangelisch-neoliberales Moralsystem in der tatsächlichen Machtausübung im Feld diakonischer Gemeindepflege über das *evangelisch-neoliberale Community-Dispositiv* verankert ist. Moralische Imperative sind so in die Machtbeziehungen eingewoben. Allein der Ausritt aus ökonomischen Verwertungszusammenhängen und ihren Wirkungen scheint zunächst schwierig. Folgen wir jedoch der Annahme Foucaults, dass überall dort, wo es Macht gibt, auch Widerstand existiert[1620], so muss die These, dass innerhalb pfadabhängiger organisationaler Räume einmal gesetzte Implikationen nicht wieder verlassen werden können, verworfen werden. Foucault folgend existieren in der Gesellschaft andere Orte, an denen Wahrheit entsteht und gewisse Spielregeln herrschen, die bestimmte Formen von Subjektivität bestimmen und eine bestimmte Art von Wissen entstehen lassen[1621]. Ein solcher Ort könnten auch *Sorgende Gemeinschaften* sein, aus denen sich die Möglichkeit einer anderen Geschichte der Wahrheit ergibt als die des evangelisch-neoliberalen Subjekts. Strukturen, wie ich sie in den Kapiteln *4.2* und *4.3* dargelegt habe, sind nicht in Stein gemeißelt, ihre Dynamik ändert sich stetig. Infolgedessen kann eine Veränderung der Machtbeziehungen zu einer Veränderung oder Aufhebung von Moral führen. De facto ist *Caring Community* zunächst auch nur ein codiertes Gedankenkonstrukt – eine nicht real existierende Ansammlung von Gedanken, auf die durch Selbstbeobachtung geachtet werden muss.

Da sich die Subjekte ihre Welt selbst konstruieren, existieren auch keine metaphysischen Systeme wie Götter oder Märkte, die hinter allem stecken. Insofern ist auch das Selbst immer ein potenzielles Zentrum des Widerstandes, obwohl es durch den Neoliberalismus in unterschiedlichste Konsumidentitäten zerlegt wird. Die Kunst ist, sich selbst zu beherrschen, dann wird auch kein Herrscher mehr benötigt und man gelangt zu einem freiheitlichen Dasein, das in Anlehnung an Nietzsche als der Wille zur Selbstverantwortung[1622] bezeichnet werden kann, welche durch eine Ethik der Sorge den Mangel an Selbst und Selbstgefühl überwindet – sich seiner selbst Herr werden lässt. Aus dieser Überlegung heraus werden als Nächstes die für eine Überschreitung ideologisch produzierter Grenzverläufe notwendigen anthropologischen Implikationen der Selbstsorge diskutiert.

Will ein Mensch Widerstand leisten, so muss er nicht die Revolution ausrufen oder Staat und Kirche umstürzen, sondern es reicht aus, eine gewisse Art

---

1620  Vgl. Foucault, M. 1983, S. 116.
1621  Vgl. Foucault, M. 2002d, S. 673.
1622  Vgl. Nietzsche, F. 2014, S. 139.

der Regierung zurückzuweisen. Dem Charakteristikum der Freiheitsrhetorik zum Trotz gilt es im Rahmen der *Ethik des Selbst* aber auch, gegenseitige Abhängigkeiten anzuerkennen und als Grundlage jeder politischen Überlegung zu akzeptieren. Wie Žižek könnte man auch im Zusammenhang mit der *Ethik des Selbst* zu folgendem Schluss kommen: „Es geht um eine Universalität, die humanistisch gedacht ist, um die Universalität von Mitmenschen, die sich selbst in anderen wiedererkennen, das heißt, die»wissen«, dass wir, ungeachtet politischer und religiöser Vorlieben, alle eins sind, dass wir alle die gleichen Ängste und Leidenschaften teilen."[1623] Eine solche Ethik ist eine Art Widerstandstechnik, die es dem Subjekt erlaubt, einen gewissen Einfluss auf die Konstitution seiner selbst zu nehmen.

Im Allgemeinen wird widerständiges Verhalten als Ablehnung oder Abwehrhaltung gegenüber Macht gedeutet. Es existieren generell verschiedene Beweggründe und Möglichkeiten, Widerstand zu leisten. Hessel zeigt zum Beispiel im Widerstand das Grundmotiv der Empörung auf, denn er sieht in ihm ein Engagement für Gerechtigkeit und Freiheit[1624]. Hessels Vorschlag, eine Empörung allein, die dazu meist folgenlos bleibt, reicht jedoch nicht aus. Es bedarf einer Vielzahl an Werkzeugen, um Missstände aufzulösen. Widerstände durch Freiheitspraktiken, zu denen die antike Selbstsorge zählt, zielt auf die Verhinderung von Herrschaftszuständen.

Wie wird es Individuen und Kollektiven möglich, nicht regiert zu werden? Auf diese zentrale Frage gibt Foucault folgende Antwort: „Der Wille der Individuen muss sich in eine Wirklichkeit eintragen, für die die Regierungen sich das Monopol reservieren wollten, dieses Monopol, das man ihnen Schritt für Schritt jeden Tag auf Neue entreißen muss."[1625] Die drei Fragen nach dem Wissen (Woher kommt es? Wie sieht es aus? Wogegen richtet es sich?) scheinen sich in dieser Aussage Foucaults zu verdichten; Widerstand entsteht hier zugleich in der Alltäglichkeit der Kämpfe und Definitionsmacht, also in der Zuweisung von Positionen legitimen Sprechens[1626], die man sich erkämpfen muss. Eine Begrenzung von Macht kann demzufolge nur von unterworfenen Subjekten selbst ausgehen; dazu müssen sie an erster Stelle ihr Leben selbstverantwortlich in die Hand nehmen, sich Dingen aktiv widersetzen, um sich selbst aus dem Sumpf vorgefasster Wahrheiten zu befreien. Hierzu ist es notwendig, sich

---

1623 Žižek, S. 2016, S. 69.
1624 Vgl. Hessel, S. 2011a, S. 9.
1625 Foucault, M. 2005d, S. 874 f.
1626 Vgl. Kastner, J. 2008, S. 51.

durch angemessene Selbstsorge zu einer kritischen Persönlichkeit zu entwickeln, wie es Kellner beispielsweise für Pflegepädagogen fordert[1627].

**Wahrheitsfelder ergänzen**

Unter dem Deckmantel sozialpolitischer Problematiken organisiert *Caring Community* einen moralisierenden Raum, in dem drei, durch diskursive Praktiken sich stetig erneuernde Wissensfelder entstehen, die das abgespaltene Subjekt überwältigen. Vereinfacht kann man folgenden Sachverhalt formulieren: Zum einen formt sich durch gouvernementale Regierungstechniken und Biomacht ein Verhältnis zwischen Staat und Subjekt aus, das als politische Ökonomie zu bezeichnen ist; zum anderen existiert mit der Pastoralmacht ein individuelles Wahrheitsfeld sowie eine durch den Pastor vermittelte Wahrheit über den christlichen Gott bzw. seine Botschaft. Anhand der nachstehenden Grafik lässt sich darstellen, wie sich *Caring Community* auf diese drei Rationalitäten gründet, die sich jeweils auf individuelle Heilsversprechen berufen und bereits jede für sich genommen im Totalitarismus enden.

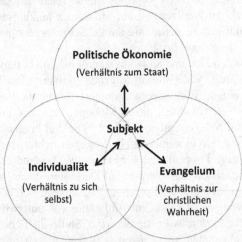

*Abbildung 17:*     Wahrheitsfeld – *Caring Community* (a)

In Kapitel *2.3* habe ich theoretisch erläutert, wie sich das Selbst durch eine *Ethik der Sorge* zu einem potenziellen Zentrum von Widerstand gegenüber der Macht entwickeln kann. Es kann durch Selbsttechnologien eine Gegenkraft

---

1627 Vgl. Kellner, A. 2011.

ausbilden, indem es sich in einer Konversionsbewegung auf sich selbst ausrichtet und sich selbstbestimmt subjektiviert.

## Sorge und Gemeinschaft

Individuen erlangen Subjektstatus durch einen freiheitlichen Anspruch der Macht gegenüber, indem Wahrheit vom Subjekt selbst übernommen wird. Dieses prinzipiell auf alle Menschen gerichtete Verhalten der Sorge setzt jedoch ebenso eine gewisse Form der Ausschließung – entweder durch die Zugehörigkeit zu einer geschlossenen Gruppe oder die Fähigkeit zum gebildeten Müßiggang – voraus, was schlussendlich eine Absonderung gesellschaftlicher Art bedeutet könnte[1628]. Den meisten fehlt im Alltag schlichtweg die Zeit, dieser Tätigkeit mit der notwendigen Muße nachzugehen; zudem setzt ein um sich selbst sorgendes Verhalten ein spezifisches Maß an Bildung voraus. Beide Einschränkungen führen zu einer sich um sich selbst kümmernden moralischen Elite[1629], worin eine Gefahr des Selbstsorgekonzepts gesehen werden kann. Dem kann Folgendes entgegengesetzt werden: Die *Sorge um sich* ist ethisch derjenigen um andere Menschen vorrangig, so wie die Beziehung zu sich prioritär ist und als Konversion Machtbeziehungen kontrollieren und begrenzen kann[1630]. Ohne eine reflektierte Praxis des Selbst kann sich das Subjekt nicht um andere sorgen. Das *Ethos der Sorge* impliziert demnach auch eine Beziehung zu anderen Menschen, indem die Selbstsorge dazu befähigt, in der Gemeinschaft oder in Beziehungen einen gebührenden Platz einzunehmen[1631]. Wer sich nicht um sich selbst sorgt, der kann sich auch nicht um andere kümmern. Im Gegensatz zum christlichen Heil, das sich auf das Jenseits bezieht, ist das Ziel der Souveränität des Selbst, im Hier und Jetzt Gemeinwohl herzustellen und sich selbst in einen Seinsmodus der Wahrheit zu versetzen. Sorge geistert schon immer durch das kollektive Gedächtnis der Menschen, da sie als Bindemittel sozialen Miteinanders fungiert und in jedem Menschen angelegt ist. „Die Sorge um sich selbst steht (...) eindeutig im Dienst der Sorge um die anderen (...)."[1632]

Man kann sagen, die *Sorge um sich* führt zu Heil, sowohl zum eigenen als auch zu dem anderer, denn sie beruht als soziale Praxis auf sozialen Beziehungen. Sie mündet demzufolge auch in einem anderen gemeinschaftlichen Seinsmodus der Wahrheit und eröffnet neben der politischen Ökonomie, der

---

1628  Vgl. Foucault, M. 2009, S. 167.
1629  Vgl. Foucault, M. 2009, S. 105.
1630  Vgl. Foucault, M. 1994b, S. 282.
1631  Vgl. Foucault, M. 1994b, S. 282.
1632  Foucault, M. 2009, S. 223.

Individualität und dem Evangelium ein weiteres Wahrheitsfeld. Die oben stehende Grafik verändet sich folgendermaßen:

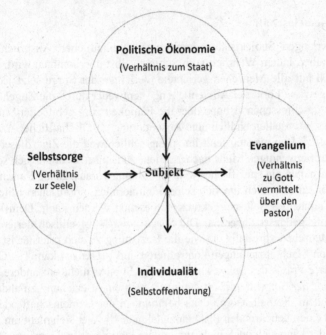

*Abbildung 18:*    Wahrheitsfeld – *Caring Community* (b)

Auch wenn ein Ort ohne unterwerfende und normierende Subjektivität, wie ihn Delany mit Triton[1633] beschreibt, meiner Ansicht nach nicht denkbar ist, wird durch die *Ethik der Sorge* hegemoniale Überlegenheit in politischer und religiöser Hinsicht begrenzt, da sich Handlungsspielräume und Einflüsse auf die Übermacht fremdgesteuerter Subjektivierungsprozesse eröffnen. Foucault spricht von zwei Möglichkeiten, durch Selbstpraxis das eigene Ich zu finden. Folgen wir seiner Argumentation, so kann sich ein Subjekt über Wissen, Macht oder Selbsttechnologie begründen. Die Wirkweise der Selbstsorge beschreibt er wie folgt: „Ich glaube, dass es keine Gesellschaft ohne Machtbeziehungen geben kann, sofern man sie als Strategie begreift, mit denen die Individuen das Verhalten der anderen zu lenken und zu bestimmen versuchen. Das Problem ist

---

1633  Vgl. Fußnote 742.

also nicht, sie in der Utopie einer vollkommen transparenten Kommunikation aufzulösen zu versuchen, sondern sich die Rechtsregeln, die Führungstechniken und auch die Moral zu geben, das *ethos*[1634], die *Sorge um sich*, die es gestatten, innerhalb der Machtspiele mit dem Minimum an Herrschaft zu spielen."[1635] Foucault imaginiert eine Politik, die die subjektbildende Kraft in jedem Individuum aktiviert, und problematisiert soziale Existenzweisen durch die Politisierung der Subjektivitäten[1636]. Entunterwerfung oder sich der Kontrolle und Abhängigkeit anderer zu entziehen, geschieht, indem sich selbst initiierte Subjektivierungsprozesse vollziehen, durch die sich das Individuum in Selbsterkenntnis und Bewusstsein seines Selbst in seiner eigenen Identität verhaftet sieht. In dieser Form von Machtausübung unterwirft sich das Individuum durch die *Ethik des Selbst* der eigenen Wahrheit. Subjekte sind der Produktion von Wahrheit durch Macht untergeordnet und können selbst auch so nur Macht über die Produktion von Wahrheit ausüben[1637].

## Zwischenraum (Selbst-)Sorge

Den Ausgangspunkt der hier angestellten Überlegungen markiert die Feststellung, dass Wahrheit und Organisationen in *Caring Community* machtvoll miteinander verknüpft sind. Kapitel *4.3* hat offengelegt, wie Sagbares eingeschlossen und Unsagbares konsequent ausgeschlossen wird, um Erscheinungen unkontrollierten Rauschens[1638] zu beherrschen. Selbstsorge als eine Praktik der Subversion ruft meiner Ansicht nach Verhaltensmuster des Ungehorsams gegenüber für selbstverständlich erklärten Wahrheiten hervor. Sie wendet sich gegen den Gehorsam, indem ein eigenes Verhältnis zur Wahrheit erzeugt wird und so eine Infrastruktur entsteht, die sich im Alltag Disziplinierung sowie gouvernementaler als auch pastoraler Regierung entzieht. Währenddessen dienen statistische Technologien der Antizipation der Risiken[1639]. Beide Prozesse zusammengenommen produzieren evangelisch-neoliberale Normalitäten.

---

1634 Hervorhebung im Original.
1635 Foucault, M. 2005a, S. 899.
1636 Vgl. Brieler, U. 2008, S. 24 f.
1637 Vgl. Foucault, M. 1978b, S. 76.
1638 Als Rauschen kann ein Verhalten bezeichnet werden, das der Kontrolle entgeht und gegenüber dem System gleichgültig bleibt. Aus diesem Grund kann es nicht gleich einer Maschine behandelt werden und in eine 0 oder 1 übersetzt werden. Dieses Rauschen, so Tiqqun weiter, ist die Fluchtlinie, die Irrwege der Begierden, die noch nicht in den Kreislauf der Valorisierung (Wertsicherung) eingegangen sind, also in das Nichteingeschriebene (vgl. Tiqqun 2007, S. 90).
1639 Vgl. Tiqqun 2007, S. 51.

Durch Selbstsorge wird das Subjekt in seinem Ich gestärkt, um Fragen eigenständig entscheiden zu können. Die *Sorge um sich* schafft die Grundlage für eine kritische und bewusste Reflexion evangelisch-neoliberaler Subjektivierungsprozesse; sie ist zugleich eine Form der selbstbestimmten Aneignung von Wirklichkeit; eine Ermöglichungsbedingung freiheitlicher Wirklichkeitskonstruktion. Mit einer solchen Veränderung der Seinsweise ist immer ein Hinterfragen der derzeit herrschenden Lebensweisen verbunden. Es entsteht eine Form der Freiheit, in der das Subjekt nicht gezwungen ist, Entscheidungen nach vorgegebenen Determinanten zu fällen. Die *Ethik der Sorge* ist eine Ethik der Freiheit.

**Sorge in einer *Caring Community***

Sorge um Pflegebedürftige, das hat sich gezeigt, wird durch die evangelische Kirche instrumentalisiert. Es wird in das Innerste einer sozialen Beziehung eingedrungen und versucht, diese statistisch zu beherrschen und zu kontrollieren; diese Entwicklungen habe ich am Feld der diakonischen Gemeindepflege an einigen Stellen aufgezeigt. Da Kontrollgemeinschaften wie die *Caring Community* auf effektiver Kommunikation fußen, ist genau dort ihre größte Bedrohung auszumachen. Sorge um Pflegebedürftige sowie die *Sorge um sich* selbst sollte ein undurchsichtiger Zwischenraum bleiben; eine Zone der Nichtkommunikation, ein autarkes Gebiet und kein Ergebnisindikator. Der Widerstand muss sich, so möchte ich behaupten, gegen das als Norm gesetzte evangelisch-neoliberale Subjekt richten. *Caring Community* bedeutet für die Kirche die Möglichkeit, mehr Kontrolle über den Einzelnen zu erlangen; insofern muss Widerstand das Recht auf Selbstbestimmung fordern[1640].

Es geht um all das, was der Regulierung entgeht; Fluchtlinien, die die Existenz in den Zwischenräumen der Normen und Dispositive bereithält, oder Verhaltensschwankungen, die sich gegen den kybernetischen Gestus richten[1641]. Wahrscheinlich ist, dass eine Ethik der Selbstsorge Störgeräusche sendet und so die verschwommenen Trennlinien zwischen innen und außen vielleicht etwas verschwimmen lässt, um auf diese Weise Segregation und Exklusion zu überwinden. Selbstsorge kann „(....) als Voraussetzung für (...) eine solidarische Gesellschaft, die die zerstörerischen Tendenzen der Individualisierung, Atomisierung und des Egoismus langfristig überwindet (...)"[1642], angesehen werden. Steinkamp zufolge bedarf es dazu nicht der utopischen Ressourcen

---

1640 Vgl. Dany, H. 2015b, S. 41.
1641 Vgl. Tiqqun 2007, S. 15.
1642 Steinkamp, H. 1999, S. 17.

religiöser Traditionen; einer solchen Gesellschaft steht die Bewusstseinsform individueller Heilssuche und religiös-sakramentaler Versorgung im Weg[1643].

Der Mensch nimmt Glaubenssätze nicht passiv als Gnade entgegen. Vielmehr ist er zu einem autonomen selbsterziehenden Handeln fähig, um sein Leben eigenständig zu gestalten. Er ist nicht demütig seinem Schicksal ausgeliefert – im Gegenteil: Er besitzt einen gewissen Freiheitsspielraum, in dem er agieren kann. Als Akt der Freiheit gegenüber den als unerschütterliche Glaubenssätze präsentierten Wahrheiten stellt die Selbstsorge, die sich als Wille eines moralischen Subjekts zeigt, ein Arsenal an Techniken zur Verfügung. Über die Ethik des Selbst als eine potenzielle Widerstandsmöglichkeit existieren darüber hinaus weitere Möglichkeiten, sich der Fremdsubjektivierung entgegenzustellen und sich einer gewissen Tradition der individualisierenden pastoralen Zucht zur Wahrheit zu widersetzen.

So gilt es z. B., nicht auf menschliche oder maschinell erfassende Feedbackschleifen zu regieren; sich abseits zu halten, nicht in den Raum der Ströme einzutreten, sich nicht anschließen lassen[1644]. Undurchsichtig, kommunikationsresistent und autark zu bleiben; nicht mit offenen Karten zu spielen, Einsicht in den eigenen Zeichenvorrat zu verwehren, sich zurückzuziehen, zu verdunkeln, zu bluffen, die Steuerung zu täuschen, Muster vorzuspiegeln und in deren Illusion die selbst empfangenen Steuerungsbefehle ins Leere laufen zu lassen[1645]. „Nie [zu] sagen, wie man leben möchte."[1646] Rauschende Antikommunikation zu nutzen; die Methoden und Dynamiken der psychosozialen Steuerung zu erkennen, ihnen auszuweichen, sich unterhalb ihres Radars zu bewegen. Rauschen kann den Informationsverlust steigern und somit die Möglichkeit des Zugriffs senken. Weniger Informationen preiszugeben, bedeutet weniger Kontrolle, da gewisse Aspekte nicht mehr entziffert und gesteuert werden können[1647]. Sich in Nebel zu hüllen, um den Fühlern der Kontrolle zu entgleiten. Alle Angebote der Rückkopplung oder Beteiligung zurückzuweisen[1648]. Nicht mehr die Knöpfe zu drücken, jeden Tausch von Informationen abzulehnen und nur geheimnissüßen Schwachsinn murmelnd über die Berge zu kullern[1649]. Eine kriegerische Form des Wissens entgegenzusetzen, die die kybernetischen Hypothesen alltäglich beseitigt und letztendlich stürzt[1650].

---

1643 Vgl. Steinkamp, H. 1999, S. 17.
1644 Vgl. Tiqqun 2007, S. 97.
1645 Vgl. Dany, H. 2003, S. 32.
1646 Dany, H. 2014, S. 94.
1647 Vgl. Dany, H. 2014, S. 102 ff.
1648 Vgl. Dany, H. 2014, S. 104.
1649 Vgl. Dany, H. 2014, S. 119.
1650 Vgl. Tiqqun 2007, S. 19.

Die letztgenannte Form des Widerstandes wäre vielleicht möglich, wenn auf Wissensformen zurückgegriffen wird, die Foucault als unterworfenes Wissen bezeichnet. Darunter versteht er zweierlei: Zum einen bezeichnet er damit historische Inhalte, die verschüttet und in funktionalen Zusammenhängen oder in formalen Systematisierungen verschleiert wurden. „Die unterworfenen Wissensarten sind also jene Blöcke historischen Wissens, die innerhalb der funktionalen und systematischen Ganzheiten präsent und verschleiert waren und die die Kritik mit den Mitteln der Gelehrsamkeit wieder hat zum Vorschein bringen lassen."[1651] Zum anderen sind es gleichermaßen eine ganze Reihe Wissensformen, die sich als nicht begriffliches Wissen, als unzureichend ausgearbeitetes Wissen, als naives Wissen, als hierarchisch untergeordnetes Wissen unterhalb des Niveaus der Erkenntnis oder der erforderlichen Wissenschaftlichkeit verstehen[1652]. „Es geht in der Tat darum, dieses lokale, diskontinuierliche, disqualifizierte, nicht legitimierte Wissen gegen die einheitliche theoretische Instanz – die im Namen einer wahren Erkenntnis, im Namen des Rechts einer Wissenschaft, die nur einige wenige besitzen, den Anspruch erheben würde, das Wissen zu filtern, zu hierarchisieren und anzuordnen antreten lassen."[1653] Dieser Aufstand des Wissens richtet sich also gegen zentralisierende Machteffekte, die mit Institutionen und dem Funktionieren einer Gesellschaft wissenschaftlichen Diskurses verbunden sind[1654].

Vor dem Hintergrund der Tatsache, dass die Macht der Kybernetiker darin besteht, dem Gesellschaftskörper einen Rhythmus zu geben, der tendenziell jegliches Atemholen verhindert[1655], stellen auch Verlangsamungstechniken eine supplementäre Macht dar. Entschleunigung ist eine Technik zur Herstellung von Beziehungen zwischen Lebensformen, die nicht auf schlichten Informationsaustausch reduziert werden kann[1656]. Sich einer Art subversiven Antikapitalismus bedienend, gilt es, Informationsströme zu durchbrechen, zirkuläre Kausalität zu vermeiden. Wie dieses Verhalten ganz alltagspraktisch aussehen könnte, schildert der Liedermacher Christoph Weiherer: Wird man beim Einkaufen nach seiner Postleitzahl gefragt, so rät Weiherer, immer die Postleitzahl von Brunsbüttel (25541) als Heimatadresse anzugeben. Jede Widerstandspraxis muss Informationsströme durchbrechen und nicht intensivieren. Wiederaneignung, so Tiqqun, bedeutet in diesem Zusammenhang, wieder freien Zugang und

---

1651 Foucault, M. 2003h, S. 217.
1652 Vgl. Foucault, M. 2003h, S. 217 f.
1653 Foucault, M. 2003h, S. 219.
1654 Vgl. Foucault, M. 2003h, S. 220.
1655 Vgl. Tiqqun 2007, S. 108.
1656 Vgl. Tiqqun 2007, S. 106.

Kontrolle über Wissen und Informationen als wichtige biopolitische Produktionsmittel zu erlangen[1657].

### Deinstitutionalisierung und Subsidiarität

Um Erkenntnisse zu möglichen Lösungsstrategien zu erhalten, müssen Prozesse der Fragmentierung und Exklusion analysiert werden. Die »Zauberformel« ist hier die Grenzüberwindung. Jenseits der Diskussion des Zugangs zu einer *Caring Community* hängt die Fähigkeit, Exklusion zu kompensieren oder gar zu verhindern, in hohem Maße davon ab, wie der eröffnete Exklusionsraum beschaffen ist. Jeder Institutionalisierung[1658] gehen Historizität, Habitualisierungsprozesse und Kontrolle voraus[1659], die im Fall von *Caring Community* ein Ausschließungssystem erschaffen. Kennzeichen solcher in sich abgeschlossenen Einrichtungen ist, dass sie für ihre Mitglieder zum alles beherrschenden Mittelpunkt privater und beruflicher Lebenswelt werden und so beispielsweise eine kritische Haltung gegenüber allzu rational erscheinenden Glaubenssätzen vollkommen verloren geht.

Gelingende Deinstitutionalisierung als Überwindung von Praktiken der Ausgrenzung kann nur gelingen, indem sie auf einen Wandel zielt, der sich in den sozialcharakterlichen Haltungen zeigt bzw. auf habituelle Dispositionen zielt[1660]. Vor dem Hintergrund dieser Überlegungen stellt sich die Frage, wie sich eine Gesellschaft bzw. Gemeinden aufstellen müssen, um allen kollektiven Herausforderungen in den Prozessen des sozialen Leistungsgeschehens und im Alltag der öffentlichen und privaten Räume gerecht zu werden[1661]. In einer solchen Konzeption ist Sorge nicht einem gewinnorientierten Marktgeschehen zu überlassen, sondern muss mit den dazugehörigen Aufgaben und Kompetenzen auf die Ebene verlagert werden, auf der sie stattfindet. Die dazu notwendige gelingende Vernetzung und Kooperationskultur benötigt intelligente ökonomische Anreize und zweckmäßige Finanzierungsmodelle, die Akteure nicht zu Verlierern und Gewinnern in einem Nullsummenspiel machen, sondern in Win-

---

1657  Vgl. Tiqqun 2007, S. 76.
1658  „Institutionalisierung findet statt, sobald habitualisierte Handlungen durch Typen von Handelnden reziprok typisiert werden. Jede Typisierung, die auf diese Weise vorgenommen wird, ist eine Institution." (Berger, P./Luckmann, T. 1980, S. 58) Der Ursprung jeder institutionalen Ordnung liegt in der Typisierung eigener oder fremder Verrichtungen (vgl. Berger, P./Luckmann, T. 1980, S. 76). Je mehr Verhaltensweisen institutionalisiert sind, desto mehr wird Verhalten voraussagbar und kontrollierbar (vgl. Berger, P./ Luckmann, T. 1980, S. 67) bzw. tiefer verankert in „(...) mentalen Infrastrukturen (...)" (Brand, U. 2014, S. 295).
1659  Vgl. Berger, P./Luckmann, T. 1980, S. 57 f.
1660  Vgl. Schulz-Nieswandt, F. 2012, S. 596.
1661  Vgl. Schulz-Nieswandt, F./Brandenburg, H. 2015, S. 106.

win-Situationen überleiten[1662]. Lokale Sozialpolitik steht hierbei vor der Herausforderung sozialer Inklusion, die in Bezug auf alle Formen des *homo patiens* durch Ambulantisierung und Deinstitutionalisierung zu realisieren ist, was einerseits Veränderungen in den kulturellen Haltungen der Akteure und andererseits lokale Netzwerkbildung voraussetzt[1663].

Dreh- und Angelpunkt bei der Umsetzung zukunftsfähiger *Sorgender Gemeinschaften* sind die Kommunen, ihnen kommt, so die Experten der siebten Altenberichtskommission, eine Schlüsselrolle zu[1664]. In einer Zeit des Individualismus wird so die Verantwortung des Einzelnen für sich selbst und auch für andere Menschen verlagert in eine Dimension der existenziellen Bedürfnisbefriedigung auf kommunaler bzw. Gemeindeebene. Infolgedessen besinnt sich der Sozialstaat auf den Subsidiaritätsgrundsatz, der deutsche Sozialpolitik dahin gehend ausrichtet, dass dem Menschen dort, wo er lebt, geholfen wird, um ihm ein gutes Leben in Aussicht zu stellen. In ihrer Stellungnahme zum Siebten Altenbericht kommt die Bundesregierung zu dem Schluss, dass Subsidiarität ein Ordnungsmuster für lokale Strukturen und Netzwerke darstellt[1665]. Es gilt, so die siebte Altenberichtskommission, lokale Strukturen der gegenseitigen Sorge und Unterstützung zu entwickeln, zu fördern und zu gestalten[1666]. Dabei kommt den Kommunen die besondere Aufgabe zu, das Zusammenwirken von familiären, nachbarschaftlichen und zivilgesellschaftlichen Ressourcen mit professionellen Dienstleistungen in Einklang zu bringen[1667].

### Solidarität und Wohlfahrtsstaat

Das deutsche Sozialwesen ist in den letzten Jahrzehnten von Kürzungen in allen Sektoren sozialer Hilfeleistungen, einer sukzessiven Aufkündigung des Generationenvertrages und einem allgemeinen Rückgang staatlicher Einflussnahme aus den sozialen Sicherungssystemen gekennzeichnet, was zunächst die vermeintlich schwachen Bürger benachteiligt und den apokalyptischen Demografiediskurs befördert. Braun enttarnt konkrete Interessen an grundlegenden Veränderungen von Solidarbeziehungen und sozialen Sicherungssystemen. Er

---

1662  Vgl. Schulz-Nieswandt, F. 2013a, S. 125.
1663  Vgl. Schulz-Nieswandt, F./Brandenburg, H. 2015, S. 104.
1664  Zu diesem Fazit kommt eine Arbeitsgruppe im Rahmen eines Fachgespräches am 16. Dezember 2013, das den Titel *Sorgende Gemeinschaften – Vom Leitbild zu Handlungsansätzen* trägt (vgl. ISS 2014a, S. 53 f.) sowie die Expertenkommission des Siebten Altenberichtes (vgl. Deutscher Bundestag 2017).
1665  Vgl. Bundesregierung 2016, S. VII.
1666  Vgl. BMFSFJ 2016, S. 9.
1667  Vgl. BMFSFJ 2016, S. 10.

stellt fest, dass im Zeichen demografischer Bedrohung sozial polarisiert wird und sozialpolitische Leistungen abgebaut werden[1668]. Mit der Erosion des Wohlfahrtsstaates sowie einer zunehmend globalisierten und individualisierten Gesellschaft sind Konflikte vorprogrammiert. Mangelnde Finanzierung und Kostensenkungsdebatten haben z. B. zur Folge, dass anstelle der persönlichen Zuwendung immer stärker wirtschaftliche Faktoren ins Blickfeld geraten, Leistungen zugunsten einer garantierten Beitragsstabilität gekürzt bzw. unter schlechten Rahmenbedingungen erbracht werden und schlussendlich immer mehr ökonomisch opportun agierende wettbewerbs- und kapitalorientierte Unternehmen auf den Pflegemarkt drängen. Unter dem Deckmantel der unablässig wiederholten Notwendigkeit, Kosten für Unternehmen zu senken, hat die Wiederkehr des Individualismus die Tendenz, den Wohlfahrtsstaat zu zerstören[1669]. Leistungen, Werte und Tätigkeiten des Staates erscheinen heute nicht mehr glaubwürdig, was eine sukzessive Erosion des Wohlfahrtsstaates nach sich zieht. Bourdieu sieht einen der Hauptgründe für die Verzweiflung der Menschen in dem Umstand, dass sich der Staat aus einer ganzen Reihe von Bereichen des gesellschaftlichen Zusammenlebens zurückgezogen hat, für die ihm die Verantwortung oblag[1670].

Mit dem Rückzug des Staates geht ein anderes Phänomen einher: Einrichtungen der Gemeindepflege sind mittlerweile vollständig in geldökonomische Zwänge integriert, folglich lässt sich die beruflich in der fürsorglichen Praxis eingesetzte Lebenszeit als ein Äquivalententausch beschreiben. Zeit wird nicht verschenkt, sondern ökonomisch bewertet[1671]. In das sozial- und kirchenpolitische Konzept *Caring Community* ist durch den alle Lebensbereiche durchdringenden Markt ein zentrales Organisationsprinzip, welches die Menschen habituell prägt, eingeschrieben. Der Neoliberalismus, verstanden als die Utopie eines reinen und vollkommenen Marktes, erzeugt im Feld der Gemeindepflege Zustände grenzenloser Ausbeutung und Unterwerfung unter ein Programm der planmäßigen Zerstörung von Kollektiven. Die Arbeitsbedingungen in der Pflege sind untragbar. Insbesondere mit Blick auf die Altenhilfe kann davon ausgegangen werden, dass ein neues Dienstleistungsproletariat entstanden ist.

Gemeinschaftliche Strukturen wie der Wohlfahrts- und Nationalstaat, Gewerkschaften, Lohngruppen, Berufsgruppen oder auch Familien werden zunehmend infrage gestellt, was zu latenter Schwächung kollektiven Zusammenhalts bzw. von Solidarität der Menschen untereinander führt. Die Selbsterhal-

---

1668 Vgl. Braun, B. 2011, S. 75 ff.
1669 Vgl. Bourdieu, P. 2005, S. 156.
1670 Vgl. Bourdieu, P. 2005, S. 150.
1671 Vgl. Kumbruck, C./Senghaas-Knobloch, E. 2012, S. 13.

tungstriebe und der Zwang zum Tausch sind durch den Markt, der allgemein-sprachlich den Ort bezeichnet, an dem Waren oder Dienstleistungen gehandelt werden, miteinander verschachtelt. In dieser reduktionistischen Perspektive wird menschliches Miteinander auf Tauschbeziehungen reduziert. Dass in diesem Modell grundsätzlich soziale Ungerechtigkeit, Ausbeutung, Hunger, Armut und Krieg wurzeln, habe ich bereits an einigen anderen Stellen ausgeführt.

### Crowding-in-Effekte durch Verzahnung von Wohlfahrtsstaat und Ehrenamt

Rosenbrock attestiert dem deutschen Gesundheitswesen eine konservative, durch die katholische Soziallehre, durch die protestantische Leistungsorientie-rung sowie durch staats- und unternehmensorientierten Paternalismus geprägte Ideologie[1672]. Kritiker des Wohlfahrtsstaates gehen davon aus, dass die institu-tionalisierte Form sozialversicherungsrechtlich geregelter Förderung von sozia-lem, materiellem und kulturellem Wohlergehen die Eigenverantwortung und die gegenseitige Hilfsbereitschaft der Menschen untereinander zerstört. Dieser als *Crowding-out-Effekt* bezeichnete Sachverhalt steht der Tatsache entgegen, dass sich durch die Integration ehrenamtlicher Arbeit ein vollkommen gegentei-liges Resultat ergibt. Schulz-Nieswandt und Köstler gehen sogar so weit, von einem *Crowding-in-Effekt* zu sprechen. Empirische Befunde belegen deutlich ein produktives und kooperatives Ineinandergreifen von sozialstaatlich sicher-gestellten professionellen Leistungssystemen und informellen Netzen sowie von vorstaatlichen Wohlfahrtsproduzenten, wobei der Wohlfahrtsstaat hierbei den gestaltenden Teil übernimmt[1673]. Auch Franzen und Freitag widerlegen in ihrer vergleichenden Studie *The Social Capital of European Welfare States: The Crowding Out Hypothesis Revisisted* die These, dass der Wohlfahrtsstaat die Eigeninitiative des Einzelnen zerstört[1674].

Solidarität meint in diesem Zusammenhang auf der individuellen sowie auf einer sozialstaatlichen Ebene, dass ein Individuum nicht für sich allein ver-antwortlich ist, sondern auch für seine Mitmenschen. Ein subsidiärer, solidari-scher Sozialstaat ist die notwendige Voraussetzung dafür, dass unter diesen Be-dingungen allen Menschen entsprechender Zugang zu Sorgeleistungen erhalten bleibt. Auch Bourdieu propagiert einen wohlfahrtsstaatlichen Entwurf einer so-zialen Gesellschaft, die sich nicht allein aus Unternehmensbilanzen, maximalen Renditen und Shareholder-Values bestimmen lässt. Er schreibt: „Es ist höchste

---

1672 Vgl. Rosenbrock, R. 2000.
1673 Vgl. Schulz-Nieswandt, F./Köstler, U. 2011, S. 187 ff.
1674 Vgl. Franzen, A./Freitag, M. 2007, S. 32.

Zeit, die Voraussetzungen für den kollektiven Entwurf einer sozialen Utopie zu schaffen, die in gemeinsamen historischen Traditionen und zivilisatorischen Werten wurzelt, und man sollte dabei nicht aus den Augen verlieren, was diese Traditionen der Existenz eines Staates zu verdanken haben, der als erster zur Förderung und Verteidigung des Gemeinwohls in der Lage ist."[1675] Die Utopie einer solidarischen Gesellschaft lässt sich derzeit ohne die Existenz eines starken sozialen Staates nicht denken. Ohnehin bereits verfassungsrechtlich verankert in Art. 20 Abs. 1 GG, ist die Sozialstaatlichkeit darauf gerichtet, soziale Sicherheit und Gerechtigkeit herzustellen und zu erhalten; der Staat ist verpflichtet, aus der Verantwortlichkeit heraus den Ausgleich sozialer Unterschiede zwischen den Bürgern zu gewährleisten sowie in sozialen Hilfelagen wie Pflegebedürftigkeit Unterstützung zu leisten, ganz gleich, ob sie Zugang zu einer lokalen Gemeinschaft wie *Caring Community* haben oder nicht. Auf dem Weg zum Wohlstand haben wir als Gesellschaft solche wichtigen Elemente des Zusammenlebens verloren.

Solidarität kann als eine gemeinsame Suche verstanden werden, im Rahmen derer, auf den Grundrechten des Einzelnen basierend, Menschen füreinander einstehen, in Mitverantwortung und Hilfeleistung sowie mit Blick auf das gemeinsame Ziel einer sich sorgenden Gesellschaft. Hier wirkt man zusammen, um den aufkommenden Egoismus zu überwinden und notwendige Hilfen für Bedürftige zu gewährleisten. Als politisches Organisationselement in der Kommune kann Solidarität dazu dienen, gemeinsame Interessen besser vertreten zu können. Die sorgende Gesellschaft kann aus einer solidarischen Perspektive heraus als zivilisatorisch sowie soziologisch utopischer Ort verstanden werden, an dem Menschen füreinander einstehen. Als ein politisches Organisationsprinzip hilft sie, den Egoismus zu überwinden.

**Homo oeconomicus – Nutzenmaximierer**

Die Realität sieht allerdings anders aus. Auch die neoliberale Kirchenpolitik hat sich dem Ziel verschrieben, den Menschen als singuläre Unternehmenseinheit zu konstituieren[1676]. Foucault führt aus, dass es im Neoliberalismus nicht darum gehe, ein soziales Geflecht zu konstruieren, sondern vielmehr sogenannte Basiseinheiten zu schaffen, die die Form eines Unternehmens besäßen[1677]. Am

---

1675 Bourdieu, P. 1998b, S. 12.
1676 Zum sozialen Unternehmertum am Beispiel leitender Pflegefachkräfte siehe Kapitel *4.2 Diskursive Praktiven und ihre Sichtbarkeiten* sowie *4.3 Caring Community, ein heterotoper (Sprach-)Raum des Außen.*
1677 Vgl. Foucault, M. 2006a, S. 210.

Beispiel *Caring Community* habe ich diese Strategie, eine bestimmte Art von Menschen zu schaffen, belegt. „Der *homo oeconomicus*[1678], den man wieder-herstellen will, ist nicht der Mensch des Tausches, nicht der Mensch des Kon-sums, sondern der Mensch des Unternehmens und der Produktion."[1679]. Dieser Modellvorstellung eines Wirtschaftsmenschen folgend, sind alle Menschen Egoisten*und auf ihren eigenen Vorteil oder Nutzen bedacht. Eine verquer an-mutende Implikation in diesem Modell rationalen Handelns geht davon aus, dass die Wirtschaft ein Nullsummensystem ist, bei dem es nur Gewinner gibt, was auf mich in Anbetracht von Krieg, Hunger, Angst und Elend auf der Welt zynisch wirkt. Die von Adam Smith geprägte Metapher der unsichtbaren Hand des Marktes soll einem Interessenausgleichsverfahren dienen; hierbei, so die Annahme, könne es in den Reihen der Marktteilnehmer unter Ausschluss staat-licher Reglementierungen zu einem Mehrwert für die gesamte Gesellschaft kommen. In der Wirtschaftstheorie beschreibt der *homo oeconomicus* ein Sys-tem, das nur durch Profitstreben bestimmt ist und dem Ideal eines ausschließ-lich unter wirtschaftlichen Gesichtspunkten denkenden und handelnden Men-schen folgt, der neben Eigeninteressen Motive wie Solidarität außen vor lässt. In seinem Streben nach größtmöglichem Nutzen soll der *homo oeconomicus* Eigenschaften wie rationales Verhalten, die vollständige Kenntnis seiner wirt-schaftlichen Entscheidungsmöglichkeiten und deren Folgen sowie allumfassen-de Informationen über alle Märkte und Eigenschaften sämtlicher Güter besit-zen. Im Neoliberalismus erscheint der *homo oeconomicus* nicht als Tauschpart-ner, vielmehr betritt er als Unternehmer seiner selbst die Bühne des Mark-tes[1680].

In der neoliberalen Logik dienen die Begriffe *Nächstenliebe, Altruismus*, Reziprozität oder *Solidarität* nicht dem zivilisatorischen Fortschritt; vielmehr beruht der volkswirtschaftliche kalkulierte Mehrwert und Gesamtnutzen, der aus diesen sozialanthropologischen Dispositionen entsteht, auf dem egoistisch motivierten Vorteils- bzw. Heilsstreben des *homo oeconomicus*. „Der *homo oeconomicus*[1681], wie ihn die ökonomische Orthodoxie (stillschweigend oder ausdrücklich) auffasst, ist eine Art anthropologisches Monster (...)."[1682] Er ist

---

1678 Hervorhebung im Original.
1679 Foucault, M. 2006a, S. 208.
1680 Vgl. Foucault, M. 2006a, S. 314.
1681 Hervorhebung des Verfassers. Adam Smith, auf den der Begriff des *homo oeconomicus* zu-rückgeht, war englischer Aufklärer sowie Philosoph und gilt als Begründer der klassischen Nationalökonomie, die sich als eigenständige Wissenschaftsdisziplin im 18. Jahrhundert her-ausbildete.
1682 Bourdieu, P. et al. 2002, S. 213.

ein Mensch, der in eminenter Weise regierbar ist[1683], eine Person, die primär ihren Interessen gehorcht. Lässt man sie frei handeln, ist sie das Subjekt oder das Objekt des *Laissez-faire*[1684]. Er stellt die Schnittstelle zwischen Regierung und Individuum dar[1685].

**Reziproker bzw. wechselseitiger Altruismus des *homo oeconomicus***

Schulz-Nieswandt und Köstler gehen von einem überwundenen bzw. verfehlten Konzept des *homo oeconomicus* aus und räumen mit dem Mythos des auf Nutzenmaximierung abzielenden *homo oeconomicus* auf. Psychologische und soziologische Datensätze öffnen die Perspektive für Macht und Statussymbole, was Verbindungen zu anderen Bezugsgruppen in die Diskussion um Nutzenmaximierung einbezieht. Der *homo oeconomicus*, so die Autoren, maximiert seinen Nutzen auch weiterhin, jedoch tut er dies sozial interdependent. Sein Wohlergehen hängt vom Wohl anderer ab, was schlussendlich zu einer paretooptimalen Win-win-Situation führt[1686]. Mit dem hier angesprochenen Prinzip des reziproken bzw. wechselseitigen Altruismus wird ein Phänomen beschrieben, welches auf Wechselseitigkeit der Hilfeleistungen setzt und somit den Eigennutz des Einzelnen über eine christliche oder andersförmig motivierte Hilfeleistung stellt[1687]. In diesem Zusammenhang könnte auch Freundschaft als Kategorie gedacht werden. Jede Freundschaft ist Foucault zufolge um ihrer selbst willen erstrebenswert, jedoch lebt sie von der Annahme, dass Nutzen für den Einzelnen aus ihr erwächst. „Das heißt, sie schreibt sich in die sozialen Tauschbeziehungen, den Tausch von Diensten ein, der die Menschen miteinander verbindet."[1688] Jedes Individuum, so Foucault weiter, das sich wirklich um sich sorgt, muss Freunde gewinnen[1689]. Insofern beide Individuen in Gestalt einer Freundschaft voneinander profitieren, kümmert sich der jeweilige Mensch durch freundschaftliche Beziehungen um sich selbst, er betreibt Selbstsorge und trägt durch diese reziproke Nutzenoptimierung seines Gegenübers für andere Sorge.

Auch Bourdieu zufolge besteht ein ökonomisches Feld nicht nur aus abstrakten, ihre eigenen Interessen rational verfolgenden Individuen, wie es sich die klassische Ökonomie mit ihrem Modell des *homo oeconomicus* vorstellt,

---

1683 Vgl. Foucault, M. 2006a, S. 372.
1684 Vgl. Foucault, M. 2006a, S. 371.
1685 Vgl. Foucault, M. 2006a, S. 349.
1686 Vgl. Schulz-Nieswandt, F./Köstler, U. 2011, S. 130 ff.
1687 Vgl. Trivers, R. 1971.
1688 Foucault, M. 2009, S. 246.
1689 Vgl. Foucault, M. 2009, S. 247.

sondern diese Individuen sind in ihren Vorlieben und Fähigkeiten, ihren Dispositionen als Teil von Kollektiven (Familie, Klasse, Unternehmen, Kultur) sozial geprägte und mit unterschiedlichen Kapitalarten (ökonomisches, kulturelles, soziales[1690]) ausgestattete Handlungssubjekte des ökonomischen Geschehens. Sie haben ihre eigenen Interessen und Strategien, welche sie aber i.d.R. nicht bewusst verfolgen[1691]. Bourdieu schreibt: „Von ungewöhnlich klar blickenden Ökonomen wie namentlich Maurice Allais alarmiert, haben viele Beobachter festgestellt, dass ein systematischer Bruch zwischen den theoretischen Modellen und den tatsächlichen Praktiken existiert, und verschiedene experimentell-ökonomische Arbeiten (...) haben gezeigt, dass die Agenten in vielen Situationen eine Wahl treffen, die sich systematisch von der nach dem ökonomischen Modell zu erwartenden unterscheidet, so z. B., dass sie die Spiele nicht den Voraussagen der Spieltheorie gemäß betreiben, oder dass sie zu »praktischen« Strategien greifen, oder dass ihnen daran liegt, ihrem Sinn für Recht und Billigkeit entsprechend zu handeln und ebenso behandelt zu werden."[1692]

Es bleibt festzuhalten, dass der *homo oeconomicus* ein auf theoretischen Annahmen basierendes absurdes Konzept ist. Der Mensch wird nicht als *homo oeconomicus* geboren, wenn überhaupt soll er durch Erzählungen wie *Caring Community* zu ihm erzogen werden. Melville lässt Quiqueg in seinem Roman *Moby Dick* sagen: „Die Welt ist unter allen Breitengraden ein Unternehmen auf Gegenseitigkeit. Wir Kannibalen müssen diesen Christen helfen."[1693] Reziprozität, die Quiqueg hier ausspricht – ein Grundprinzip menschlichen Handelns –, kann auch für *Caring Community* gefordert werden.

### Weiterführende Forschungsfragen

Die kritische Analyse von *Caring Community* zielte darauf ab, ein begrenztes System von Wissen freizulegen. Der Fokus lag hierbei in erster Linie auf protestantischen raumpolitischen Strukturelementen, die in ihrer Verwertungslogik voll und ganz der politischen Ökonomie und dem Evangelium untergeordnet sind. Es konnte gezeigt werden, wie entsprechende Subjektivierungsangebote zum Handeln aufrufen. Durch *Caring Community* werden Wertevorstellungen artikuliert, die eine normative Vorstellung davon in sich tragen, wie diese evangelisch-neoliberalen Räume idealtypisch auszusehen haben. *Caring Com-*

---

1690 Zu den unterschiedlichen Kapitalarten siehe Kapitel *3.3 Praxisbeispiel Netzwerkorganisation: Betreuungsleistungen und Sozialkapitalbildung.*
1691 Vgl. Bourdieu, P. et al. 2002, S. 12 f.
1692 Bourdieu, P. et al. 2002, S. 28.
1693 Melville, H. 1956, S. 115.

*munity* kann diesbezüglich als ein gouvernementales Regierungskonzept bezeichnet werden, da Regierung in immer stärkerem Maße durch Praktiken der Selbstorganisation ersetzt wird, so hatte es bereits Kapitel *4.2* erörtert. In diesem Sinne ist *Caring Community* ein Feld aus Machtverhältnissen, d. h., die Menschen, die sich in diesem Raum befinden, werden in ihrem Verhalten, in ihren Denkweisen und in ihren Handlungsweisen regiert. Das von mir beschriebene *evangelisch-neoliberale Community-Dispositiv* besitzt den Charakter einer Regierung, die das Handlungsfeld strukturiert und dadurch Individuen führend lenkt, um letztendlich Einfluss auf die Wahrscheinlichkeit ihrer Handlungen zu nehmen. In neoliberaler Manier sollen Selbstorganisation, Selbstverantwortung und soziales Unternehmertum den Zusammenhalt der christlichen Gemeinschaften gewährleisten[1694], was das eigentliche Prinzip gesellschaftlicher bzw. gemeinschaftlicher Verantwortung ad absurdum führt, da nur der tüchtige Unternehmer seiner selbst als gottesfürchtiger Mensch gilt.

Auch wenn in den Ergebnissen und Schlussfolgerungen dieser Analyse von Lebensraum eine gewisse Wahrheit liegt, so möchte ich sie nicht zur Tatsache erheben. Würde ich diese erste Orientierung als eine Wahrheit über *Caring Community* ausgeben, so entstünde ein verzerrtes Bild von diesem Raum. Die vorliegende Untersuchung präsentiert meine Sicht auf *Caring Community*, neben der unzählige andere Perspektiven bestehen. Dennoch stellt diese Arbeit einen in sich abgeschlossenen Forschungsbeitrag dar, aus dem sich für mich in Ergänzung an die soeben erläuterten Widerstandspraktiken zwei Themenkomplexe für anschließende Forschungen ergeben, auf die ich kurz eingehen werde. Es handelt sich um das Thema Pflegegenossenschaften und um das Phänomen der Diskurspartnerschaft von Pflege und Management im Rahmen des akademischen Pflegemanagements.

**Pflegegenossenschaften erforschen**

Wissenschaftliche Forschung kann kritische Analysen, Theorien oder auch Reflexionen einbeziehen, jedoch darf die Frage, wie Kritik in die Tat umgesetzt werden kann, nicht aus dem Blickfeld geraten. In Zeiten, in denen auf allen Ebenen Ideologisches für soziale, kulturelle und pflegerische Praktiken relevant wird, muss mehr geleistet werden als gegenwärtige Entwicklungen aus der eigenen wissenschaftlichen Perspektive heraus nachzuzeichnen, zu rekonstruieren oder zu erklären. Es reicht nicht aus, so viel ist sicher, ausschließlich eine gewisse Art der Regierung zurückzuweisen, um Widerstand zu leisten. Diskurse müssen aufgebrochen werden, indem Alternativen diskutiert werden. Neue

---

1694 Siehe Kapitel *4.2 Diskursive Praktiken und ihre Sichtbarkeiten.*

in die Zukunft gerichtete Entscheidungen können so mit dem Ziel getroffen werden, Beziehungen anders als über Arbeit, Vermögen oder Konsum zu organisieren. Der Sozialraum und nicht die Menschen müssen vielleicht geändert werden.

Da es zu den zentralen Inhalten des Neoliberalismus gehört, Kollektivität zu verhindern bzw. zu vernichten, scheint diese entscheidend für Gegen-Verhalten zu sein[1695]. Durch die Verwirklichung des Genossenschaftsgedankens im Bereich der Pflege bietet sich die Chance, den allgemein bekannten soziodemografischen Entwicklungen sowie der Entsolidarisierung in einer individualisierten Gesellschaft durch strukturelle Veränderungen in der Organisation von Pflege entgegenzuwirken. Ganz nebenbei werden Pflegeunternehmen so demokratischer Kontrolle unterworfen.

Die Geschichte der Genossenschaften, als die einer besonderen Form der Kooperation, reicht bis ins Mittelalter zurück[1696]. Als Strukturprinzip von Sozialgebilden meint Genossenschaftlichkeit, freiwillig und gewollt solidarische Hilfe auf Gegenseitigkeit zu praktizieren[1697]. Seit Mitte des 19. Jahrhunderts existieren in der Bundesrepublik Genossenschaften, die durch die Initiativen von Hermann Schulze-Delitzsch und Friedrich Wilhelm Raiffeisen ins Leben gerufen wurden. Das Wesen der Genossenschaften lässt sich durch die Prinzi-

---

1695 Vgl. Kastner, J. 2008, S. 51 f.

1696 Ein historisches Beispiel ist die durch den Ofenfabrikanten und utopischen Sozialisten Charles Fourier Jean-Baptiste Godin (1817-1888) in der zweiten Hälfte des 19. Jahrhunderts ins Leben gerufene *Familistère de Guise* (das französische *familistère* steht für 'Assoziation' bzw. 'Kooperative'; *Guise* ist eine Stadt in Frankreich). Als alternatives Wohn- und Arbeitsmodell gehört die *Familistère* zu den Exempeln sozialer Erfahrungen und Organisationen abseits einer kapitalbestimmten Welt. Die *Familistère de Guise* ist „(...) einer der vielen bunten Farbtupfer auf der großen Palette an Unternehmungen, die seit etwa 200 Jahren das Zusammenleben der Menschen nach Prinzipien der Solidarität, Gerechtigkeit, und Gleichheit zu organisieren versuchen." (Stumberger, R. 2004, S. 8) Godin errichtete diesen Wohngebäudekomplex, um Arbeitern eine Wohnmöglichkeit in Arbeitsnähe zu bieten. Als Assoziation, also genossenschaftliche Vereinigung gemeinschaftlicher Wohn- und Arbeitsform bestanden Godins Sozialpaläste in Guise bis in das Jahr 1968. Mit seiner Umsetzung des Genossenschaftsprinzips und der damit einhergehenden Bereitstellung von Arbeiterwohnungen ging es ihm in erster Linie darum, die moralische Kraft der Familie zu stärken und den Mitarbeiter durch das Grundeigentum zu versittlichen. Es handelt sich bei der *Familistère* um eine Idee eines utopischen Sozialismus, maßgeblich beeinflusst durch die Lehren des französischen Gesellschaftskritikers Charles Fourier (1772-1837), der ein Gesellschaftsideal entworfen hat, in dem die Spaltung von Produktion und Konsumtion sowie Arbeitsteilung überwunden sind. Wie in Godins *Familistère* sollte in seinen Arbeitersiedlungen (*Phalanstère*), in Gemeinschaftseinrichtungen gewohnt, gelebt, gegessen und erzogen werden.. Baulich stellte das Phalansterium ein abgegrenztes Areal dar, das einen öffentlichen, halböffentlichen und privaten Raum mit überdachten Innenhöfen in sich vereinte und neben Wohnraum auch Genossenschaftsläden, Wäschereien, Kindergärten und Badeanstalten beherbergte.

1697 Vgl. Schulz-Nieswandt, F./Brandenburg, H. 2015, S. 104.

pien Selbsthilfe, Selbstverantwortung und Selbstverwaltung beschreiben. Zweck von Genossenschaften ist in erster Linie immer die Förderung der Mitgliederinteressen, die kultureller, wirtschaftlicher oder auch sozialer Art sein können. Auch für alte Menschen existieren bereits Modelle genossenschaftlicher Selbsthilfe, so werden unter Seniorengenossenschaften z. B. Initiativen verstanden, die sich zur Hilfe auf Gegenseitigkeit verpflichtet sehen. Auf lokaler Ebene wird dort durch bürgerschaftliches Engagement demografischen Entwicklungen und den sich daraus ergebenen Bedarfen an Hilfen jeglicher Art begegnet.

In ihrem Forschungsprojekt mit dem Titel *Genossenschaftliche Selbsthilfe von Senioren – Motive und Handlungsmuster bürgerschaftlichen Engagements* zeigen Köstler und Schulz-Nieswandt auf, dass die Basis des genossenschaftlichen Modells mit den Begriffen *generalisierte Reziprozität*, *soziales Vertrauen* und *zwischenmenschlich gabeorientierter Kooperation* tief im sozialen Beziehungsnetz verankert ist. Die Autoren interpretieren Seniorengenossenschaften als Netzwerk, als Ort der Rollenorientierung und Identitätsstiftung sowie als Form Sinn gebender Personenwerdung[1698]. Ihr genossenschaftlicher Netzwerkbegriff geht von zwei idealtypischen Formen von Netzwerkbeziehungen aus: dem *Idealtypus der strategischen Klugheit* und dem *Idealtypus des Selbst-Seins im sozialen Mitsein*. Netzwerke der ersten Form können „(...) zu einem reinen Instrument individuellen Handelns werden. Dann funktionalisiert der rationale Akteur, der seinen individuellen, eigensinn-orientierten Nutzen maximiert, die Netzwerke aus strategischen Gründen."[1699] In diesem *Idealtypus der strategischen Klugheit* geht der Mensch als Individuum Netzwerkbeziehungen ein, die auf kooperatives Verhalten zielen und denen die Absicht anhaftet, einen ökonomischen Gewinn zu erlangen. Der zweite *Idealtypus des Selbst-Seins im sozialen Mitsein* ist durch Daseinsweisen in Existenzmodi der Menschen als Person gekennzeichnet; hier geht es um mehr als Nutzenmaximierung und Strategien. Bei Seniorengenossenschaften handelt es sich um einen ebensolchen Typus[1700].

Ausgehend von empirischen Befunden bezeichnen beide Autoren Netzwerke, in denen Menschen ihre eigene Nutzenfunktion mit denjenigen anderer verknüpfen und Ressourcen freiwillig bereitstellen, als *realtypischen Altruismus*[1701]. Im Sinne gegenseitiger Solidarität unterstützen sich auf diese Weise ältere Menschen in Seniorengenossenschaften, von denen laut Köstler und

---

1698 Vgl. Köstler, U./Schulz-Nieswandt, F. 2010, S. 13.
1699 Köstler, U./Schulz-Nieswandt, F. 2010, S. 14.
1700 Vgl. Köstler, U./Schulz-Nieswandt, F. 2010, S. 15.
1701 Vgl. Köstler, U./Schulz-Nieswandt, F. 2010, S. 15 ff.

Schulz-Nieswandt in der Bundesrepublik derzeit etwa 50 unter verschiedenen Bezeichnungen wie *Initiative, Bürgerhilfe, Nachbarschaftshilfe* oder auch *Seniorenhilfe* existieren. Einige dieser sozialkapitalbildenden Netzwerke werden in Form von Vereinen geführt; Zeitkonten dienen als Verrechnungssysteme für geleistete und erbrachte Hilfe[1702]. Seniorengenossenschaften zielen auf eine Verbesserung der Lebensqualität und den Erhalt der Selbstständigkeit im Alter. In den Seniorengenossenschaften werden unterschiedliche Arten gegenseitiger Hilfe unterschieden: Dienste von Mensch zu Mensch, Haushaltshilfen, handwerkliche Hilfen, Gruppenangebote zur Freizeitgestaltung und Projekte mit speziellen Themen, wobei die Teilnahme an die Mitgliedschaft in einem Verein gebunden ist. Innovativ am Gedanken der Seniorengenossenschaft ist im Gegensatz zum klassischen Ehrenamt oder zum zivilgesellschaftlichen Engagement mit unbezahlter oder geringer Aufwandsentschädigung der Gedanke der Gegenseitigkeit.

Auch Rinderspacher et al. widmen sich dem Thema Seniorengenossenschaften und schlagen Pflegegenossenschaften mit dem Grundsatz *Tauschen gegen Lebenszeit* vor, um auf diesem Wege der verstärkten Individualisierung, Kinderlosigkeit und Veränderung in den Familienstrukturen entgegenzuwirken. In diesem Zusammenhang beruht der Grundgedanke darauf, dass eine Person als Mitglied der Genossenschaft regelmäßig Pflegeleistungen für ältere Mitglieder erbringt, woraufhin ihr die Stunden, die sie ableistet, auf einem Zeitkonto gutgeschrieben werden, sodass diese im Bedarfsfall später abgerufen werden können[1703]. Es zeigt sich: Als Formprinzip ist Genossenschaftlichkeit durch die Gabenlogik sowie die Praxis der Gegenseitigkeit der Hilfe geprägt[1704]. Ihr Zweck ist in erster Linie die Förderung von Mitgliederinteressen. Jenseits dessen bedeutet Genossenschaftlichkeit aber auch stets eine Form sozialer Freiheit, die ich als institutionalisierte Möglichkeit betrachte, ein Füreinander zu verwirklichen, um der neoliberalen Entgrenzung des Kapitalismus entgegenzustehen. Da die Solidarität in der Satzung einer Genossenschaft verankert ist, fällt es kleinen lokalen Genossenschaften als Form von Nachbarschaftshilfe leichter, sich den sozialen Herausforderungen zu stellen. Im Gegensatz zur Marktlogik, die zu überregional agierenden riesigen Sozialkonzernen führt, richten solche sachzielorientierten Organisationsansätze sämtliche Prozesse und Reflexionen darauf aus, den ureigenen Zwecken der Organisation unabhängig von der Sanktionsfähigkeit ihrer *Shareholder* eindeutige Priorität einzuräumen.

---

1702  Vgl. Köstler, U./Schulz-Nieswandt, F. 2010.
1703  Vgl. Rinderspacher, J. et al. 2009
1704  Vgl. Schulz-Nieswandt, F./Brandenburg, H. 2015, S. 104.

Sachzielfokussierung meint hierbei, dass Zwecke durch die Arbeit an den Formalzielen möglichst wenig kompromittiert werden, was zum Beispiel der Fall wäre, wenn Geschäftsideen auf Kosten der Zweckverfolgung optimiert würden oder Imagepflege gegenüber der tatsächlichen Zielerreichung vorrangig wäre[1705].

Eine Gesellschaft, in der das Individuum gemeinschaftlich in privater und öffentlicher Wohlfahrt lebt, setzt eine politisch gesteuerte Neuausrichtung sozialer Infrastruktur voraus. In einer modernen Gesellschaft, so Schulz-Nieswandt, stehen die Menschen, wenn sie die Daseinsqualität eines personalen Seins erreichen wollen, vor der Aufgabe, die Verwirklichung einer genossenschaftlichen Existenzweise herbeizuführen, die als Existenzbewältigung und Ausgangspunkt einer Renaissance des Denkens im Gemeindekontext zu verstehen ist[1706]. Personales Sein ist hier zum einen als Existenzbewältigung zu verstehen[1707] und zum anderen der Ausgangspunkt der Wiedergeburt der Genossenschaftsidee Gemeindekontext[1708]. Mit der Verlagerung auf den Genossenschaftsgedanken besinnt sich der Sozialstaat auf den Subsidiaritätsgrundsatz, der deutsche Sozialpolitik dahin gehend ausrichtet, dass dem Menschen dort, wo er lebt, geholfen und ihm schlussendlich ein gutes Leben ermöglicht wird. Selbst den Kirchen könne man hierbei eine herausragende Rolle zukommen lassen; Klie verweist diesbezüglich auf die Tatsache, dass Kirchen die Tradition örtlicher Genossenschaften in Geist und Rechtsform wiederbeleben könnten[1709]. Hinter Genossenschaftlichkeit als Formprinzip steckt die „(...) Idee der Gemeinde als Daseinsort der Gabe und der dadurch generierten sozialen Wirklichkeit von Interaktionsordnungen, deren personale Erlebnisgeschehensordnung von Reziprozitätserfahrungen und Wertschätzungserlebnissen, von Anerkennung und Respekt im ontischen Zwischenraum der Dialogizität sozialer Praxis geprägt ist (...).“[1710]

### Genossenschaftlichkeit im Kontext der Gemeindepflege

Jeder Mensch hat den Wunsch, möglichst lange im gewohnten Umfeld, dem eigenen Haus oder der eigenen Wohnung verbleiben zu können. Ist die Versorgung von Älteren aber nicht sichergestellt, können Genossenschaften eine Lücke im Versorgungsnetz schließen. Als Pendant zu etablierten Formen sozialer

---

1705 Bode, I. 2014b, S. 206.
1706 Vgl. Schulz-Nieswandt, F. 2013a, S. 21 ff.
1707 Vgl. Schulz-Nieswandt, F. 2013a, S. 29.
1708 Vgl. Schulz-Nieswandt, F. 2013a, S. 38.
1709 Vgl. Klie, T. 2013, S. 20.
1710 Schulz-Nieswandt, F. 2013a, S. 32 f.

Dienste ergänzen Genossenschaften als gemeinschaftlicher Zusammenschluss im Feld der ambulanten Versorgung zweckdienlich das bestehende Versorgungsnetz im ambulanten Raum. Der Unterschied zu herkömmlichen Formen von Hilfe kann mit Honneth wie folgt beschrieben werden: „Während in einer marktwirtschaftlich verfassten Gesellschaft gemeinsam geteilte Zwecke unter der Bedingung realisiert werden, daß die Mitglieder sich wechselseitig nur als individuelle Nutznießer anerkennen und daher ihre Abhängigkeit voneinander systematisch verleugnen, würde sich (...) die gemeinsame Zweckverwirklichung in der Form vollziehen, daß die Mitglieder absichtsvoll füreinander tätig sind, weil sie sich wechselseitig in ihrer individuellen Bedürftigkeit anerkannt haben und um deren Befriedung willen ihre Handlungen verrichten."[1711]

Genossenschaften als eine institutionelle Form solidarischer Selbsthilfe bieten auch die Möglichkeit, neue Formen der Hilfe im Feld der Gemeindepflege zu erproben. Unter der Prämisse, gesellschaftliche Teilhabe durch gegenseitige Unterstützungsstrukturen zu verwirklichen, gilt es, hilfe-, betreuungs- und pflegebedürftigen Menschen möglichst lange das Leben in den eigenen vier Wänden zu ermöglichen. Die Verbreitung von genossenschaftlichen Modellen im Bereich der Gemeindepflege bietet in diesem Zusammenhang eine geeignete Möglichkeit, auf die allgemein bekannten demografischen Veränderungen zu reagieren und sich der „(...) Aushöhlung des Sozialen durch Konkurrenz und Wettbewerb (...)"[1712] zu widersetzen. Im Fokus steht daher die Frage, wie genossenschaftliche Modelle für Pflege- und Betreuungsbedürftige etabliert werden können.

Für ältere Menschen existiert bereits jetzt eine Vielzahl an Modellen genossenschaftlicher Selbsthilfe. Es haben sich in der Bundesrepublik Wohn-, Pflegedienst-, Palliativversorgungsgenossenschaften, Genossenschaften für stationäre Pflege, Alterspflege und auch besagte Seniorengenossenschaften etabliert, bei denen es sich um Initiativen der Hilfe auf Gegenseitigkeit handelt, die auf lokaler Ebene durch bürgerschaftliches Engagement den demografischen Entwicklungen und den sich daraus ergebenden Bedarfen an Hilfen jeglicher Art begegnen wollen.

**Forschungsfragen**

Anhand von regelhaft durchgeführten Studien in diversen Kommunen stellt Klie fest, dass in fast allen Stadtteilen und Gemeinden der Genossenschaftsgedanke als attraktiv für die eigene Lebensführung und die produktive Bearbei-

---

1711 Honneth, A. 2015, S. 42.
1712 Honneth, A. 2015, S. 56.

tung von Sorge eingestuft wird[1713]. Die Beliebtheit der genossenschaftlichen Leitidee beruht auf einer im Menschen angelegten Neigung zu gegenseitiger sozialer Unterstützung. Insofern ist die Frage nach der Lebensqualität mit derjenigen nach der Organisation der Versorgung im Alter stark verwoben. Genossenschaftsmodelle beruhen auf rationalen Hilfebeziehungen, sie fügen sich als zusätzlicher Baustein in eine kommunale Daseinsvorsorge ein. Dieser Gedanke kann auf die Gründung und Etablierung von Genossenschaften übertragen werden: Menschen aus der Region übernehmen Verantwortung für sich selbst und für ältere Gemeindemitglieder. Mit der Gründung von Genossenschaften kann bei den Bürgern einer Gemeinde einerseits die Akzeptanz gegenüber Hilfebedürftigkeit erhöht und andererseits können Vorurteile abgebaut werden. Dabei gilt es, gezielt die Dynamik von genossenschaftlichen Projekten zu erzeugen, um diese Zielsetzungen zu erreichen. Auch Inklusion ist ein Thema, das ältere hilfebedürftige Menschen betrifft, denn auch hier stellt Genossenschaftlichkeit ein Mittel dar, sie zu verwirklichen.

Um Räume zu Orten der guten Pflege und Betreuung bzw. des guten Lebens im Alter zu machen, muss gefragt werden, wie der Genossenschaftsgedanke für das Feld der Pflege von alten Menschen realisiert werden kann. Hier können a) bereits existierende Projekte zur Förderung genossenschaftlicher Versorgung im Bereich der Pflege auf Faktoren untersucht werden, die zu ihrem Gelingen beitragen, b) aus den Ergebnissen dieser Analyse Handlungsstrategien abgeleitet werden, die die Übertragung der Projektideen auf andere Orte ermöglichen, und c) Ressourcen und Potenziale sichtbar gemacht werden, die eine Entwicklung des Genossenschaftsgedankens von innen aus den Gemeinden heraus fördern. Mit der Erforschung von geeigneten Praxiskonzepten ergäbe sich die Möglichkeit, Bedingungen für eine erfolgreiche Gründung sowie den dauerhaften Betrieb von Genossenschaften zu eruieren, um aus den Ergebnissen bedarfsorientierte sowie praxisrelevante Handlungsempfehlungen für potenzielle Initiatoren von Genossenschaften erwachsen zu lassen. Hierzu müssten vornehmlich drei Fragen beantwortet werden. Erstens: Welche genossenschaftlichen Versorgungsmodelle im Bereich der Gemeindepflege existieren in Deutschland? Zweitens: Eignen sich genossenschaftliche Modelle für hilfe-, pflege- und betreuungsbedürftige Menschen, um die Versorgungslücken zu schließen? Und drittens: Wie lassen sich genossenschaftliche Versorgungsmodelle in das kommunale Umfeld integrieren?

Zweifelsohne ist es zentral, geordnete Sorge in der Gemeinde zu organisieren, damit den Menschen, die in eine hilfebedürftige Situation kommen, bei-

---

1713 Vgl. Klie, T. 2014a, S. 21.

gestanden wird, um selbstbestimmte und teilhabeorientierte Pflege und Betreuung in der häuslichen Umgebung zu erhalten. Genossenschaftliche Sorgeordnung zu schaffen heißt erstens, Strukturen zu etablieren, in denen es selbstverständlich ist, dass Menschen füreinander tätig werden, und zweitens, ein besseres Bewusstsein für humane Ideen zu schaffen, die in öffentlicher Hand demokratisch entwickelt werden. Genossenschaftlichkeit bringt Reziprozitäten in einer institutionalisierten Weise zum Ausdruck. Die wirtschaftliche Wertschöpfung wird auf diesem Wege nicht mehr in Form eines privatkapitalistisch verfassten Marktes, sondern mithilfe von institutionellen Mechanismen des kooperativen Füreinandertätigseins organisiert[1714]. Einer utopischen Vorstellung von Gesellschaft, in der alle Menschen in Gemeinschaft leben und sich umeinander sorgen, kann so eine echte konkrete Erfahrung genossenschaftlichen Daseins an die Seite gestellt werden, in der kleine Betriebsgrößen die menschliche Nähe zum Arbeiter und zum Pflegenden garantieren, damit sich Vaneigems Prognose nicht bewahrheitet. Er schreibt: „Die Lawine des Konsumierbaren droht uns im endlosen Fall mit sich zu reißen, wenn niemand kollektive Zufluchtsstätten gegen die Konditionierung, das Spektakel und die hierarchische Organisation errichtet (...).“[1715] Pflegegenossenschaften schaffen Räume, die jeder im Fall von Hilfebedürftigkeit aufsuchen kann, um Schutz und Hilfe zu erhalten – vielleicht können mit dieser Organisationsform die Grundlagen geschaffen werden, um echte sorgende Gemeinschaften entstehen zu lassen.

**Pflegemanagement erforschen**

Die Gestaltung des eben beschriebenen Wirtschaftsgebildes fällt in den Kompetenzbereich des Pflegemanagements. Eingebettet in lokale Traditionen geht es darum, Managementprinzipien und Strategien zu entwickeln und Genossenschaften als Gegenmodell zu kapitalistischen Wirtschaftsweisen im Bereich der Gemeindepflege zu etablieren. Hierzu bedarf es jedoch einer Erweiterung des Wissenskorpus der noch relativ jungen akademischen Disziplin.

Der Grundstein des akademischen Pflegemanagements wurde vor nunmehr 30 Jahren gelegt. Bereits 1981 bzw. 1985 nahmen die ersten Weiterbildungsstudiengänge für Pflegedienstleitungen und Pflegepersonal in Leitungspositionen an zwei Fachhochschulen in Osnabrück ihre Arbeit auf[1716]. Im Osten Berlins entstand 1982 ein Studiengang Diplom-Krankenpflege für Pflegema-

---

1714 Vgl. Honneth, A. 2015, S. 106.
1715 Vaneigem, R. 2008, S. 261.
1716 Vgl. Remmers, H. 2011, S. 8; Bartholomeyczik, S. 2017, S. 107.

nagement[1717]. Heute hat sich Pflegemanagement neben Pflegewissenschaft und Pflegepädagogik an vielen deutschen Fachhochschulen etabliert und kann auf Bachelor- und Masterniveau in Vollzeit, Teilzeit, berufsbegleitend oder an einer Fernhochschule studiert werden. Das Wort Pflegemanagement, so Proksch, ist eine Wortschöpfung, die eng mit der Entwicklung des öffentlichen Krankenhauses bzw. seinen spezifischen Rahmenbedingungen zusammenhängt. Die Autorin stellt fest, dass die Integration einer Vielfalt von Managementkonzepten und Modellen sowie das Fehlen pflegewissenschaftlicher Inhalte deutlich aufzeigt, dass es der Betriebswirtschaftslehre gelingt, das Verständnis und die Ausrichtung des Pflegemanagements zu bestimmen. Ein Bruch in der Hierarchie auf der mittleren Führungsebene in der Pflege, die im Gegensatz zu anderen Berufsgruppen ihre Kernleistung an Patienten erbringt, erschwere die Anbindung des Pflegemanagements an die Pflegewissenschaft. Im Gegensatz zu leitenden Angestellten anderer Berufsgruppen geht leitenden Pflegefachkräften der direkte Kontakt zum Patienten verloren[1718]. Den Disziplinen *Pflege* und *Management* gelingt es nicht, sich in einen nicht nur von Zweckrationalität durchzogenen kommunikativen Austausch zu begeben. Die Partnerschaft aus Pflege und Management wird eindeutig durch die Ökonomie dominiert, dies zeigt schon allein ein Blick in die Curricula entsprechender Studiengänge. Bei dem Begriffspaar *Pflege* und *Management* handelt es sich um eine asymmetrische Beziehung, in der weitaus mehr Wissen aus dem Management in die Pflege übergeht als umgekehrt. Ein Grund hierfür ist im Inkrafttreten der sozialen Pflegeversicherung 1995 zu sehen, das mit der Durchsetzung einer Marktlogik einherging. Knapp 20 Jahre später können symbolträchtige Schlagzeilen wie diese der *Süddeutschen Zeitung* gelesen werden: „Markt statt Ethik. Hohe Rendite locken Investoren in den milliardenschweren Pflegemarkt"[1719]

Immer einen Schritt voran – darauf beruht der Kapitalismus. Wird er nicht getan, steigt die Rendite nicht und die Einrichtung verschwindet vom Markt. Eine Privatisierung pflegerischer Infrastruktur wird kurzerhand durch angebliche Ineffizienz öffentlicher Unternehmen begründet; jedoch führen in der Tat Privatisierung und Deregulierung auch im Bereich der Pflege zu einer Spaltung in zahlreiche Konfliktfelder. Die Glücksversprechen des Kapitalismus erfüllen sich aber nicht, schon gar nicht in der Pflege. Eine zunehmend an ökonomischen Kriterien ausgerichtete Pflege tangiert Handlungsrationalitäten in umfassender Weise[1720]. Die Auswüchse des Neoliberalismus erzeugen auch im Feld

---

1717 Vgl. Bartholomeyczik, S. 2017, S. 108.
1718 Vgl. Proksch, S. 2014, S. 788 ff.
1719 Süddeutsche Zeitung 2013, S. 1.
1720 Vgl. Friesacher, H. 2008, S. 94.

der Pflege gesellschaftliche Zustände grenzenloser Ausbeutung und Unmensch-
lichkeit, die sich im Windschatten der theoretischen Ökonomie an einem ausschließlich an zweckrationalen Denkprozessen ausgerichteten Menschenbild
orientieren. Im Klima einer einhellig anerkannten Herrschaft der Marktwirtschaft stellt sich für mich die Frage, ob für Pflegemanager eine pflegerische
Vorerfahrung überhaupt notwendig ist. Handelt es sich bei diesem Berufsbild in
Wirklichkeit nicht nur um die routinemäßige Tätigkeit eines Aufsehers, der als
Oberaufsicht über den kapitalistischen Produktionsprozess von Pflege fungiert?

Wissenschaft und Forschung produzieren beständig neue Informationen,
deren Halbwertzeit sich im Laufe der Jahre deutlich verkürzt. Auch im Pflegemanagement wird ein immer größeres Maß an Wissen benötigt, was es zunehmend diffiziler macht, die vorhandene Informationsflut zu beherrschen. Wird
ein Blick auf aktuelle Publikationen geworfen, so bestätigt sich diese These
auch für das Wissensfeld Pflegemanagement. Es werden immer häufiger
Marktprozesse fokussiert, ohne die Totalität bzw. den unverhandelbaren Charakter des Marktes infrage zu stellen. Auf leisen Sohlen schleicht sich die neoliberale Marktideologie, getarnt als wissenschaftliche Wahrheit, in die Köpfe
leitender Pflegefachkräfte. Die Annahme, dass Marktmechanismen a priori allen anderen Formen der Steuerung überlegen sind, wird auch durch das Pflegemanagement zum unerschütterbaren Glaubenssatz erklärt[1721]. Ein Beispiel
unkritischer Übernahme neoliberaler Denkweisen ist ein jüngst im Springer
Verlag erschienenes Buch mit dem Titel *Pflegeeinrichtungen erfolgreich führen*. Der Autor unternimmt am Beispiel ambulanter und stationärer Pflegeeinrichtungen den Versuch, die Idee einer marktorientierten Unternehmensführung
in die pflegerische Berufsethik zu integrieren[1722].

**Forschungsfragen Diskursanalyse**

Es ist eine Binsenweisheit, dass der Umgang mit Wissen einen immer höheren
Stellenwert einnimmt. Wann aber ist dieses Wissen wirklich nützlich? Foucault
beantwortet diese Frage folgendermaßen: „Wenn ein Wissen oder eine Erkenntnis eine Form hat oder so funktioniert, daß es fähig ist, ethos hervorzubringen, ist es nützlich."[1723] Diese Feststellung erfordert es zu analysieren, wie
im Pflegemanagement-Diskurs Wissen über Ökonomie und Pflege produziert
wird und welche Auswirkungen dies für Pflegekräfte und Pflegebedürftige hat.
Als Grundlage eines spezifischen Forschungsprogramms zeigt die nachstehen-

---

1721 Vgl. Krisch, M. 2016, S. 10.
1722 Vgl. Bolz, H. 2015.
1723 Foucault, M. 2009, S. 298.

de Grafik drei Dimensionen einer Analyse von Wissensverhältnissen des Pflegemanagements. Es handelt sich um einen wissenssoziologischen Zugang mit entsprechenden Fragestellungen und einer methodologischen Ausrichtung auf die dokumentarische Methode sowie in einem dritten Schritt um den Versuch, ein anderes Pflegemanagement zu konzipieren – ein Pflegemanagement, das nicht vom Markt und der Ökonomie, sondern vom Pflegebedürftigen aus gedacht wird. Auf alle drei in *Abbildung 19* dargestellten Punkte gehe ich nun kurz ein.

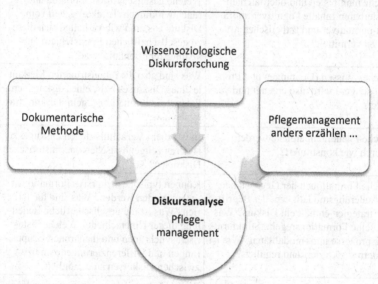

*Abbildung 19:* Diskursanalyse Pflegemanagement

Pflegemanager können konkrete gesellschaftliche Bedingungen mitgestalten, indem sie einen auf materielle und geistige Bedürfnisse ausgerichteten sozialen Fortschritt kritisch analysieren und evaluieren. Hierzu bedarf es grundlegenden Wissens über Entwicklungen und Strukturen der Disziplin, um eine Basis für die anstehenden Anforderungen zu schaffen – Pflegemanagement nicht ökonomisch, sondern anders zu erzählen. Die wissenssoziologische Diskursanalyse liefert für dieses Vorhaben das notwendige Handwerkszeug. Einige Fragestellungen an den *Diskurs Pflegemanagement* habe ich in Anlehnung an Keller exemplarisch in der unten stehenden Tabelle zusammengefasst.

*Tabelle 16:*   Mögliche Fragestellungen wissenssoziologischer Diskursforschung
             (Keller, R. 2008, S. 262 f.)

| | |
|---|---|
| Wie ist der spezifische Diskurs entstanden, warum taucht er auf oder verschwindet wieder? | Welche Bezüge enthält der Diskurs zu anderen, historisch vorangehenden oder parallelen, konkurrierenden Diskursen? |
| Wie, wo, mit welchen Praktiken und Ressourcen wird der Diskurs (re-)produziert? | Wie lässt sich der Diskurs auf raumzeitlich mehr oder weniger weit ausgreifende soziale Kontexte beziehen? |
| Welche manifesten und/oder latenten typisierbaren Inhalte kognitiver, moralisch-normativer und ästhetischer Art werden vermittelt? | Welche gesellschaftlichen Folgen und Machtwirkungen (Effekte) gehen vom Diskurs aus, und wie verhalten sich diese zu gesellschaftlichen Praxisfeldern und »Alltagsrepräsentationen«? |
| Welches Wissen (Deutungen und Problemlösungen) wird also erzeugt und verbreitet? | Was sind also die rekonstruierten Merkmale eines Diskurses bzw. eines diskursiven Feldes, die Formationsregeln, Diskursstrategien usw.? |
| Welche Phänomenbereiche werden dadurch wie konstituiert? | In welchem Verhältnis stehen Diskurse zu anderen zeitgenössischen oder historischen Diskursen? |
| Welche Formationen der Gegenstände, der Äußerungsmodalitäten, der Begriffe, der Strategien enthält ein Diskurs? Was sind seine Formationsregeln, Strukturierungsprozesse und -modalitäten? Wie ist er intern strukturiert und reguliert? | Können typische diskursive Formationen unterschieden werden? Was sind die Kriterien? Was ist die gesellschaftliche Bedeutung dieser Unterschiede? Welche historisch synchronen und diachronen Gruppierungen und Differenzierungen von bzw. zwischen Diskursen sind möglich? |
| Welche Aushandlungsprozesse finden in der Konstruktion eines Diskurses statt? Was sind die entscheidenden Ereignisse im Verlauf eines Diskurses und wie verändert er sich mit der Zeit? | Wie verhalten sich soziohistorischer Kontext, diskursive Felder, Diskurse, Praktiken und Dispositive zueinander? |
| Wie schlägt sich der Diskurs in Dispositiven nieder? Auf welche Infrastruktur baut er auf? | Welche Erklärungen für die rekonstruierten Strukturierungsprozesse von Diskursen und durch diese können formuliert werden? Wie sind ihr Entstehen, ihre Verläufe und Wirkungen zustande gekommen? |
| Welche Akteure (Protagonisten) besetzen mit welchen Ressourcen, Interessen, Strategien die Sprecherpositionen? | In welchem Verhältnis stehen die Ergebnisse zu anderen Perspektiven und Aussagen über denselben oder ähnliche Untersuchungsgegenstände? |

| | Werden jene dadurch widerlegt, ergänzt, bestätigt? |
|---|---|
| Wer ist Träger, Adressat, Publikum des Diskurses? | Welche gesellschaftlichen Phänomene werden dadurch erklärt? Welche Größen spielen dabei eine Rolle? |
| Welche Aneignungsweisen lassen sich nachzeichnen? | Welche Beziehungen bestehen zwischen diesen Erklärungen und anderen sozialwissenschaftlichen Herangehensweisen? |

## Dokumentarische Methode

Wissenssoziologische Verfahren wie die dokumentarische Methode böten die Möglichkeit, sich dem Diskurs Pflegemanagement auf interpretativ sozialhermeneutische Art und Weise in einem ersten Schritt zu nähern[1724]. Bei dieser Forschungsmethode handelt es sich um eine Datenauswertungsmethode von Texten. Sie ist ein durch Bohnsack entwickeltes rekonstruktives Verfahren mit dem Ziel, Einblicke in die Strukturiertheit sozialen Handelns zu erlangen. Bekanntheit erreichte das Prozedere durch die Auswertung von Gruppendiskussionsverfahren. In den letzten Jahren wurde die dokumentarische Methode weiterentwickelt, um sie u. a. auf narrative oder Leifadeninterviews sowie auf die Evaluationsforschung anwenden zu können. Ausgangspunkt ist die Annahme, dass soziales Handeln strukturiert ist und durch einfaches Lesen eines Textes nicht erschlossen werden kann. In Anwendung auf soziale Gruppen geht sie mit Bezug auf die Wissenssoziologie der Frage einer gemeinschaftlichen Alltagspraxis nach. Grundlagen sind somit kollektive Handlungspraxen bzw. Orientierungen, die sich kollektiver Wissensbestände bedienen. Da es sich um alltagsorientiertes Praxiswissen handelt, müssen einige inhaltliche Aspekte bedacht werden. In Erzählungen können sich im Gegensatz zu Argumentationen, Bewertungen oder Beschreibungen Orientierungen am deutlichsten herauskristallisieren. Sinngenetische (Wofür ist die Orientierung typisch?), soziogenetische (existenzielle Hintergründe) oder auch mehrdimensionale Typenbildungen stehen als Resultat am Ende einer Textanalyse. Ein Vergleich zur Typenbildung beginnt im Gegensatz zu anderen Methoden bereits bei der Interpretation verbaler Äußerungen, die als Orientierungsrahmen identifiziert werden. Das konkrete Ziel ist nicht die genaue Fallrekonstruktion, sondern die Bildung von Typen. Erzählte Praxis ist daher nicht von Situation zu Situation verschieden, sondern weist eine Prozessstruktur auf. Handlungssequenzen lassen sich in Sequenzanalysen nachzeichnen, was in fallinterne und fallübergreifende Verglei-

---

1724 Vgl. Bohnensack, R/Nentwig-Gesemann, I. 2010; Nohl, M. 2009.

che mündet (komparative Sequenzanalyse). Sinngenetische Typenbildung geschieht mit der Rekonstruktion unterschiedlicher Orientierungsrahmen in eigener Sinnhaftigkeit und einer Abstraktion der Orientierungsrahmen durch Heranziehen weiterer Interviews. Dies gilt vor allem für Forschungsgebiete, für die
in der Gesellschaft noch keine Differenzkategorien vorhanden sind bzw. für die
etablierte dichotome Schemata sich nicht als sinnvoll erweisen. Hierfür hat
Nohl die relationale Typenbildung entwickelt, die sich als Kritik an der zu kurz
greifenden soziogenetischen Typenbildung, welche der Komplexität sozialer
Wirklichkeit in keiner Weise gerecht wird, versteht. Gesellschaftlich sinnhaft
strukturierte Wirklichkeit kann so mittels sozialwissenschaftlich-hermeneu-
tischer Verfahren nach der Bedeutung und dem Sinn des Sozialen fragen. Der
hermeneutische Zugang trägt dazu bei, sozialen Wandel aufzuzeigen und zu
untersuchen. Mit dieser Perspektive eröffnet sich die Möglichkeit des Verstehens, wie Wissen in das jeweilige Forschungsfeld gelangt, dort verändert,
strukturiert, genutzt wird, wie Fakten hervorbracht werden und wie sich dieses
Wissen in seinem Entstehungszusammenhang konstituiert. Um Historisches zur
artikulieren, wäre es Benjamin folgend eigentlich notwendig, die Geschichte
des Pflegemanagements gegen den Strich zu bürsten[1725]. Folgende diskursanalytische Fragestellungen könnten herangezogen werden: „Warum wird das gesagt und nicht jenes? Warum gibt es diese Ordnung der Aussagen und nicht eine andere? Warum wurde nur das gesagt und nicht noch so viel anderes
(...)?"[1726]. Es geht in Bezug auf das Pflegemanagement im Kern darum, „(...)
eine spezielle Schicht von Regeln freizulegen, die als spezifische »inhaltliche«
Ordnungsmuster für die involvierten Subjekte erkennbare Dinge erzeugen und
ihre Welt strukturieren (...)."[1727]

### Grenzen überwinden – eine andere Geschichte erzählen?

Das akademische Pflegemanagement erweist sich als williger Helfer neoliberaler Ideologie[1728]. Es hat sich in all seinen Facetten mit der herrschenden kapitalistischen Ordnung verbunden und bringt stetig neue Diener des Unternehmertums hervor. Friesacher bemerkt, dass das Pflegemanagement, wenn es nicht
nur affirmativ die bestehenden Verhältnisse reproduzieren möchte, kritisch und
normativ konzipiert werden muss[1729]. Es lässt sich beobachten, dass das neoli-

---

1725  Vgl. Benjamin, W. 1992, S. 145.
1726  Sarasin, P. 2005, S. 65.
1727  Sarasin, P. 2005, S. 117 f.
1728  Vgl. Krisch, M. 2016.
1729  Vgl. Friesacher, H. 2009, S. 7.

berale Narrativ stetig weitererzählt wird, zum Leid alternativer, z. B. kooperativer, Formen des Wirtschaftens oder gemeinschaftlicher Produktionsweisen, die sich an bedürfnisorientierten, sozialen, demokratischen und ökologischen Ansätzen ausrichten. So könnte z. B. auf Machtausübung leitender Personen über Arbeiter verzichtet werden oder nur eingeschränkt praktiziert werden, um Entscheidungen in demokratischer Struktur unter Mitwirkung aller Beteiligten zu fällen.

Die Kernfrage einer reflektierten Ausrichtung des Pflegemanagements als kritische Wissenschaft bringt Jäger auf den Punkt: Er geht davon aus, „(...) dass kritische Wissenschaft Vorschläge zur Diskussion stellen kann, die in sozialen Bewegungen und Praxisfeldern verschiedenster Art diskutiert und auf ihre Umsetzung hin analysiert und ausprobiert werden kann."[1730] Es obliegt ihr, die Gehalte von Wissen aufzudecken und deren Inhalte zu hinterfragen[1731]. Erstaunlicherweise, so Friesacher, fehle dem Bereich des Pflegemanagements ein theorieorientierter und kritischer Diskurs[1732]. Eine auf Skepsis gegenüber etablierten Wahrheiten gegründete Haltung ist notwendig, denn Machtstrukturen können nur so infrage gestellt werden. Um Diskurse beeinflussen zu können, müssten Wissensverhältnisse aber zunächst offengelegt und bewusst gemacht werden. Grenzen des Wissbaren werden so aufgezeigt; dann erst können Gegendiskurse erschaffen werden, die aus dem herrschenden Narrativ ein anderes antizipieren. Diesen Schritt habe ich zuvor anhand der wissenssoziologischen Diskursanalyse erläutert.

Wie lässt sich das Leitbild des Pflegemanagements verändern? Welches Wissen ist gut für den Pflegebedürftigen und zu welchem Zweck? Diese und andere Fragen beschäftigen ein kritisch konzipiertes Pflegemanagement – ein Pflegemanagement, das sich nur für den Pflegebedürftigen einbringen kann, indem es soziale Leitbilder verändert. Da die Zeit eines gut funktionierenden Kapitalismus vorbei ist, kann ein zukunftsfähiges Pflegemanagement auch nicht mehr von den Dienstleistungsbeziehungen, vom Markt oder von der Ökonomie her bestimmt werden. Krisen, wie die in der wir uns befinden, bieten eben auch Chancen. Es eröffnen sich neue Räume, die neue Handlungsmöglichkeiten bieten – denn existieren nicht bessere Orientierungspunkte wie ständiges Wachstum, Effizienz oder Selbstunternehmertum?

Der Schatz an schönen Geschichten und Bildern im Pflegemanagement ist derzeit klein. Die Spielregeln etablierter Erzählungen sollten daher mit kalku-

---

1730 Jäger, S. 2008, S. 7.
1731 Vgl. Jäger, S. 2008, S. 8.
1732 Vgl. Friesacher, H. 2009, S. 12.

lierten Störmanövern durchbrochen werden, z. B. durch die Verhinderung von Bürokratie, Tausch und Hierarchie. Das Territorium der Sorge kann so sukzessiv von einer tyrannisierenden Ökonomie und ihrer entfremdeten Sprache befreit werden, um Sorge genau da wiederherzustellen, wo sie durch die Wirtschaft unterdrückt wird – in den Familien, in den sozialen Beziehungen, in den Kommunen. Echter sozialer Fortschritt durch solidarisches Wirtschaften, wie er hier notwendig ist, kann nur ohne Herrschaft und ohne illegitime Autoritäten funktionieren. Anstehende Transformationen im Feld der Pflege sollten weder den Ökonomen noch den Theologen überlassen werden. Sollte es nicht gelingen, an einer wirklichen Verbesserung der Zustände mitzuwirken, müsste das Pflegemanagement in letzter Konsequenz als Teildisziplin der Pflegewissenschaft vernachlässigt werden.

# 5  Mein Fazit: Sorge, Solidarität, Sozialstaat, Sozialismus?

Neben dem eklatanten Fachkräftemangel und dem demografischen sowie dem Wandel im Morbiditätsspektrum ist eine von vielen Grundannahmen sozialplanerischer Aktivitäten die Tatsache, dass der ältere Mensch eine dominante Präferenz für häusliche Pflege hat[1733]. Er möchte sein Leben in gewohnter Umgebung – in Selbstbestimmung und Selbstständigkeit – führen[1734]. Wie wir alt werden, hängt in starkem Maße von lokalen Sorgestrukturen in der Kommune ab, mit denen sich u. a. ganz aktuell der Siebte Altenbericht[1735] unter dem Motto *Sorge und Mitverantwortung in der Kommune – Aufbau und Sicherung zukunftsfähiger Gemeinschaften* beschäftigt. Vor dem Hintergrund der aktuellen sozialpolitischen Herausforderungen dient das Konzept *Sorgende Gemeinschaften* den Experten der Altenberichtskommission als implizites Leitbild, das es ermöglicht, zukunftsfähige Versorgungsstrukturen in Kommunen zu etablieren. Schulz-Nieswandt folgend, können sich *Sorgende Gemeinschaften* als anzustrebende Alternativwelten auch als normales Wohnen im autonomen privaten Haushalt, fernab jeglicher Sonderwohnformen beschreiben lassen[1736].

Die vorliegende Untersuchung widmete sich der evangelischen Rezeption dieses sozialpolitischen Leitbildes – erstens als eine Art Gegen-Säkularisierungssystem für das Feld Gemeindepflege und zweitens der daraus folgenden Produktion von Wahrheiten, welche die Grundlage von Existenzweisen der Individuen bilden. Ich habe mich mit der aufgeworfenen Problematik, dem Narrativ der *Sorgenden Gemeinschaft* aus der Perspektive der diakonischen Gemeindepflege genähert, indem ich gezeigt habe, wie Macht, Raum und Wissen durch ein *evangelisch-neoliberales Community-Dispositiv* organisiert werden. Die dargelegte Sichtweise zielte darauf, den evangelisch-neoliberalen Raumentwurf im Kontext der Debatte um das Leitbild *Sorgende Gemeinschaft* als dispositive Konstruktion zu erforschen. Hierfür habe ich ausgehend von einer zusammen-

---

1733 Es werden schon heute die meisten auf Pflege angewiesenen Menschen in privaten Haushalten versorgt (vgl. Bundesregierung 2016).
1734 Vgl. Schulz-Nieswandt, F. 2015 sowie Kapitel *1.1 Sorgende Gemeinschaften als Reaktion auf den Notstand.*
1735 Vgl. Deutscher Bundestag 2016.
1736 Vgl. Schulz-Nieswandt, F. 2012, S. 593 f.

© Springer Fachmedien Wiesbaden GmbH, ein Teil von Springer Nature 2018
M. Krisch, *Die Verräumlichung des Evangeliums im Geist des Kapitalismus*, Vallendarer Schriften der Pflegewissenschaft,
https://doi.org/10.1007/978-3-658-23343-3_5

fassenden Darstellung der aktuellen Diskussion sowie einer konkreten Analyse
für das Feld der diakonischen Gemeindepflege sprachliche Erscheinungen und
deren strukturelle Besonderheiten vor der Folie des foucaultschen Dispositiv-
und Heterotopiekonzepts diskutiert und nachgezeichnet, wie Sorge und Gemeinschaft zu einer Metapher protestantischer Ethik im Geist des Kapitalismus
verschmelzen und einen evangelisch-neoliberalen Sprachraum hervorbringen,
der die Wirklichkeitskonstruktionen der Menschen entschieden beeinflusst.

### *Caring Community* im Spiegel von Utopie und Heterotopie

Als Forscher befindet man sich mit seinen Überlegungen, ganz gleich, um welchen Untersuchungsgegenstand es sich handelt, in einem Spannungsverhältnis
zwischen Aneignungs- und Distanzierungsarbeit. Wird über das mit metaphysischen Narrationen verzierte Konzept *Caring Community* nachgedacht, so kann
die Metapher des Spiegels, wie Foucault sie in seinem Fragment *Andere Räume*
verwendet, weiterhelfen, den eigenen Standpunkt im Verhältnis zum Untersuchungsgegenstand sowie dessen Wirkung auf die eigene Person zu reflektieren.

Eingebunden in soziodemografische Veränderungen gibt *Caring Community* Strategien unserer Zeit wieder und lässt sie für den, der in den Spiegel
schaut, sichtbar werden und die Art und Weise seiner eigenen Subjektivierung
erkennen. Da die Architektur des heterotopen Raumes in seiner Sprache begründet liegt, nehmen *Caring Community* und ihre Praktiken sowie die Funktionsweise der Diskurse zum heterotopen Raum die Eigenschaft eines sprechenden Spiegels an, in dem ich Bedingungen und formelle Strukturen von Subjektivierungsweisen analysiere. In diesem Sinne sind meine Überlegungen Spie-
gelbild der Gesellschaft, in dem Verhältnisse wie die Dominanz wirtschaftlichen und protestantischen Denkens artikuliert werden. Meine Position als Forscher kann als der von Foucault beschriebene Spiegel, also als eine Art
Mischerfahrung aus Utopie und Heterotopie verstanden werden, da ich einerseits meine Vergangenheit in einem heterotopen Raum befrage, mich andererseits aber auch mit einer alternativen und zukunftsbezogenen evangelisch-
neoliberalen Gesellschaftsordnung beschäftige.

Der Spiegel zeigt einen visionären Raum, der als unwirklicher Ort utopische Elemente und durch die Reflexion eines konstruierten Ortes sowie durch
meinen Erfahrungshorizont reale Aspekte einer Heterotopie aufweist. Indem
der Spiegel erst durch mich Form annimmt, eröffnet sich mir ein selbst konstru-
ierter Untersuchungsraum, aus dem heraus ich mich einer Betrachtung nähern
kann. Der Ort, an dem ich mich befinde, ist gleichzeitig visionäre Utopie sowie
tatsächlich existierender heterotoper Ort; um mit Arvo Pärt zu sprechen: ein

Spiegel im Spiegel[1737]. Er ist eine Verknüpfung aus Utopie und Heterotopie, insofern er einen Ort in mir imaginiert, den nur ich so erkenne. Der Spiegel zeigt mir einen virtuellen Raum, der zum einen als unwirklicher Ort utopische Eigenschaften besitzt, da er auf eine scheinbar bessere Gesellschaft verweist, und zum anderen durch das Reflektieren eines tatsächlich existierenden Ortes, eben des Standpunkts des Betrachters, heterotope Charakteristika in sich birgt. Die Inversion ermöglicht, einen Blick von außen auf das eigene Selbst zu werfen.

### Verwertungszusammenhang und Bezug zur Pflegewissenschaft

Den Entstehungszusammenhang der Disssertationsschrift, also den Anlass, der zur vorliegenden Thematik geführt hat, habe ich hinreichend im ersten Kapitel dargelegt. Das Dispositiv- und Heterotopiekonzept bildet den Begründungszusammenhang, also jene Schritte, mit deren Hilfe das Problem *Caring Community* als evangelische Rezeption des sozialpolitischen Konzepts *Sorgende Gemeinschaften* von mir untersucht wurde. Was in diesem Zusammenhang bisher noch nicht bedacht wurde, sind Effekte der Untersuchung im Sinn eines konkreten Verwertungszusammenhanges. Soweit ich die aktuelle Debatte überblicken kann, ist meine Untersuchung die erste, die das *Caring-Community-Denken* in einer poststrukturalen Perspektive als Dispositivordnung analysiert. Die Untersuchung gibt diesbezüglich einen ersten vagen Einblick in die Bedingungen eines Denkens, in Subjektivierungsweisen und den Zusammenhang zwischen Raum, Wissen und Macht.

Lange habe ich überlegt, für wen ich diesen Text eigentlich geschrieben habe. Wer soll ihn lesen? Wen könnte der Inhalt interessieren? Da ich ein Stück weit meine eigene Subjektivität analysiert habe, kann ich nicht für andere Menschen sprechen. Aus einer Selbstbezogenheit heraus ging es im Grunde die ganze Zeit um meine Wirklichkeit, meine Sicht auf *Caring Community*. Insofern könnte ich sagen, dass ich für Menschen geschrieben habe, die sich für meine Wirklichkeit und für meine Geschichte mit *Caring Community* interessieren; Menschen, die neben der eigenen eine weitere Perspektive einnehmen möchten. Vermutlich habe ich diesen Text auch geschrieben, um meine Wirklichkeit in die Welt von anderen Menschen auszudehnen, gewissermaßen um meine individuelle Welt zu übertragen.

Vaneigem schreibt: „Auf dem Beobachtungsturm der Subjektivität setzt der Widerstand an."[1738] Vielleicht entspringt dieser Arbeit auch ein kleiner

---

1737 Vgl. Pärt, A. 1978.
1738 Vaneigem, R. 2008, S. 118.

Keim von Veränderung im Feld der Gemeindepflege. Wie am Ende des vorherigen Kapitels bereits angeklungen, ergeben sich diesbezüglich Anknüpfungspunkte für weitere Forschungsvorhaben. Die angesprochenen Fragestellungen zu den Themenbereichen *Pflegemanagement* und *Genossenschaftswesen* bieten die Möglichkeit der weiteren vertiefenden Bearbeitung.

### Der dem evangelisch-neoliberalen Community-Dispositiv vorgelagerte Notstand

Unsere sich stetig verändernde Gesellschaft verwandelt alles in eine potenzielle Quelle des Fortschritts. Fortschritt ist aber kein neutraler Begriff. Er soll sich auf ein Ziel zubewegen, das davon bestimmt ist, die menschliche Lage zu verbessern[1739]. Die Realität sieht in der Gemeindepflege anders aus. Die Frage, wie unser von sozialen und politischen Missständen gekennzeichnetes und zunehmend quantifiziertes Zusammenleben organisiert wird, ist relativ einfach zu beantworten: Generell besteht im Kapitalismus die Tendenz, alle Aspekte des Lebens in marktfähige Waren zu verwandeln, um auf diesem Wege Macht und Herrschaft zu erzeugen, was zu einer Fetischisierung von Konsum und Eigentum führt. „Die Übermacht des Tausches hat seine Marktstruktur den Verhaltens- und Denkweisen, den Sitten, der ganzen Gesellschaft aufgezwungen."[1740] Wir leben heute nicht nur in einer Marktwirtschaft, sondern in einer Marktgesellschaft, in der sämtliche zwischenmenschlichen Beziehungen über einen Zahlenkult vermittelt werden[1741] und der Mensch nur eine Ressource statistischer Wissenschaft ist. Herrschaftszustände werden nicht als solche wahrgenommen, sondern als stummer Zwang anonymer Verhältnisse, als kaum zu steuernder Prozess von Fortschritt, Markt und Produktivismus[1742]. Arbeit ist zu einem neuen Heiligtum, einem Mythos geworden, der die Gesellschaft zusammenhält[1743].

Wie sich im Laufe der Untersuchung herausgestellt hat, hat dieser erschreckende Befund auch die Gemeindepflege erreicht. Marktwirtschaftlich organisierte Sorgebeziehungen werden als unternehmerische Einheiten verfasst. Aber auch in diesem gesellschaftlichen Teilbereich finden sich immer mehr Menschen, die daran zweifeln, das der Kapitalismus die richtige Form des Wirtschaftens ist. Ökonomischer Erfolgsdruck und Selbstunternehmertum wirken sich eher negativ denn positiv auf die professionelle Sorge aus, denn auch in

---

1739  Vgl. Marcuse, H. 1994, S. 36.
1740  Vaneigem, R. 1998, S. 63.
1741  Vgl. Houellebecq, M. 2000, S. 45.
1742  Vgl. Brand, U. 2014, S. 298.
1743  Vgl. Safranski, R. 2000, S. 107.

diesem Sektor fordert der Wachstumsimperativ eine immer effizientere Produktion von Pflegeleistungen. Schaut man sich beispielsweise die Schuhe von vielen Pflegekräften an, so fällt zunehmend Laufschuhwerk ins Auge. Dieser Anblick spricht im Prinzip für sich; er hat immense Symbolwirkung. Baudrillard würde sagen: Eine solche Beschleunigung hat nichts Natürliches mehr an sich[1744]. Die Grundproblematik des Mehrwerts äußert sich eben nicht nur in der Produktion, sondern auch bei der Erstellung von Dienstleistungen wie Pflege. Es ist ein Irrglaube, dass stetig anhaltender Wachstum dazu führt, dass es allen Menschen gut geht. „Jeder weiß, daß Wettbewerb nicht gleichbedeutend mit Vernunft ist."[1745]

Auch dem Feld der Gemeindepflege kann eine Krise attestiert werden, da alles, eben auch die Sorge um hilfe- und pflegebedürftige Menschen, dem Kriterium der Konkurrenzfähigkeit gehorcht. In einer solchen krisenhaften Übergangszeit, in der auch Glaube an den christlichen Gott zunehmend verloren geht und ein wissenschaftlicher Atheismus immer mehr das Verhalten der Menschen bestimmt, geschehen aufgrund der Selbstzerstörungskraft, die dem Kapitalismus innewohnt, fundamentale Veränderungen: Krieg, Armut, chronische Arbeitslosigkeit, Ungerechtigkeit, stetig steigende Arbeitsproduktivität, eine immer stärker wachsende Unzufriedenheit sowie eine sich deutlich abzeichnende Ungleichheit im Alter[1746]. Vor unserer Haustür erodieren gemeinschaftliche Strukturen – der Sozialstaat schwindet, Vereine sterben, die Familie löst sich auf, der Feminismus trennt Mann und Frau, um nur einige Beispiele zu nennen. Es ist tragisch, dass der Sinn für Gemeinschaft, das Gefühl der Verbundenheit mit Freunden und Nachbarn vollkommen verloren zu gehen scheint. All dies sind Indikatoren für einen sich abzeichnenden Gesellschaftswandel, der von der Krisenanfälligkeit der kapitalistischen Logik zeugt. Soziale Konnotationen, so Virilio, sind seit etwa 50 Jahren zunehmend aus dem normalen Sprachgebrauch getilgt[1747]. Daher ist es wichtig zu verstehen, wie Wissen durch den Kapitalismus in unterschiedlichen Lebensbereichen organisiert wird, denn ohne einen Überblick über die Struktur seines Wissens kann nicht interveniert werden.

---

1744 Vgl. Baudriallard, J. 2012, S. 11.
1745 Virilio, P. 1998, S. 26.
1746 Obschon viele ältere Menschen heute gesünder, besser ausgebildet und materiell stärker abgesichert sind als frühere Generationen, ist eine Heterogenität der Lebensverhältnisse in Bezug auf Bildung, Armutsrisiko, Zugangs- und Teilhabechancen, Schutz vor Gewalt sowie Zugangsbarrieren zu kultursensibler Altenpflege zu beobachten (vgl. Bundesregierung 2016).
1747 Vgl. Virilio, P. 1998, S. 21.

So bin ich z. B. auf die Streuung betriebswirtschaftlichen Vokabulars innerhalb der Diakonie-/Sozialstationen eingegangen, die entscheidende Veränderungen mit sich gebracht hat. Organisierte Pflege wird zu einem Standortangebot, zu einem Geschäftsfeld mit erwerbswirtschaftlichem Flair, dessen Gebaren im ambulanten Sektor unter Generalverdacht und Daueraufsicht steht[1748]. Neoliberale Modebegriffe wie soziales Unternehmertum, Wachstum oder Dezentralisierung werden eingeführt; dabei wird nicht bemerkt, wie sich dadurch auch sukzessive das Verhalten und Denken der Personen verändert, die sie benutzen. Indem man Gemeindepflege in ökonomische Begriffe fasst, werden viele Sachverhalte wie die Effizienz einer Sorgebeziehung überhaupt erst herbeigerufen. Denn die Dinge existieren erst, wenn sie benannt werden[1749]. Die vorherrschende Rationalität in der diakonischen Gemeindepflege lässt sich als forcierte Ökonomisierung des Leistungsgeschehens beschreiben.

## Ökonomisierung mit dem Gestus der Verkündigung christlicher Wahrheit

Zudem schwindet der Einfluss des christlichen Gottes: Glaube versiegt, Gemeindemitglieder laufen der Kirche in Heerschaaren davon und die hinfällige Struktur der Parochie zeugt von Dekadenzerscheinungen der evangelischen Kirche. Infolgedessen befindet sich die evangelische Kirche Deutschlands ebenso in einer Krise – sie ist als eine im Rückbau befindliche Organisation zu begreifen. Immer weniger Kirchenbesucher, immer weniger Kirchen und schwindende Präsenz der Pastoren in den Gemeinden plagen protestantische Kirchenstrategen. Die diakonische Gemeindepflege bleibt davon nicht unberührt. Gronemeyer geht von eindeutigen Versuchen der Kirche aus, sich von einem reinen Religionsdealer zu einem Mischkonzern zu verwandeln, der sich nicht nur als sozialer Dienstleister, sondern auch als Sinnagentur und Freizeitzentrum betätigt[1750]. Die Kirche steht nach 2000 Jahren vor den Ruinen alter Machtgebäude und vor einer Zukunft als Sozialkonzern[1751]. An die Stelle der Verkündigung ist eine Helferattitüde getreten; Diakonie, Beratung und Seelsorge sind als kirchliche Dienstleistungen stärker gefragt als Gottesdienst und Predigt[1752]. Es existieren nur zwei Arten von sozialen Einrichtungen, die die evangelische Kirche nicht betreibt – Bordelle und Bestattungsinstitute.

---

1748 Vgl. Bode, I. 2016.
1749 Vgl. Baudrillard, J. 2012, S. 8.
1750 Vgl. Gronemeyer, R. 1995, S. 19 ff.
1751 Vgl. Gronemeyer, R. 1995, S. 11.
1752 Vgl. Steinkamp, H. 1999, S. 10 f.

*Caring Community* ist eine Art Protokoll religiöser Gemeindebildung, das die Handlungs- und Wahrnehmungsfähigkeit der Menschen einschränkt. Solche Konzepte versprechen Zusammenhalt, bergen aber, wie sich gezeigt hat, einen doppelten Absolutheitsanspruch in sich, durch den diensteifrige Helfer in religiösen Handlungen sich und ihrem Umfeld einen moralischen Stempel aufdrücken. Je mehr christliche Wertevorstellungen als Teil einer speziellen Ethik diakonischer Gemeindepflege[1753] zu werbestrategischen Zwecken in den Vordergrund gestellt werden, desto mehr kann eigentlich davon ausgegangen werden, dass sie längst nicht mehr existieren. Durch eine Kopplung protestantischer Normen und Wertevorstellungen an die des Kapitalismus, wie ich es in Kapitel *4.2* dargestellt habe, kommt es meiner Ansicht nach zu einer Pervertierung von Begriffen wie Nächstenliebe oder Barmherzigkeit. Der christliche Gott ist ja vielleicht wirklich tot, wie Nietzsche es prophezeite[1754], und mit *Caring Community* offenbart sich eine dieser Höhlen, in denen man seine Schatten zeigt[1755]. Wie auch immer, wer ihn auch getötet haben mag[1756], sicher ist, dass im Kontext des Leitbildes *Caring Community* Metaphysisches über der Idee einer sorgenden Gemeinschaft steht.

Obschon die historische Bindung von staatlicher Macht und Kirche fortbesteht[1757] (man denke allein daran, dass etwa 250 Millionen Euro aus Steuergeldern für die Luther-Dekade aufgewendet werden und der 500. Jahrestag des Thesenanschlages sogar als bundesweiter Feiertag begangen wurde[1758]), ist die evangelische Kirche als gesellschaftliche Institution und Orientierung immer weniger gefragt. Hemminger stellt hierzu treffend fest: „Die evangelische Kirche verschwindet allmählich aus der Wahrnehmung der Menschen."[1759] Und was wird in dieser Situation gegen die schwindende Bedeutung und für die Rückbindung der Menschen an die evangelische Kirche getan, um ihre Geltung in den Gemeinden nicht widerstandslos aufzugeben? Eine von vielen Überlebensstrategien sind *Caring Communities* – unscheinbare Missionsgemeinschaften, erfahrungsorientierte Gegensysteme, die die herrschende kapitalistische Ordnung mit dem Ziel in sich aufnehmen, das Evangelium in die Gemeinden zu tragen. Dadurch wird verhindert, dass sich einerseits säkulare Erzählungen

---

1753 Vgl. Abbildung 7: *Aspekte einer speziellen Pflegeethik in der diakonischen Gemeindepflege.*
1754 Vgl. Nietzsche, F. 2015, S. 467.
1755 Vgl. Nietzsche, F. 2015, S. 467.
1756 Der tolle Mensch in Nietzsches *Fröhlicher Wissenschaft* verkündet den Tod Gottes. Er ruf aus: „Wir haben ihn getödtet, – ihr und ich! Wir Alle sind seine Mörder." (Nietzsche, F. 2015, S. 481).
1757 Vgl. Kapitel *1 Die neoliberale Krise und deren Auswirkungen auf die Gesellschaft.*
1758 Vgl. Giordiano Bruno Stiftung 2017, S. 2.
1759 Hemminger, H. 2016, S. 2018.

durchsetzen, und anderseits wird die protestantische Deutungshoheit in den Gemeinden erhalten. Dem Konzept *Caring Community* kann eine Bekehrungsorientierung bzw. Evangelisation zugesprochen werden. Den Menschen im Umfeld diakonischer Gemeindepflege soll das Evangelium nahegebracht werden, indem entsprechende Subjektivierungsangebote offeriert werden. Durch diskursive gemeinschaftliche Praktiken soll Jesus Christus wahrhaftige Wirklichkeit werden. Insofern offenbart sich *Caring Community* als tätige Verkündigung des christlichen Glaubens.

Da der Markt zum Götzen geworden ist und der Kapitalismus heute eine Art Alltagsreligion darstellt, sehen sich die Menschen in einer *Caring Community* in ihrem individuellen Heilsgeschehen mit zwei Göttern bzw. Weltreligionen – dem Protestantismus und dem Kapitalismus – konfrontiert, deren unverhandelbaren Wahrheiten sie sich unterwerfen müssen. Ich frage mich, ob eine Ordnung, die den alle Lebensbereiche durchdringenden Markt absolut setzt und damit das Individuelle über das Kollektive stellt, in ihren Grundsätzen überhaupt mit moralischen Glaubenssätzen des Protestantismus vereinbar ist, denn als Protestant sollte man keine anderen Götter neben dem christlichen Gott haben[1760]. Zum Markt sowie zum Evangelium existieren keine Alternativen; beide Glaubensrichtungen verlangen absolute Gefolgschaft. Der Protestantismus und der Kapitalismus präsentieren sich als Autoritäten, die durch *Caring Community* machtvoll durchgesetzt werden. Ich frage mich ebenso, inwieweit durch dieses Zusammenspiel diakonischer, volksmissionarischer Arbeit und neoliberaler Ordnung auf Luthers Lehre der Ehe von Thron und Altar[1761] in bedingungslosen Gehorsam gegenüber dem herrschenden kapitalistischen Diskurs verwiesen wird.

**Zentrale Ergebnisse der durchgeführten Raumanalyse**

Es wurden für ein begrenztes Feld scheinbare Selbstverständlichkeiten auf ihren Gehalt hin überprüft, wobei sich die Studie, ganz dem Gesamtwerk Foucaults geschuldet, an drei Achsen ausrichtete: an der Achse der Macht, der

---

1760 Zu den Gesetzen und Geboten kann man in der Bibel die Geschichte der Ermahnung zur Liebe und zum Gehorsam gegen den Herrn nachlesen: „Und du sollst nicht andern Göttern nachfolgen (...)." (5. Mos 14).

1761 Im Kern geht es bei Luthers Metapher der Ehe von Thron und Altar um das Verhältnis zwischen Kirche und Staat. Jeder Protestant, so Luther, habe sich in politischen Sachverhalten bedingungslos den politischen Eliten zu unterwerfen, da diese von Gott allein eingesetzt worden seien.

des Wissens und an der Achse des Raumes[1762]. Unter der Annahme, dass sich soziale Wirklichkeit diskursiv bzw. sprachlich begreifen lässt, problematisierte die Untersuchung scheinbar gültiges, als alternativlos dargestelltes Wissen mit dem Ziel, eine differenzierte Analyse von *Caring Community* als ein sprachliches Ausschließungssystem vorzunehmen. Indem ich *Caring Community* in Kapitel 3 und 4 vor dem Hintergrund der von Foucault vorgelegten Theorien analysiert habe, wurden Widersprüche und Grenzen innerhalb des abgesteckten Sag- und Machbarkeitsfeldes freigelegt, um sie anschließend kritisch zu hinterfragen. Nachdem die Ausgangssituation geklärt ist, fasse ich nun zentrale Ergebnisse der Untersuchung in Form eines Fazits zusammen und formuliere wesentliche Aspekte, die zur ideologischen Verräumlichung des Evangeliums im Geist des Kapitalismus beitragen.

Mit Blick auf moralisierende Regierungstechnologien habe ich Praktiken aufgezeigt, mit denen die Verhaltensweisen von Personen gelenkt, gesteuert und manipuliert werden. *Caring Community* ist als kirchenpolitisches Programm dechiffriert. Aus kritischer Perspektive wurde im Hinblick auf ein scheinbar selbstverständliches Phänomen der Frage nachgegangen, welche räumlichen Praktiken und welche aus ihnen resultierenden Strukturen mit dem evangelisch-neoliberalen Raumentwicklungsprogramm einhergehen und wie sich hieraus Praktiken der Ausschließung ergeben, die wiederum Beziehungen einer protestantischen Ethik zum Geist des Kapitalismus im Feld diakonischer Gemeindepflege zutage fördern. Es handelt sich um ein Konzept, in dem sich die Diskurse Kapitalismus und Evangelium, die sich auf die häusliche Pflege und Betreuung alter Menschen beziehen, miteinander kreuzen. In ihrem Zusammenwirken ergeben beide Diskurse ein homogenes Ganzes, welches ich in dieser Arbeit versucht habe zu dekonstruieren.

Wenn Diskurse dazu dienen, Menschen zu unterwerfen, müssen sie einer Kritik unterzogen werden. Mit Kritik meine ich die Analyse der Bedingungen, unter denen in der diakonischen Gemeindepflege Subjektbeziehungen ausgebildet werden. Es ging also in der Untersuchung um die Fragen: Welchen Bedingungen sind die Subjekte unterworfen? In welche Wahrheitsspiele sind sie eingebunden? Wie werden die Subjekte regiert? Ich habe aus diesem Grund verschiedene Formen von Subjektivierung in der diakonischen Gemeindepflege analysiert, indem ich in Kapitel *4.2* und *4.3* untersucht habe, wie aus Individuen Subjekte gemacht werden. Dabei habe ich meinen Fokus auf das Narrativ *Caring Community* und seine diskursiven Praktiken und strukturellen Formen der

---

1762 Warning deckt auf, dass Foucault in Nietzsche den Ahnherrn der Trias Wissen, Raum und Macht sieht, die sein Werk prägten (vgl. Warning, R. 2009, S. 11).

Wissensproduktion gelegt und festgesellt, dass die Subjekte einerseits in durch Machtbeziehungen getragene Produktionsverhältnisse einer Dienstleistung und anderseits in ebenso durch Machtbeziehungen getragene religiöse Sinnzusammenhänge eingebunden sind. Es wurden konkrete Praktiken untersucht, durch welche das Subjekt im Erkenntnisbereich eines evangelisch-neoliberalen Wissens konstituiert wird.

Die Argumentation wurde vom Standpunkt der Subjekte aus vorgenommen, von ihrem Verhalten, von dem, was sie tun. Diesen Weg habe ich gewählt, da Raum, wie ich ihn hier beschrieben habe, immer eine soziale Konstruktion darstellt, die durch Handlungen der Subjekte erschlossen wird[1763]. Da ich Raum als materialisiertes Substrat aus Sprache verstehe, behandelte die Analyse folglich keinen Ort, kein geografisches Territorium, sondern es ging mir um die durch sprachliche Strukturen vermittelte Bedeutung, die *Caring Community* in den Augen der Menschen innewohnt, und um deren Einfluss auf ihre Subjektivierungsprozesse; auf ihre Wirklichkeiten. Menschen und Raum werden demzufolge nicht losgelöst voneinander, sondern als Einheit betrachtet. *Caring Community* als eine Raummetapher entsteht dabei allein durch die sprachliche Anordnung verschiedener Dinge zueinander und durch deren Relationen und Lagebeziehungen. Ganz im Sinne der Vorstellungen Foucaults zum Thema Raum im Text *Andere Räume*[1764] werden Menschen und deren Lagerungen auch hier als unmittelbar miteinander verbunden begriffen. Ein als heterotoper Ort zu bezeichnende Sprachraum wird sozial erzeugt und schreibt sich habitus-hermeneutisch über Zuschreibung von Bedeutung in die Subjekte ein.

Im Mittelpunkt der Studie stand vor der Folie der foucaultschen Dispositivanalyse die Frage nach den strukturellen Bedingungen, die beleuchten sollte, welche Dinge wie und mit welcher Macht geordnet werden. In Kapitel *4.3* habe ich gezeigt, dass binäre Codierungen, die als eine Art Drehbuch funktionieren, Menschen im Raum positionieren. Durch diese Codierungen werden Individuen als religiös und neoliberal handelnde Subjekte geformt, die sich in entsprechender Weise zueinander, zu sich selbst und zu den Dingen verhalten. Indem entsprechende Praktiken immer wiederholt werden, stabilisieren sich kollektive Vorstellungen über das Evangelium und den Kapitalismus, was die Grundlage für Strukturen der Fragmentierung bzw. des Ein- und Ausschlusses von Subjekten bildet.

Mit dem Terminus *evangelisch-neoliberales Community-Dispositiv* bezeichne ich einen grundlegenden Mechanismus, über den Wissen und Subjekti-

---

1763  Vgl. Schulz-Nieswandt, F. 2015, S. 309.
1764  Vgl. Foucault, M. 1992, S. 34 ff.

vierungsweisen determiniert werden. Die Gouvernementalität, die Biomacht, die Disziplinarmacht und die Pastoralmacht verbinden dabei in einer Art Netzlogik die Elemente des Dispositivs miteinander – sie sind der Kitt, der die Gemeinschaft zusammenhält. Die *Community* ist ein totalitärer Raum, in dessen Mittelpunkt der Pastor als ein wahrhaftiges Symbol der Macht des christlichen Gottes zu verstehen ist. Wie ein Netz legt sich das Dispositiv über die Gemeinde und vereinigt kollektive Zwänge christlicher sowie marktfundamentaler Moral miteinander; zwei sich durch diskursive Praktiken stetig konstruierende Ideensysteme. Die Problematik besteht hierbei vor allem in der Übernahme unreflektierter Moralvorstellungen, die als Wertbegriffe den Fortbestand des Evangeliums sowie des Marktes sichern und ein allgemeines Bewusstsein herstellen. Man hält die Menschen in einem Deutungsrahmen fest. Den Verfechtern von *Caring Community* kann folglich attestiert werden, sich unter Zuhilfenahme einer erwiesenermaßen ausbeuterischen Wirtschaftsform mit *Caring Community* dem eigenen Machterhalt zu widmen.

Das *evangelisch-neoliberale Community-Dispositiv* legt fest, welche Art von Subjekten erzeugt werden, was letztendlich dazu führt, dass sich ein als normal bewerteter *homo religiosus-oeconomicus* – ein religiöser Unternehmer seiner Selbst, herausbildet. Im Rahmen der Analyse dispositiver Elemente, die einen bewussten Bezug zum Evangelium sowie zum Kapitalismus aufweisen, konnten Sinn konstruierende Handlungen identifiziert werden, die sich einerseits auf das Evangelium, andererseits auf den Neoliberalismus beziehen. Es kann von einer Diskurspartnerschaft bzw. einer Diskusverschränkung zwischen Theologie und Ökonomie, Evangelium und Neoliberalismus bzw. Protestantismus und Kapitalismus gesprochen werden. Wissen fungiert hierbei als dogmatisches Wahrheits- und Subjektivierungsregime; insbesondere die theologischen und wirtschaftswissenschaftlichen Wahrheiten sind in diesem Zusammenhang von großer Bedeutung. Die Vorteile dieser Verbindung sind auch innerkirchlich erkannt. So geht Haas davon aus, dass von dieser Diskurspartnerschaft, von dem gelingenden Miteinander der Theologie und Ökonomie die Zukunft der Diakonie abhängt[1765], steht zu vermuten, dass sie aufgrund des zunehmenden Bedeutungsverlustes der evangelischen Kirche strategisch gewollt ist.

**Propaganda: die unsichtbare Regierung der Caring Community**

Gehorsam, Disziplin und Unterwerfung gehören seit Anbeginn zu den Wesensbezeugungen diakonischer Gemeindepflege. Heutzutage treten jedoch Machtmechanismen wie die Disziplin eher in den Hintergrund. Disponierende Strate-

---

1765 Vgl. Haas, H.-S. 2009.

gen und Agenten des Evangeliums bestimmen dennoch die Subjektivität der Disponierten, wobei sie sich aus einem Netz aus kombinierten Diskurs- und Machtstrukturen mit Elementen des Dispositivs bedienen, um Subjektivität zu beeinflussen und entsprechend zu instrumentalisieren. Ihre Regierung wird dabei durch den Gemeinschaftsgedanken flankiert. Die Idee des von jedweder Gemeinschaft entfremdeten Menschen, die in der heutigen Gesellschaft vorherrscht, ist der Grund, warum auch eine *Regierung durch Community* für die Kirchen so attraktiv ist. „Religion braucht religiöse Gemeinschaft, und Leben in der religiösen Welt braucht Zugehörigkeit zur religiösen Gemeinde."[1766] Um diese religiöse Gemeinschaft zu konstruieren, setzt *Caring Community* die Bereitschaft, aktiv Verantwortung für die Gemeinschaft übernehmen zu wollen, also neoliberales „(...) Regieren durch *Community* [1767](...)"[1768], bewusst ein. Rose weist darauf hin, dass sich ein derart im Zeichen von Gemeinschaft abgesteckter Raum des Regierens durch eine Reihe von Charakteristika kennzeichnen lässt. Hervorzuheben ist diesbezüglich eine veränderte Raumstruktur, eine Art Fragmentierung des Raumes[1769], also ein exkludierender Charakter, der im Rahmen dieser Untersuchung für *Caring Community* herausgearbeitet wurde. In Kapitel *4.3* hat sich herausgestellt, dass *Caring Communities* in sich geschlossene Räume sind, in denen moralische Leit- und Lehrsätze mit dem Ziel gelten, menschliches Verhalten zu kontrollieren. Es entsteht eine Kluft zwischen den Menschen, die sie befolgen, und denen, die andere oder nur ihre eigene Autorität akzeptieren. Durch Subjektivierung wird *Caring Community* als heterotope Welt geschaffen, in der sich durch Abschottung ein protestantisches Milieu konstituiert. Der Ökonomie obliegt in diesem Zusammenhang die Aufgabe, die gegenwärtigen Produktionsverhältnisse sozialer Dienstleistungen aufrechtzuerhalten; ohne die eine evangelisierende Praxis überhaupt nicht notwendig wäre.

In meinen Ausführungen zu *Caring Community*, einem Organ der im Grunde religiösen Wahrheitspflege, insofern moralische und theologische Normen transportiert werden, hat sich herausgestellt, dass das analysierte Konzept als eine grenzziehende Propaganda für Gott und den Markt zu verstehen ist. Ich begreife Propaganda im Gegensatz zur Werbung, die in meinen Augen immer in direktem Bezug zum Konsum steht und mit frontaler, unmittelbarer Ansprache des Rezipienten einhergeht, als eine Inszenierung von Geschichten, die in einem totalitären Ansatz in die Breite getragen wird. *Caring Community*

---

1766 Berger, P./Luckmann, T. 1980, S. 169.
1767 Hervorhebung des Verassers.
1768 Hervorhebung des Verfassers. Vgl. Rose, N. 2012, S. 81.
1769 Vgl. Rose, N. 2012, S. 82.

ist durch ihre Struktur von einer totalitären[1770], religiösen und kapitalistischen Logik unterminiert, die das zu Ende bringt, was die Reformation vor 500 Jahren begonnen hat, nämlich mit dem Anspruch der ideologischen Subjektivierung auf alle Bereiche sozialer Verhältnisse der Menschen einzuwirken und das Individuum in seinem Handeln zu bestimmen. Ein derartiger Raum universaler Wahrheiten, der mit politischen Machtansprüchen einhergeht und insgesamt eine implizite missionarische Orientierung aufweist, wird nicht von Architekten entworfen, sondern von Sozialplanern und Strategen auf Basis von Wörtern, Begriffen und Geschichten entwickelt. So existiert beispielsweise die Geschichte des barmherzigen Samariters nur in Verbindung mit Raum, also einem Ort wie *Caring Community*, an dem sie erzählt wird und in welchem sie an entsprechende Dienstleistungen gekoppelt wird.

Alle Eingeschlossenen sind mit den Diskursen des Evangeliums und des Neoliberalismus verbunden, wodurch ihnen Subjektivität zuteilwird. Auf diese Weise brandmarkt *Caring Community* die Menschen und zwingt ihnen eine gewisse Art der Existenz auf. Es handelt sich demnach um eine bewusste und intelligente Manipulation, eine Art unsichtbarer Regierung, die Verhalten bewusst beeinflusst. Vordergründig werden hierzu soziale Aktivitäten wie Sorge und Gemeinschaft benutzt. Unter dieser sichtbaren Spitze des Eisberges entpuppt sich *Caring Community* als perfektes Missionsmarketing. Die Funktion dieses kollektiven Erzählsystems ist die dringende Aufforderung, das Evangelium in die Welt zu tragen und das Bewusstsein der Subjekte so zu ordnen, dass kein Verhalten im Widerspruch zum Evangelium steht. Das zentrale Merkmal ist hierbei die Orientierung an den Autoritäten des Evangeliums und des Marktes. Sie sind die obersten Normen in Fragen der Gestaltung eines evangelisch-neoliberalen Raumes.

Propaganda dient als unsichtbares Regierungsinstrument. Mit ihr werden die Menschen gelenkt und gesteuert, wobei die Propaganda auf das Unbewusste rekurriert und die gesamte Bevölkerung in den Gemeinden zum Ziel hat. Sie geht dabei ebenso Hand in Hand mit der Gouvernementalität, wie der Protestantismus es mit dem Kapitalismus tut. Ihre Sprache entfaltet sich in einem komplexen Raum; sie verbreitet sich über Geschichten, Erzählungen, Begriffe

---

1770 Weber bemerkt, „(...) daß die Reformation ja nicht sowohl die *Beseitigung* [Hervorhebung im Original] der kirchlichen Herrschaft über das Leben überhaupt, als vielmehr die Ersetzung der bisherigen Form derselben durch eine *andere* [Hervorhebung im Original] bedeutete. Und zwar die Ersetzung einer höchst bequemen, praktisch damals fühlbaren, vielfach fast nur noch formalen Herrschaft durch eine im denkbar weitgehendsten Maße in allen Sphären des häuslichen und öffentlichen Lebens eindringende, unendlich lästige und ernstgemeinte Reglementierung der ganzen Lebensführung." (Weber, M. 2015, S. 7).

und Metaphern. *Caring Community* verhilft einer evangelisch-neoliberalen Sprache, die das Webmuster aller sozialen Beziehungen des Raumes bildet, zum Durchbruch. Beide Diskurse sind machtvolle Instrumente der Subjektivierung, der Unterwerfung und der moralischen Kontrolle. Um den Diskurs Evangelium wird im Feld der diakonischen Gemeindepflege gekämpft.

## Die Verräumlichung des Evangeliums im Geiste des Kapitalismus

Für den Sektor der Gemeindepflege lässt sich feststellen, dass die vormals so überlegene und machtvolle Position diakonischer Einrichtungen verloren gegangen ist[1771]. Die Gemeindepflege steht nicht mehr so sehr unter dem Kommando einer protestantischen Ethik wie noch vor 60 Jahren. Einhergehend mit der Säkularisierung breiter Schichten der Bevölkerung kann beobachtet werden, dass das Evangelium immer weniger Sitz im Leben sowohl der Menschen in den Gemeinden als auch bei den Arbeitern der Diakonie-/Sozialstationen hat. Dieser Tatsache geschuldet wird die noch zum Ende des letzten Jahrtausends u. a. durch diakonische Gemeindepflege strukturell gut in der Gemeinde verankerte protestantische Ethik zunehmend durch humanistische Moralvorstellungen ersetzt. Dem Evangelium, so Pollack, wird nur dann eine höhere Akzeptanz verschafft, wenn den Nivellierungs- und Relativierungstendenzen nicht nachgegeben wird, sondern ihnen im Gegenteil entgegengesteuert und im Zuge dessen der religiöse Anspruch zur Geltung gebracht wird[1772]. Aus der Perspektive der evangelischen Kirche besteht daher Handlungsbedarf, dem evangelische Strategen, als Programmierer einer Zukunft des Reiches des christlichen Gottes, u. a. durch Erzählsysteme wie *Caring Community* nachkommen. Dienten bisher vornehmlich Personalkostenzuschüsse, Gelder aus Kollekten, Konzessionsmitteln, landeskirchliche Förderungen, Sondermittel, Zuweisungen und viele andere verwaltungstechnische Begrifflichkeiten für diakonische Altenhilfe, Diakonie vor Ort, diakonische Ausbildung, diakonisches Ehrenamt oder diakonische Qualität dazu, den Einfluss und Anspruch der evangelischen Kirche in den kommunalen Gemeinden zu stärken, greifen heute sozialpolitische Konzeptionen, die das Evangelium in die Welt zu tragen.

Die Mission der evangelischen Kirche ist es, das Evangelium vom Reich Gottes zu verbreiten. Hierzu nutzt sie das Leitbild *Caring Community*, durch das Heterochronien geschaffen werden, die die Aufgabe haben, den Diskurs des Evangeliums aufzubewahren und die Offenbarung über die Zeit zu erhalten und durch diskursive Verkündigungspraxis den christlichen Glauben weiterzuge-

---

1771  Siehe Kapitel *3.1 Von der Gemeindeschwester zum Sozialkonzern.*
1772  Vgl. Pollack, D. 2003, S. 216.

ben[1773]. Man sieht in diesem begrenzten Sagbarkeitsfeld zwei Diskurse aufeinanderprallen; neue Wissen und Wahrheiten produzierend. Das Evangelium und der Neoliberalismus, beides politische Ideologien mit großer Wirkung, greifen dabei auf denselben Machtapparat zurück. Sie sind auf der Ebene der Macht miteinander verbunden, ohne dass ein gesundes Misstrauen ihrer prophetischen Heilsversprechen gegenüber artikuliert wird. In ihrer gegenseitigen Bezogenheit stützen sie sich aufeinander.

Das *evangelisch-neoliberale Community-Dispositiv* spannt ein Netz aus Machtbeziehungen über die Gemeinde. Mit dem Ziel der Errichtung des Reiches des christlichen Gottes verbunden, verknüpft das Dispositiv eine neoliberale Marktideologie mit Wissen über das Evangelium, wobei beide Wahrheiten als absolut bzw. als letztgültiges Wissen eingestuft werden. Das so entstandene Geflecht vereint kollektive Zwänge von Moral und Ideologie, zweier sich durch ihre diskursiven Praktiken stetig konstruierenden Ideensysteme. Der durch das Dispositiv erzeugte evangelisch-neoliberale Wissenskomplex prägt die Subjekte in ihrem Handeln. Er breitet sich von oben nach unten machtvoll aus, sodass kein Verhalten im Widerspruch zu den Diskursen des Evangeliums und des Neoliberalismus als Tiefenstruktur im Denken steht. Das Dispositiv an sich ist die produktive Machtform, die als institutionelle Antwort auf die neoliberale Krise gelten kann, deren Folgen die Zerstörung gesellschaftlicher Strukturen, die Bedrohung gesellschaftlichen Zusammenhalts sowie die Säkularisierung weiter Teile der Bevölkerung sind[1774].

Um spezifische kirchenpolitische Belange durchzusetzen, sucht *Caring Community* als interessenpolitische Strategie den Dialog einerseits mit dem Evangelium und andererseits mit dem Markt. Diese Tatsache führt mitten in den Kern des Konzepts. Denn *Caring Community* ist für die Überschneidung des Politischen und des Religiösen verantwortlich, da es sich unmittelbar auf die Wahrheit des Evangeliums wie auf diejenige des Marktes beruft. Für den Kapitalismus ist es kein Problem, sich an die Pluralität örtlicher Religionen anzupassen[1775], so hat es sich am Beispiel *Caring Community* herauskristallisiert – *vice versa*; denn dieses ist die eine Seite der Medaille. Auf der anderen begegnet der Protestantismus dem Kapitalismus in einer gleichen Art und Weise. Žižeks These kann infolgedessen bedenkenlos in *Es ist für den Protestantismus kein Problem, sich an die Pluralität des Kapitalismus anzupassen* umformuliert

---

1773 Siehe Kapitel *4.3 Caring Community, ein heterotoper (Sprach-)Raum des Außen.*
1774 Siehe Kapitel *1 Die neoliberale Krise und deren Auswirkung auf die Gesellschaft.*
1775 Vgl. Žižek, S. 2016, S. 17.

werden; dies lässt sich auch für das Feld diakonischer Gemeindepflege feststellen.

Am Beispiel *des protestantisch-kapitalistischen Community-Dispositivs* habe ich den Zusammenhang zwischen Wissen und Macht freigelegt und nachgewiesen, wie der Protestantismus mit dem Neoliberalismus, verstanden als eine extreme Form des Kapitalismus, ein »lokales Eheverhältnis« eingeht und als Verhaltenssteuerungsprogramm auf machtvolle Weise die Diskurse des Evangeliums und des Neoliberalismus in die lokale Gemeinde transformiert. Konservative Protestanten verändern mit *Caring Community* die politische und kulturelle Landschaft in den Gemeinden spürbar. Gronemeyer gibt zu bedenken, dass die Kirchen alles tun würden, um im Geschäft zu bleiben. Dabei obliege es ihnen eigentlich, sich in Opposition zur Beschleunigung und Verflüssigung zu begeben und sich für die Langsamkeit starkzumachen sowie Nischen für Einfältige und Langsame zu bieten[1776]. Wie opportunistisch die Umwertung sozialpolitischer Konzepte ist, zeigt sich schon allein daran, dass der Neoliberalismus im Zusammenhang mit *Caring Community* letztendlich der Durchsetzung protestantischer Interessen dient.

Dass dem Protestanten von jeher eine gewisse Neigung zum ökonomischen Rationalismus attestiert werden kann[1777], ist am Beispiel der *Caring Community* belegt. Man kann sagen: *Caring Community* ist mit kapitalistischem und protestantischem Geist erfüllt; seine Akteure werden zur protestantischen und kapitalistischen Moral verführt. Der von Weber analysierte Zusammenhang zwischen religiöser Lebensreglementierung und intensivster Entwicklung des geschäftlichen Sinns[1778] lässt sich auch auf *Caring Community* übertragen, da der Kapitalismus, Weber zufolge, die Konsequenz einer religiösen Grundhaltung ist, die sich durch den Protestantismus entwickelt hat. Mit dem Ziel der Aufrechterhaltung einer religiösen Gemeinschaft, die das Evangelium bewahrt, zwingt *Caring Community* als sozialpolitisches Legitimationssystem dem Einzelnen ökonomische Normen und im Sinn des Missionsbefehls Jesu Christi religiöses Verhalten auf. Religiöse Verfechter von *Caring Community* wenden sich damit gegen die Verweltlichung einer aufgeklärten Gesellschaft.

Die von Weber attestierte protestantische Ethik tritt am Beispiel *Caring Community* durch die beschriebenen diskursiven Praktiken offen zutage. Sie sind es, die den Konnex zwischen Protestantismus sowie Kapitalismus bzw. evangelischer Kirche und Wirtschaftssystem herstellen. Der Protestantismus

---

1776 Gronemeyer, R. 1995, S. 73.
1777 Vgl. Weber, M. 2015, S. 10.
1778 Vgl. Weber, M. 2015, S. 13. Zur Protestantismusthese siehe auch Kapitel *1 Die neoliberale Krise und deren Auswirkungen auf die Gesellschaft.*

wirkt wie ein Katalysator des Kapitalismus, da er jeden Einzelnen dazu anleitet, gemäß dem neoliberalen Imperativ eines sozialen Unternehmertums erfolgreich zu wirtschaften und das gewonnene Kapital zu reinvestieren. Denn nur auf diesem Wege kann der Protestant seinem Umfeld zeigen, dass er zu den Auserwählten gehört, die in den Himmel kommen und mit ewigem Leben belohnt werden. Mit diesem gottgefälligen Verhalten, so Webers Überlegungen folgend, werden alle Zweifel am Auserwähltsein beseitigt. Dieser maßgebliche Grundgedanke, der als Steigbügelhalter des modernen Kapitalismus zu sehen ist, durchzieht auch die evangelische Adaption des Leitbildes *Sorgende Gemeinschaften*. Die Art und Weise des Wirtschaftens, die von den Protestanten angestoßen wurde, ist mittlerweile derart dominant, dass Arbeit an sich einen vollkommen überhöhten Stellenwert erhalten hat. Man kann sagen: Auf dem Weg zu einem räumlich zu denkenden Herrschaftsbereich, der einer Totalität des christlichen Gottes unterstellt ist, verbindet sich *Caring Community* mit seinen religiösen Wurzeln.

**Das Reich des christlichen Gottes – das Ende der Welt ...**

Materialisierungen, wie ich sie in Kapitel *4.2* erläutert habe, sind im Wesentlichen durch Versprachlichung entstanden; das Gleiche gilt für den heterotopen Raum an sich, der eine Materialisierung des *evangelisch-neoliberalen Community-Dispositivs* darstellt. Mit Blick auf das Reich Christi dient *Caring Community* der räumlichen Selbstbewahrung, was an zwei Textstellen aus dem Matthäus- bzw. Lukasevangelium veranschaulicht werden kann: Während seiner Rede über die Endzeit wird Jesus gefragt, wann das Reich des christlichen Gottes komme. Er antwortet: „Und es wird gepredigt werden dies Evangelium vom Reich in der ganzen Welt zum Zeugnis für alle Völker, und dann wird das Ende kommen."[1779] Dem Wortlaut dieser Passage ist zu entnehmen, dass Christus nicht das eine oder irgendein Evangelium meint, sondern das *Evangelium vom Reich Gottes*. Das Ende kommt also, wenn das *Evangelium vom Reich Gottes* in alle Nationen, in jeden Winkel der Welt, in jede kleine Kommune oder Gemeinde getragen wird. Bei Paulus ist im ersten Brief an die Römer nachzulesen: „Denn das Reich Gottes ist nicht Essen und Trinken, sondern Gerechtigkeit und Friede und Freude in dem Heiligen Geist."[1780] Das Reich des christlichen Gottes lässt sich folglich an drei Aspekten festmachen. Wo immer diese drei Dinge zusammentreffen, da ist das Reich des christlichen Gottes, ein Raum, in dem

---

1779 Mt 24, 14.
1780 Hervorhebung des Verfassers. Röm 14, 17.

seine moralischen Gesetze ausnahmslos gelten. Was dann folgt: die Apokalypse, der Weltuntergang, das Ende der Geschichte ...

Mit *Caring Community* werden also wahrhaftig(e) *Andere Räume* konstruiert, die vom Evangelium eines Reichs des christlichen Gottes und vom Ende der Welt künden. Hierzu bedient man sich der Grundidee des Kapitalismus und nutzt neoliberales Gedankengut wie das soziale Unternehmertum oder die Selbstorganisation, bei denen es im Sinne der Systementwicklung darum geht, eine höhere strukturelle Ordnung zu errichten[1781]. Für das Konzept *Caring Community* haben diesbezüglich die Gleichnisse vom Reich des christlichen Gottes eine hohe Bedeutung – den Heiligen Geist, eine Idee von Dreifaltigkeit, von mehreren Identitäten einer Person (Vater, Sohn und Heiliger Geist) kann man in *Caring Communities* zwar nicht direkt sehen, aber seine Wirkung soll man spüren, eine Kraft der Veränderung, die vom christlichen Gott ausgeht.

Im Evangelium nach Lukas ist zu lesen: „Als er aber von den Pharisäern gefragt wurde: Wann kommt das Reich Gottes? antworte er ihnen und sprach: Das Reich Gottes kommt nicht so, dass man's beobachten kann; man wird auch nicht sagen: Siehe, hier ist es! Oder: Da ist es! Denn siehe, das Reich Gottes ist mitten unter euch."[1782] Das Reich des christlichen Gottes findet sich also inmitten der Menschen, ohne bemerkt zu werden. Aber wann regiert der christliche Gott in der Gemeinde? Woran lässt sich seine Herrschaft festmachen? Die Antwort, die die Autoren der Evangelien geben, ist etwas missverständlich: Seine Herrschaft kommt, ohne dass man es beobachten könne. Erkennen des Reiches des christlichen Gottes meint also eher Anerkennung durch Teilhabe im Sinne von Unterwerfung unter eine Wahrheit und deren Bezeugung durch entsprechend habitualisierte Handlungsmuster, die Jesus Christus als Retter, Heiland und Erlöser annehmen. Darüber hinaus gilt es, seinen Moralvorstellungen zu entsprechen. Ab dann ist das Reich des christlichen Gottes mitten unter den Menschen; es muss ständig geschehen und in seiner Totalität das gesamte Leben umfassen.

Das, was als Reich des christlichen Gottes ausgelegt wird, ist eigentlich der Wunsch, es möge doch eine andere Wirklichkeit geben, als die, in der wir leben; eine wahrere Welt, die sich aus dem Widerspruch zu säkularen Wirklichkeiten speist. Diese perspektivische Haltung wird vom Wille zur Macht getragen. In den Tiefen der Netzwerkorganisation einer unsichtbaren Kirche lassen sich entsprechende Imperative ausloten, die den Mensch verbessern möch-

---

1781 Vgl. Kapitel *4.2 Diskursive Praktiken und ihre Sichtbarkeiten* und *4.3 Caring Community, ein heterotoper (Sprach-)Raum des Außen.*
1782 Hervorhebung des Verfassers. Lk 17, 20-21.

ten, seine Leidenschaften verkümmern lassen und Menschen voneinander trennen. Umringt von vielen seltsamen Begriffen protestantisch-neoliberaler Moral
wendet sich der Wille zur Macht durch *Caring Community* direkt an die Menschen in der Gemeinde, indem er sagt: So sollt ihr sein, so sollt ihr euch verhalten! Den Menschen wird für den Preis der Unterwerfung das Reich des christlichen Gottes – ewiges Leben versprochen. Da es geschichtlich gesehen von Seiten der christlichen Kirche selten Verhandlungen mit Ungläubigen gab, handelt
es sich auch hier um einen gewöhnlichen Eroberungszug. Die Missionare sind
diesmal bewaffnet mit sozialpolitischen Konzepten, um der säkularen Belage-
rung in den Gemeinden entgegenzutreten und gottlose Heiden zu bekehren; ein
Anachronismus und die Wiederkehr des ewig Gleichen. *Caring Community* bereitet den Nährboden zur Eroberung lokaler Gemeinden, denen die Pastoren als
geistige Führer voranstehen. Ihre Waffen sind moderner denn je. Mit verhei-
ßungsvoller Wirkung kommen gouvernementale Regierungsformen zum Einsatz, um das biblische Vorhaben zu realisieren, Menschen in den Gemeinden zu
bekehren. Netzwerkeffekte, wie ich sie in den Kapiteln *4.2* und *4.3* dargelegt
habe, befördern diesen Prozess. Daum versinnbildlicht in seinem Buch über die
digitale Ökonomie sehr anschaulich den Nutzen der ganzen Netzwerkerei:
Nimmt man zwei aufgeblasene Luftballons und verbindet diese mit einem
Strohhalm, so kann beobachtet werden, wie sich der größere der beiden immer
weiter ausdehnt, bis der andere vollkommen in sich zusammengefallen ist[1783].

**Exklusives Ordnungsmuster**

Mit dem Konzept *Sorgende Gemeinschaft* wird generell das sozialpolitische
Ziel verfolgt, dass sich Menschen in einer solidarischen Gemeinschaft füreinander interessieren und Sorge tragen. *Caring Community*, wie ich sie in dieser
Untersuchung gefasst habe, repräsentiert das Konzept der *Sorgenden Gemeinschaft* gewissermaßen im religiösen Gewand. Es handelt sich dabei um ein
Konditionierungsprogramm, mit dessen Hilfe religiöse und ökonomische Deutungsmuster habitus-hermeneutisch in die Subjekte eingeschrieben werden; auf
diese Weise wird eine Sinnstruktur vorgegeben. Über die Zugehörigkeit zur einer evangelisch-kapitalistischen Werte- und Identitätsgemeinschaft hinaus ist
*Caring Community* eine Form organisierter Menschenführung in der Gemeinde,
bei der sich soziale, religiöse und wirtschaftliche Vorstellungen miteinander
vermengen. *Caring Community* ist ebenso eine polizeiliche Technik, die es erlaubt, die innere Ordnung einer Gemeinde zu sichern und zu erhalten. Mit weitreichenden sozialpolitischen Implikationen ausgestattet, wird versucht, eine

---

1783 Vgl. Daun, T. 2017, S. 74.

wirksame innere Verfassung, ein Regierungssystem für individuelles Verhalten durch pastorale, disziplinäre und gouvernementale Regierungstechnologien auf Teile der Bevölkerung anzuwenden.

Ohne Zweifel existieren in jeder gemeinschaftlichen Lebensform immer Brüche oder Risse. In jeder Gemeinde, in jeder Kommune oder in jedem Quartier sind Teile vorhanden, die grundsätzlich voneinander verschieden sind. Der evangelische Kampf gegen die Gottlosigkeit der Bevölkerung birgt jedoch die Gefahr protestantischer Parallelwelten in sich, da absolut gesetzte Glaubensinhalte des Evangeliums und des Kapitalismus in die Wirklichkeitskonstruktion der Menschen eingeflochten werden. In den dadurch hervorgebrachten Verhältnissen sind binäre Codierungen stets in ihrem Kern mit Spannungen beladen, die einen abgegrenzten Bereich markieren, in dem sich das Leben irgendwann vollkommen unabhängig vom Rest der Welt abspielt.

Als Matrix aus binären Codierungen[1784], die durch unterschiedliche Formen von Macht zur Geltung kommen, steht *Caring Community* für eine evangelisch-kapitalistische Regierung der Subjekte in der Gemeinde, die sinnorientiertes Handeln als Muster für prozessierendes Wissen über das Evangelium unter Zuhilfenahme kapitalistischer Anordnungen am Leben hält, wodurch ein beschränkter Kommunikationsraum entsteht. Jeder Code bestimmt auf seine eigene Art und Weise die Trennung von Wahrem und Falschem. Aufgrund eines Geflechtes aus Werten und Normen, die den sozialen Raum kulturell ordnen, werden die Handlungen der Subjekte oft unbewusst im Rekurs auf beide Diskurse vollzogen. Infolgedessen handelt es sich um ein politisch wirkmächtiges Machterhaltungsprogramm einer Institution, die gegenüber den Folgen des Kapitalismus immun zu sein scheint.

Von *Caring Community* sprechen heißt, sich durch die Verbindung von Raum und Sprache in einem Raster aus diesen Diskursen einzuschließen. Wissen ist dabei immer an Orte seiner Generierung und kontrollierter Verwaltung gebunden[1785]. Durch die Verknüpfung von Worten, Begriffen und Erzählungen entsteht eine unsichtbare Organisation des lokalen Raumes – ein Fraktal. Auf den fraktalen Charakter der einzelnen kleinen Gemeinschaften habe ich in Kapitel *4.3* hingewiesen; jede dieser selbstähnlichen Teilmengen hat ihre eigene Ordnung der Wahrheit – eine evangelische und neoliberale Politik, welche die Subjekte akzeptieren, wodurch sie als wahre Diskurse funktionieren. Werden die einzelnen Gemeinschaften getrennt betrachtet, dann sind die Teilmengen

---

1784 Vgl. Kapitel *4.3 Caring Community, ein heterotoper (Sprach-)Raum des Außen.*
1785 Vgl. Warning, R. 2009, S. 11.

exakte Kopien des gesamten Fraktals, jedes einzelne ein kleines Reich des christlichen Gottes.

Der Preis für diesen sprachlich fassbaren Raum des Evangeliums ist die vollständige Abhängigkeit vom Gedanken an die Gnade des christlichen Gottes und die des Marktes sowie eine Grenze zu den Menschen, die sich nicht diesen Wahrheiten beugen bzw. diese nicht als unangefochtene Autoritäten anerkennen. Mit Nietzsche kann man sagen: Auf der einen Seite der Wahrheit hat man die Guten und Gerechten, auf der anderen den Rest der Welt[1786]. Durch ihre Trennung treten Formationsregeln zutage, die es ermöglichen, das Evangelium historisch durchzusetzen. *Caring Community* gehört dabei zur gleichen diskursiven Ordnung wie Kirche und Kapitalismus – das Konzept ist mit ihnen untrennbar verbunden. Alle durch das Dispositiv verstreuten Aussagen bilden eine Gesamtheit, die der Herstellung von Relationen zwischen dem Protestantismus und dem Kapitalismus dienen. *Caring Community* ist im Prinzip eine determinierte Form von Aussagen; ein normatives Äußerungssystem, das binäre Codes definiert und ein protestantisch-kapitalistisches Subjekt hervorbringt.

Vergegenwärtigt man sich den exkludierenden Charakter, so stellt sich die Frage, ob es bei *Caring Community* nicht vielleicht darum geht, religiöse Menschen in einem Außen zu isolieren und deren Beziehungen zu nichtgläubigen Menschen abzutrennen. Der Ausschluss ist das Endergebnis einer ganzen Reihe von diskursiven Strategien und Taktiken der Macht, wie ich sie im vorangegangen Kapitel beschrieben habe. Die moderne menschenrechtskonventionelle, also grundrechtstheoretisch fundierte und teilhaberechtlich argumentierende Rechtsphilosophie der Inklusion bezieht sich auf den *homo patiens*, dessen Leben eben nicht in exkludierten Sonderwelten stattfindet[1787]. Schulz-Nieswandt folgend sind Insider und Outsider von einer grundlegenden Asymmetrie geprägt, zudem ist die etablierte Normalitätskultur hegemonial und die kulturellen Codes der binären Sozialraumordnung sind dominant[1788]. *Caring Community* folgt eben diesem Argumentationsstrang, da er ein System des überwachten Ein- und Ausschlusses für all jene Subjekte ist, die der evangelisch-neoliberalen Norm entsprechen. Diese Insider unterscheiden sich in ihren Sitten, Normen und Gebräuchen von den Outsidern, die nicht eingeschlossen sind. Es entsteht ein sprachlicher Erfahrungsraum, eine räumliche Struktur von Wissen aus evangelisch und neoliberalen Erzählungen, die von den Insidern für wahr gehalten werden. Was daraus folgt, ist eine Art Wirklichkeit einer inneren

---

1786  Vgl. Nietzsche, F. 2016a, S. 220.
1787  Vgl. Schulz-Nieswandt, F. 2015, S. 305.
1788  Vgl. Schulz-Nieswandt, F. 2013b, S. 45.

Welt, einer wahren und ewigen Welt; der Versuch von einem Reich des christlichen Gottes.

## Ausgrenzende Diskursgesellschaften

*Caring Community* ist sowohl eine Zucht des Geistes, ein Weg zum christlichen Gott hin zu einem evangelisch-neoliberalen Bewusstseinszustand, als auch ein Raum, in dem das gesprochene und geschriebene Wort mit dem Ziel eingeschränkt, kontrolliert und organisiert wird, den Diskurs des Evangeliums aus einem institutionell zwingenden System heraus endlos weiterwuchern zu lassen. Mit diesem System werden den Menschen durch Mechanismen der Öffnung und Schließung diskursive Regeln auferlegt[1789], um den schrankenlosen unqualifizierten Zugang zum Diskurs des Evangeliums zu verhindern. *Caring Communities* sind im Sinne Foucaults kleine lokale Diskursgesellschaften, „(...) welche die Aufgabe haben, Diskurse aufzubewahren oder zu produzieren, um sie in einem geschlossenen Raum zirkulieren zu lassen und sie nur nach bestimmten Regeln zu verteilen (...)."[1790] Man kann von einer diskursiven Kontrolle sprechen, die mit neoliberalen Technologien die geregelte Weitergabe des Evangeliums strukturiert. Auf diesem Fundament bilden sich durch Machtbeziehungen evangelische und neoliberale Wissensformen heraus, wie das nachstehende Beispiel illustriert.

Durch seinen Vertragscharakter[1791] besitzt *Caring Community* den Makel einer Verletzung von Gegenseitigkeit, ohne die keine zwischenmenschliche Beziehung von Gleichberechtigten denkmöglich ist. Das Prinzip gesamtgesellschaftlicher Verantwortung ist durch neoliberale Ideen verunreinigt. Schon allein durch diesen Aspekt erhöht sich das Risiko sozialen Ausschlusses deutlich. Der ständige Appell zur Eigenverantwortung und der Glaube, im Besitz der einzigen Wahrheit zu sein, enden im sozialen Desinteresse und in einer Abschottung gegenüber Individuen, die nicht in dieser Wahrheit leben. Wie sich Religion und ökonomisches Denken miteinander verbinden, schildert Hemminger anschaulich. Seine Ausführungen können bedenkenlos auf *Caring Community* übertragen werden. Er schreibt: „Auch religiös motiviertes Verhalten kann man, gemessen an den religiösen Zielsetzungen, anhand von Gewinnen und Verlusten betrachten. Wenn die Präferenz „Erleuchtung" an oberster Stelle

---

1789 Vgl. Kapitel *4.3 Caring Community, ein heterotoper (Sprach-)Raum des Außen.*
1790 Foucault, M. 2012c, S. 27.
1791 Zum Verhältnis von Bündnis und Vertrag siehe Kapitel *4.2 Diskursive Praktiken und ihre Sichtbarkeiten* und Kapitel *4.3 Caring Community, ein heterotoper (Sprach-)Raum des Außen.*

steht, handelt der buddhistische *Homo oeconomicus[1792]* so, dass er der Erleuchtung näherkommt. Wenn oberstes Ziel ist, das Reich Gottes zu fördern, handelt der christliche *Homo oeconomicus* [1793] entsprechend."[1794] Durch das *evangelisch-neoliberale Community-Dispositiv* stehen die Diskurse des Evangeliums und des Neoliberalismus in Verbindung miteinander; sie bilden ein diskursives Geflecht, das die Herrschaft protestantischer und neoliberaler Wahrheiten stützt und wahres von falschem Wissen trennt. Aus dieser Perspektive erscheint der Protestantismus als Wirtschaftsreligion, die durch das Konstrukt *Caring Community* religiös-kapitalistische Vergemeinschaftungsprozesse vollzieht. Der grundlegende Effekt hierbei ist, dass die wesentliche Funktion der beschriebenen Machtformen darin besteht, Grenzen zu ziehen, d. h., zwei Räume entstehen zu lassen – einen Raum des Außen und einen Raum des Innen. In einem der beiden Räume sind die Menschen des Glaubens, die sich im einzig Wahren wähnen – im anderen die anderen.

### Heterochronie der sich endlos akkumulierenden Zeit

Wie kann der Fortbestand der christlichen Offenbarung weiterhin gesichert werden? Eine mögliche Antwort auf diese Frage liefern sozial- und kirchenpolitische Konzepte. Mit *Caring Community* kann das Evangelium Menschen in kommenden Generationen zugänglich gemacht werden, Glauben und dessen Erzählungen kann auf diesem Wege im kollektiven Gedächtnis konserviert werden. *Caring Community* dient somit als langfristiges Speichermedium. Alle Praktiken und deren Materialisierungen, wie ich sie im *Kapitel 4.2* beschrieben habe, formen den Kern eines langfristigen diskursiven Gedächtnisses, das der nachhaltigen Sicherung des Evangeliums dient. Es entsteht ein kollektives Gedächtnis, ein ewiger Datenträger, der ähnlich den Museen- und Bibliotheken-Heterotopien des 19. Jahrhunderts[1795] Wissen speichert. In diesen Heterochronien akkumuliert sich Zeit endlos; sie hört nie auf[1796]. Über diskursive Praktiken wird Realität immer wieder neu erfunden, um eine Rück- bzw. Anbindung an etwas Letztgültiges zu vollziehen. *Caring Communities* werden zu einem Teil des kulturellen Gedächtnisses der evangelischen Kirche. Sie sind eine narrative Rückkopplung der Gegenwart an die Möglichkeit der Erinnerung an das Evangelium.

---

1792  Hervorhebung des Verfassers.
1793  Hervorhebung des Verfassers.
1794  Hemminger, H. 2016, S. 145.
1795  Vgl. Foucault, M. 1992a, S. 42.
1796  Vgl. Foucault, M. 1992a, S. 43.

In Zeiten von Modernisierungswahn, der dem ständigen Wandel und dem rasenden Fortschritt folgt, stellt die Erhaltung des Evangeliums eines der dringendsten Probleme der evangelischen Kirche dar. *Caring Community*, so zeigen die Ausführungen in *Kapitel 4.3*, ist eine Heterochronie der sich endlos akkumulierenden Zeit. Es handelt sich um ein Raumprogramm, ein Gedächtnis, das Wissen über eine längere Zeit aufbewahrt, als es konventionelle Medien wie Bücher, Floppy Discs, CD-Roms, DVDs oder gar Bücher wie die Bibel tun. Viele der klassischen Speichertechnologien sind bereits verschwunden, auch Papier hat eine Halbwertszeit. In gewisser Weise kann in Bezug auf *Caring Community* von einer zukunftsträchtigen Speichertechnologie gesprochen werden.

## Macht über sich selbst gewinnen – Selbstsorge als Gegen-Verhalten

Ohne Zweifel bedarf es bestimmter Orte, an denen Menschen auch ohne protestantische und kapitalistische Verhaltens- und Einstellungsnormen leben können. Als Ansatzpunkt für Widerstand gegen machtvolle Subjektivierung habe ich die *Sorge um sich* angeführt. Durch Selbsttechniken der Sorge setzt sich das Subjekt selbst in ein Verhältnis zur Wahrheit. Es bringt selbst, ohne eine fremde Instanz, die ihm sagt, wie es zu handeln hat, in Ablehnung jeglichen Zwanges seine eigene Subjektivität hervor. Denn sobald man auf seinen eigenen Willen verzichtet, um auf andere zu hören, verliert man seine Freiheit. Daher gilt es, sich um die eigene Subjektivität zu sorgen. Doch niemand, so Vaneigem, kann seine eigene Subjektivität ohne Hilfe anderer Menschen verstärken[1797]; insofern geht es um die kollektive Wiederaneignung der eigenen Subjektivität. Selbstverhältnisse können also nur mit Beziehungen seines Selbst zu anderen herausgearbeitet werden.

Auffällig ist, dass die Menschen innerhalb einer machtvollen Konstitution ihrer selbst oft eine äußerst passive Rolle einnehmen und Subjektivierungsprozesse über sich ergehen lassen, anstatt sich in geistiger Selbstständigkeit ihres Selbst zu ermächtigen und sich zum Regisseur ihres eigenen Lebens zu machen[1798]. Dem Unsichtbaren Komitee folgend, muss, um die spezifische heutige Form von Macht auszusetzen, zunächst die Evidenz, gemäß der Menschen regiert werden müssen – sei es demokratisch durch sich selbst oder hierarchisch

---

1797 Vgl. Vaneigem, R. 2008, S. 267.
1798 Nietzsche schreibt: „Du sollst Herr über dich werden, Herr auch über die eigenen Tugenden. Früher waren sie deine Herren; aber sie dürfen nur deine Werkzeuge neben andren Werkzeugen sein. Du solltest gewalt über dein Für und Wider bekommen und es verstehen lernen, sie auch – und wieder einzuhängen, je nach deinem höheren Zwecke. Du solltest das Perspektivische in jeder Werthschätzung begreifen." (Nietzsche, F. 2016b, S. 20).

durch andere –, wieder als Hypothese angesehen werden[1799]. Dies setzt den Willen voraus, nicht regiert werden zu wollen. Aufgrund der ihm eigenen Kreativität ist der Mensch zur Umschrift der Einschreibungen fähig; d. h., er kann Pfadabhängigkeiten überwinden[1800].

Selbstsorge befähigt zur Selbstgestaltung[1801]. Mit Safranski kann man sagen: Der Mensch wird zum „(...) Autor seiner eigenen Lebensgeschichte (...)."[1802] Wie aber kann sich schöpferische Lebensgestaltung gegenüber der Macht behaupten? Die *Ethik des Selbst*, richtet sich gegen jegliche Formen der Regierung und bietet als eine Form des Gegen-Verhaltens die Chance, fremdgesteuerter Subjektvierung zu entfliehen. Als Gegenstrategie zum Neoliberalismus verweist sie auf die von Lemke et al. bemerkte vornehmlich defensive Ausrichtung, mit der es gilt, staatliche Regelsetzungen und politische Handlungsspielräume gegen die Dominanz von Marktmechanismen zurückzuweisen[1803]. Hierdurch ist das Individuum nicht mehr nur passiv an der Konstruktion seiner selbst beteiligt, sondern bindet sich aktiv in Subjektivierungsprozesse ein. Unter dem Motto, *sich nicht erzählen zu lassen, wie man sein Leben zu führen hat,* geht es bei der *Ethik des Selbst* um die Konstitution eigener institutionalisierter Anordnungen, mit denen man in der Lage ist, machtvoller Unterwerfung und moralischer Führerschaft gegenüber Widerstand zu leisten.

In der Beziehung zu einem anderen Individuum erschafft sich das Selbst im Rahmen der *Selbstsorge* durch einen Wandel, der in der Verbindung von Selbstpraxis und sozialer Praxis besteht: „Die Konstituierung eines Selbstverhältnisses verbindet sich ganz offensichtlich mit den Beziehungen seiner selbst zu anderen."[1804] Auch wenn es vordergründig den Anschein hat - die antike *Sorge um sich*, wie sie Foucault in zahlreichen Publikationen beschäftigt, hat eben nichts mit egozentriertem Selbstkult oder gar neoliberalem Individualismus gemein. Vielmehr geht es hierbei darum, sich um das eigene Selbst zu sorgen, um sich mithilfe spezifischer Selbsttechnologien in eine wahre Daseinsweise zu versetzen, die es ermöglicht, sich um andere Menschen kümmern zu können. Der Mensch kann sich eben nur um andere kümmern, wenn er ausrei-

---

1799 Vgl. Unsichtbares Komitee 2015, S. 21.
1800 Vgl. Schulz-Nieswandt, F. 2015, S. 308.
1801 Siehe Kapitel *2.3 Widerstand und Gegen-Verhalten durch eine Ethik der Selbstsorge.*
1802 Safranski, R. 200, S. 16.
1803 Vgl. Lemke, T. et al. 2012, S. 19.
1804 Vgl. Foucault, M. 2009, S. 200. Anhand der Augenmetapher erläutert Sokrates, wie sich ein Mensch um sich selbst sorgt, um seine Seele zu erkennen, und in diejenige eines anderen blicken muss, um dort Göttliches zu erblicken. „Dem Göttlichen also gleicht dieses in ihr, und wer auf diese schaute und alles Göttliche erkannte, Gott und die Vernunft, der würde so auch sich selbst erkennen." (Platon 2002, S. 175).

chend für sich selbst Sorge trägt. Die Selbstsorge kommt vor der Sorge für andere.

Da jegliche Formen menschlicher Organisation, die mit ideologischer Hilfe ausgeübt wird, abzulehnen ist, kann nur ein Ideal einer durch Selbstbezug hervorgebrachten autonomen Persönlichkeit an die Stelle eines fremdbestimmten Subjekts treten, die jede dogmatische Bevormundung, jegliche Form von Regierung sowie Befehls- und Herrschaftsstrukturen ablehnt. Goethe hat diesen Sachverhalt in seinem Gedicht *Zahme Xenie IV* wie folgt formuliert: „Ein jeder lebt nach seinem Sinn, Das ist nun also auch mein Gewinn. Ich laß einem jeden sein Bestreben, Um auch nach meinem Sinne zu leben."[1805] Knapp 300 Jahre später formuliert Park: „Spezifisch auf die menschliche Gesellschaft bezogen, geht des bei der Selbstorganisation um Prozesse der Machtteilung, bei denen Wissen, Entscheidungsfindung und Einfluss horizontal unter vielfältige Gruppen gestreut werden. Eine zentrale Autorität existiert nicht, vielmehr entsteht durch Netzwerke gesellschaftlicher Interaktion ein dezentralisiertes und sich selbst heilendes System (...)."[1806] Goethe und Park zeigen sehr treffend auf, wie sich die Hegemonie hierarchisch organisierter Institutionen durchbrechen lässt.

**Sozialstaat und Kostenlosigkeit von Pflege**

So viel ist festzuhalten: Bei *Caring Community* geht es um eine gemeinschaftliche Form evangelisch-neoliberaler Selbstverwaltung des Sozialen. Schon die Verwendung des *Community*-Begriffs verweist auf den gewollten Rückzug des Staates, der mit dem Ziel verbunden ist, Probleme mithilfe von Selbstverantwortung bzw. Eigeninitiative zu lösen[1807]. Auf das *Caring Community* innewohnende Spannungsverhältnis zwischen Eigennutz und Kooperation habe ich im Zusammenhang mit den binären Codierungen (*homo oeconomicus* vs. *homo cooperativus*[1808]) hingewiesen. Partizipation und Kooperation können meiner Ansicht nach unter den aktuellen gesellschaftlichen und politischen Verhältnissen, nur durch geeignete staatliche Rahmenbedingungen gewährleistet werden. Derartige Interventionen sind im Erzählsystem *Caring Community* doch nur dann gerechtfertigt, wenn sie das Marktgeschehen fördern, eine Prämisse, die allerdings verkennt, dass Konsumenten im Pflegemarkt als fiktive Modellmenschen weder allwissend sind, noch ewig leben und in vielen Lebenssituationen

---

1805  Goethe, J.W. 2008, S. 499.
1806  Park, D.P. 2012, S. 40.
1807  Zur Selbstorganisation und zum Selbstunternehmertum Vgl. Kapitel *4.2 Diskursive Praktiken und ihre Sichtbarkeiten.*
1808  Vgl. Kapitel *4.3 Caring Community, ein heterotoper (Sprach-)Raum des Außen.*

schon gar nicht souverän entscheiden können. Für diese Erkenntnis benötigt auch der Empiriker keine Beweise. Aus wirtschaftlicher Perspektive existiert in der Vorstellung des deutschen Ordoliberalismus ein Rahmenkonzept, innerhalb dessen Pflegemärkte als Schauplatz von Tauschgeschäften mit gegenseitiger Konkurrenz fungieren und konfliktreicher Wettbewerb stattfindet. Nicht nur global betrachtet produzieren solche Bezugnahmen immer Gewinner und Verlierer. Zu dem letztgenannten Personenkreis zählen z. B. Menschen, die aus welchem Grund auch immer nicht der *Community* angehören, denen demnach der Zugang zu gewissen Sorge- und Hilfeleistungen verwehrt bleibt, da ihnen der Weg zum sozialen Netzwerk versperrt ist oder sie diese Form der Vergemeinschaftung schlicht ablehnen.

Der Neoliberalismus ersetzt den äußerlich begrenzenden Staat durch das innere Prinzip des Marktes[1809]. Mit *Caring Community* wird durch einen Begriffsschleier aus Worten wie Sorge und Gemeinschaft Ideologisches diskret verheimlicht, indem mit Schlagworten ein Paket geschnürt wird, das – getarnt durch eine Art orwellschen Missbrauch von Begriffen – strategische Programme der evangelischen Kirche verbirgt, die es unmöglich machen, „(...) einen gesellschaftlichen Zustand jenseits des Kapitalismus zu imaginieren"[1810]. Aus diesem Grund sind *Caring Communities*, genau wie Haases Parkgaragen, „(...) maskierte Orte (...)"[1811] – eben Heterotopien.

Die Sorge ist in die Mühlen der Ökonomie geraten und fällt immer mehr der Privatisierung anheim. Pflege wird wie alle anderen Dinge auch als Ware auf einem Markt verkauft. Ich bin der Ansicht, dass im Moment nur der Sozialstaat und eben nicht der Markt einen bewahrenden Rahmen für eine solidarische auf gegenseitige Sorge ausgerichtete Gesellschaftsordnung gewährleisten kann. Der Staat muss die Bedingungen schaffen, damit in der jeweiligen Lokalität Verantwortung wirksam gestaltet und wahrgenommen würde, so raten es auch die Experten der siebten Altenberichtskommission[1812]. Nur so wird lokal durch kommunale Planung, unabhängig von sozialen, religiösen oder politischen Einstellungen pflegerische Infrastruktur uneingeschränkt der bedürfnisgerechten Versorgung der gesamten Bevölkerung zur Verfügung stehen. Im Sinne der Sozialstaatsbestimmung im Art 20 Abs. 1 GG[1813] müssen vom Staat Rahmenbedingungen für einen sozialen Ausgleich unterschiedlichster Gruppen geschaffen werden. Pflege als ein Teilbereich der öffentlichen Daseinsvorsorge

---

1809 Vgl. Lemke, T. et al. 2012, S. 15.
1810 Vgl. Honneth, A. 2015, S. 15.
1811 Vgl. Haase, J. 2007, S. 76.
1812 Vgl. BMFSFJ 2016, S. 19.
1813 „Die Bundesrepublik ist ein demokratischer und sozialer Bundesstaat." (Art. 20 Abs. 1 GG).

sollte daher vor marktradikalen Logiken, vor Konkurrenzdenken, Wettbe-
werbsdruck, *Shareholder Value*, Gewinnorientierung, Kapitalrenditen geschützt
werden.

Pflegeeinrichtungen, ganz gleich, ob ambulante oder stationäre, dürfen
sich nicht rechnen müssen, da sie ein Teil sozialstaatlicher Daseinsvorsorge und
in öffentliche Trägerschaft gehören. Als zwingende Voraussetzung sollte neben
der Subsidiarität das Prinzip der Solidarität gestärkt werden, indem erstens genossenschaftliche Initiativen gefördert und zweitens Beamte als Beitragszahler
in die soziale Pflegeversicherung eingegliedert werden sowie alle Einkunftsar-
ten der Beitrags- bzw. Steuerbemessung dienen. Eine solidarisch ausgestaltete
Finanzierungsform der Pflegeversicherung beinhaltete zudem a) die Abschaf-
fung der privaten Pflegeversicherung, b) das Einbeziehen aller Privatversicher-
ten in eine soziale Pflegeversicherung, c) die Aufhebung der Beitragsbemes-
sungsgrenze sowie d) das Heranziehen sonstiger Einkommensarten wie Miet-,
Kapital- oder Zinseinkünfte. Ein starker Sozialstaat sowie eine vollumfassend
finanzierte, generell für alle Menschen kostenlose Pflege würde dafür sorgen,
dass die Bedeutung der gegenseitigen Hilfsbereitschaft für das menschliche Zusammenleben betont wird, um eine solidarisch verfasste Gesellschaftsordnung
wiederherzustellen, da davon auszugehen ist, dass der Mensch zur gegenseitigen Unterstützung geboren ist[1814]; sein Leben, wie Seneca es schreibt, durch
gegenseitige Liebe geprägt sein muss. Hier liegt der Gedanke einer solidarischen Hilfsgemeinschaft nahe[1815]. Menschen sind, das wurde bereits vor Jahr-
tausenden erkannt, zum Zusammenleben geboren. Die soziale Gemeinschaft
kann aber nicht ohne Schutz und Fürsorge unversehrt bestehen bleiben[1816].

**Das Andere der *Caring Community***

Was dem entgegenwirkt, ist das Andere an *Caring Community*. Es handelt sich
dabei um eine Mischung aus religiöser und kapitalistischer Daseinsform, zu der
die Menschen angehalten werden. Das *Andere* in der heutigen Gesellschaft, das
bemerken auch Tiqqun, ist die Wirtschaftlichkeit in uns[1817]. Sie ist wie ein Vi-
rus, das sich im gesamten Körper ausbreitet, wodurch eine Krankheit entsteht,
die den Menschen das Menschliche nimmt, sie aber nicht umbringt. Insofern
setzt *Caring Community* nur das fort, was auch im Rest des gesellschaftlichen
Raumes dominant ist. Diese Wirtschaftlichkeit zerstört das unmittelbare Mitei-

---

1814 Vgl. Seneca 2007b, S. 21.
1815 Vgl. Seneca 2007b, S. 21.
1816 Vgl. Seneca 2007b, S. 147.
1817 Hervorhebung des Verfassers; vgl. Tiqqun 2003, S. 30.

nander und in letzter Konsequenz das unmittelbare Leben, indem der Markt in alle Beziehungen der Menschen eindringt; diese von innen heraus beherrscht und entfremdet. Die Folgen formulieren Tiqqun prägnant: „Die innere Anwesenheit des Anderen verknüpft sich auf allen Ebenen mit unserem Bewußtsein: es ist ein leichter und dauerhafter Seinsverlust, ein fortschreitendes Austrocknen, ein in die Dauer verlegter kleiner Tod."[1818] Der Markt sorgt nicht für Solidarität und Miteinander, seine Akteure sind eindeutig egoistisch motiviert. Der einzige Antrieb dieser Handlungslogik ist der Eigennutz, der als das Andere in *Caring Communities* getragen wird. Von Zugewandtheit, wie es die evangelische Bischöfin Fehrs im Zusammenhang mit *Caring Communities* einfordert, kann daher nicht gesprochen werden[1819]. Die Sackgassen des globalen Kapitalismus treten heute offen zutage[1820], auch im Zusammenhang mit *Caring Community*.

Der *Angelus Novus* verkündet eine solche Trümmerlandschaft, ökonomische Verheerung und soziale Verwüstung[1821]. Es ist ein Gemeinplatz geworden, dass die Heilssuche im Kapitalismus zum Scheitern verurteilt ist. „Die ständigen Anstiftungen zu Innovation, Unternehmertum, Kreation funktionieren nirgends so gut wie auf einem Haufen Ruinen."[1822] Diese Feststellung des Unsichtbaren Komitees bewahrheitet sich u. a. im stetigen Appell an leitende Pflegefachkräfte, sich zunehmend (selbst-)unternehmerisch zu betätigen. Die Problematik der fehlenden Sorgefähigkeit wird dennoch nicht aufgehoben, indem ideologisch durchzogene Insellösungen wie *Caring Community* verfolgt werden, mit denen für viele Menschen keine Gemeinschaft und Hilfe gefunden werden kann. *Caring Community* verspricht keineswegs ein besseres Leben für alle Menschen. Infolgedessen muss darüber nachgedacht werden, wie Hilfe für die Ausgeschlossenen verfügbar gemacht werden kann, gerade eben für jene Menschen in den Kommunen, die sich den ideologischen Wahrheiten von *Caring Community* nicht beugen möchten. Mir stellt sich die Frage, ob ein in sich geschlossener, evangelisch-neoliberaler Raum, in dem eine Anthropologie praktiziert wird, deren Ertrag zuerst an die eigenen Gefolgsleute fällt, dazu beiträgt, dem Trend der fehlenden Sorgefähigkeit entgegenzuwirken.

Ein weiteres Paradoxon: Durch *Caring Community* werden grundsätzliche Forderungen nach Teilhabe von älteren hilfe- und pflegebedürftigen Menschen

---

1818 Tiqqun 2003, S. 30.
1819 Vgl. Fehrs, K. 2016, S. 11.
1820 Vgl. Žižek, S. 2016, S. 76.
1821 Vgl. Kapitel *1 Die neoliberale Krise und deren Auswirkungen auf die Gesellschaft*.
1822 Unsichtbares Komitee 2015, S. 50.

in die sozialpolitische Diskussion eingebracht[1823]. Das Narrativ *Caring Community* leistet demnach einen Beitrag zur pflegerischen Versorgung hilfebedürftiger Menschen, bleibt aber fernab von Provokation oder Kritik am System; es verkommt – symptomatisch für die heutige Gesellschaft – zum Erbringer kleinräumig parzellierter Hilfen für einen bürgerlichen, protestantischen Teil der Bevölkerung. Diakonie-/Sozialstationen als eine unternehmerische Verbindung zwischen Kirche und Diakonie laufen zudem Gefahr, den ihnen obliegenden wohlfahrtsstaatlichen Auftrag umzudeuten. Die evangelische Kirche übernimmt mit ihrer Diakonie öffentliche Aufgaben, womit sie sich im kommunalen Raum ein Mitspracherecht erkauft und ihn nach eigenen Normen und Wertevorstellungen transformiert – er wird zu religiösem Gelände. Ambulante Pflegedienste mutieren dabei zu Erfüllungsgehilfen kirchenpolitischer Zielsetzungen. Anstatt ihren Einfluss auf die Gesellschaft zu nutzen und Konflikte zu suchen, verfolgen Diakonie und Kirche machtpolitische Interessen. Gronemeyer folgend dürften sie sich nicht als Teil des Marktes, sondern sollten sich als Kontrapunkt zur ökonomischen Alleinherrschaft verstehen[1824] – weit gefehlt. Das im Namen der Diakonie viel Gutes getan wird, setzt einige gehaltvolle (wahrheits-)politische Implikationen voraus, dies hat die vorliegende Untersuchung zutage gefördert.

Das Bild, welches ich von *Caring Community* gezeichnet habe, enthält einen Riss. Die zugrunde liegende Spannung lässt sich nur lösen, wenn die Bindungen von Sorge an kapitalistische und protestantische Machtmechanismen aufgehoben werden. Vielleicht ist der Sozialismus die Kraft, die – um das zu Beginn verwendete Bild aufzugreifen – den Reiter wieder vom Ross holt. Unter Sozialismus wird im Allgemeinen eine basisdemokratisch klassenlose Gesellschaft verstanden, in der alle Mitglieder völlig gleichwertig sind, die Unterwerfung des Menschen unter die Arbeit aufgehoben ist und alle Produktivmittel auf demokratischer Basis verwaltet werden. Heute erscheint der Begriff Sozialismus eher anachronistisch. Da in der Imaginierung ganzer Gesellschaften, die nach dem Muster solidarischer Gemeinschaften funktionieren, die ursprüngliche Idee des Sozialismus wurzelt[1825], erscheinen somit einige Grundgedanken mit Blick auf den Untersuchungsgegenstand aktueller denn je; seine Relevanz ist ergo nicht von der Hand zu weisen. Unter Sozialismus verstehe die politische Absicht, „(...) durch die Gründung kollektiver Vereinigungen dazu beizutragen, die existierende Gesellschaft einem überhaupt erst »sozial« zu nennenden Zustand anzunähern (...)"[1826]. Dieses kann im Feld der Pflege beispielswei-

---

1823 Vgl. Kapitel *3.2 Die Debatte um Sorgende Gemeinschaften am Beispiel Caring Community.*
1824 Vgl. Gronemeyer, R. 1995, S. 77.
1825 Vgl. Honneth, A. 2015, S. 48.
1826 Honneth, A. 2015, S. 24.

se durch die Etablierung von Genossenschaften unterstützt werden, da hier wirtschaftliche Aktivitäten wieder in die Verfügung gesellschaftlicher Willensbildung zurückgeholt werden und es möglich wird, aktuelle Kapital-, Macht- und Eigentumsverhältnisse zu überwinden. Genossenschaften sehe ich als widerständige Alternativen gegenüber klassischen marktwirtschaftlichen Angeboten. Denn wirklich demokratische Gesellschaften, so Wagner, erfordern neue kollektive Eigentumsformen[1827].

Im Gegensatz zur Fürsorgeorientierung christlichen Liebesdienstes, wie sie in der diakonischen Gemeindepflege geboten ist[1828], bezieht sich Solidarität im Sozialismus auf vollständige Gegenseitigkeit. Auf sie bauen, hoffen und vertrauen die Menschen, nämlich darauf, dass der andere sich im Bedarfsfall genauso verhalten wird wie man selbst. Honneth beschreibt eine solidarische Gemeinschaft folgendermaßen: „Diese soll nämlich nicht nur gemeinsam geteilte Werteüberzeugungen und einen gewissen Grad der Identifikation mit den Gruppenzielen beinhalten, sondern vor allem auch ein wechselseitiges Einstehen der Gruppenmitglieder füreinander und eine Anteilnahme am jeweils anderen – in der Idee, daß sich hier die Zwecke nicht nur überlappen, sondern intersubjektiv ineinandergreifen sollen, so daß man nicht nur »miteinander«, sondern eben auch »füreinander« tätig ist (...).“[1829] Aber heute werden menschliche Beziehungen vom Tausch und ökonomischen Imperativen beherrscht, dies zeigt sich auch im Feld der diakonischen Gemeindepflege bzw. am Leitbild *Caring Community*. Es gilt, die Asozialität des Kapitalismus durch solidarische Modelle zu überwinden. Was eine gute Gemeinschaft ausmacht, ist der gegenseitige Eid, mit dem sich die Bürger einer Stadt, einer Gemeinde, eines Landes oder einer Sorgenden Gemeinschaft sich verpflichten, zusammenzuhalten. In diesem Zusammenhang muss über eine Kultur der Solidarität nachgedacht werden, in der keine Form von Gouvernance herrscht, die auf sozialer und solidarischer Ökonomie beruht. Ganz im Sinne des Unsichtbaren Komitees können sich so Menschen zusammenschließen und auf ihre eigenen Kräfte bauen, wobei nicht eine Einheit angestrebt wird, sondern vielmehr eine Qualität von Dingen und eine Art, in der Welt zu sein[1830].

*Caring Communities* können nur gelingen, wenn Hilfe zur Selbsthilfe im Modus des sozialen Miteinanders realisiert wird[1831]. Was den *Caring Commu-*

---

1827 Vgl. Wagner, T. 2012, S. 33.
1828 Zur Pflegeethik diakonischer Gemeindepflege siehe Kapitel *4.2 Diskursive Praktiken und ihre Sichtbarkeiten.*
1829 Honneth, A. 2015, S. 46.
1830 Vgl. Unsichtbares Komitee 2015, S. 57.
1831 Vgl. Schulz-Nieswandt, F. 2015, S. 314.

*nities* fehlt, ist eine Kultur der Solidarität. Kultur verstehe ich mit Schulz-Nieswandt als Praxis sozialer Konstruktion und Einschreibung in die psychischen Apparate der Menschen, die die Außenwelt zur Innenwelt des habitualisierten Dispositivs von Dispositionen transformiert. Auf diese Art und Weise generiert sich der Mensch mit einem Skript, das sich als Außenwelt zur Innenwelt wie beim Aufkrempeln eines Hemdärmels, als endogenisiertes soziales Drehbuch nie bloß individuell, sondern als kollektiv geteiltes Deutungs-, Orientierungs- und Handlungsmuster verhält[1832].

## Von der Sorgenden Gemeinschaft zur sorgenden Gesellschaft

Kritik, wie ich sie an *Caring Community* geübt habe, ist auch immer motiviert vom Gedanken an eine andere Gesellschaft, d. h. von der Idee eines guten Lebens jenseits von Konkurrenzdenken, Einzelkämpfertum, Leistungsdruck, Wachstumsfetischismus und protestantischer Investitions- und Arbeitsethik. Bei der Suche nach Auswegen aus der Krise kann auf Utopien nicht verzichtet werden. Im alltäglichen Sprachgebrauch stellen sie wünschenswerte gesellschaftliche Zustände oder Ordnungen dar, die generell als Entwürfe fiktiver Gesellschaftsordnungen bezeichnet werden können und immer auch einen gesellschaftskritischen Aspekt in sich tragen. Foucault zufolge beschreiben Utopien ein Bild der Zukunft, welches aus einem Mangel der Gegenwart entsteht. Sie erschaffen fantastische Orte. Im Gegensatz zu Heterotopien haben sie aber keinen wirklichen Sitz im Leben. Er schreibt: „Die Utopien sind Platzierungen ohne wirklichen Ort: die Platzierungen, die mit dem wirklichen Raum der Gesellschaft ein Verhältnis unmittelbar oder umgekehrter Analogie unterhalten. Perfektionierung der Gesellschaft oder Kehrseite der Gesellschaft: jedenfalls sind die Utopien wesentliche Räume."[1833]

Obschon auch Utopien ein verzerrtes Bild darstellen, sind sie in der Lage, die Wirklichkeit nach ihrem Bild umzuformen[1834]. In der Utopie einer auf solidarischen Beziehungen gestützten *sorgenden Gesellschaft* äußert sich Kritik an gesellschaftlichen Verhältnissen und Institutionen, wie sie auch Thomas Morus im 16. Jahrhundert in seinem Klassiker *Utopia*[1835] vornahm. Im Gegensatz zu

---

1832 Vgl. Schulz-Nieswandt, F. 2015, S. 308.

1833 Foucault, M. 1992a, S. 38 f.

1834 Vgl. Berger, P./Luckmann, T. 1980, S. 10.

1835 Morus' philosophischer Dialog *Utopia* basiert auf der Vorstellung einer Lebens- und Gütergemeinschaft, die ohne den Gebrauch von Geld auskommt. Auf *Utopia*, einer Insel, auf der die Regierung Wohltaten über alle Klassen hinweg sämtlichen Bürgern erweist, wird vom Grundsatz gemeinschaftlichen Besitzes ausgegangen. „Der Zweck der sozialen Einrichtungen in Utopia geht dahin, zuerst die Bedürfnisse des öffentlichen und individuellen Verbrauchs

dystopischen Gesellschaftsentwürfen[1836] sind Utopien als Fiktionen von Gesamtgesellschaften zu verstehen, die einem soziopolitischen Kontext als kritisches Korrektiv bzw. als regulative Idee gegenübergestellt werden[1837]. „Sie gehorchen einem sozialen Auftrag, einer unterdrückten oder sich erst anbahnenden Tendenz der bevorstehenden gesellschaftlichen Stufe."[1838] Utopien wollen menschliches Zusammenleben in irgendeiner Art und Weise verbessern und verfügen über einen Art Fahrplan. Sie sprechen vom Bevorstehenden und kleiden ihr Glück in Formen einer jeweils nächsten Tendenz[1839]. Sozialutopisches Denken nimmt vorhandene Zustände demnach nicht selbstverständlich und als gegeben hin, sondern strebt nach Veränderung; Zukunft wird denkend vorweggenommen, sodass im Kleinen aufscheinen kann, wie eine bessere Zukunft aussehen könnte.

In einer individualisierten Gesellschaft setzt die utopische Vorstellung eines unvermittelten solidarischen Miteinanders, in dem die Menschen gemeinschaftlich in privater und öffentlicher Wohlfahrt leben, eine politisch gesteuerte Neuausrichtung sowie eine Umorientierung der gesamten Gesellschaft voraus. Für die Begründung einer neuen Wirklichkeit kann kein anderes Prinzip als das der Gabe gelten[1840]. Nichts wird getauscht, weder für eine Sache noch gegen

---

zu befriedigen, dann aber jedem so viel wie möglich Zeit zu lassen, um sich der Knechtschaft des Leibes zu entledigen, seinen Geist frei auszubilden und seine intellektuellen Anlagen durch das Studium der Künste und Wissenschaften zu entwickeln." (Morus, T. 2009, S. 75).

1836 Als Dystopie oder auch Antiutopie werden in der Literaturwissenschaft utopische Erzählungen bezeichnet, die keinen positiven, sondern einen negativen Ausgang haben. So zählt beispielsweise der antiutopische Roman *Schöne neue Welt* von Aldous Huxley, zu den Klassikern dystopischer Literatur des 20. Jahrhunderts. Huxley konzipiert eine friedvolle, freiheitliche und stabile Gesellschaft, die auf Grundlage künstlicher Fortpflanzung und Indoktrination ihre Stabilität gewinnt (vgl. Huxley, A. 1996). Als Gegenpol zur Utopie stellt die Dystopie, zunächst als literarische Gattung, eine Fiktion mit einem meist negativen Ausgang dar. Mit seinem dystopischen Roman *1984* (Orwell, G. 1994) bringt George Orwell die bevorstehende totale Überwachung, wie sie heute durch die Nutzung digitaler Medien erfolgt, zur Sprache und gelangt mit dem Ausspruch *Big Brother is watching you* zu allgemeiner Bekanntheit, und zwar auch Jahrzehnte nach dem Erscheinen seines Romans. Dystopien thematisieren Probleme utopischen Denkens. Balz et al. weisen in Bezug auf dystopisches Denken insbesondere auf a) die Verkennung des menschlichen Wesens in Bezug auf seine Zwiespältigkeit, b) den säkularen Messianismus (säkulare Heilsvorstellungen schlagen in innerweltlichen Messianismus um), c) den Absolutheitsanspruch bestimmter gesellschaftspolitischer Programme und d) den Verrat des Gegenwärtigen an ein Utopisch-Künftiges hin (Balz, H. et al. 2002, S. 464). Antiutopistisches Denken zeigt sich in dem Glauben, dass die Verwirklichung utopischen Gedankengutes zwangsläufig in einer Katastrophe endet.

1837 Vgl. Balz, H. et al. 2002, S. 464.

1838 Bloch, E. 1985, S. 555 f.

1839 Vgl. Bloch, E. 1985, S. 556.

1840 Vgl. Vaneigem, R. 2008, S. 33.

eine Vergangenheit oder eine Zukunft[1841] und schon gar nicht für ein etwaiges Leben nach dem Tod. Honneth schlägt vor, marktwirtschaftliche Konkurrenzverhältnisse zu überwinden und Reformen in Richtung einer solidarischen Wirtschaftsgemeinschaft durchzuführen[1842]. Seiner Forderung entgegen besteht jedoch die Tendenz, alle Aspekte des Lebens in marktfähige Waren zu verwandeln, um hierüber Macht und Herrschaft zu konstituieren. Dass dadurch Gemeinschaften zerstört werden, ihre Adhäsion und die ihr innewohnende Hilfepotenziale deswegen verloren gehen, liegt zweifelsohne im kapitalistischen Gesellschaftssystem begründet.

Es ist jedenfalls nicht der Fortschritt, der zu einem besseren Leben für alle führt. Aufkommende Krisen lassen sich oft nicht verhindern, auch davon kündet Klees *Angelus Novus*. Nicht abschließend ist für mich zu klären, wie aus einem Trümmerhaufen ein Zusammenleben geformt werden kann, in welchem die Ökonomie nicht über soziale Beziehungen siegt. Vielleicht sind die Ethik der Sorge, Solidarität und Sozialismus wichtige Aspekte einer Alternative zum gegenwärtigen Gesellschaftsentwurf. Der Wandel hin zu einer postkapitalistischen Gesellschaftsordnung beginnt meiner Ansicht nach aber auf jeden Fall dort, wo Freunde, Nachbarn und Familie sich für ihre Mitmenschen einsetzen. Heinz von Förster würde raten, kein Guckloch zu haben, durch das man in die Welt schaut, sondern sich als Mitspielmensch entscheidet, Teil der Welt zu sein[1843].

## *Sorgende Gemeinschaften* – ein Paradigma des Noch-nicht

Gelingendes Dasein der Personen im Modus eines sozialen Miteinanders setzt Kreativität und Offenheit für Neues voraus[1844] und keine existenziellen Krücken auf dem Weg zu individuellem Heil. *Sorgende Gemeinschaften* erfordern eine unbeirrte Öffnung lokaler Räume. Zudem gilt es, Gemeineigentum im Bereich der Daseinsvorsorge auszudehnen; organisationale Hierarchien abzuschaffen und Sorge nicht mehr mit einem Tauschwert zu belasten. Fernab vom Effizienzgedanken ist eine unvermittelte natürliche Kostenlosigkeit von Pflege zu gewährleisten, da sie eine Wesensäußerung menschlichen Lebens ist, die nicht an Geld oder Götter gekettet gehört. Die religiöse Form des Leitbildes *Sorgender Gemeinschaften* führt solche Forderungen konsequent ad absurdum.

---

1841  Vgl. Vaneigem, R. 2008, S. 142.
1842  Vgl. Honneth, A. 2015, S. 74.
1843  Vgl. Foerster, H. von, in: Foerster, H. von/Bröcker, M. 2014, S. 10. Zum radikalen Konstruktivismus siehe auch Kapitel *2.1 Michel Foucault zwischen Strukturalismus und Hermeneutik.*
1844  Vgl. Schulz-Nieswandt, F. 2013b, S. 51.

Es fällt auf, dass die Vision der Raumplaner kleinräumiger religiöser Gemeinschaften, in denen sich Menschen umeinander sorgen sollen, trotz der Problematik kultureller Differenzen und dem Versuch, diese zu bewahren, utopische Aspekte aufweist. Gerade deswegen kann *Caring Community* zum Anlass genommen werden, darüber nachzudenken, wie eine Gesellschaft und unser Zusammenleben zukünftig organisiert werden. Ganz dem Wesen heterotoper Orte folgend, geht dabei das imaginative Denken nicht verloren; über Utopien einer zukünftigen Gesellschaft (mit z. B. mehr als einem Ruhetag in der Woche oder einem Recht auf Müßiggang) kann auf diese Weise nachgedacht werden.

Damit das Konzept *Sorgende Gemeinschaft* durch *Caring Community* nicht zu einem Projektschicksal für Menschen evangelischen Glaubens und kapitalistischen Geistes verkommt, dem man anlässlich irgendeines Jubiläums nachspürt, muss das ursprüngliche Leitbild als solches, als Noch-nicht-Projekt oder als Noch-nicht-Paradigma wahr- und ernst genommen werden. Neben Kritik sollte Unverwirklichtes sichtbar gemacht werden, um utopisches Potenzial zu realisieren. Das Noch-nicht verbindet sich an dieser Stelle mit der Hoffnung auf ein Möglicherweise-doch, da Unverwirklichtes nicht Unmögliches beweist, denn: „Warum sollte es nicht eben so viele reale Welten geben wie imaginäre? Warum nur eine einzige reale Welt, warum eine solche Ausnahme? Eigentlich ist die reale Welt unter allen anderen möglichen Welten undenkbar, es sei denn als gefährlicher Aberglaube."[1845]

„NICHT MEHR WARTEN.[1846]
NICHT MEHR HOFFEN. SICH NICHT MEHR ABLENKEN, VERUNSICHERN LASSEN. EINBRECHEN. DIE LÜGE IN DIE SCHRANKEN WEISEN. AN DAS GLAUBEN, WAS WIR EMPFINDEN. DANACH HANDELN. VERSUCHEN. SCHEITERN. WIEDER VERSUCHEN. BESSER SCHEITERN. DRANBLEIBEN. ANGREIFEN. AUFBAUEN. VIELLEICHT SIEGEN. AUF JEDEN FALL ÜBERSTEHEN. SEINEN WEG GEHEN. ALSO LEBEN.
JETZT."[1847]

---

1845 Baudrillard, J. 2013, S. 10.
1846 Im Original hervorgehoben.
1847 Im Original hervorgehoben. Unsichtbares Komitee 2017, S. 130.

# Literaturverzeichnis

**Adam-Paffrath, R. (2008):** Die Diskurse der ambulanten Pflege in Deutschland zum Zeitpunkt der Einführung der Pflegeversicherung. Vallendar: Masterarbeit an der Pflegewissenschaftlichen Fakultät der Theologisch-Philosophischen Hochschule Vallendar.

**Adler, C./Grunzelmann, T./Machhold, C./Schumacher, I./Wilz, G. (1996):** Belastungserleben pflegender Angehöriger von Demenzkranken. In: Zeitschrift für Gerontologie und Geriatrie. Nr. 29, S. 143-149.

**Agaplesion (2014):** Geschäftsbericht 2012-2013. Frankfurt am Main: Agaplesion.

**Ahrens, P. (2007):** Diakonisch auf gutem Grund. Auswertung einer schriftlichen Abfrage bei den Kirchengemeinden, Kirchenkreisen und diakonischen Pflegediensten in der Evangelisch-lutherischen Landeskirche Hannovers. Hannover: Sozialwissenschaftliches Institut der Evangelischen Landeskirche Hannover EKD.

**Albrecht-Bindseil, N. (2014):** Das „Heidelberger Modell" – „Sorgende Gemeinschaften" im urbanen Kontext. In: Institut für Sozialarbeit und Sozialpädagogik e. V.: ISS im Dialog. Sorgende Gemeinschaften – Vom Leitbild zu Handlungsansätzen. Frankfurt am Main: ISS, S. 34-43.

**Alisch, M./May, M. (2013):** Formen der Selbstorganisation älterer Menschen in benachteiligten Lebenslagen als Basis „sorgender Gemeinschaften". In: Informationsdienst Altersfragen. H. 2013/03. Berlin: Deutsches Zentrum für Altersfragen.

**Arbeitsrechtliche Kommission des Diakonischen Werks der EKD (2013):** Arbeitsvertragsrichtlinien für Einrichtungen, die dem Diakonischen Werk der Evangelischen Kirche in Deutschland angeschlossen sind. Abgerufen am 26.05.2013 unter http://www.diakonie.de/media/AVR_Aktuelle_Fassung.pdf.

**Arnold, D./Kersting, K./Stemmer, R. (2006):** Podiumsgespräch: Pflegewissenschaft im paradigmatischen Diskurs. In: Pflege und Gesellschaft, 11. Jg., H. 02, S. 170-182.

**Arnold, U. (2003):** Typologie sozialwirtschaftlicher Organisationen. In: Arnold, U./Melicke, B./Arnold, U. (Hrsg.): Lehrbuch der Sozialwirtschaft. Baden Baden: Nomos, S. 447-480.

**Arte (2015):** Foucault gegen Foucault. Abgerufen am 03.01.2017 unter https://www.youtube.com/watch?v=b5ABDBcHQEc.

**Aselmeier, L. (2008):** Community Care und Menschen mit geistiger Behinderung: Gemeinwesenorientierte Unterstützung in England, Schweden und Deutschland. Wiesbaden: VS Verlag für Sozialwissenschaften.

© Springer Fachmedien Wiesbaden GmbH, ein Teil von Springer Nature 2018
M. Krisch, *Die Verräumlichung des Evangeliums im Geist des Kapitalismus*, Vallendarer Schriften der Pflegewissenschaft,
https://doi.org/10.1007/978-3-658-23343-3

**Aselmeier, L. (2009):** Community Care und Menschen mit geistiger Behinderung – eine europäische Perspektive. Wiesbaden: VS Verlag für Sozialwissenschaften.

**Augustin, K. (2016):** Es gibt Alternativen. In: taz 20./21.02.2016, S. 31.

**Aurel, M. (2012):** Selbstbetrachtungen. Stuttgart: Reclam.

**Baczkiewicz, C. (2013):** Das gesellschaftliche Bild von Menschen mit Demenz im Diskurs über aktuelle Versorgungsformen. Vallendar: Masterarbeit an der Pflegewissenschaftlichen Fakultät der Philosophisch-Theolo-gischen Hochschule Vallendar.

**Badiou, A. (2014a):** Geld ist nicht patriotisch. Abgerufen am 21.04.2015 unter http://www.tagesanzeiger.ch/kultur/diverses/Geld-ist-nicht-patriotisch/story/25447 652.

**Badiou, A. (2014b):** Interview mit Alain Badiou. In: Hohe Luft. Ausgabe 2014/06, S. 50-57.

**Badiou, A. (2016):** Wider den globalen Kapitalismus. Berlin: Ullstein.

**Bahr, P. (2007):** Die Kirche als Heterotopos in der Stadt. Vortrag in der Martinskirche zu Kassel am 5. September 2007. Abgerufen am 06.09.2016 unter https://www.ekd.de/download/bahr_kirchen_als_heterotopien_in__der_stadt.pdf.

**Balke, F. (2008):** Selbstsorge/Selbsttechnologie. In: Kammler, C./Rheinhardt-Becker, E./Parr, R./Schneider, U. (Hrsg.): Foucault-Handbuch. Leben – Werk – Wirkung. Stuttgart: Metzler, S. 286-291.

**Balz, H./Hall, S./ Hebblethwaite, B./Hentschke, R./Janke, W./Lanczkowski, G./Mehlhausen, J./Ratschow, C./Schäferdiek, K./Schroer, H./Seebaß, G./ Thoma, C. (1985):** Theologische Realenzyklopädie. Bd. 14: Gottesdienst bis Heimat. (G. Müller, Hrsg.) Berlin und New York: de Gruyter.

**Balz, H./Cameron, J./Härle, W./Hall, S./Hebblethwaite, B./Hentschke, R./Janke, W./Klimkeit, H. J./Mehlhausen, J./Schäferdiek, K./Schröer, H./Seebaß, G./ Thoma, C. (1989):** Theologische Realenzyklopädie. Bd. 18: Katechumenat/ Katechumenen bis Kirchenrecht. Berlin und New York: Walter de Gruyter.

**Balz, H./Cameron, J./Härle, W./Hall, S./Hebblethwaite, B./Hentschke, R./Janke, W./Klimkeit, H. J./Mehlhausen, J./Schäferdiek, K./Schröer, H./Seebaß, G./Thoma, C. (1991):** Theologische Realenzyklopädie. Bd. 21: Leonardo da Vinci bis Malachia von Armagh. Berlin und New York: Walter de Gruyter.

**Balz, H./Cameron, J./Härle, W./Hall, S./Hebblethwaite, B./Janke, W./ Klimkeit, H.-J./Mehlhausen, J./Schäferdiek, K./Schröer, H./Seebaß, G./Spieckermann, H./Stemberger, G. (1996):** Theologische Realenzyklopädie. Bd. 26: Paris bis Polen. Berlin und New York: Walter de Gruyter.

**Balz, H./Cameron, J./Grethlein, C./Hall, S./Hebblethwaite, B./Hoheisel, K./Janke, W./Leppin, V./Schäferdiek, K./Seebaß, G./Spieckermann, H./Stemberger, G./ Stock, K. (2002):** Theologische Realenzyklopädie. Bd. 34: Trappisten bis Vernunft II. Berlin und New York: Walter de Gruyter.

**Bernays, E. (2016):** Propaganda. Die Kunst der Public Relations. Berlin: orange press.

**Bartholomeyczik, S. (2017):** Zur Entwicklung der Pflegewissenschaft in Deutschland – eine schwere Geburt. In: Pflege und Gesellschaft. Zeitschrift für Pflegewissenschaft 22. Jg., H. 2, S. 101-118.

**Bartholomeyczik, S./Linhart, M./Mayer, H. (2008):** Lexikon der Pflegeforschung – Begriffe aus Forschung und Theorie. München: Urban & Fischer.

**Bassarak, H./Genosko, W. (2002):** Rahmenbedingungen und Voraussetzungen kommunaler Netzwerkpolitik. Kommunale Netzwerkpolitik unter besonderer Berücksichtigung des Dritten Sektors. Brandenburg: Hochschulverbund Distance Learning.

**Bayerischer Rundfunk (2013a):** Was ist Macht? – Michel Foucault. Radiobeitrag Teil 1. Abgerufen am 03.01.2017 unter https://www.youtube.com/watch?v=Ir3P2O2yuCs.

**Bayerischer Rundfunk (2013b):** Was ist Macht? – Michel Foucault. Radiobeitrag Teil 2. Abgerufen am 03.01.2017 unter https://www.youtube.com/watch?v=i_de2EaF7YI.

**Bauer, M. (1981):** Ambulante Dienste für psychisch Kranke. Eine Informations- und Arbeitstagung über „Ambulante Dienste in der Psychiatrie". Köln: Rheinland.

**Baudrillard, J. (2012):** Warum ist nicht alles schon verschwunden? Berlin: Matthes & Seitz.

**Baudrillard, J. (2013):** Das radikale Denken. Berlin: Matthes & Seitz.

**Beck, H. (2008):** Bildung als diakonische Gerechtigkeit. Stuttgart: Kohlhammer.

**Becker, H./Langosch, I. (1990):** Produktivität und Menschlichkeit. Organisationsentwicklung und ihre Anwendung in der Praxis. Stuttgart: Lucius.

**Benhabib, S. (2012):** Wie Pilze aus dem Boden … In: Schuchter, P/Heller, A. (Hrsg.): Autonomie und Sorge. Für mich und für andere. Das Jahresheft Praxis Palliative Care, Demenz, Praxis Pflegen. Hannover: Vincentz, S. 19.

**Benedict, H.-J. (2008):** Barmherzigkeit und Diakonie. Von der rettenden Liebe zum gelingenden Leben. Stuttgart: Kohlhammer.

**Benjamin, W. (1992):** Über den Begriff der Geschichte. In: Benjamin, W.: Sprache und Geschichte. Philosophische Essays. Stuttgart: Reclam, S. 141-154.

**Bentham, J. (2013):** Panoptikum oder das Kontrollhaus. In: Bentham, J.: Das Panoptikum. Berlin: Matthes & Seitz.

**Berger, P./Luckmann, T. (1980):** Die gesellschaftliche Konstruktion der Wirklichkeit. Eine Theorie der Wissenssoziologie. Frankfurt am Main: Fischer Taschenbuch.

**Berghold, J. (1993):** Vernetzung psychosozialer Dienste: Theoretische und empirische Studien über stadtteilbezogene Kriseninterventionen und ambulante Psychiatrie. Weinheim: Juventa.

**Berner, F. (2015a):** Das Leitbild der Caring Community und der 7. Altenbericht. In: Bundesarbeitsgemeinschaft Seniorenbüros: Dokumentation BAS Werkstattbericht. Seniorenbüros und neue sozial-ökologische Investitionen – Wie gestalten sie die Bürgergesellschaft? Neckarstadt-West: BAS, S. 6-15.

**Berner, F. (2015b):** Foliensatz zum Vortrag: Das Leitbild der Caring Community und der 7. Altenbericht. In: Bundesarbeitsgemeinschaft Seniorenbüros: Dokumentation BAS Werkstattbericht. Seniorenbüros und neue sozial-ökologische Investitionen – Wie gestalten sie die Bürgergesellschaft? Neckarstadt-West: BAS, S. 9-19.

**Bickel, H. (2008):** Die Epidemiologie der Demenz. Informationsblatt. Das Wichtigste der deutschen Alzheimergesellschaft. Berlin: Deutsche Alzheimer Gesellschaft.

**Blinkert, B./Klie, T. (2004):** Gesellschaftlicher Wandel und demografische Veränderungen als Herausforderungen für die Sicherstellung der Versorgung von pflegebedürftigen Menschen. In: Zeitschrift Sozialer Fortschritt 11-12/2004, S. 319-326.

**Bloch, E. (1985):** Das Prinzip Hoffnung. Kapitel 33-42. Frankfurt am Main: Suhrkamp.

**BMFSFJ (2012):** Zeit für Familie. Familienzeitpolitik als Chance einer nachhaltigen Familienpolitik. Achter Familienbericht. Berlin: Bundesministerium für Familie, Senioren, Frauen und Jugend.

**BMFSFJ (2013):** Jedes Alter zählt. Zweiter Demografiegipfel der Bundesregierung am 14. Mai 2013. Abgerufen am 25.11.2016 unter http://bmi.bund.de/SharedDocs/ Downloads/DE/Broschueren/2013/ergebnisdokumentation.pdf?_blob=publication File.

**BMFSFJ (2015):** Eine neue Kultur des Alterns. Altersbilder in der Gesellschaft. Erkenntnisse und Empfehlungen des Sechsten Altenberichts. Berlin: Bundesministerium für Familie, Senioren, Frauen und Jugend.

**BMFSFJ (2016):** Sorge und Mitverantwortung in der Kommune. Erkenntnisse und Empfehlungen aus dem Siebten Altenbericht. Berlin: Bundesministerium für Familie, Senioren, Frauen und Jugend.

**Bode, I. (2014a):** Organisierte Lebenswelt im Heim. In: Brandenburg, H./Bode, I./Werner, B. [Hrsg.]: Soziales Management in der stationären Altenhilfe. Kontexte und Gestaltungsspielräume. Bern: Huber, S. 71-142.

**Bode, I. (2014b):** Prinzipien nachhaltigen Organisierens im Rahmen des Möglichen. In: Brandenburg, H./Bode, I./Werner, B.: Soziales Managment in der stationären Altenhilfe. Bern: Huber, S. 205-219.

**Bode, I. (2016):** Ambulante Pflege als reguliertes Organisationsfeld: Dynamiken der Institutionen und Probleme im Alltag. Vortrag am 19.11.2016 auf der Tagung „Ambulante Pflege Innovationen für die Praxis" an der Philosophisch-Theologischen Hochschule Vallendar.

**Bohnsack, R./Marotzki, W./Meuser,M. (2011):** Hauptbegriffe qualitativer Sozialforschung. Opladen und Farmington Hills: Barbara Budrich.

**Bohnsack, R./Nentwig-Gesemann, I. (2010):** Dokumentarische Evaluationsforschung. Theoretische Grundlagen und Beispiele aus der Praxis. Opladen und Farmington Hills: Barbara Budrich.

**Bolz, H. (2015):** Pflegeeinrichtungen erfolgreich führen. Organisationskultur zwischen Marktorientierung und Berufsethik. Wiesbaden: Springer.

**Bonhoeffer, D. (1983):** Widerstand und Ergebung. Briefe und Aufzeichnungen aus der Haft. München: Christian Kaiser.

**Borutta, M./Ketzer, R. (2010):** Die Prüfungskonstrukte des Medizinischen Dienstes in der ambulanten und stationären Pflege – eine genealogische Analyse. Vallendar: Masterarbeit an der Pflegewissenschaftlichen Fakulät der Philosophisch-Theologischen Hochschule Vallendar.

**Bourdieu, P. (1982):** Die feinen Unterschiede. Kritik der gesellschaftlichen Urteilskraft. Frankfurt am Main: Suhrkamp.

**Bourdieu, P. (1983):** Ökonomisches Kapital, kulturelles Kapital, soziales Kapital. In: Kreckel, R. (Hrsg.): Soziale Ungleichheiten. Soziale Welt, Sonderbd. 2. Göttingen: Schwarz, S. 183-198.

**Bourdieu, P. (1998a):** Gegenfeuer. Frankfurt am Main: Büchergilde.

**Bourdieu, P. (1998b):** Über das Fernsehen. Frankfurt am Main: Suhrkamp.

**Bourdieu, P. (1991):** Die Intellektuellen und die Macht. Hamburg: VSA-Verlag.

**Bourdieu, P. et al. (2002):** Der Einzige und sein Eigenheim. Hamburg: VSA-Verlag.

**Bourdieu, P. (2005):** Die verborgenenen Mechanismen der Macht. Schriften zu Politik & Kultur 1. Hamburg: VSA-Verlag.

**Brand, U. (2014):** Kapitalistisches Wachstum und soziale Herrschaft. Motive, Argumente und Schwächen aktueller Wachstumspolitik. In: Prokola. H. 175, 44. Jg. 2014, Nr. 2, S. 289-306.

**Brandenburg, H. (2014):** Inklusion von Menschen mit Demenz – Vision oder Illusion? In: Pflege und Gesellschaft. Zeitschrift für Pflegewissenschaft. 19. Jg., H. 4, S. 364-371.

**Brandenburg, H./Brünett, M. (2014):** Demenzfreundliche Kommunen in Deutschland und England – ein Blick auf mögliche Perspektiven. In: Zeitschrift Sozialer Fortschritt 2014/08. Landau: Gesellschaft für sozialen Fortschritt e. V., S. 190-196.

**Braun, B. (2011):** Demografischer Wandel: weder apokalyptisch oder unentrinnbar noch ungestaltbar. In: Bauer, U. (Hrsg.): Jahrbuch für Kritische Medizin und Gesundheitswissenschaften. Hamburg: Argument, S. 75-104.

**Brieler, U. (2008):** Foucault und 1968: Widerspenstige Subjektivitäten. In: Hechler, D./Philipps, A. (Hrsg.): Widerstand denken. Michel Foucault und die Grenzen der Macht. Bielefeld: Transcript, S. 19-38.

**Brieler, U. (2014):** Regierung des Fussballs? Interview mit Ulrich Brieler. In: DISS-Journal. Zeitschrift des Duisburger Instituts für Sprach- und Sozialforschung 28, S. 14-17.

**Brünett, M. (2014):** Demenzfreundliche Kommunen in England. Vallendar: Masterarbeit zur Erlangung des akademischen Grades „Master of Science" im Masterstudiengang Pflegewissenschaft an der Theologisch-Philosophischen Hochschule Vallendar.

**Bührmann, A. (2014):** Die Dispositivanalyse als Forschungsperspektive – einige grundlegende Überlegungen am Beispiel des Diversity Managements. In: Hartz, R./ Rätzer, M. (Hrsg): Organisationsforschung nach Foucault. Macht – Diskurs – Widerstand. Bielefeld: Transcript, S. 39-60.

**Bührmann, A./Schneider, W. (2008):** Vom Diskurs zum Dispositiv. Eine Einführung in die Dispositivanalyse. Bielefeld: Transcript.

**Bührmann, A./Schneider, W. (2013):** Vom „discursive turn" zum „dispositive turn"? Folgerungen, Herausforderungen und Perspektiven für die Forschungspraxis. In: Wengler, J./Hoffarth, B./Kumiega, L.: Verortung des Dispositiv-Begriffs. Analytische Einsätze zu Raum, Bildung, Politik. Wiesbaden: Springer VS, S. 21-36.

**Bullwinkel, A. (2014):** Mehrgenerationenhäuser als (mögliche) Knotenpunkte „Sorgender Gemeinschaften". Das Beispiel Norden. In: [ISS] ISS im Dialog. Sorgende Gemeinschaften – Vom Leitbild zu Handlungsansätzen. Frankfurt am Main: Institut für Sozialarbeit und Sozialpädagogik e. V., S. 44-55.

**Bund religiöser Sozialisten Deutschland (1996):** Leitsätze. Abgerufen am 22.09.2012 unter http://www.brsd.de/leitsaetze.

**Bundesarbeitsgemeinschaft Seniorenbüros (2015):** Dokumentation BAS Werkstattgespräch. Seniorenbüros und neue sozial-ökologische Initiativen. Wie gestalten sie die Bürgergesellschaft? Neckarstadt-West: BAS.

**Bundesregierung (2012):** Jedes Alter zählt. Demografiestrategie der Bundesregierung. Berlin: Bundesministerium des Inneren.

**Bundesregierung (2013):** Deutschlands Zukunft gestalten. Koalitionsvertrag zwischen CDU, CSU und SPD für die 18. Legislaturperiode. Berlin: CDU, CSU und SPD.

**Bundesregierung (2016):** Stellungnahme der Bundesregierung zum Siebten Bericht zur Lage der älteren Generation in der Bundesrepublik Deutschland. Sorge und Mitverantwortung in der Kommune. Aufbau und Sicherung zukunftsfähiger Gemeinschaften. Abgerufen am 26.11.2016 unter https://www.siebter-altenbericht.de/index.php?eID=tx_nawsecuredl&u=0&g=0&t=1480248902&hash=a40b6f2a6111b4 1564a9a602d5ffe5489f39bd99&file=fileadmin/altenbericht/pdf/Der_Siebte_Alten bericht.pdf.

**Bundesverfassungsgericht (1985):** BVerfGE 70, 138 – Loyalitätspflicht. Abgerufen am 26.05.2013 unter http://www.servat.unibe.ch/dfr/bv070138.html.

**Burt, R. (1992):** Structural Holes. Cambridge: Harvard University Press.

**Charb (2015):** Brief an die Heuchler. Und wie sie den Rassisten in die Hände spielen. Stuttgart: Tropen.

**Chlada, M. (2005):** Heterotopie und Erfahrung. Aschaffenburg: Alibri.

**Christliche Kontaktbörse (2016):** Christliche Werte und E-Commerce. Abgerufen am 06.12.2016 unter https://www.christliche-kooperationsboerse.de/get.view.content/ ckb-pr-031201-christliche-werte-und-e-commerce.

**Collien, I. (2014):** Vielfalt repräsentieren. Eine postkoloniale Diskursanalyse in der diskurstheoretischen Tradition Foucaults. In: Hartz, R./Rätzer, R. (Hrsg.): Organisationsforschung nach Foucault. Macht – Diskurs – Widerstand. Bielefeld: Transcript, S. 85-109.

**Dander, V. (2014):** Zones Virtopiques. Die Virtualisierung der Heterotopien und eine mediale Dispositivanalyse am Beispiel des Medienkunstprojektes Zone*Interdite. Innsbruck: innsbruck university press.

**Daun, T. (2014):** Das Kapital sind wir. Zur Kritik der digitalen Ökonomie. Hamburg: Nautilus Flugschrift.

**Dany, H. (2014):** Morgen werde ich Idiot. Kybernetik und Kontrollgesellschaft. Hamburg: Nautilus Flugschrift.

**Dany, H. (2015a):** Schneller als die Sonne aus dem rasenden Stillstand in eine unsichtbare Zukunft. Hamburg: Nautilus Flugschrift.

**Dany, H. (2015b):** Speed. Eine Gesellschaft auf Droge. Hamburg: Nautilus Flugschrift.

**Delany, S. (1976):** Triton. Eine doppelsinnige Heterotopia. Bergisch Gladbach: Bastei Lübbe.

**Demografiestrategie der Bundesregierung Arbeitsgruppe C1 (2012):** Strategisches Konzept zum Thema „Selbstbestimmt altern". Berlin: Bundesregierung.

**Denker, A. (2011):** Unterwegs in Sein und Zeit. Stuttgart: Klett-Cotta.

**Denninger, T./van Dyk, S./Lessenich, S./Richter, A. (2014):** Leben im Ruhestand. Zur Neuverhandlung des Alters in der Aktivgesellschaft. Bielefeld: Transcript.

**Deutsche Gesellschaft für Pflegewissenschaft e. V. (2012):** Stellungnahme des Vorstandes der Deutschen Gesellschaft für Pflegewissenschaft e. V. (DGP) zu den „Empfehlungen zu den hochschulischen Qualifikationen für das Gesundheitswesen" des Wissenschaftsrates (Drs. 24.11.2012). Duisburg: DGP.

**Deutscher Bundestag (2017):** Drucksache 18/10210. 18. Wahlperiode. Unterrichtung durch die Bundesregierung. Siebter Bericht zur Lage der älteren Generation in der Bundesrepublik Deutschland. Sorge und Mitverantwortung in der Kommune – Aufbau und Sicherung zukunftsfähiger Gemeinschaften. Berlin: Deutscher Bundestag.

**Deutscher Verein für öffentliche und private Fürsorge e. V. (2005):** DV 14/05 AF II, 07.12.2005. Berlin: Deutscher Verein für öffentliche und private Fürsorge e. V.

**Deutschlandfunk (2014):** Michel Foucault: ein radikaler Denker. Radiobeitrag am 20.06.2014.

**Deutschlandfunk (2015):** Die Strafgesellschaft von Michel Foucault – warum wir Menschen einsperren. Radiobeitrag am 09.07.2015.

**Deutschlandfunk (2016):** Die Spur der Macht in uns allen. Radiobeitrag am 08.10.2016.

**Diakonie Deutschland (2013):** Einrichtungsstatistik zum 01. Januar 2012. Berlin: Evangelischer Bundesverband, Evangelisches Werk für Diakonie und Entwicklung e. V.

**Diakonie Wissensportal (2010):** Fachinformationen Diakonie-Wissen. Abgerufen am 25.03.2013 unter http://fachinformationen.diakonie-wissen.de/sites/default/files/legacy/2010-01_Pflegestatistik-2008.pdf.

**Diakonienetzwerk Pflege (2016a):** Netzwerk Pflege. Projekt zur Vernetzung in der ambulanten und stationären Altenhilfe. Abgerufen am 22.11.2016 unter http://diakonienetzwerk-pflege.de.

**Diakonienetzwerk Pflege (2016b):** Netzwerkvereinbarung. Abgerufen am 22.11.2016 unter http://www.diakonienetzwerkpflege.de/meta_downloads/67177/2015_netz werkvereinbarung.pdf.

**Diakonisches Institut für Qualitätsentwicklung (2016):** Diakonie-Siegel Pflege. Abgerufen am 24.02.2016 unter http://diakonie-dqe.de/diakonie-siegel-pflege-60 27.htm.

**Diakonisches Werk der Evangelischen Kirche in Deutschland e. V. (2009):** Pflegestatistik zum 15.12.2007. Stuttgart: Diakonisches Werk der Evangelischen Kirche in Deutschland e. V.

**Diakonisches Werk Hannover (2009):** Satzung des Diakonischen Werkes der Ev.-luth. Landeskirche Hannovers e. V. in der Fassung vom 6. Mai 2009. In: Künkel, C./Antoine, J. (Hrsg.): Mitgliederverzeichnis Satzung, Wahlordnung und Diakoniegesetz. Hannover: Diakonie Hannover.

**Diaz-Bone, R. (2004):** „Interpretative Analytik" – methodologische Position und Strategie der foucaultschen Diskursanalyse. Ausgearbeitete Fassung des Vortrags „Interpretative Analytik – Methodische Praxis", gehalten auf dem Praxis-Workshop „Diskursanalyse", veranstaltet vom Arbeitskreis Diskursanalyse und der Sektion Wissenssoziologie der DGS, Universität Augsburg am 17. und 18.08.2004. Abgerufen am 22.07.2016 unter http://www.rainer-diaz-bone.de/Diaz-Bone_Interpretative_Analytik_2004.pdf.

**Dieckmann-von Bürnau, D. (2016):** Gott über Gott. Tillich-Lexikon. Abgerufen am 20.12.2016 unter https://tillichlexikon.wordpress.com/alle-begriffe/mut-zum-sein/.

**Dierkes, M./Rosensfil, L./Sieger, U. (1993):** Unternehmenskultur in Theorie und Praxis. Konzepte aus Ökonomie, Psychologie und Ethnologie. Frankfurt am Main: Campus.

**Döbler, J. (2006):** Demenzkranke in der häuslichen Versorgung – eine gesellschaftliche und sozialpolitische Herausforderung. In: Ambet [Hrsg]: Demenz-Angehörige im Dialog. Braunschweig: Institut für Fort- und Weiterbildung sozialer Berufe, S. 165-198.

**Dörner, K. (2012):** Helfensbedürftig. Heimfrei ins Dienstleistungsjahrhundert. Münster: Paranus.

**Dreyfus, H./Rabinow, P. (1994):** Michel Foucault. Jenseits von Strukturalismus und Hermeneutik. Weinheim: Beltz.

**Dünne, J. (2006):** Raumtheorie – Grundlagentexte aus Philosophie und Kulturwissenschaften. Berlin: Suhrkamp Taschenbuch Wissenschaft.

**Dzurec, L. (1999):** Poststructuralist Science. An Historical Account of Profound Visibility. In: Search of Nursing Science. Thousand Oaks, London: New Dehli, S. 245-260.

**EKD (2007):** Handlungsoption Gemeinwesendiakonie. Die Gemeinschaftsinitiative Soziale Stadt als Herausforderung und Chance für Kirche und Diakonie. Stuttgart: Diakonisches Werk der Evangelischen Kirche in Deutschland e. V.

**EKD (2014a):** Sozialwissenschaftliches Institut der Evangelischen Kirche in Deutschland. Aktuelles. Abgerufen am 12.01.2015 unter http://www.ekd.de/si.

**EKD (2014b):** Sozialwissenschaftliches Institut der Evangelischen Kirche in Deutschland. Beirat. Abgerufen am 12.12.2014 unter http://www.ekd.de/si/beirat.html.

**EKD (2014c):** Sozialwissenschaftliches Institut der Evangelischen Kirche in Deutschland. Links. Abgerufen am 12.12.2014 unter http://www.ekd.de/si/links.html.

**EKD (2014d):** Sozialwissenschaftliches Institut der Evangelischen Kirche in Deutschland. Team. Abgerufen am 15.01.2015 unter http://www.ekd.de/si/institut/personen.htm.

**Engels, D./Pfeuffer, F. (2004):** Möglichkeiten und Grenzen einer selbstständigen Lebensführung hilfe- und pflegebedürftiger Menschen in Privathaushalten. Analyse der pflegerischen Versorgungsstrukturen in ausgewählten Regionen. Köln: Institut für Sozialforschung und Gesellschaftspolitik.

**Enquete-Kommission „Zukunft bürgerschaftlichen Engagements" (2002):** Bürgergesellschaftliches Engagement: auf dem Weg in eine zukunftsfähige Bürgergesellschaft. Berlin: Deutscher Bundestag.

**EQ Zert (2002):** Bundesrahmenhandbuch Diakonie-Siegel Pflege. Berlin: DQF.

**Erikson, E. (1982):** Kindheit und Gesellschaft. Stuttgart: Klett-Cotta.

**Erne, T. (2013):** Zur Raumästhetik von Kapellen in Justizvollzugsanstalten. Gefangen in Räumen der Transzendenz? In: Deutsches Pfarrerblatt. H. 12. Abgerufen am 04.09.2016 unter http://pfarrerverband.de/pfarrerblatt/index.php?a=show&id=35 10.

**Etzioni, A. (1995):** Die Entdeckung des Gemeinwesens. Ansprüche, Verantwortlichkeiten und das Programm des Kommunitarismus. Stuttgart: Fischer.

**Etzioni, A. (2009):** Eine aktive Gesellschaft. Altötting: Verlag für Sozialwissenschaften.

**Europäische Union (2008):** Vertrag über die Europäische Union. Abgerufen am 21.06.2013 unter http://www.bpb.de/nachschlagen/gesetze/eu-vertrag/44179/titel-i-gemeinsame-bestimmungen.

**Evangelische Kirche Essen (2014):** Aktion Menschenstadt. Abgerufen am 22.01.2014 unter http://www.aktion-menschenstadt.de/index.php?nav=who&con=wer/wer.

**Evangelischer Diakonieverein Berlin-Zehlendorf e. V. (2011):** Satzung. Berlin: Evangelischer Diakonieverein Berlin-Zehlendorf e. V.

**Evangelischer Diakonieverein Berlin-Zehlendorf e. V. (2014):** Geschichte. Abgerufen am 23.05.2014 unter http://www.diakonieverein.de/schwesternschaft/geschichte.html.

**Faß, R. (2010):** Systemsteuerung im Case Management. In: Brinkmann, V. (Hrsg.): Case Management. Organisationsentwicklung und Change Management in Gesundheits- und Sozialunternehmen. Wiesbaden: Gabler, S. 39-80.

**Fawcett, J. (1998):** Konzeptionelle Modelle der Pflege im Überblick. Bern: Hans Huber.

**Fehrs, K. (2016):** „Dann klappt's auch mit den Nachbarn ...". Kirchengemeinden als Teil einer sorgenden Gemeinschaft. In: 6. EAfA-Symposium – „Zukunftsfähige Gemeinschaften fördern" Impulse des 7. Altenberichts für Kirche und Diakonie. Dokumentation der Tagung am 21. Juni 2016. Abgerufen am 28.10.2016 unter http://www.ekd.de/eafa/download/Dokumentation_Zukunftsfaehige_Gemeinschaft en_foerdern.pdf, S. 11-18.

**Fetzer, A. (2000):** Wie ist Diakonie unter Wettbewerbsbedingungen möglich? Theologische und sozialethische Perspektiven. Bad Boll: Evangelische Akademie.

**Feyerabend, P. (1991):** Wider den Methodenzwang. Frankfurt am Main: Suhrkamp.

**Foerster, H. von/Bröcker, M. (2014):** Teil der Welt. Fraktale einer Ethik – oder: Heinz von Foersters Tanz mit der Welt. Heidelberg: Carl Auer.

**Foerster, H. von/Pörksen, B. (2016):** Wahrheit ist die Erfindung eines Lügners. Gespräche für Skeptiker. Heidelberg: Carl Auer.

**Förstl, H. (2009):** Demenzen in Theorie und Praxis. Heidelberg: Springer.

**Fliedner-Kulturstiftung/Friedrich, N. (Hrsg.) (2013):** Pflegemuseum Kaiserswerth. Düsseldorf: Klartext.

**Fleming, P./Spicer, A. (2010):** Contesting the corporation. Struggle, power and resistance in organizations. Cambridge: Universtity Press.

**Foth, T. (2013):** Caring and Killing. Nursing and Psychiatric Practise in Germany, 1931-1943. Göttingen: V&R unipress.

**Foucault, M. (Hrsg.) (1975):** Der Fall Rivère. Frankfurt am Main: Suhrkamp.

**Foucault, M. (1978a):** Recht der Souveränität/Mechanismus der Disziplin. Vorlesung vom 14. Januar 1976. In: Foucault, M.: Dispositive der Macht. Michel Foucault über Sexualität, Wissen und Wahrheit. Berlin: Merve, S. 75-95.

**Foucault, M. (1978b):** Wahrheit und Macht. Interview von A. Fontana und P. Pasquino. In: Foucault, M.: Dispositive der Macht. Michel Foucault über Sexualität, Wissen und Wahrheit. Berlin: Merve, S. 21-54.

**Foucault, M. (1978c):** Ein Spiel um die Psychoanalyse. Gespräch mit Angehörigen des Department de Psychoanalyse der Universität Paris/ Vincennes. In: Foucault, M.: Dispositive der Macht. Michel Foucault über Sexualität, Wissen und Wahrheit. Berlin: Merve, S. 118-177.

**Foucault, M. (1983):** Der Wille zum Wissen. Sexualität und Wahrheit 1. Frankfurt am Main: Suhrkamp.

**Foucault, M. (1989a):** Der Gebrauch der Lüste. Sexualität und Wahrheit 2. Frankfurt am Main: Suhrkamp.

**Foucault, M. (1989b):** Die Sorge um sich. Sexualität und Wahrheit 3. Frankfurt am Main: Suhrkamp.

**Foucault, M. (1992a):** Andere Räume. In: Barck, K./Gente, P./Paris, H./Richter, S. (Hrsg.): Aisthesis. Wahrnehmung heute oder Perspektiven einer anderen Ästhetik. Leipzig: Reclam, S. 34-46.

**Foucault, M. (1992b):** Was ist Kritik? Berlin: Merve.

**Foucault, M. (1994a):** Omnes et singulatim. Zur Kritik der politischen Vernunft. In: Foucault, M.: Analytik der Macht. Hrsg. v. D. Defert und F. Ewald. Frankfurt am Main: Suhrkamp, S. 188-219.

**Foucault, M. (1994b):** Subjekt und Macht. In: Foucault, M.: Analytik der Macht. Hrsg. v. D. Defert und F. Ewald. Frankfurt am Main: Suhrkamp, S. 240-263.

**Foucault, M. (1994c):** Überwachen und Strafen. Die Geburt des Gefängnisses. Frankfurt am Main: Suhrkamp.

**Foucault, M. (1994d):** Warum ich Macht untersuche: Die Frage des Subjekts. In: Dreyfus, H./Rabinow, P. (Hrsg.): Jenseits von Strukturalismus und Hermeneutik. Weinheim: Beltz, S. 243-250.

**Foucault, M. (2001a):** Die strukturalistische Philosophie gestattet eine Diagnose dessen, was „heute" ist. In: Foucault, M.: Dits et Ecrits. Schriften 4. 1954 bis 1969. Frankfurt am Main: Suhrkamp, S. 743-749.

**Foucault, M. (2001b):** In Verteitigung der Gesellschaft. Frankfurt am Main: Suhrkamp.

**Foucault, M. (2001c):** Interview mit Michel Foucault. In: Foucault, M.: Dits et Ecrits. Schriften 1. 1954 bis 1969, S. 831-845.

**Foucault, M. (2001d):** Die Ordnung der Dinge. In: Foucault, M.: Dits et Ecrits. Schriften 1. 1954 bis 1969, S. 644-652.

**Foucault, M. (2001e):** Dits et Ecrits. Schriften 1. 1954 bis 1969. Frankfurt am Main: Suhrkamp.

**Foucault, M. (2002a):** Dits et Ecrits. Schriften 2. 1970 bis 1975. Frankfurt am Main: Suhrkamp.

**Foucault, M. (2002b):** Die Anormalen. In: Foucault, M.: Dits et Ecrits. Schriften 2. 1970 bis 1975. Frankfurt am Main: Suhrkamp, S. 1024-1031.

**Foucault, M. (2002c):** Die große Einsperrung. In: Foucault, M.: Dits et Ecrits. Schriften 2. 1970 bis 1975. Frankfurt am Main: Suhrkamp, S. 367-381.

**Foucault, M. (2002d):** Die Wahrheit und die juristischen Formen. In: Foucault, M.: Dits et Ecrits. Schriften 2. 1970 bis 1975. Frankfurt am Main: Suhrkamp, S. 669-792.

**Foucault, M. (2003a):** Das Auge der Macht. In: Foucault, M.: Dits et Ecrits. Schriften 3. 1976 bis 1979. Frankfurt am Main: Suhrkamp, S. 250-271.

**Foucault, M. (2003b):** Das Spiel des Michel Foucault. In: Foucault, M.: Dits et Ecrits. Schriften 3. 1976 bis 1979. Frankfurt am Main: Suhrkamp, S. 391-429.

**Foucault, M. (2003c):** Die Gouvernementalität. In: Foucault, M.: Dits et Ecrits. Schriften 3. 1976 bis 1979. Frankfurt am Main: Suhrkamp, S. 596-822.

**Foucault, M. (2003d):** Die Wahrheit und die juristischen Formen. Frankfurt am Main: Suhrkamp.

**Foucault, M. (2003e):** Fragen an Michel Foucault zur Geographie. In: Foucault, M.: Dits et Ecrits. Schriften 3. 1976 bis 1979. Frankfurt am Main: Suhrkamp, S. 38-54.

**Foucault, M. (2003f):** Gespräch über die Macht. In: Foucault, M.: Dits et Ecrits. Schriften 3. 1976 bis 1979. Frankfurt am Main: Suhrkamp, S. 594-607.

**Foucault, M. (2003g):** Michel Foucault. Dits et Ecrits. Schriften 3. 1976 bis 1979. Frankfurt am Main: Suhrkamp.

**Foucault, M. (2003h):** Vorlesung vom 7. Januar 1976. In: Foucault, M.: Dits et Ecrits. Schriften 3. 1976 bis 1979. Frankfurt am Main: Suhrkamp, S. 213-230.

**Foucault, M. (2005a):** Die Ethik der Sorge um sich als Praxis der Freiheit. In: Foucault, M.: Dits et Ecrits. Schriften 4. 1980 bis 1988. Frankfurt am Main: Suhrkamp, S. 875-902.

**Foucault, M. (2005b):** Die Heterotopien – zwei Radiovorträge. Frankfurt am Main: Suhrkamp.

**Foucault, M. (2005c):** Die Macht der Psychiatrie. Vorlesungen am Collège de France. Frankfurt am Main: Suhrkamp.

**Foucault, M. (2005d):** Den Regierungen gegenüber: die Rechte des Menschen (Wortmeldung). Foucault, M.: Dits et Ecrits. Schriften 4. 1980 bis 1988. Frankfurt am Main: Suhrkamp, S. 873-875.

**Foucault, M. (2005e):** Einleitung in Barbin, Herculine, Being the Recently Discovered Memoirs of a Nineteenth Century French Hermaphrodite. In: Foucault, M.: Dits et Ecrits. Schriften 4. 1980 bis 1988. Frankfurt am Main: Suhrkamp, S. 12-25.

**Foucault, M. (2005f):** Gespräch mit Ducio Trombadori. In: Foucault, M.: Dits et Ecrits. Schriften 4. 1980 bis 1988. Frankfurt am Main: Suhrkamp, S. 51-118.

**Foucault, M. (2005g):** Dits et Ecrits. Schriften 4. 1980 bis 1988. Frankfurt am Main: Suhrkamp.

**Foucault, M. (2005h):** Raymond Roussel. Frankfurt am Main: Suhrkamp.

**Foucault, M. (2005i):** Von der Regierung der Lebenden. In: Foucault, M.: Dits et Ecrits. Schriften 4. 1980 bis 1988. Frankfurt am Main: Suhrkamp, S. 154-159.

**Foucault, M. (2006a):** Die Geburt der Biopolik. Geschichte der Gouvernementalität II. Frankfurt am Main: Suhrkamp.

**Foucault, M. (2006b):** Sicherheit, Territorium und Bevölkerung. Geschichte der Gouvernementalität I. Frankfurt am Main: Suhrkamp.

**Foucault, M. (2009):** Hermeneutik des Subjekts. Frankfurt am Main: Suhrkamp.

**Foucault, M. (2010):** Einführung in Kants Anthropologie. Frankfurt am Main: Suhrkamp.

**Foucault, M. (2012a):** Der Mut zur Wahrheit. Die Regierung des Selbst und der anderen II. Vorlesungen am Collège de France. Frankfurt am Main: Suhrkamp.

**Foucault, M. (2012b):** Die Ordnung der Dinge. Frankfurt am Main: Suhrkamp.

**Foucault, M. (2012c):** Die Ordnung des Diskurses. Frankfurt am Main: Suhrkamp.

**Foucault, M. (2012d):** Die Regierung des Selbst und der anderen. Vorlesungen am Collège de France 1982/1983. Frankfurt am Main: Suhrkamp.

**Foucault, M. (2012e):** Psychologie und Geisteskrankheit. Frankfurt am Main: Suhrkamp.

**Foucault, M. (2012f):** Über den Willen zum Wissen. Frankfurt am Main: Suhrkamp.

**Foucault, M. (2013a):** Archäologie des Wissens. Frankfurt am Main: Suhrkamp.

**Foucault, M. (2013b):** Die Anormalen. Vorlesungen am Collège de France. Frankfurt am Main: Suhrkamp.

**Foucault, M. (2013c):** Wahnsinn und Gesellschaft. Frankfurt am Main: Suhrkamp.

**Foucault, M. (2014):** Die Regierung der Lebenden. Frankfurt am Main: Suhrkamp.

**Foucault, M. (2015):** Die Strafgesellschaft. Frankfurt am Main: Suhrkamp.

**Foucault, M. (2016):** Subjekt und Wahrheit. Frankfurt am Main. Suhrkamp.

**Franzen, A./Freitag, M. (2007):** Sozialkapital. Grundlagen und Anwendungen. In: Kölner Zeitschrift für Soziologie und Sozialpschologie. Sonderheft 47/2007. Wiesbaden: VS Verlag für Sozialwissenschaften, S. 66-90.

**Frerk, C. (2012):** Caritas und Diakonie in Deutschland. Aschaffenburg: Alibri.

**Friesacher, H. (2004):** Foucaults Konzept der Gouvernementalität als Analyseinstrument für die Pflegewissenschaft. In: Pflege 6/2004 Heft, 17. Jg., S. 364-374.

**Friesacher, H. (2008):** Theorie und Praxis pflegerischen Handelns. Begründung und Entwurf einer kritischen Theorie der Pflegewissenschaft. Bd. 2. Göttingen: V&R unipress.

**Friesacher, H. (2009):** Ethik und Ökonomie. Zur kritisch-normativen Grundlegung des Pflegemanagements und der Qualitätsentwicklung. In: Pflege und Gesellschaft. Zeitschrift für Pflegewissenschaft. 14. Jg., H. 1, S. 5-23.

**Friesacher, H. (2010):** Nutzerorientierung – Zur normativen Umkodierung des Patienten. In: Paul, B./Schmidt-Semisch, H. (Hrsg.): Risiko Gesundheit. Über Risiken und Nebenwirkungen der Gesundheitsgesellschaft. Wiesbaden: VS Verlag für Sozialwissenschaften, S. 55-72.

**Friesacher, H. (2011):** Macht durch Steuerung – zur Kybernetisierung von Pflege und Gesundheit. In: Remmers, H. (Hrsg.): Pflegewissenschaft im interdisziplinären Dialog. Göttingen: V&R unipress, S. 343-367.

**Friesacher, H. (2012):** Wissenschaftliches Arbeiten – Wissenschaftstheorien. Studienbrief der Fernfachhochschule Hamburg. Hamburg: Hamburger Fernfachhochschule.

**Fritz, A. (2010):** Wandel begleiten, Veränderung gestalten. Arbeitsbuch zu einer wertbezogenen Organisations- und Unternehmensentwicklung. Stuttgart: Kohlhammer.

**Froschauer, U. (2002):** Artefaktanalyse. In: Kühl, K./Strodtholz, P. (Hrsg.): Methoden der Organisationsforschung. Hamburg: Rowohlt, S. 361-394.

**Fukuyama, F. (2000):** The Great Disruption: Human Nature and the Reconstitution of Social Order. New York: The Free Press.

**Gauck, J. (2014):** Rede anlässlich der Festveranstaltung zum 60-jährigen Bestehen des Walter Eucken Instituts. Abgerufen am 01.07.2015 unter http://www.bundespräsident.de/SharedDocs/Reden/DE/Joachim-Gauck/Reden/2014/01/140116-Walter-Euchken_Insitut.html.

**Gertenbach, L. (2014):** Die Organisation(en) der Gesellschaft – Foucault und die Gouvernementality Studies im Feld der Organisationsforschung. In: Hartz, R./ Rätzer, M. (Hrsg.): Organisationsforschung nach Foucault. Macht – Diskurs – Widerstand. Bielefeld: Transcript, S. 151-168.

**Görres, S. (2013):** Experten aus Alten- und Krankenpflege gründen in Berlin die Deutsch-Chinesische Gesellschaft für Pflege. Görres: „Wir sind doch keine Arbeitsvermittler". In: Care Konkret (6/2013), S. 3.

**Ghode, J. (2007):** Diakonie auf dem Prüfstand. Stuttgart: Kohlhammer.

**Giordiano Bruno Stiftung (2017):** Martin Luther. Volksheld, Antisemit, Hassprediger. Oberwesel: GBS.

**Goethe, von J. W. (2008):** Gedichte. Frankfurt am Main: Fischer.

**Grass-Kapanke, B./Kunczik, T./Gutzmann, H./Lützaus-Holhlbein, H. (2008):** DIAS. Studie zur Demenzversorgung im ambulanten Sektor. Schriftenreihe der Deutschen Gesellschaft für Gerontopsychiatrie und Psychotherapie e. V. Berlin: Ulrich Maus.

**Gronemeyer, R. (1995):** Wozu noch Kirche? Berlin: Rowohlt.

**Gronemeyer, R. (2015):** Warum die Demenz medikalisiert wird. In: Archiv für Wissenschaft und Praxis der sozialen Arbeit 1/2015, S. 28-39.

**Gros, F. (2009):** Situierung der Vorlesung. In: Foucault, M.: Hermeneutik des Subjekts. Frankfurt am Main: Suhrkamp, S. 616-666.

**Großkopf, S. (2012):** Diskursanalyse – ein Forschungsbericht über Etablierungsprozesse einer Analysestrategie. In: ZQFH [Hrsg.]. 1-2/2012. Zeitschrift für qualitative Forschung, S. 191-208.

**Haas, H.-S. (2007):** Diakonie unternehmen.Stuttgart: Kohlhammer.

**Haas, H.-S. (2009):** Theologie und Ökonomie. Management-Modelle. Theologisch-ökonomische Grundlegungen: Diskurspartnerschaft. Stuttgart: Kohlhammer.

**Haas, H.-S. (2011):** Unternehmen für Menschen. Diakonische Grundlegungen und Praxisherausforderungen. Stuttgart: Kohlhammer.

**Haas, H.-S. (2012):** Ein Perspektivwechsel zur Gestaltung des Sozialen. Stuttgart: Kohlhammer.

**Haas, H.-S. (2015):** Diversität und Identität. Konfessionsbindung und Überzeugungspluralismus in caritativen und diakonischen Unternehmen. Stuttgart: Kohlhammer.

**Haase, J. (2007):** Übersehene Räume. Zur Kulturgeschichte und Heterotopologie des Parkhauses. Bielefeld: Transcript.

**Hackler, D. (2014):** Grußwort des Bundesfamilienministeriums. In: ISS [Hrsg.] ISS im Dialog. Sorgende Gemeinschaften. Vom Leitbild zu Handlungsansätzen. Frankfurt am Main: Institut für Sozialarbeit und Sozialpädagogik e. V., S. 7-9.

**Hallersleben, J. (2008):** Abschlussbericht „Alt sein und nicht allein" – Implementierung von Wohngemeinschaften für Menschen mit Demenz in Oldenburg, Wildeshausen sowie Delmenhorst/Ganderkesee. Saulus e. V. Döttlingen: Landesdienste GmbH– Pflegeconsult.

**Hallersleben, J./Jaskulewicz, G. (2005):** Begleitforschung für ambulant betreute Wohngemeinschaften für demenzkranke Menschen. In: Pflege und Gesellschaft. H. 10, Jg. 2/2005, S. 97-102.

**Hamann, G. (2003):** Die Geschichte der christlichen Diakonie. Praktizierte Nächstenliebe von der Antike bis zur Reformationszeit. Göttingen: Vandenhoeck & Ruprecht.

**Han, B.-C. (2013):** Was ist Macht? Stuttgart: Reclam.

**Hanselmann, P. G. (2007):** Qualitätsentwicklung in der Diakonie. Leitbild, System und Qualitätskultur. Stuttgart: Kohlhammer.

**Hartz, R. (2014):** Vom Ethos zum Verfahren. Diskursanalyse als Element einer kritischen Ontologie der Gegenwart. In: Hartz, R./Rätzer, M. (Hrsg.): Organisationforschung nach Foucault. Macht – Diskurs – Widerstand. Bielefeld: Transcript, S. 17-39.

**Hartz, R./ Rätzer, M. (Hrsg.) (2014):** Organisationsforschung nach Foucault. Macht – Diskurs – Widerstand. Bielefeld: Transcript.

**Hechler, D. (2014):** Meine kleine Welt. In: Hechler, D./Philipps, A. (Hrsg.): Widerstand denken. Michel Foucault und die Grenzen der Macht. Bielefeld: Transcript, S. 235-246.

**Hechler, D./Philipps, A. (Hrsg.) (2014):** Widerstand denken. Michel Foucault und die Grenzen der Macht. Bielefeld: Transcript.

**Heidegger, M. (2006):** Sein und Zeit. Tübingen: Niemeyer.

**Heidegger, M. (1969):** Zur Sache des Denkens. Tübingen: Niemeyer.

**Heiter, B. (2008):** ... nicht dermaßen regiert zu werden. Über juridische Formen, Hartz IV und Widerstandspraktiken. In: Hechler, D./Philipps, A. (Hrsg.): Widerstand denken. Michel Foucault und die Grenzen der Macht. Bielefeld: Transcript, S. 57-74.

**Helten, M. (2014):** Raumproduktion, Heterotopie und Protest am Beispiel des Hamburger Gängeviertels. Masterarbeit im Ein-Fach-Masterstudiengang Geographie der Mathematisch-Naturwissenschaftlichen Fakultät der Christian-Albrechts-Universität zu Kiel. Abgerufen am 01.08.2016 unter http://epub.sub.uni-hamburg.de/epub/volltexte/2014/32795/pdf/raumproduktion_heterotopie_protest_mhelten .pdf.

**Hemminger, H. (2016):** Evangelikal. Von Gotteskindern und Rechthabern. Gießen: Brunnen.

**Herrmann, H. (2003):** Martin Luther. Eine Biographie. Berlin: Aufbau.

**Herrmann, I. (2014):** Schulische Heterotopien – Schulräumliche Heterotopien – Pädagogische Organisation im Spannungsfeld von Einsperrung und Ausschließung. In: Hartz, R./Rätzer, M. (Hrsg.): Organisationsforschung nach Foucault. Macht – Diskurs – Widerstand. Bielefeld: Transcript, S. 233-256.

**Herrmann, V./Horstmann, M. (Hrsg.) (2010):** Wichern drei – gemeinwesendiakonische Impulse. Neukirchen-Vluyn: Neukirchener Verlagsgesellschaft.

**Hessel, S. (2011a):** Das Volk setzt seine Regierenden unter Druck. Interview mit Rüdiger Suchsland. Abgerufen am 09.08.2015 unter http://www.heise.de/tp/artikel/34/34882/2.html.

**Hessel, S. (2011b):** Empört Euch. Berlin: Ullstein.

**Hirsch, J. (2016):** Anglizismen – ein Ausdruck neoliberaler kultureller Hegemonie. Abgerufen am 22.03.2016 unter http://www.links-netz.de/K_texte/K_hirsch_anglizismen.html.

**Hirseland, A./Schneider, W. (2011):** Wahrheit, Ideologie und Diskurse. In: Keller, R./Hirseland, A./Schneider, W./Viehöver, W. (Hrsg.) Ideologiekritik. Handbuch Sozialwissenschaftliche Diskursanalyse. Bd. 1: Theorie und Methoden. Wiesbaden: VS Verlag für Sozialwissenschaften, S. 401-432.

**Höckendorff, M. (2010):** Literatur: Eine Verortung im Utopie-Heterotopie-Konzept von Michel Foucault. Lüneburg: Grin.

**Hoberg, R./Klie, T./Künzel, G. (2016):** Pflege in Sozialräumen. Was muss eine Strukturreform Pflege und Teilhabe leisten? Bonn: Friedrich-Ebert-Stiftung.

**Höllinger, F. (2005):** Ursachen des Rückgangs der Religiosität in Europa. In: SWS-Rundschau. Abgerufen am 20.03.2016 unter http://nbn-resolving.de/urn:nbn:de:0168-ssoar-164632, S. 424-448.

**Hofmann, B. (2004):** Mitschriften zum Vortrag zum Thema Gemeindeschwester 2.0. am 19.09.2014 in Düsseldorf Kaiserswerth/Pflegemuseum.

**Hofmann, B. (2008):** Diakonische Unternehmenskultur. Handbuch für Führungskräfte. Stuttgart: Kohlhammer.

**Hofmannsthal, H. von (1979):** Ein Brief. In: Hofmannsthal, H. v.: Gesammelte Werke. Erzählungen. Erfundene Gespräche und Briefe – Reisen. Frankfurt am Main: Fischer Taschenbuch, S. 461-472.

**Hollstein, B. (2007):** Sozialkapital und Statuspassagen – Die Rolle von institutionellen Gatekeepern bei der Aktivierung von Netzwerkressourcen. In: Lüdicke, J./Dörwald, M.: Soziale Netzwerke und soziale Ungleichheit. Zur Rolle von Sozialkapital in modernen Gesellschaften. Wiesbaden: VS Verlag für Sozialwissenschaften, S. 53-85.

**Honneth, A. (2015):** Die Idee des Sozialismus. Versuch einer Aktualisierung. Berlin: Suhrkamp.

**Horkheimer, M./Adorno, T. (2013):** Dialektik der Aufklärung. Philosophische Fragmente. Frankfurt am Main: Fischer.

**Horstmann, M. (2010a):** Sozialkapital und Kirche. Erarbeitung eines Sozialkapital-Konzeptes für Kirchengemeinden. Abgerufen am 24.10.2012 unter http://www.ekd.de/projekte/laufend/15183.

**Horstmann, M. (2010b):** Stichwort Gemeinwesen. Abgerufen am 13.05.2013 unter http://diakonisch.files.wordpress.com/2010/06/stichwort-gemeinwesendiakonie.pdf.

**Horstmann, M. (2011):** Auf dem Weg zu „Caring Communities"? Kirchengemeinden als sozialkapitalbildende Orte. Ein Werkstattbericht. Abgerufen am 20.10.2012 unter http://www.ekd.de/si/download/Horstmann_( 8.1.11)_Sozialkapital.pdf.

**Horstmann, M. (2013):** Studie zu ehrenamtlichen Tätigkeiten. Befragung von Ehrenamtlichen in evangelischen Kirchengemeinden. Hannover: Sozialwissenschaftliches Institut der EKD.

**Horstmann, M./Neuhausen, E. (2010):** Mutig mittendrin. Gemeinwesendiakonie in Deutschland. Eine Studie des Sozialwissenschaftlichen Instituts der EKD SI Konkret 2 in der Reihe „Protestantische Impulse für Gesellschaft und Kirche". Berlin: LIT.

**Houellebecq, M. (1999):** Elementarteilchen. Köln: Dumont.

**Houellebecq, M. (2012):** Karte und Gebiet. Köln: Dumont.

**Houellebecq, M. (2000):** Ansätze für wirre Zeiten. In: Die Welt als Supermarkt. Köln: Dumont, S. 42-61.

**Huber, W. (2005a):** „Glauben in der Welt – Säkularisierung und die Zukunft der Kirchen"– Vortrag anlässlich der 215. Tagung der Johanniter-Arbeitsgemeinschaft für Gegenwartsfragen der Baden-Württembergischen Kommende des Johanniterordens. Maulbronn.

**Huber, W. (2005b):** Kirche als Zeichen in der Zeit – Kulturelles Erbe und Sinnvermittlung für das 21. Jahrhundert. Vortrag beim 25. Evangelischen Kirchenbautag in Stuttgart am 30.09.2005. Abgerufen am 04.09.2016 unter https://www.ekd.de/vortraege/2005/050930_huber_kirchenbautag.html.

**Hübner, I. (2008):** Charakteristika einer diakonischen Kultur. Stärkung des diakonischen Profils. Hannover: Diakonisches Werk der Evangelischen Kirche in Deutschland e. V.

**Hülsken-Giesler, M. (2008):** Der Zugang zum Anderen. Zur theoretischen Rekonstruktion von Professionalisierungsstrategien pflegerischen Handelns im Spannungsfeld von Mimesis und Maschinenlogik. In der Reihe Pflegewissenschaft und Pflegebildung. Bd. 3. Göttingen: V&R unipress.

**Hülsken-Giesler, M./Schnabel, M. (2016):** Von der ambulanten Pflege zur „Sorgenden Gemeinschaft" – Einschätzung in pflegewissenschaftlicher Perspektive. Vortrag am 19.11.2016 auf der Tagung „Ambulante Pflege-Innovationen für die Praxis" an der Philosophisch-Theologischen Hochschule Vallendar.

**Huster, E./Bourcarde, K. (2012):** Soziale Inklusion: Geschichtliche Entwicklung des Sozialstaats und Perspektiven angesichts von Europäisierung und Globalisierung. In: Balz, H.-J./Kuhlmann, C./Benz, B. (Hrsg.): Soziale Inklusion. Grundlagen, Strategien und Projekte in der sozialen Arbeit. Wiesbaden: Springer VS, S. 13-34.

**Huxley, A. (1996):** Schöne neue Welt. Frankfurt am Main: Fischer.

**ICN (2017):** ICN-Ethikkodex für Pflegende. Abgerufen am 28.05.2017 unter http://www.icn.ch/images/stories/documents/about/icncode_german.pdf.

**Informationsbüro für Niedrigschwellige Betreuungsleistungen in Niedersachsen (2012):** Angebote in Niedersachsen. Abgerufen am 01.06.2012 unter http://www.niedrigschwellige-betreuungsangebote-nds.de/doc/doc_download.cfm?uuid=76AE3128FF33924B702DAC778825B20B&&IRACER_AUTOLINK&&.

**Institut für Heterotopie (2016):** Über uns. Abgerufen am 22.02.2016 unter www.i-fah.com/?page_id=59.

**ISS (2014a):** Arbeitsansätze und Plenum – praxistaugliche Handlungsansätze. In: ISS [Hrsg]: ISS im Dialog. Sorgende Gemeinschaften – Vom Leitbild zu Handlungsansätzen. Frankfurt am Main: Institut für Sozialarbeit und Sozialpädagogik e. V., S. 51-55.

**ISS (2014b):** ISS im Dialog. Sorgende Gemeinschaften – Vom Leitbild zu Handlungsansätzen. Frankfurt am Main: Institut für Sozialarbeit und Sozialpädagogik e. V.

**Jablonski, N./Gess, C. (2012):** Pflege und Demenz. In: Emmighaus, C. et al.: Lokale Infrastruktur für alle Generationen. Bielefeld: Bertelsmann, S. 129-142.

**Jäger, M./Jäger, S. (2007):** Deutungskämpfe. Theorie und Praxis Kritischer Diskursanalyse. Wiesbaden: Verlag für Sozialwissenschaften.

**Jäger, M./Jäger, S./ Ruth, I./Schulte-Holtey, E./Wichert, F. (1997):** Biomacht und Medien. Wege in die Bio-Gesellschaft. Duisburg: DISS.

**Jäger, S. (1993):** Kritische Diskursanalyse. Eine Einführung. Duisburg: DISS Studien.

**Jäger, S. (2006):** Kritische Diskursanalyse: Zur Ausarbeitung einer problembezogenen Diskursanalyse im Anschluss an Foucault (Volume 7, No. 3, Art. 21, Mai 2006 Ausg.). Berlin: Forum: Qualitative Research.

**Jäger, S. (2008):** Einstieg: Die Unerlässligkeit der Kritik an den existierenden Macht- und Herrschaftsverhältnissen und wie sie zu machen ist. In: Jäger, S.: Wie kritisch ist die Kritische Diskursanalyse? Ansätze einer Wende kritischer Wissenschaft. Dusiburg: Unrast, S. 5-17.

**Jäger, S. (2011):** Diskurs und Wissen. Theoretische und methodische Aspekte einer kritischen Diskurs- und Dispositivanalyse. In: Keller, R./Hirseland, A./Schneider, W/Viehöver, W. (Hrsg.): Handbuch Sozialwissenschaftliche Diskursanalyse. Wiesbaden: Verlag für Sozialwissenschaften, S. 91-124.

**Jäger, S. (2012):** Kritische Diskursanalyse. Eine Einführung. Münster: Unrast – Edition Diss.

**Jäger, S./Zimmermann, J. (2010):** Lexikon Kritische Diskursanalyse. Eine Werkzeugkiste. Münster: Unrast.

**Johannesstift Berlin (2012):** Internes Arbeitspapier. Berlin: Johannesstift Berlin.

**Käppeli, S. (2001):** Mit-Leiden – eine vergessene Tradition der Pflege? In: Pflege (14/2001), S. 293-306.

**Käppeli, S. (2004):** Vom Glaubenswerk zur Pflegewissenschaft. Geschichte des Mitleidens in der christlichen, jüdischen und freiberuflichen Krankenpflege. Bern: Hans Huber.

**Käppeli, S. (2007):** Bündnis oder Vertrag? Eine Reflexion über zwei Paradigmen der pflegenden Beziehung. Symposium Pflegebeziehung. Zürich: Universitätsspital Zürich.

**Kahl, C. (2013):** Stand der Entwicklung der Hebammenwissenschaft. Beschreibung der Ist-Situation anhand der Diskursuntersuchung der Forschungslage. Abgerufen am 08.01.2014 unter http://opus.bsz-bw.de/didoks/volltexte/2013/121/pdf/DissertationTeil1_Kahl_final_revision_juni13.pdf.

**Kaiser, A.** (2007): Der Kommunitarismus und seine Rezeption in Deutschland. Göttingen: Sierke.

**Kammler, C./Parr, R./Schneider U.** (Hrsg.) (2008): Foucault-Handbuch. Leben – Werk – Wirkung. Stuttgart: Metzler.

**Kammler, C.** (2008): Werke und Werkgruppen. In: Kammler, C. et al. (Hrsg.): Foucault-Handbuch. Leben – Werk – Wirkung. Stuttgart: Metzler, S. 9-11.

**Kant, I.** (2004): Was ist Aufklärung? In: Utopie kreativ. H. 159 (Januar 2004), S. 5-10.

**Kasper, W./Baumgartner, K./Bürkle, H./Ganzer, K./Kertelge, K./Korff, W./Walter, P.** (Hrsg.) (1998): Lexikon für Theologie und Kirche. Bd. 7: Maximilian bis Pazzi. Freiburg: Herder.

**Kastner, J.** (2008): (Was heißt) Gegen-Verhalten im Neoliberalismus? In: Hechler, D./Philipps, A. (Hrsg.): Widerstand denken. Michel Foucault und die Grenzen der Macht. Bielefeld: Transcript, S. 39-56.

**Keller, R.** (2008): Wissenssoziologische Diskursanalyse. Grundlegungen eines Forschungsprogramms. Wiesbaden: VS Verlag für Sozialwissenschaften.

**Kellner, A.** (2011): Von Selbstlosigkeit zur Selbstsorge. Eine Genealogie der Pflege. Pflege und Gesundheit 4. Berlin: LIT.

**Kemnitzer, K. E.** (2008): Der ferne Nächste. Zum Selbstverständnis der Aktion Brot für die Welt. 1959-2000. Stuttgart: Kohlhammer.

**Kecskes, R./Wolf, C.** (1996): Konfession, Religion und soziale Netzwerke. Zur Bedeutung christlicher Religiosität in personalen Beziehungen. Opladen: Leske & Budrich.

**Kießling, K./Schmidt, H.** (Hrsg.) (2013): Diakonisch Menschen bilden. Motivationen – Grundierungen –Impulse. Stuttgart: Kohlhammer.

**Kirche findet Stadt** (2016): Innovations- und Experimentierfelder für eine partnerschaftliche Entwicklung lebensweltlicher Quartiere. Abgerufen am 21.11.2016 unter http://www.kirche-findet-stadt.de.

**Kipka, K./Putzker, K.** (1997): Instrumentelle Rationalität als Moral. Wie die Zeit gute Deutsche sieht. In: Jäger, M./Jäger, S./Ruth, I./Schulte-Holtey, E./Wichert, F.: Biomacht und Medien. Wege in die Bio-Gesellschaft. Duisburg: Diss, S. 158-174.

**Kläden, T.** (2014): Säkularisierung als Chance für die Kirchen. Ein Blick auf die aktuelle Lage von Kirche und Religion in Deutschland und auf Reaktionen (nicht nur) in der katholischen Kirche. In: Theo Web. Zeitschrift für Religionspädagogik. 13. H. 2, S. 44-59.

**Klaes, L./Raven, U./Reiche, R./Schüler, G.** (2004): Altenhilfestrukturen der Zukunft. Abschlussbericht der wissenschaftlichen Begleitforschung zum Bundesmodellprogramm. Lage: Hans Jacobs.

**Klein, L.** (2014): „Sorgende Gemeinschaften" – Erforderliche Aspekte für eine Operationalisierung. In: ISS [Hrsg.|: ISS im Dialog. Sorgende Gemeinschaften – Vom Leitbild zu Handlungsansätzen. Dokumentation. Frankfurt am Main: Institut für Sozialarbeit und Sozialpädagogik, S. 24-33.

**Kleinhenn, J. (2012):** Die Konstitution des gerontologischen Pflegesubjekts. Perspektiven einer Kultur des pflegebedürftigen Alters. Abgerufen am 08.01.2014 unter: http://nbn-resolving.de/urn:nbn:de:0295-opus-1183.

**Klie, T. (2001):** 2. Stellungnahme der DGGG zum Referentenentwurf eines Gesetzes zur Verbessserung der Pflegeleistungen für Pflegebedürftige mit erheblich allgemeinem Betreuungsbedarf (Pflegeleistungsverbesserungsgesetz). Berlin: Mitteilungen der Deutschen Gesellschaft für Gerontologie und Geriatrie.

**Klie, T. (2010):** Leitbild „Caring Community". Perspektiven für die Praxis kommunaler Pflegepolitik. In: Bischof, C./Weigl, B./Bischof, C./Weigl, B. (Hrsg.): Handbuch innovative Kommunalpolitik für ältere Menschen. Berlin: Lambertus, S. 185-203.

**Klie, T. (2013):** Caring Community. Leitbild für Kirchengemeinden in einer Gesellschaft des langen Lebens? In: Kirche im ländlichen Raum. 03/2013, S. 16-21.

**Klie, T. (2014a):** Caring Community – leitbildfähiger Begriff für eine generationenübergreifende Sorgekultur. In: ISS im Dialog. Sorgende Gemeinschaften – Vom Leitbild zu Handlungsansätzen. Dokumentation. Frankfurt am Main: Institut für Sozialarbeit und Sozialpädagogik, S. 10-23.

**Klie, T. (2014b):** Caring Community. In: Zeitschrift Lebenswelt Heim 04/2014, S. 34-37.

**Klie, T. (2014c):** Wen kümmern die Alten? Auf dem Weg in eine sorgende Gesellschaft. München: Pattloch.

**Köstler, U./Schulz-Nieswandt, F. (2010):** Genossenschaftliche Selbsthilfe von Senioren. Motive und Handlungsmuster bürgerschaftlichen Engagements. Stuttgart: Kohlhammer.

**Kohlhammer Verlag (2016):** Diakonie. Bildung – Gestaltung – Organisation. Produktbeschreibung. Abgerufen am 02.07.2016 unter    http://www.kohlhammer.de/wms /instances/KOB/appDE/Theologie/Diakonie-wissenschaft-Diakonie/DIAKONIE/.

**Kohlen, H. (2009):** Conflicts of Care. Frankfurt am Main und New York: Campus.

**Kohlen, H./Kumbruck, C. (2008):** Care-(Ethik) und das Ethos fürsorglicher Praxis (Literaturstudie). Bremen: Universität Bremen. artec – Forschungszentrum Nachhaltigkeit.

**Kramer, J. (2014):** Diakonie inszenieren. Performative Zugänge zum diakonischen Lernen. Stuttgart: Kohlhammer.

**Krankenpflegeverein Hermannsburg e. V. (2013):** 100 Jahre Krankenpflegeverein Hermannsburg e. V. Festschrift. Hermannsburg: Druckhaus Harms.

**Kratzwald, B. (2013):** Die dispositive Konstruktion von Markt und Wettbewerb – Implementierungsstrategien neoliberaler Sozialpolitik. In: Wengler, J./Hoffarth, B./Kumiega, L. [Hrsg.]: Verortung des Dispositiv-Begriffs. Analytische Einsätze zu Raum, Bildung, Politik. Wiesbaden: Springer VS, S. 129-144.

**Krell, G. (2014):** Widerstandspunkte im Machtnetz – Facetten (m)einer Diskursgeschichte der BWL-Kritiken. In: Hartz, R./Rätzer, M. (Hrsg.): Organisationsforschung nach Foucault. Macht – Diskurs – Widerstand. Bielefeld: Transcript, S. 61-84.

**Kreutzer, S. (2005):** Vom Liebesdienst zum modernen Frauenberuf. Die Reform der Krankenpflege nach 1945. Frankfurt am Main: Campus.

**Kreutzer, S. (2014):** Arbeits- und Lebensalltag evangelischer Krankenpflege. Organisation, soziale Praxis und biographische Erfahrungen. 1945-1980. Göttingen: V&R unipress.

**Kreutzer, S./Slotala, L. (2012):** Liebesdienst oder Geschäft? Zum Stellenwert des Ökonomischen im Arbeitsalltag ambulanter Pflege. In: Pflege und Gesellschaft, 17. Jg., H. 4, 2012, S. 347-362.

**Kreutzer, S./Slotala, L. (2013):** Diskussionsbeitrag zum Artikel „Liebesdienst oder Geschäft?". Zum Stellenwert des Ökonomischen im Arbeitsalltag ambulanter Pflege. In: Pflege und Gesellschaft. Jg. 18/ H. 1, S. 75.

**Krisch, M. (2016):** Pflegemanagement als williger Helfer neoliberaler Ideologie. In: PflegeLeben. Pflege – Werte – Zukunft. Das Magazin für Mitglieder des Katholischen Pflegeverbandes e. V. 2/2016. Abgerufen am 24.11.2016 unter http://www.kathpflegeverband.de/uploads/media/KPV_PflegeLeben_0216_160211 _End.pdf, S. 10-11.

**Kruse, A. (2014):** Kirche und sorgende Gemeinschaften: Überlegungen zu Fragen des Glaubens, der Ethik und der Gemeindearbeit. In: BAGSO [Hrsg.]: Dokumentationen der gemeinsamen Fachtagung der Siebten Altenberichtskommission und der Bundesarbeitsgemeinschaft der Senioren-Organisationen (BAGSO) zum Siebten Altenbericht. Sorge und Mitverantwortung in der Kommune. Berlin: BAGSO, S. 14.

**Kruse, V./Barrelmeyer, U. (2012):** Max Weber. Eine Einführung. Konstanz, München: UVK.

**Kuhlmann, C. (2012):** Der Begriff der Inklusion im Armuts- und Menschenrechtsdiskurs der Theorien Sozialer Arbeit – eine historisch-kritische Annäherung. In: Balz, H.-J. [Hrsg.]: Soziale Inklusion. Grundlagen, Strategien und Projekte in der Sozialen Arbeit. Wiesbaden: Springer VS, S. 35-57.

**Kuhn, G. (2008):** Zum politischen Stellenwert poststrukturalistischer Theorie. In: Jäger, S. [Hrsg.]: Wie kritisch ist die Kritische Diskursanalyse? Ansätze zu einer Wende kritischer Wissenschaft. Duisburg: Unrast, S. 44-68.

**Kuhn, T. S. (1973).** Die Struktur wissenschaftlicher Revolutionen. Frankfurt am Main: Suhrkamp.

**Kumbruck, C. (2007):** Geschlechterverhältnisse und Ethos fürsorglicher (Pflege-) Praxis im Wandel – Literaturstudie im Projekt „Die Bedeutung neuer Geschlechterverhältnisse für die neue soziokulturelle Konstruktion des Ethos fürsorglicher Praxis im Wandel – am Beispiel Pflege". Bremen: artec. Forschungszentrum Nachhaltigkeit.

**Kumbruck, C. (2008):** Vom Liebesdienst zur liebevollen Pflege. Loccum: Evangelische Akademie Loccum.

**Kumbruck, C. (2009):** Diakonische Pflege im Wandel – Nächstenliebe unter Zeitdruck. Berlin: LIT.

**Kumbruck, C./Senghaas-Knobloch, E. (2012):** Das Ethos pflegerischer-fürsorglicher Praxis gestern und heute. In: Schuchter, P./Heller, A. (Hrsg.): Autonomie und Sorge. Für mich und für Andere. Das Jahresheft Paxis Palliative Care, Demenz, Praxis Pflegen. Hannover: Vincentz, S. 13.

**Kuratorium Deutsche Altershilfe/Friedrich-Ebert-Stiftung (2013):** Gute Pflege vor Ort. Das Recht auf eigenständiges Leben im Alter. Gesprächskreis Sozialpolitik. WISO-Diskurs. Expertisen und Dokumentation zur Wirtschafts- und Sozialpolitik. Bonn: Abteilung Wirtschafts- und Sozialpolitik der Friedrich-Ebert-Stiftung.

**Kurhessisches Diakonisssenhaus Kassel (2014):** Diakonissenmutterhaus Kassel. Abgerufen am 13.05.2014 unter http://www.diakonissenhaus-kassel.de/cms/de/ 10UEber-uns.

**Landeskirchenamt Hannover (2000):** Kirchengesetz der Konföderation evangelischer Kirchen in Niedersachsen über die Rechtsstellung der Mitarbeiter und Mitarbeiterinnen. Hannover: Landeskirchenamt der Ev.-luth. Landeskirche Hannovers.

**Landeskirchenamt Hannover (2008):** Arbeitsvertragsrichtlinien der Konföderation evangelischer Kirchen in Niedersachsen für Einrichtungen, die sich dem ARRGD angeschlossen haben (AVR-K). Hannover: Landeskirchenamt der Ev.-luth. Landeskirche Hannovers.

**Landeskirchenamt Hannover (2012):** Dienstvertragsordnung – Dienst VO vom 16. Mai 1983 (Kirchl. Amtsblatt Hannover, S. 65, i.d.F.) der Neufassung durch die 61. Änderung der DienstVO vom 10 Juni 2008 (Kirchl. Amtsblatt Hannover, S. 70), zuletzt geändert durch die 75. Änderung der DienstVO vom 8. Mai 1012 (Kirchl. Amtsblatt Hannover, S. 123). Hannover: Kirchliches Amtsblatt Hannover.

**Landesvereinigung für Gesundheit Niedersachsen e. V. (2012):** Vollerhebung EWINA Broschüre. Hannover: Landesvereinigung für Gesundheit.

**Lautenschläger, M./Knörr, A./Höhmann, U./Schilder, M. (2014):** Die Auswirkungen musikalischer Interventionen auf Menschen mit Demenz in niedrigschwelligen Betreuungsgruppen. Eine qualitative Studie über das Erleben pflegender Angehöriger. In: Pflege und Gesellschaft, 20. Jg., 2015, H. 2. Weinheim: Beltz Juventa, S. 133-153.

**Lehmann, A./Rybnikova, I. (2014):** Macht und Widerstand in Medienunternehmen aus Foucault'scher Perspektive. In: Hartz, R./Rätzer, M. (Hrsg.): Organisationsforschung nach Foucault. Macht – Diskurs – Widerstand. Bielefeld: Transcript, S. 211-232.

**Leininger, M. (1970):** Nursing and Anthropology: Two Worlds to Blend. New York: John Wiley & Sons.

**Leininger, M. (1978):** Transcultural Nursing: Conecpts, Theories and Practices. New York: John Wiley & Sons.

**Leininger, M. (1998a):** Die Theorie der kulturspezifischen Fürsorge zur Weiterentwicklung von Wissen und Praxis der professionellen transkulturellen Pflege. In: Osterbrink, J.: Erster Internationaler Pflegetheorienkongreß Nürnberg. Bern: Hans Huber, S. 73-90.

**Leininger, M.** (1998b): Kulturelle Dimensionen menschlicher Pflege. Freiburg im Breisgau: Lambertus.

**Leininger, M.** (2001): Culture Care Diverstity and Universality: A Therory of Nursing. Boston: Jones and Bartlett Publishers.

**Leininger, M.** (2002): Cultural Care Theory: A Major Contribution to Advance Transcultural Nursing Knowledge and Practices.In: Journal of Transcultural Nursing, S. 189-192.

**Lemke, T./Krasmann, S./Bröckling, U.** (2012): Gouvernementalität, Neoliberalismus und Selbsttechnologien. Eine Einleitung. In: Bröckling, U./Krassmann, S./Lemke, T. (Hrsg.): Gouvernementalität der Gegenwart. Studien zur Ökonomisierung des Sozialen. Frankfurt am Main: Suhrkamp, S. 7-40.

**Link, J.** (2006): Operative Anschlüsse: Zur Entstehung der Foucaultschen Diskursanalyse in der Bundesrepublik (Volume 7, No. 3, Art. 20, Mai 2006). Berlin: Forum: Qualitative Research.

**Link, J.** (2009). „Normal" – eine Sprechblase? Abgerufen am 11.11.2014 unter http://www.copyriot.com/ diskurs/08-1_normal.pdf.

**Link, J.** (2011): Diskursanalyse unter besonderer Berücksichtigung von Interdiskurs und Kollektivsymbolik. In: Keller, R./Hirseland, A./Schneider, W./Viehöver, W. (Hrsg.): Handbuch Sozialwissenschaftliche Diskursanalyse. Bd. 1: Theorien und Methoden. Wiesbaden: VS Verlag für Sozialwissenschaften, S. 432-458.

**LIT Verlag** (2015): Publikationsreihe „Protestantische Impulse für Gesellschaft und Kirche". Abgerufen am 13.01.2015 unter http://www.lit-verlag.de/reihe/pigk.

**Lobgesang, J.** (2009): Kafkas „Der Bau" und die Foucaultsche Heterotopie. München: Grin.

**LoBiondo-Wood, G./Haber, J.** (2005): Pflegeforschung. Methoden, Bewertung, Anwendung. München und Jena: Urban & Fischer.

**Lüdicke, J./Diewald, M.** (2007): Soziale Netzwerke und soziale Ungleichheit. Wiesbaden: VS Verlag für Sozialwissenschaften.

**Lueger, M.** (2000): Grundlagen qualitativer Feldforschung. Wien: WUV-Universitätsverlag.

**Lukatis, I.** (1995): Frauen in der Diakonie heute. In: Cordes, M. [Hrsg.]: Diakonie und Diakonisse. Beiträge zur Rolle der Frauen in kirchlicher sozialer Arbeit. Hemmingen: Verlag Sozialwissenschaftliche Studiengesellschaft, S. 7-27.

**Maasen, S.** (1999): Wissensoziologie. Bielefeld: Transcript.

**Mader, R.** (2010): Homotopie und Heterotopie in Christoph Ransmayrs Roman „Der fliegende Berg". Wien: Universität Wien.

**Maturana, H. R./Pörksen, B.** (2008): Vom Sein zum Tun. Die Ursprünge der Biologie des Erkennens. Heidelberg: Carl Auer.

**Marcuse, H.** (1994): Der eindimensionale Mensch. München: DTV.

**Maul, R.** (1985): Theologisches Fach- und Fremdwörterbuch. Göttingen: Evangelische Verlagsanstalt.

**Melville, H. (1956):** Moby Dick oder der Wal. Bd. 1. Leipzig: Dietrich'sche Verlags-buchhandlung.

**Mertin, A. (2004):** Kirchenbau als Heterotop. In: Magazin für Theologie und Ästhetik. H. 28. Abgerufen am 13.09.2016 unter http://www.theomag.de/28/am111.htm.

**Meulemann, H. (2008):** Social Capital in Europe: Similarity of Countries and Diversity of People? Leiden und Boston: Brill.

**Meyer, M. (2004):** Freiwilliges Engagement im Kontext professioneller Pflegedienst-leistungen – ein Widerspruch? In: Hasseler, M/Meyer, M.: Ambulante Pflege. Neue Wege und Konzepte für die Zukunft. Hannover: Schlütersche Verlagsgesell-schaft, S. 110-125.

**Miermeister, J. (2003):** Rudi Dutschke. Hamburg: Rowohlt.

**Morus, T. (2009):** Utopia. Köln: Anaconda Verlag.

**Müller-Hergl, C. (2012):** Keine Sonderwelt schaffen – Beitrag zur Diskussion „Demenzquartiere und Demenzdörfer in Diskussion!". In: Demenz. Heft 15/12, S. 44.

**Mümken, J. (2005):** Leserreise in wirkliche und wirksame Orte. Abgerufen am 22.09.2012 unter http://www.juergen-muemken.de/rezensionen/rezension18.htm.

**Münkner, H. H. (2014):** Organisiert Euch in Genossenschaften! Anders Wirtschaften für eine bessere Welt. Hrsg.: Schulz-Nieswandt, F./ Blome-Drees, J./Schmale, I. Berlin: LIT.

**Neuert, H.-C. (2003):** Gedicht über die Freiheit. Abgerufen am 09.08.2016 unter https://www.aphorismen.de/gedicht/38553.

**Niedersächsisches Sozialministerium (1976):** Empfehlung zur Einrichtung von Sozialstationen in Niedersachsen. Runderlass vom 14.06.1976, 1/4 – 201831. Hannover: Niedersächsisches Sozialministerium.

**Nietzsche, F. (1999):** Die Geburt der Tragödie. Unzeitgemäße Betrachtungen. Kritische Studienausgabe. Bd. 1. Hrsg.: Colli, G./Montinari, M. München: DTV.

**Nietzsche, F. (2014):** Der Fall Wagner. Götzen-Dämmerung. Der Antichrist. Ecce ho-mo. Dionysos-Dithyramben. Nietzsche contra Wagner. Kritische Studienausgabe. Bd. 6. Hrsg.: Colli, G./Montinari, M. München: DTV.

**Nietzsche, F. (2015):** Morgenröte. Idyllen aus Messina. Die fröhliche Wissenschaft. Kritische Studienausgabe. Bd. 3. Hrsg.: Colli, G./Montinari, M. München: DTV.

**Nietzsche, F. (2016a):** Also sprach Zarathusthra. Kritische Studienausgabe. Bd. 4. Hrsg.: Colli, G./Montinari, M. München: DTV.

**Nietzsche, F. (2016b):** Menschliches. Allzumenschliches. Kritische Studienausgabe. Bd. 2. Hrsg.: Colli, G./Montinari, M. München: DTV.

**Nohl, M. (2009):** Interview und dokumentarische Methode. Anleitung für die Forschungspraxis. Wiesbaden: VS Verlag für Sozialwissenschaften.

**Offe, C./Fuchs, S. (2001):** Schwund des Sozialkapitals? Der Fall Deutschland. In: Putnam, R. (Hrsg.): Gesellschaft und Gemeinsinn. Sozialkapital im internationalen Vergleich. Gütersloh: Bertelsmann Stiftung, S. 147-514.

**Orwell, G. (1994):** 1984. Frankfurt am Main und Berlin: Ullstein.

**Pärt, A. (1978):** Spiegel im Spiegel. Hamburg: EMC.

**Park, D. P. (2012):** Timbuktu und die selbstorganisierenden Gesellschaften der Vorzeit. In: Trojanow, I. (Hrsg.): Anarchistische Welten. Hamburg: Nautilus Flugschrift. S. 37-50.

**Peters, A. (2014):** Buchrezension: Caring and Killing. Nursing and Psychiatric Practise in Germany. 1931-1943. In: Pflege und Gesellschafft. 19. Jg. H. 3, S. 278-279.

**Platon (2002):** Sämtliche Werke. Bd. 1. Hamburg: Rowohlt.

**Pollack, D. (2003):** Säkularisierung – ein moderner Mythos? Tübingen: Mohr Siebeck.

**Popper, K. (2005):** Logik der Forschung. Tübingen: Mohr Siebeck.

**Porter, M. (2000):** Wettbewerbsvorteile – Spitzenleistungen erreichen und behaupten. Berlin: Campus.

**Portes, A. (1998):** Social Capital: Its Origins and Application in Modern Sociology. In: Annual Review of Sociology, 24, S. 1-24.

**Powers, P. (1999):** Der Diskurs der Pflegediagnosen. Bern: Hans Huber.

**Preciado, B. (2003):** kontrasexuelles manifest. Berlin: b-books.

**Proksch, S. (2013):** Ethik und Selbstverständnis im Pflegemanagement. Eine qualitative Untersuchung. Vallendar: Dissertation zur Erlangung des Doktorgrades der Pflegewissenschaft an der Theologisch Philosophischen Hochschule Vallendar.

**Proksch, S. (2014):** Pflegemanagement – der Versuch einer Erklärung des Begriffs. In: Die Schwester Der Pfleger. August 2014, S. 788-790.

**Putnam, R. (1993):** Making Democracy Work: Civic Traditions in Modern Italy. Princeton: University Press.

**Putnam, R. (1995a):** Bowling Alone: Amrerica's Declining Social Capital. In: Journal of Democracy, 12, S. 78.

**Putnam, R. (1995b):** Tuning In, Tuning Out: The Strange Disapperance of Social Capital in America. In: Political Science and Politics, 28, S. 664-683.

**Putnam, R. (2000):** Bowling Alone. The Collapse and Revival of American Community. New York: Simon & Schuster.

**Rätzer, M. (2014):** Translation und Aneignungsweisen von Diskursen in Organisationen – Konzeptionen und Beispiel anhand der stationären Altenpflege. In: Hartz, R./ Rätzer, M. (Hrsg.): Organisationsforschung nach Foucault. Macht – Diskurs – Widerstand. Bielefeld: Transcript, S. 107-126.

**Raffnsøe, S./Gudmand-Høyer, M./Thaning, M. (2011):** Foucault: Studienhandbuch. München: Fink.

**Rao, U. (2014):** Tempelbau als Widerstand? Überlegungen zum Begriff der Heterotopie. In: Hechler, D./Philipps, A. (Hrsg.): Widerstand denken. Michel Foucault und die Grenzen der Macht. Bielefeld: Transcript, S. 219-234.

**Rat der Evangelischen Kirche in Deutschland (2005):** Richtlinie des Rates der Evangelischen Kirche in Deutschland nach Artikel 9 Buchstabe b Grundordnung über die Anforderungen der privatrechtlichen beruflichen Mitarbeit in den Evangelischen Kirchen in Deutschland und des Diakonischen Werkes der EKD. Hannover: Rat der EKD.

**Rathofer, F. (2014):** Podiumsdiskussion: Was soll mit dem Siebten Altenbericht erreicht werden? In: BAGSO [Hrsg.]: Dokumentation der gemeinsamen Fachtagung der siebten Altenberichtskommission und der Bundesarbeitsgemeinschaft der Senioren-Organisationen (BAGSO) zum Siebten Altenbericht. Sorge und Mitverantwortung in der Kommune. Berlin: BAGSO, S. 16.

**Reggentin, H. (2005):** Belastungen von Angehörigen demenziell Erkrankter in Wohngruppen im Vergleich zu häuslicher und stationärer Versorung. In: Zeitschrift für Gerontologie und Geriatrie, Jg. 38 (Nr. 2), S. 101-107.

**Reitz-Dinse, A./Grünberg, W. (2010):** Symbolisches Kapital. In: Horstmann, V. (Hrsg.): Wichern drei – gemeinwesendiakonische Impulse. Neukirchen-Vluyn: Neukirchener Verlagsgesellschaft.

**Remmers, H. (2011):** Pflegewissenschaft als transdisziplinäres Konstrukt. Wissenschaftssystematische Überlegungen – Eine Einleitung. In: Remmers, H. (Hrsg.): Pflegewissenschaft und Pflegebildung 1. Pflegewissenschaft im interdisziplinären Dialog. Eine Forschungsbilanz. Göttingen: V&R unipress, S. 7-47.

**Rhein-Ruhr-Konveniat (2013):** Caritasarbeit im sozialen und pastoralen Raum. Positionspapier 2013. Duisburg: Rhein-Ruhr-Konveniat c/o Caritasverband Duisburg e. V.

**Rieckmann, N./Schwarzbach, C./Nocon, M./Roll, S./Vauth, C./Willich, S./Greiner, W. (2009):** Pflegerische Versorgungskonzepte für Personen mit Demenzerkrankungen. Schriftenreihe Health Technology Assessment (HTA) in der Bundesrepublik. Berlin: Deutsches Institut für Medizinische Dokumentation und Information.

**Rinderspacher, J./Hermann-Stojanov, S./Pfahl, S./Reuyß, S. (2009):** Zeiten der Pflege. Eine explorative Studie über individuelles Zeitverhalten und gesellschaftliche Zeitstrukturen in der häuslichen Pflege. Berlin: Hopf.

**Rose, N. (2012):** Tod des Sozialen? Eine Neubestimmung der Grenzen des Regierens. In: Bröckling, U./Krassmann, S./Lemke, T. (Hrsg.): Gouvernementalität der Gegenwart. Studien zur Ökonomisierung des Sozialen. Frankfurt am Main: Suhrkamp, S. 72-109.

**Rosenbrock, R. (2000):** Gesundheitspolitische Rahmenbedingungen. In: Allhoff, B./Schaeffer, D.: Handbuch Pflegewissenschaft. München und Weinheim: Juventa.

**Ruoff, M. (2009):** Foucault-Lexikon. Entwicklung – Kernbegriffe – Zusammenhänge. Paderborn: Fink.

**Ruschke, W. M. (2007):** Spannungsfeld heutiger Diakonie. Stuttgart: Kohlhammer.

**Saar, M. (2003):** Nachwort. In: Foucault, M.: Die Wahrheit und die juristischen Formen. Frankfurt am Main: Suhrkamp, S. 155-187.

**Sachße, C. (1988):** Ehrenamtlichkeit, Selbsthilfe und Professionalität. Eine historische Skizze. In: Rauschenbach, S.: Das soziale Ehrenamt. Nützliche Arbeit zum Nulltarif. München: Juventa, S. 53-62.

**Sachverständigenkommission des 7. Altenberichts (2016):** Stellungnahme der Bundesregierung zum Siebten Bericht zur Lage der älteren Generation in der Bundesrepublik Deutschland. Sorge und Mitverantwortung in der Kommune. Aufbau und Sicherung zukunftsfähiger Gemeinschaften. Abgerufen am 26.11.2016 unter https://www.siebter-altenbericht.de/index.php?eID=tx_nawsecuredl&u=0&g=0&t=1480 248902&hash=a40b6f2a6111b41564a9a602d5ffe5489f39bd99&file=fileadmin/alt enbericht/pdf/Der_Siebte_Altenbericht.pdf.

**Sackmann, S. (2002):** Unternehmenskultur. Neuwied: Luchterhand.

**Safranski, R. (2000):** Nietzsche. Biographie seines Denkens. München und Wien: Carl Hanser.

**Santen, E./Seckinger, M. von (2003):** Kooperationen: Mythos und Realität einer Praxis. Eine empirische Studie zur interinstitutionellen Zusammenarbeit am Beispiel der Kinder- und Jugendhilfe München. München: VS Verlag für Sozialwissenschaften.

**Sarasin, P. (2005):** Michel Foucault zur Einführung. Hamburg: Junius.

**Sauter, W. (2008):** Sozialstationen vor der Insolvenz? Zur wirtschaftlichen Lage der ambulanten Pflegedienste. Vortrag auf einer Tagung der Evangelischen Akademie Loccum mit dem Titel: „Wie gesund ist unsere Pflege?" Eine Bestandsaufnahme anlässlich der Reform der Pflegeversicherung. Loccum.

**Schablon, K. (2003):** Sorge statt Ausgrenzung – Die Idee der Community Care. 7. Alsterdorfer Fachforum vom 22.05.2003. Alsterdorf: Stiftung Alsterdorf.

**Schablon, K. (2009):** Community Care: Professionell unterstützte Gemeinwesenbildung erwachsener geistig behinderter Menschen. Analyse, Definitionen und theoretische Verortung struktureller und handlungsbezogener Determinanten. Marburg: Lebenshilfe.

**Schäper, S. (2010):** Von der Anstalt zur „Caring Community": Dezentralisierung und Kommunalisierung in der Behindertenhilfe. In: Dahme, H./Wohlfahrt, N. (Hrsg.): Regiert das Lokale das Soziale? Balmannsweiler: Schneider, S. 84-100.

**Schäufele, M. (2007):** Welche Faktoren sind mit subjektiver Belastung und Depressivität bei Pflegepersonen kognitiv beeinträchtigter älterer Menschen assoziiert? Ergebnisse einer repräsentativen Studie in Deutschland. (S. Verlag, Hrsg.) In: Zeitschrift für Gerontologie und Geriatrie (Nr. 10), S. 197-210.

**Schatz, K. (1984):** Die ökumenischen Konzilien als Brennpunkt der Kirchengeschichte. Frankfurt am Main: UTB.

**Schein, E. (1995):** Unternehmenskultur. Frankfurt am Main: Campus.

**Schellberg, K. (2008):** Betriebswirtschaftslehre für Sozialunternehmen. Augsburg: Blaue Reihe.

**Schiffer, P. (2014):** „In Ruhe krank sein dürfen". Obdachlose Abhängige illegaler Drogen in einer Krankenwohnung. Berlin: Verlag für Wissenschaft und Bildung.

**Schmidt, R. (2002):** Pflegerische Versorgung und Demenz. Analysen zu Handlungsoptionen und Veränderungsimpulsen. Regensburg: Transfer.

**Schmidbaur, M. (2002):** Vom „Lazaruskreuz" zu „Pflege aktuell". Professionalisierungsdiskurse in der deutschen Krankenpflege 1903-2003. Königstein im Taunus: Ulrike Helmer Verlag.

**Schnabel, M. (2014):** Die Regierung der Demenz. Pflege und Gesellschaft. In: Zeitschrift für Pflegewissenschaft. 19. Jg., H. 2, S. 152-167.

**Schneekloth, U. (2005a):** Entwicklungstrends beim Hilfe- und Pflegebedarf in Privathaushalten. Ergebnisse der Infratest-Repräsentativerhebung. In: Schneekloth, U./Wahl, U. [Hrsg.]: Möglichkeiten und Grenzen selbständiger Lebensführung in privaten Haushalten (MuG III), Repräsentativbefunde und Vertiefungsstudien zu häuslichen Pflegearrangements, Demenz und professionellen Versorgungsangeboten. Integrierter Abschlussbericht. München: Bundesministerium für Familien, Senioren, Frauen und Jugend.

**Schneekloth, U. (2005b):** Möglichkeiten und Grenzen selbständiger Lebensführung in Privathaushalten. Ergebnisse der Studie MuG III. Forschungsprojekt im Auftrag des Bundesministeriums für Familie, Senioren, Frauen und Jugend. Berlin: Bundesministerium für Familie, Senioren, Frauen und Jugend.

**Schneekloth, U./Wahl, H. (2001):** Selbständigkeit und Hilfebedarf bei älteren Menschen in Privathaushalten. Pflegearrangements, Demenz, Versorgungsangebote. Stuttgart: Kohlhammer.

**Scholem, G. (2007):** Gruß vom Angelus. In: Tiedemann, R./Schweppenhäuser, H. (Hrsg.): Walter Benjamin. Erzählen. Schriften zur Theorie der Narration und zur literarischen Prosa. Frankfurt am Main: Suhrkamp.

**Schütte, F. (2004):** Auswirkungen der Pflegeversicherung. Strukturelle und sozialökonomische Folgen für die ambulanten sozialpflegerischen Dienste in Schleswig-Holstein. Handlungsstrategien für frei gemeinnützige Träger. Bern: Hans Huber.

**Schulz-Nieswandt, F. (2010):** Wandel der Medizinkultur? Anthropologie und Tiefenpsychologie der Integrationsversorgung als Organisationsentwicklung. Berlin: Duncker & Humblot.

**Schulz-Nieswandt, F. (2012):** Der homo patiens als Outsider der Gemeinde. Zur kulturellen und seelischen Grammatik der Ausgrenzung des Dämonischen. In: Zeitschrift für Gerontologie und Geriatrie 7/2012, S. 593-602.

**Schulz-Nieswandt, F. (2013a):** Der leidende Mensch in der Gemeinde als Hilfe- und Rechtsgenossenschaft. Berlin: Duncker & Humblot.

**Schulz-Nieswandt, F. (2013b):** Der inklusive Sozialraum. Psychodynamik und kulturelle Grammatik eines sozialen Lernprozesses. Baden-Baden: Nomos.

**Schulz-Nieswandt, F. (2013c):** Post-strukturale Habitus-Hermeneutik der Institutionalisierung. Vortrag bei der Sektion Alter(n) und Gesellschaft der DGS Köln. Abgerufen am 25.07.2015 unter http://www.sektion-altern.de/shareddocs/presen tations/04_03.2013_schulz-nieswandt_habitushermeneutik.pdf.

**Schulz-Nieswandt, F. (2013d):** Woran scheitern innovative Projekte vernetzter Versorgung im kommunalen Raum? Vallendar: Vortrag zur 2. Sommerakademie an der Philosophisch-Theologischen Hochschule in Vallendar am 25.03.2013.

**Schulz-Nieswandt, F. (2014):** Gesundheitsbezogene und soziale Selbsthilfegruppen als bürgerschaftliches Engagement im sozialräumlichen Kontext kommunaler Daseinsvorsorge. Plenarvortrag am 26.05.2016. Jahrestagung 2014 der Deutschen Arbeitsgemeinschaft Selbsthilfegruppen e. V. vom 26. bis 28. Mai 2014 in München: „Drei Seiten der Medaille" – Gesundheit, Soziales, politische Beteiligung: Dimensionen der Selbsthilfe.

**Schulz-Nieswandt, F. (2015):** Gerontologische Pflegekultur: Zur Notwendigkeit eines Habituswandels. In: Gerontologische Pflege. Bern: Hogrefe, S. 305-318.

**Schulz-Nieswandt, F. (2016):** Hybride Heterotopien. Metamorphosen der „Behindertenhilfe". Baden-Baden: Nomos.

**Schulz-Nieswandt, F./Brandenburg, H. (2015):** Barrieren und Möglichkeiten der Kommune als vernetzter Sozialraum. Verdichtung einschlägiger Forschungserfahrungen in psychodynamischer Perspektive. In: Zeitschrift Sozialer Fortschritt 5/2015, S. 104-110.

**Schulz-Nieswandt, F./Köstler, U. (2009):** Bürgerschaftliches Engagement: Grundlagen und Perspektiven. In: Stoppe, G./Stiens, G. (Hrsg.): Niedrigschwellige Betreuungsangebote von Demenzkranken. Grundlagen und Unterrichtsmaterialien. Stuttgart: Kohlhammer, S. 29-41.

**Schulz-Nieswandt, F./Köstler, U. (2011):** Bürgerschaftliches Engagement im Alter. Hintergründe, Formen, Umfang und Funktionen. Bd. 20. Stuttgart: Kohlhammer.

**Schreyögg, G. (1999a):** Management. Grundlagen der Unternehmensführung. Wiesbaden: Gabler.

**Schreyögg, G. (1999b):** Organisation. Grundlagen moderner Organisationsgestaltung. Wiesbaden: Gabler.

**Schrön, J. (2005):** Niedrigschwellige Betreuungsleistungen für Menschen mit Demenz nach § 45 SGB XI – Konzeptionelle Anforderungen und Umsetzungsoptionen. Erfurt: Fachhochschule Erfurt.

**Schroeter, K. (2005):** Pflege als Dispositiv: Zur Ambivalenz von Macht, Hilfe und Kontrolle im Pflegediskurs. In: Schroeter, K./Rosenthal, T. (Hrsg.): Soziologie der Pflege. Grundlagen, Wissensbestände und Perspektiven. Weinheim: Beltz Juventa, S. 385-404.

**Schwesig, M. (2014):** Sorge und Mitverantwortung in der Kommune – Aufbau und Sicherung zukunftsfähiger Gemeinschaften. Berlin: BMFSFJ.

**Seneca (2007a):** Das Leben ist kurz! Stuttgart: Reclam.

**Seneca (2007b):** De ira. Über die Wut. Stuttgart: Reclam.

**Seneca (2014):** Briefe an Lucilius. Stuttgart: Reclam.

**Sennelart, M. (2006):** Situierung der Vorlesung am Collège de France 1977-1978. In: Foucault, M.: Sicherheit, Territorium, Bevölkerung. Geschichte der Gouvernementalität 1. Frankfurt am Main: Suhrkamp, S. 527-571.

**SI EKD (2014):** SI-Aktivitäten von 2006 bis 2013. Hannover: SI EKD.

**Smid, M. (1995):** Diakonissen in der evangelischen Kirche – eine Herausforderung für Kirche und Gesellschaft. In: Cordes, M./Hüper, R./Lorberg, S. (Hrsg.): Diakonie und Diakonisse. Beiträge zur Rolle der Frauen in kirchlicher sozialer Arbeit. Hemmingen: Verlag Sozialwissenschaftliche Studiengesellschaft, S. 27-72.

**Soziopod (2016):** Sex, Macht und Wahnsinn. Michel Foucault. Podcast. Abgerufen am 03.01.2017 unter http://soziopod.de/2016/11/soziopod-047-sex-macht-wahnsinn-michel-foucault/.

**Spilker, N. (2014):** Die Freiheit im Lichte der Kennzahl – Drohung und Verheißung in der gouvernementalen Programmatik der Bildungsautonomie. In: Hartz, R./Rätzer, M. (Hrsg.): Organisationsforschung nach Foucault. Macht – Diskurs – Widerstand. Bielefeld: Transcript, S. 169-190.

**Staats, M./Gees, C./Henkel, A. I. (2012):** Aktionsprogramm Mehrgenerationenhäuser. In: Emminghaus, M. et al.: Lokale Infrastruktur für alle Generationen. Bielefeld: Bertelsmann Verlag, S. 13-25.

**Statistisches Bundesamt (2003):** Bevölkerung Deutschlands bis 2050. Ergebnisse der 10. Koordinierten Bevölkerungsvorausberechnung. Presseexemplar. Wiesbaden: Statistisches Bundesamt.

**Statistisches Bundesamt (2010):** Hohe Kosten durch Demenz und Depressionen. Pressemitteilung Nr. 280 vom 11.08.2010. Wiesbaden: Statistisches Bundesamt.

**Statistisches Bundesamt (2011):** Pflegestatistik 2009. Pflege im Rahmen der Pflegeversicherung. Deutschlandergebnisse. Wiesbaden. Statistisches Bundesamgt.

**Staub, S. (2004):** Forum Augsburg. Abgerufen am 23.09.2013 unter http://www.forum-augsburg.de/s_3themen/Arbeit/050205_asg/kommunitarismus.pdf.

**Steinkamp, H. (1999):** Die sanfte Macht der Hirten. Die Bedeutung Michel Foucaults für die Praktische Theologie. Mainz: Grünwald.

**Steinmann, L. (2011):** Das Konzept der Heterotopie bei Michel Foucault und seine Diskussion um Kirchenräume am Beispiel der Kommunität Taizé. Bachelorarbeit am Institut für Praktische Theologie. Hamburg: Universität Hamburg.

**Stöcker, G. (2002):** Bildung und Pflege. Eine berufs- und bildungspolitische Standortbestimmung. Hannover: Schlüttersche Verlagsgesellschaft.

**Stövesand, S. (2007):** Gemeinwesenarbeit als Instrument neoliberaler Politik? Kritische Reflexion von Theorie und Praxis der Gemeinwesenarbeit. Abgerufen am 13.04.2017 unter http://www.stadtteilarbeit.de/grundlagen-zn/330-gwa-neoliberalepolitik.html.

**Stumberger, R. (2004):** Das Projekt Utopia. Hamburg: VSA-Verlag.

**Süddeutsche Zeitung (2013):** Markt statt Ethik. Abgerufen am 19.09.2015 unter http://www.sueddeutsche.de/wirtschaft/korruption-in-der-pflege-markt-statt-ethik-1.1745653.

**Süssner, H. (2014):** Weniger Arbeiten bei gleichem Lohn. In: Clara. Das Magazin der Fraktion DIE LINKE im Bundestag. Nr.33, S. 20-22.

**Tafazoli, H./Gray, R. (2012):** Einleitung: Heterotopien in Kultur und Gesellschaft. In: Tafazoli, H./Gray, R. (Hrsg.): Außenraum – Mitraum – Innenraum. Heterotopien in Kultur und Gesellschaft. Bielefeld: Aisthesis, S. 7-34.

**Taubes, J. (2006):** Der Preis des Messianismus – Briefe von Jacob Taubes an Gershom Scholem und andere Materialien. Hrsg. v. E. Stimilii. Würzburg: Königshausen & Neumann.

**Tautz, B. (2012):** Michel Foucault trifft Yoko Tawada. Sprache und entnologische Poetologie als Heterotopien. In: Tafazoli, H./Gray, R. (Hrsg.): Außenraum – Mitraum – Innenraum. Heterotopien in Kultur und Gesellschaft. Bielefeld: Aisthesis, S. 169-192.

**Teller, M./Longmuß, J. (2007):** Netzwerkmoderation – Netzwerke zu Erfolg führen. Augsburg: Ziel Verlag.

**Thiersch, H. (2006):** Lebensweltorientierung und Community Care – Entwicklungsaufgaben in der Behindertenarbeit. LWV Eingliederungshilfe vom 18.05.2006. Reutlingen.

**Tiqqun (2003):** Theorie vom Bloom. Berlin und Zürich: Diaphanes.

**Tiqqun (2007):** Kybernetik und Revolte. Berlin und Zürich: Diaphanes.

**TNS Infratest Sozialforschung (2010):** Hauptbericht des Freiwilligensurveys 2009. Zivilgesellschaft, soziales Kapital und freiwilliges Engagement in Deutschland 1999 – 2004 – 2009. Zusammenfassung. München: Bundesministerium für Familie, Senioren, Frauen und Jugend.

**Traunmüller, R. (2008):** Religion als Ressource sozialen Zusammenhalts? Eine empirische Analyse der religiösen Grundlagen sozialen Kapitals in Deutschland. SOE Papers on Mulitdisciplinary Panel Data Research.

**Trivers, R. (1971):** The evolution of reciprocal altruism. In: Quarterly Review of Biologie, S. 35-57.

**Trojan, A. (1980):** Gemeindebezogene Gesundheitssicherung: Einführung in neue Versorgungsmodelle für medizinische und psychosoziale Berufe. München: Urban & Schwarzenberg.

**Truniger, F./Wolf, S. (2003):** Heterotopien. Abgerufen am 12.09.2012 unter http://www.christiaanse.arch. ethz.ch/upload/RC14.pdf.

**Truschkat, I. (2008):** Kompetenzdiskurs und Bewerbungsgespräche. Wiesbaden: Verlag für Sozialwissenschaften.

**Tüllmann, M. (2009):** Community Care – ein neues Paradigma. Hamburg: Das Rauhe Haus.

**Uhlhorn, G. (1935):** Aus der Geschichte der christlichen Liebestätigkeit. Die Welt ohne Liebe. In: Kaiserswerther Verband deutscher Diakonissenmutterhäuser (Hrsg.): Diakonissenbuch. Kaiserwerth, S. 7.

**Unbekannter Autor (2014):** Was sind queer-feministische caring* Communities? Abgerufen am 23.07.2015 unter http://maedchenmannschaft.net/queer-feministische-caring-communities/.

**Unsichtbares Komitee (2009):** Der kommende Aufstand. Hamburg: Nautilus Flugschrift.

**Unsichtbares Komitee (2015):** An unsere Freunde. Hamburg: Nautilus Flugschrift.

**Unsichtbares Komitee (2017):** Jetzt. Hamburg: Nautilus Flugschrift.

**Veer, T. (2011):** Soziales Kapital und Wohlfahrtsverbände. Eine Untersuchung organisatorischer Rahmenbedingungen zur Mobilisierung von Freiwilligen in Pflegeeinrichtungen. Münster: Dissertation. Fakultät Gesellschaftswissenschaften der Universität Duisburg-Essen.

**Vereinte Nationen (1948):** Allgemeine Erklärung der Menschenrechte. Paris.

**Verba, S./Lehmann, K./Brady, H. (2002):** Voice and Equality. Civic Voluntarism in American Politics. Cambridge: Harvard University Press.

**Vetter, P./Steiner, O./Kraus, S./Kropp, P./Möller, W. D. (1997):** Belastungen der Angehörigen und Inanspruchnahme von Hilfen bei der Alzheimerschen Krankheit. In: Zeitschrift für Gerontopsychologie und Geronto-psychiatrie Nr. 20, S. 239-255.

**Vogel, R./Hansen, K. (2014):** Foucault in der Organisationsforschung – Eine technische Diskursanalyse. In: Hartz, R./Rätzer, M. (Hrsg.): Organisationsforschung nach Foucault. Macht – Diskurs – Widerstand. Bielefeld: Transcript, S. 127-150.

**Virilio, P. (1998):** Ereignislandschaften. München: Carl Hanser.

**von Bodelschwinghsche Stiftungen Bethel (2012):** Jahresbericht 2011/2012. Bielefeld: v. Bodelschwinghsche Stiftungen Bethel.

**Vaneigem, R. (2008):** An die Lebenden! Eine Streitschrift gegen die Welt der Ökonomie. Hamburg: Nautilus Flugschrift.

**Vaneigem, R. (2008):** Handbuch der Lebenskunst für die jungen Generationen. Hamburg: Nautilus Flugschrift.

**Vaneigem, R. (2011):** Zwischen der Trauer um die Welt und der Lust am Leben. Hamburg: Nautilus Flugschrift.

**Wagner, T. (2012):** Die Trennung überwinden. Von Demokratie, Hierarchie und Ökonomie. In: Trojanow, I. (Hrsg.): Anarchistische Welten. Hamburg: Nautilus Flugschrift. S. 23-50.

**Warning, R. (2009):** Heterotopien als Räume ästhetischer Erfahrung. München: Wilhelm Fink.

**Weber, M. (2015):** Die protestantische Ethik und der Geist des Kapitalismus. Hamburg: Nikol.

**Wegner, G. (2008):** Enttäuschte Begeisterung. Diakonie-/Sozialstationen im Spannungsfeld christlicher Nächstenliebe und sozialpolitischer Entwicklungen. Fachbeitrag zum Projekt „Diakonisch auf gutem Grund" der Evangelisch-lutherischen Landeskirche Hannovers. Hannover: Sozialwissenschaftliches Institut der EKD.

**Weißflog, S. (2012):** Wissen, Wahrheit und Macht in der psychiatrischen Pflege in Deutschland. Zum Diskurs über Pflegeplanung in „Psych. Pflege Heute". Vallendar: Dissertation an der Pflegewissenschaftlichen Fakultät der Theologisch-Philosophischen Hochschule Vallendar.

**Wendt, W. (2010):** Case Management im Gesundheits- und Sozialwesen. Eine Einführung. Freiburg im Breisgau: Lambertus.

**Wengler, J./Hoffarth, B./Kumiega, L. (2013):** Einführung: Zum Potenzial des Foucaultschen Dispositivkonzepts. In: Wengler, J./Hoffarth, B./Kumiega, L.: Verortung des Dispositiv-Begriffs. Analytische Einsätze zu Raum, Bildung, Politik. Wiesbaden: Springer VS, S. 7-18.

**Wenng, S./Herkert, B. (2003):** Wohngemeinschaften für Demenzkranke (Rothenfußer Wohngemeinschaft) – Wohngemeinschaften für verwirrte ältere seelisch behinderte Menschen in München. Zwischenbericht der Arbeitsgruppe für Sozialplanung und Alterforschung. München: Bayerisches Staatsministerium für Arbeit und Sozialordnung.

**Werner, B. (2014):** Geschichte und gesellschaftliche Rahmenbedingungen. In: Brandenburg, H./Bode, I./Werner, B.: Soziales Management in der stationären Altenhilfe. Bern: Huber, S. 19-66.

**Wessels, C. (1994):** Das soziale Ehrenamt im Modernisierungsprozeß. Chancen und Risiken des Einsatzes beruflich qualifizierter Frauen. Pfaffenweiler: Centaurus.

**Whiteley, P. (2000):** Economic Growth and Social Capital. In: Political Studies, 48, S. 443-466.

**Wißmann, P./Ganß, M. (2012):** Inszenierung von Normalität? Demenzquartiere und Demenzdörfer in der Diskussion. Zeitschrift Demenz, 14, S. 40-41.

**Wilke, H. (2003):** Heterotopia. Studien zur Krisis der Ordnung moderner Gesellschaften. Frankfurt am Main: Suhrkamp.

**Winkler, I./Kilian, R./Matchinger, H./Angermeyer, M. (2006):** Lebensqualität älterer pflegender Angehöriger von Demenzkranken. In: Zeitschrift für Gerontopsychologie und Gerontopsychatrie, Nr. 19, S. 17-24.

**Winter, H./ Rommel, T. (2006):** Adam Smith für Anfänger. Der Wohlstand der Nationen. Eine Lese-Einführung von Helen Winter und Thomas Rommel. München: DTV.

**Wittstock, A. (2012):** Einleitung. In: Aurel, M.: Selbstbetrachtungen. Stuttgart: Reclam, S. 3-9.

**Wissenschaftsrat der Bundesrepublik Deutschland (2012):** Empfehlungen zu hochschulischen Qualifikationen für das Gesundheitswesen. Berlin: Bundesregierung.

**Woelki, R. (2013):** Geleitwort. In: Thies, R. (Hrsg.): Kirche findet Stadt. Kirche als zivilgesellschaftlicher Akteur in Netzwerken der Stadtentwicklung. Erfahrungen – Handlungsempfehlungen – Perspektiven. Berlin: Diakonie Deutschland, S. 3-4.

**Wöhrle, A. (2003):** Grundlagen des Managements in der Sozialwirtschaft. Baden-Baden: Nomos.

**Wunder, M. (2006):** Community Care und bürgerschaftliches Engagement: Chancen und Risiken. Abgerufen am 22.10.2012 unter http://www.inklusion-online. net/index.php/inklusion/article/view/11/11.

**Wuthnow, R. (2002):** Religious Involvement and Status-Bridging Social Capital. In: Journal for the Scientific Study of Religion. Jg. 41, H. 4, S. 669-684.

**Zank, S./Schacke, C. (2007):** Längsschnittstudie zur Belastung pflegender Angehöriger von demenziell Erkrankten. Ergebnisse der Evaluation von Entlastungsangeboten. In: Zeitschrift für Gerontopsychologie und -psychiatrie, Nr. 20, S. 239-255.

**Žižek, S. (2015):** Blasphemische Gedanken. Islam und Moderne. Berlin: Ullstein Streitschrift.

**Žižek, S. (2016):** Der neue Klassenkampf. Die wahren Gründe für Flucht und Terror. Berlin: Ullstein Streitschrift.

Printed in the United States
By Bookmasters

Printed in the United States
By Bookmasters